간호관리학

- 간호경영과 정책 -

군자출판사

간호관리학
Nursing Management

첫째판 1쇄 인쇄 | 2010년 8월 25일
첫째판 1쇄 발행 | 2010년 8월 30일

지 은 이 박성애 · 정면숙 · 김진현 · 김종경 · 주미경 · 박성희 · 유미
발 행 인 장주연
편집디자인 김연정
표지디자인 이지선
발 행 처 군자출판사
등 록 제 4-139호(1991. 6. 24)

본 사 (110-717) 서울특별시 종로구 인의동 112-1 동원회관 BD 6층
Tel. (02) 762-9194/5 Fax. (02) 764-0209
대구지점 Tel. (053) 428-2748 Fax. (053) 428-2749
광주지점 Tel. (062) 228-0252 Fax. (062) 228-0251
부산지점 Tel. (051) 893-8989 Fax. (051) 893-8986

www.koonja.co.kr

*파본은 교환하여 드립니다.
*검인은 저자와의 합의로 생략합니다.

ISBN 978-89-6278-266-0

정가 25,000원

저자소개

박성애	서울대학교 간호대학
정면숙	경상대학교 간호대학
김진현	서울대학교 간호대학
김종경	단국대학교 간호학과
주미경	경복대학 간호과
박성희	한국방송통신대학교 간호학과
유 미	남서울대학교 간호학과

머리말

간호관리학이 간호대학 교과과정에 포함되어 교육되고, 간호사 국가고시 과목으로 지정이 될 뿐만 아니라 간호대학 대학원과정의 전공으로 세분화되어 교육하기에 이르기까지, 불과 30여년도 안되는 짧은 기간에 많은 변화와 발전을 거듭해 왔습니다.

간호관리학은 초창기에는 간호대학 졸업생의 대부분이 활동하는 병원을 중심으로 간호단위나 간호조직의 관리활동을 중심으로 한 지식과 기법에 관한 내용을 다루었으나 간호대학 졸업생의 활동영역이 이제는 병원뿐만 아니라 지역사회, 중앙정부, 공공보건의료기관, 국책연구원, 민간기업 등 매우 다양해졌으며 간호사의 관리자적 책임도 간호제공기능을 넘어서 정책결정이나 조직관리 전반에 걸친 의사결정 등 매우 큰 책임을 요구받기에 이르렀습니다.

이에 본 서는 우리나라의 간호관리자들이 필요로 하는 간호기획과 간호조직관리활동, 인적자원관리, 지휘, 통제 등 간호관리의 기본과정을 비롯하여 재무회계, 원무관리, 마케팅, 정보, 간호실무를 포함하였고, 특히 향후 사회변화에 대응해서 간호관리자에게 더욱 요구될 간호경제, 간호정책, 보건의료제도, 건강보험제도 등에 관한 내용을 확충하여 간호관리학의 지평을 넓히고자 하였습니다.

그동안 우리나라의 간호관리학은 병원조직 내에서의 간호단위활동을 집중적으로 논의하여 왔으며 간호사 및 간호활동에 큰 영향을 미치고 있는 정책 환경과 관련 제도에 대한 연구는 소홀히 하였습니다. 이러한 문제인식하여 본 서는 우리나라 보건의료정책의 연구 동향과 선진국의 간호관리 교과과정을 면밀하게 분석하여 간호관리학의 새로운 패러다임을 제시하고자 노력하였습니다.

본서는 간호대학 학부생의 교과서로서, 또한 간호관리자에게는 기본실무지침서로, 또 대학원생에게는 간호관리학의 기본과목으로 적용될 수 있는 이론과 실제를 설명하고자 하였습니다. 앞으로 간호관리학에 관한 새로운 지식과 동향에 맞추어 많은 부분이 수정·보완될 것으로 생각됩니다.

끝으로 이 책이 출판되기까지 오랫동안 애써주신 군자출판사 임직원 여러분께 진심으로 감사를 드립니다.

2010년 9월

대표저자 **박성애**

CONTENTS

Part Ⅰ_간호와 경영

04 기획

05 조직

06 인적자원 관리

07 지휘

08 통제

09 간호관리의 실제

Part Ⅱ _ 보건의료와 간호정책

PART I

간호와 경영

NURSING AND MANAGEMENT

간호관리학의 성격 01

INTRODUCTION TO NURSING MANAGEMENT & POLICY

1. 간호관리학의 본질

간호학은 순수과학이라기보다는 자연과학과 인문사회과학이 혼합된 응용과학으로서 과학적인 측면과 기술적인 측면을 모두 가지고 있다. 간호학의 목적은 인간과 질병의 본질을 이해하고 인류의 건강증진에 기여하는 것이다. 간호관리학은 이러한 간호학의 목적 실현을 위한 제반 행정과 정책, 그리고 과학적 관리기법을 연구하는 분야라고 할 수 있다. 국가보건의료체계 내에서 간호인력의 역할과 기능이 점차 다양해지고 확대되고 있으며, 보건의료체계의 성과를 개선하는데 간호인력의 중요성과 기여도가 증대됨에 따라 간호관리학의 포괄범위와 연구대상이 외연적으로 확대되고 동시에 연구방법론도 발전을 거듭하고 있다. 지금까지 병원에서의 간호단위가 간호관리학의 중심적인 연구대상이었다면, 최근에는 간호행정과 간호정책에 대한 관심과 수요가 증가하면서 간호관리학의 내용도 새로운 변화를 맞이하고 있다.

우리나라에서 간호관리학의 발전은 병원산업의 발전과 그 맥락을 같이 해왔다. 대체로 해방 이후 1990년대 초까지 우리나라의 병원산업은 황금알을 낳는 거위라고 불리어도 좋을 만큼 수익성이 높은 독점산업이었으며, 경영이 필요하지 않았다. 그러나 1987년 이후 사회전반적인 민주화 추세의 영향으로 병원에도 노동조합이 대거 결성되어, 과거와는 전혀 다른 새로운 환경이 등장하였다. 특히 1989년 이후, 건강보험이 전국민에게 적용되면서 건강보험 진료수가에 대한 정부의 통제가 강화되었고, 병원의 크기도 전체적으로 대형화되면서 관리해야 할 인력과 시설의 규모가 대폭 확대되었으며, 또한 1990년대 초반 이후, 대기업이 병원산업에 진출하면서 종합병원간 경쟁이 시작되었으며 환자의 권리가 신장되고 의식수준 또한 높아져 과거의 관리방식으로는 효과적인 대응이 어려운 상황에 빈번히 직면하게 되었다.

또한, 다른 한편으로는 급속한 경제성장으로 인한 국민소득의 증가와 건강보험제도의 도입이 의료서비스에 대한 수요를 증가시켜 의료자원의 집중을 가져왔고, 동시에 소비자의 대형병원 선호 현상과 맞물려 종합병원의 규모가 예전과 비교할 수 없을 정도로 대형화되어, 가내공업식 관리기법으로는 많은 한계에 부딪혔다.

이와 같이 병원산업을 둘러싼 환경이 급격히 변화되자 병원에도 비로소 경영이라는 개념이 도입되었으며, 이에 대한 학문적 뒷받침을 위해 병원경영학, 보건경제학, 보건행정학에 대한 연구가 활발하게 이루어지기 시작하였다. 이러한 환경 변화에 직면하여 병원에서 핵심적인 생산단위를 구성하고 있는 간호부 역시 경영관리의 중요성을 인식하게 되었고, 이것이 간호관리학의 패러다임을 변화시키고 있다. 간호분야에서는 대학병원과 대학을 중심으로 과학적 관리기법으로서의 간호관리 혹은 간호경영에 대한 연구가 활성화되기 시작하였고, 최근에는 간호정책 분야로 간호관리학의 범위가 확대되고 있다.

2. 간호관리학의 전통적 개념과 새로운 패러다임

1) 간호의 정의

간호는 인류의 시작부터 존재해 왔다고 할 수 있으며, 1960년대를 중심으로 과학으로서 그 학문적 박차를 가해 오고 있다. 또한 순수한 학문으로서 발달하기보다는 실천적 학문으로서 인류와 사회에 봉사해 왔다. 간호의 본질은 "간호"라는 말의 어원이 "보살피다", "보호하다", "가르치다"라는 것에서 찾아볼 수 있듯이 다른 사람을 돕는 행위로서 이해될 수 있다. 이는 대한간호협회가 발표한 간호의 정의에 "간호는 모든 개인, 가정, 지역사회를 대상으로 하여 건강의 회복, 질병의 예방, 건강의 유지와 증진에 필요한 지식, 기력, 의지와 자원을 갖추도록 직접 도와주는 활동이다."라고 표현되어 있는 것을 통해서도 알 수 있다.

또한 많은 간호이론가는 간호현상을 인간(대상자), 환경, 건강, 간호행위라는 중심 개념에 의해 설명하고 또 간호연구자는 인간, 환경, 건강 및 간호현상을 중심으로 하는 현상으로부터 추출된 변수간의 관계를 구체화함으로써 간호이론과 연구의 발전이 거듭되고 있다고 설명하고 있다. 다시 말하면 간호는 환경과 상호작용을 하는 인간을 간호대상자로 하여 건강을 회복, 유지, 증진하도록 돕는 활동이라고 정의할 수 있다.

2) 간호관리학의 전통적 개념

관리(management)라는 용어는 흔히 경영이라는 말로 번역되어 사용되고 있으나, 간호학에서는 관리라는 용어로 더 많이 사용되고 있다. 대기업이 오늘날과 같은 모습을 갖추기 시작한 1870년경만 해도 관리과학 또는 경영학이 이처럼 발전할 것으로 예측한 기업의 지도자는 그리 많지 않았을 것이다. 그 당시 찾아볼 수 있는 유일한 대규모 상설조직은 군대뿐이었으며, 군대식 명령 및 통제에 의한 조직구조가 대륙간 철도를 건설하고, 강철공장을 세우고, 현대의 은행과 백화점을 경영하는 사람에게 모델이 되었다는 것은 그리 놀랄만한 일이 아니다. 명령 및 통제에 의한 조직구조는 소수의 상급 경영층에서 명령을 내리고, 다수의 하급계층은 그 명령에 복종하는 조직구조의 모형이다. 그 모형은 거의 100여년 동안 관리의 규범으로 존속하였다.

이러한 기업은 구성원이 공동의 목표와 가치관을 가질 것을 요구한다. 공동의 목표와 가치관이 없는 기업이란, 단지 사람의 집합에 지나지 않을 뿐 기업으로서는 존재할 수 없다. 기업은 단순명료한 공동의 목표를 필요로 한다. 기업의 사명은 공동의 비전을 제공할 수 있을 정도로 충분히 명확해야 하며, 또한 충분히 포괄적이어야 한다. 비전을 구체화하기 위한 목표는 모든 구성원에게 분명하게 주지되어야 하며, 또한 계속해서 재확인되어야 한다. 경영의 첫번째 과제는 공동의 비전과 목표 그리고 가치관에 대해 깊이 생각하고, 결정하고, 구성원에게 제시하는 것이다. 이러한 과정에서 관리는 조직과 구성원이 새로운 요구와 기회 그리고 변화에 맞추어 성장하고 발전할 수 있도록 해주어야만 한다. 훈련과 개발은 모두 경영 계층에 확립되어야 하고, 절대로 중단되어서는 안된다. 또한 중요한 것은 관리의 결과는 언제나 기업 외부에 나타난다는 사실인데, 병원의 경우에는 환자의 치료율이며, 학교에 있어서는 무언가를 배워 10년 후에 그것을 업무에 활용하는 학생이 그 결과이다. 그러나 기업 내부에는 오직 비용만 존재할 뿐이다. 이러한 관리의 원칙을 확실히 이해하는 관리자는 목표를 달성하는 성취능력이 뛰어난 관리자가 될 것이다

간호는 일차적으로 개인이나 집단에 직접적인 서비스를 제공하는 것이다. 이러한 서비스를 제공하기 위해서는 전문직업적 능력이 요구되며, 실무에 근거하여 간호를 제공하는 방식과 그것이 제공되는 간호조직과 기법에 대한 관심에서 간호관리가 생겨나게 되었다. 간호사나 간호의 대상자가 속한 환경은 크고 작은 조직이 모여 이루어지고 있으며, 간호조직은 간호사가 간호대상자에게 간호를 제공하는 간호집단이 모여서 된 것이라고 볼 수 있다. 오늘날 전문직 간호는 이러한 조직 내에서 이루어지며 간호사가 간호를 제공하는 과정을 효율적으로 운영하는 일은 조직과 간호를 발전시키는데 필수적인 요소가 된다. 이러한 간호제공 목적을 성취시키기 위한 최선의 방법이 바로 간호관리인 것이다. 즉, 간호관리는 "간호대상자에게 양질의 간호를 제공하기 위해서 간호사들이 알고, 또 행해야 할 지식과 기법" 이라고 정의할 수 있다. 그러나 이와 같은 정의는 간호학문 전체를 기반으로 한 매우 광범위한 개념이므로 다른 간호학문과 구별되는 협의의 개념으로서의 간호관리는 "간호조직의 목표를 달성하기 위한 지식과 기법" 으로 정의되고 있으며, 따라서 전통적인 간호관리학의 개념은 "간호조직의 목표를 달성하기 위한 지식과 기법을 연구하는 학문" 으로 정의될 수 있다.

3) 간호관리학의 새로운 패러다임

간호학의 발달과 더불어 간호관리학의 학문적 성격과 적용 영역 또한 급속하게 변모하고 있다. 기존의 간호관리학은 주로 병원조직 내에서 간호단위의 목표 달성에 필요한 지식과 기법에 대한 연구를 주요 내용으로 다루고 있다. 그러나 최근 간호를 둘러싸고 있는 보건의료제도와 사회경제적 환경이 과거와는 비교할 수 없을 정도로 많이 변화하였고, 간호사의 사회적 역할 또한 점차 확대되고 있는 추세이므로 이를 포괄할 수 있는 새로운 패러다임의 정립이 필요하다. 기존의 간호관리학이 의료기관의 간호조직을 연구하는 간호경영학의 차원에 머물러 있었다면 새로운 간호관리학은 공적 영역에서의 간호행정뿐만 아니라 공공정책의 입장에서 간호문제를 바라보는 간호정책을 포함해야 할 것이다. 즉, 새로운 간호관리학은 좁은 의미에서의 전통적인 간호관리학(간호경영학) 뿐만 아니라 간호행정학 및 간호정책학을 포괄하는 넓은 개념으로 이해될 수 있다.

표 1-1 간호관리학의 새로운 패러다임

	간호관리학의 포괄적 범위		
	간호경영학	간호정책학	간호행정학
관점	· 기업	· 공공	· 정부
학문적 성격	· 경영(business administration) · 좁은 의미의 간호관리학	· 공공정책(public policy)	· 행정(public administration)
목표	· 병원의 이익극대화 · 간호단위관리의 효율성	· 국민건강증진 · 정책의 효율성과 형평성	· 국민건강증진 · 행정관리의 효율성
주요 내용	· 간호기획 · 간호조직 및 인사관리 · 지휘, 리더십, 노사관계 · 재무관리, 기업회계 · 병동 및 환자 · 진료비 청구 및 심사 · 물류 및 구매 관리 · 정보와 EMR · 홍보 및 마케팅 · 간호수가와 원가분석 · 간호생산성 · 통제와 QA(QI)	· 보건의료체계 · 의료자원 · 간호인력수급 · 의료전달체계 · 간호교육제도 · 전문간호사제도 · 건강보험 · 장기요양보험 · 간호수가와 지불제도 · 정책분석, 집행, 평가 · 간호의 경제성 평가	· 간호행정기획 · 행정조직(직위, 직급, 기능) · 인사행정(채용, 교육, 훈련, 승진, 배치) · 예산 편성 및 집행 · 재무 및 회계 · 간호생산성 · 보건진료원 · 방문간호 · 산업간호 · 보건교육 등
연구방법론	· 간호학 · 경영학(조직, 인사, 재무, 회계, 마케팅, 계량경영학) · 관리경제학	· 경제학 · 정책학 · 통계학	· 간호학 · 행정학(조직, 인사, 재무)
응용 분야	· 병원경영 및 간호단위관리	· 간호정책의 분석, 평가	· 정부의 간호행정관리

3. 간호관리학의 새로운 정의

1) 간호경영학(좁은 의미의 간호관리학)

(1) 개념

전통적인 간호관리학은 앞에서 기술한 바와 같이 병원이라는 경영체 내에서 활동하는 간호관리자의 입장에서 간호조직관리의 효율화를 통해 조직이 추구하는 목표를 효과적으로 달성할 수 있는 지식과 기법을 연구하는 학문이라고 할 수 있다. 이런 점에서 좁은 의미의 간호관리학이라고 볼 수 있으며, 이는 곧 간호경영학(nursing management)이라고 정의될 수 있다.

그동안 우리나라에서는 관행적으로 간호행정학을 간호경영학의 개념과 동일하게 사용해왔거나 혹은 간호행정학을 간호경영학 및 간호정책학을 모두 포함하는 개념으로 인식하기도 하였다. 간호행정학의 개념이 이처럼 혼동스러운 것은 의료기관의 법적 성격과 문화적 환경에 기인한다. 우리나라의 의료기관은 의료법상 비영리기관으로 규정되어 있으며, 영리추구는 법적으로 금지되어 왔다. 또 전통적으로 의료인들은 의료기관이 이윤을 추구하기보다는 인술을 베푸는 기관으로 국민에게 인식되기를 선호하였으며, 따라서 의료기관의 이미지가 어떤 형태로든 이윤과 연결되는 것을 기피하였다. 즉, 의료는 상술이 아닌 인술이라고 인식하였다. 이 때문에 이윤추구를 먼저 떠올리게 되는 경영이라는 용어보다는 공공 또는 공익을 의미하는 행정이란 용어를 사용하게 되었다.

그러나 최근에는 현실적으로 이윤을 추구하는 민간병원이 대부분인 우리나라의 실정을 감안하여 병원도 하나의 경영단위로 인식하고, 이것을 직접적으로 다루는 경영학에서 그 근거를 찾아 병원경영, 의료경영, 간호경영, 간호경영관리 등의 용어가 널리 사용되고 있다. 간호계의 관행에 근거한다면 간호행정학으로 규정하여도 무리가 없을 것이지만, 그렇다고 간호업무에 대한 분석이 이론적으로 행정학에 근거하고 있는 것은 아니라는 사실에 유의하여야 한다. 이론상으로 본다면 병원의 간호조직 업무에 대한 가장 적합한 학문분야는 여전히 경영학이다. 따라서 학문적으로는 간호경영학이란 용어가 더 적절하며, 간호행정학이라고 하기에는 이론적으로 적합하지 못한 측면이 있다.

(2) 주요내용과 연구방법론

간호경영학의 주요 내용은 병원경영에 대한 관심을 비롯하여 간호조직, 인사관리, 지휘, 통제, 간호예산, 입·퇴원관리, 진료비 심사 및 청구, 간호원가분석을 비롯하여 물류관리, 구매관리, 간호정보, 홍보와 마케팅 등의 원무관리가 포함된다. 간호경영학의 대표적인 연구방법론으로는 경영학의 기본이론인 조직론, 인사관리, 재무관리, 회계학, 마케팅, 생산관리 등이 응용될 수 있으며 관리경제학과 통계학도 널리 응용되고 있다.

2) 간호행정학

(1) 개념

행정이라는 용어를 정의하는 것은 그리 쉬운 일은 아니다. 특히 오늘날의 행정 현상은 다양하고 복잡하며 그 수요도 양적·질적으로 급변하고 있어, 그 개념 정의는 더욱 어려운 실정이다. 1887년 미국의 Wilson이 '행정연구(The Study of Administration)'라는 논문을 발표한 이후에 현대적인 의미의 행정학이 발달되었다고 할 수 있는데, 행정의 본질적인 측면은 변하지 않지만 시대의 변화에 따라 행정의 겉모습은 많은 변화를 거쳐 왔다. 그러나 행정의 개념에서 특징 지워지는 하나의 공통적인 개념은 공공(public)이라는 관점에서 접근하고자 하는 것이다. 이러한 관점에서 행정의 개념을 정의하면 '공익목적을 달성하기 위한 공공문제의 해결 및 공공서비스의 생산, 분배와 관련된 정부의 제반활동과 상호작용' 이라고 정의할 수 있다.

이러한 정의 속에는 다음과 같은 4가지 속성을 지니고 있다. 첫째, 규범적으로 행정은 공익을 지향한다. 구체적으로는 공공문제의 해결이라는 공익의 목적을 달성하는 것이다. 이것은 보건, 국방, 치안, 교육, 교통, 환경 등의 공공욕구를 충족하여 국민의 삶의 질을 증대하는 것을 말한다. 둘째, 행정은 공공서비스의 생산, 공급, 분배와 관련된 모든 활동을 의미한다. 여기에는 정책의 형성 및 집행, 행정기관의 내부관리, 참여자간 네트워크 구축 및 관리를 포함한다. 셋째, 행정의 수행은 정치권력을 배경으로 하지만, 공공서비스의 생산 및 공급은 정부가 독점하지 않는다. 준정부기관 또는 민간부문과의 상호작용 및 협력적 관계를 통해 공공서비스를 생산, 공급, 분배한다. 넷째, 행정은 정치과정과 밀접하게 연계되어 있다. 행정은 공공문제의 해결 및 공공서비스의 생산, 분배과정에서 국민의 의견을 존중하고 국민에 대한 책임을 진다. 이것은 민주주의의 정치제도를 전제로 한 것이며, 행정이 경영보다는 정치에 가깝다는 정치행정일원론을 반영한다고 볼 수 있다.

따라서 간호행정학의 개념에 대해서는 두 가지 견해가 있다. 우선 공사행정일원론(公私行政一元論)의 입장에서 행정은 단순히 민간기업의 경영기법을 공공부문에 적용한 것으로서 두 가지는 본질적으로 동일한 것이며, 따라서 행정은 경영의 관리기법을 공공부문에 그대로 적용한 것이라는 입장이다. 이 견해에 의하면 간호행정학은 경영학의 기법을 간호행정 분야에 응용한 것이라고 볼 수 있다. 다른 한 가지 견해는 간호행정학은 경영학을 간호행정 부문에 적용한 것이 아니라, 행정이 추구하는 고유한 가치인 공익목적과 정치적 성격이 강한 정책적 특성을 반영한 정부의 활동을 연구하는 분야라고 정의하는 공사행정이원론(公私行政二元論) 즉, 정치행정일원론의 입장이다. 이는 간호행정학이 경영학에 근거하여 간호행정조직의 관리기법을 연구하는 것에 국한되지 않고, 오히려 정치적 성격이 강한 간호정책을 연구하는 분야에 더 가깝다는 견해이다.

최근에는 행정학을 정책학과 학문적으로 구분하는 뚜렷한 기조가 있으므로 이러한 논리에 의하면 간호행정학은 정책학과는 달리 경영학의 관리기법을 간호행정 분야에 응용한 것이라고 볼 수 있다. 그러나 간호행정학을 이처럼 공공관리의 개념으로 정의할 경우, 간호행정학의 연구대상이나 범위가 행정부 조직 내에서 아직은 넓지 않으므로 간호행정학과 간호정책학을 구분하는 실익은 크지 않다.

(2) 간호행정의 특성

간호행정은 간호와 행정이 결합되어 만들어진 공공활동이다. 이러한 점에서 볼 때 간호행정의 특성 또는 성격을 정리하자면 공공성과 사회성, 봉사성, 조장성 및 교육성, 과학성 및 기술성 등으로 정리할 수 있다.

① 공공성과 사회성: 간호행정은 공공복지와 집단의 건강을 추구함으로써 이윤추구에 초점을 두는 관리와는 다르며, 행정행위가 사회전체 구성원을 대상으로 한 사회적 건강 향상에 있다.

② 봉사성: 현대국가의 행정은 국민의 행복과 복지를 위해 직접 개입하고 간섭하고 봉사한다. 보건행정도 국민의 건강향상과 증진을 위하여 적극적으로 서비스하는 봉사성을 가지고 있다.

③ 조장성 및 교육성: 지역사회 주민을 교육 또는 자발적인 참여를 조장함으로써 교육적인 목적을 달성한다.

④ 과학성과 기술성: 과학과 기술의 발달에 의한 안전한 지식과 기술을 바탕으로 한 과학, 기술 행정적 성격을 가진다.

⑤ 건강에 관한 개인적 가치와 사회적 가치의 상충: 생명의 유일함에 대한 무한대의 서비스 욕구를 추구하는 개인의 가치와 한정된 서비스를 분배하려는 사회적 형평성이 상충하는 경우가 발생한다.

아직 '이것이 간호행정이다' 라는 정의를 이끌어내기에는 시기상조인 듯하다. 다만 앞으로 국민건강 및 삶의 질 향상에 대한 관심의 증가, 보건의료 요구의 증대, 보건의료와 관련된 국가 및 민간기관의 역할 증대로 인한 관심과 재조명 등 간호행정에 대한 요구 또한 커질 것으로 보인다. 간호행정은 보다 넓은 범위로 그 대상이 지역사회에서 부터 국가와 세계에 이르는 인류, 국민 집단의 건강이라고 할 수 있으며 서비스 범위도 지역사회, 국가나 인류에 대한 소극적인 간호의 단계에서부터 적극적인 건강과 효율성의 향상에 관여하는 실천과정이 포함될 수 있다.

(3) 주요내용과 연구방법론

간호행정학의 주요내용은 간호행정의 역사, 간호행정의 조직 및 인사관리, 예산편성, 간호생산성, 보건진료원, 방문간호, 산업간호, 보건교육 등이며 연구방법론으로는 조직론, 인사행정, 재무행정, 관리과학, 의사결정론 등 행정학의 주요 이론이 활용될 수 있다.

3) 간호정책학

(1) 개념

간호정책학은 간호학과 정책학이라는 상이한 두 가지 학문의 결합으로서 보아야 할 것이다. 간호정책이란 간호서비스를 통해 지역사회 주민의 건강을 유지, 증진시키고 정신적 안녕 및 사회적 효율을 도모할 수 있도록 공공자원의 효율적 배분과 형평성 제고를 위한 공공정책을 말하며, 또한 간호정책학은 간호정책의 수행에 필요한 정책수단을 개발하고 분석, 평가하는 학문이다. 즉, 간호에 정책의 원리를 적용하여 국가 혹은 지방자치단체를 통해 국민의 건강을 증진시키기 위한 정책을 형성, 집행, 평가하는 연구 분야이다.

(2) 주요내용과 연구방법론

간호정책학은 기본적으로 공공정책을 집행하는 정부의 시각에서 간호서비스를 인식하게 되며, 따라서 연구내용은 주로 국가보건의료체계 내에서 간호 부문에 직·간접적으로 영향을 미치는 정책으로서 간호인력 수급, 간호수가와 지불제도, 간호교육제도, 공공보건조직과 간호인력, 전문간호사제도, 건강보험, 장기요양보험, 간호서비스의 경제성 평가 등이 포함된다. 간호정책학의 주요 이론적 기반은 일반적으로 공공정책분석에서 널리 활용되고 있는 정책학과 경제학이다. 최근에는 간호경제학(nursing economics)이 간호관리학의 필수적인 연구방법론으로 자리매김하고 있으며, 간호서비스에 대한 체계적인 분석과 설득력 있는 정책대안을 제시하고 있다.

4. 간호경영과 간호행정의 유사성과 차이점

간호경영과 간호행정의 관계를 구분하기 위해 우선 민간과 공공이라는 두 가지 개념으로 구별할 필요가 있다. 간호경영관리(협의의 간호관리)와 간호행정은 이론체계상 같은 개념으로 쓰기도 하고, 실제적으로 다른 개념으로 구분을 짓기도 하는데, 우선 두 용어의 유사성으로는 첫째, 간호목표를 위한 수단성이라는 점이다. 즉, 간호경영의 목표나 간호행정의 목표는 공통적으로 간호목표를 달성하는 데 수단이라는 점에서 비슷한 개념이라고 하겠다. 둘째, 간호경영과 간호행정은 모두 관료제적 성격을 갖고 있다. 즉 많은 인원수의 분업체제를 갖추고 인적·물적 자원을 배분한다는 점에서 유사하다.

그러나 간호경영관리와 간호행정은 다음과 같은 점에서 차이점이 있다. 첫째는 목표이다. 간호행정은 다분히 공익을 추구하며 목표가 불분명하고 복잡한 특성이 있는 반면, 간호경영은 목표가 분명하고 단일한 특성을 갖는다. 둘째는 권력성이다. 간호행정은 정치권력을 내포하고 강제성을 띠는 반면, 간호경영은 정치권력을 내포하지 않는 개념이다. 셋째는 독점성과 효율성이다. 간호행정은 독점성이 높고 경쟁성이 제한되는 개념이나, 간호경영은 경쟁성을 도모한 효율성을 향상시키려는 개념이다. 넷째는 법령의 제약을 받는 정도에 따라 간호행정과 간호경영을 구분하기도 한다. 간호행정은 전국민 대상의 권력을 내포한 개념으로서 법령의 제약을 엄격히 받아야 바람직하며, 간호경영은 법령의 제약이 적은 개념이다. 다섯째는 평등성에 의한 구분이다. 간호행정은 고도의 합법성이 요청되고 법 앞에 평등한 개념이며, 간호경영은 간호행정에 비해 평등성을 덜 강조하는 개념이라 하겠다.

관리과정학파의 주장에 따르면 경영에는 계획하고 통제하고 조정하는 것은 물론 조직화하고 사람을 충원, 지도하는 과정이 모두 포함된다. 이렇게 관리의 경영론적 입장에서 보면 간호조직의 구조문제나 간호사, 간호대상자에 대한 지식까지도 경영의 개념에 포함되므로 간호경영이 매우 광범위한 개념임을 알 수 있다. 간호경영은 과학과 기술의 복합체로서 과학적 이론이나 자료의 뒷받침으로 간호의 질을 향상시키는 과학이며, 간호관리자의 숙련과 기술이 합쳐진 것으로 설명될 수 있다.

5. 외국대학의 간호관리학 전공 동향

미국, 영국, 캐나다 등의 외국대학의 간호관리학 전공 교과과정을 분석해보면 각 대학마다 고유한 특성이 있어 일률적으로 가늠하기 어려운 점이 있으나, 간호관리학 전공과정이 비교적 활발하게 운영되고 있는 대학의 경우, 대체적으로 표 1-2에 제시된 과목으로 구성되어 있다. 전공분야별로 필수과목과 선택과목이 조금씩 다르지만 개설되는 교과목은 대부분 유사한 것으로 나타난다. 기초과목으로서 경제학, 재무관리, 간호조직론, 보건의료체계, 보건정책, 간호정보학이 일반적으로 포함되어 있으며 분야별로 세부적인 심화학습이나 다양한 과목이 편성된 체제를 가지고 있다. 외국과 한국의 간호대학체제와 임상 현실이 동일한 것은

표 1-2 외국 주요대학의 간호관리학 전공과목

경제학 및 회계학 기초 / 보건경제학 / 경제분석 / 연구방법론 및 연구설계 / 역학원론
간호조직론 / 인사관리 / 노사관리 / 간호윤리 / 보건의료체계론 / 비교보건체계론
재무관리 / 의료기관 재무관리 / 회계학 / 간호예산 / 보건정책 / 간호정책 / 정책이론
간호관리상담 / 간호관리실습 / 간호성과측정 / 응용통계학 / 관리과학 / 간호정보학 / E-Health
보건의료마케팅 / 간호사업론 / 리더십개발 / 공공정책리더십 / 사회정책론 / 의약품 및 의료기술 관리

아니기 때문에 외국대학의 교과과정을 그대로 모방하기에는 무리가 있으나, 우리나라 간호관리학의 연구 방향을 설정하는데 참고 자료로 활용할 수는 있을 것이다.

6. 간호관리의 의의

급변하는 환경 속에서 간호는 그 품질을 유지하기 위해 어떻게 서비스의 생산성을 분석하여 효과성과 효율성을 극대화할 수 있는지에 대한 노력 뿐만 아니라, 질적으로 우수한 양질의 서비스를 어떻게 산출할 수 있는가 하는 큰 과제를 안고 꾸준하고도 신속한 노력이 필요한 시점에 와 있다.

따라서 간호관리자는 건강관리 전달에 있어서 조직적이고 포괄적인 새로운 접근법을 개발하는 핵심적 역할을 하여야 한다. 특히, 비용절감 노력에도 불구하고 질적 서비스에 대한 소비자의 요구가 증가하기 때문에 건강관리조직 사이에는 경쟁이 증가될 뿐만 아니라 소비자들이 모든 건강관리 제공자에게 전문성과 책임을 더 많이 요구하는 추세로 인해 간호사가 경영관리의 개념과 과정을 이해해야 할 필요성이 더욱 강조되고 있다.

이에 간호관리의 개념과 간호관리가 가지는 역할에 대한 중요성을 확인하고 간호관리의 기능을 살펴보기로 한다.

1) 간호관리의 개념

(1) 간호의 개념

간호관리가 무엇인지를 알기 위해서는 간호에 대한 개념을 먼저 짚고 갈 필요가 있겠다. 간호는 인류의 시작부터 존재해 왔으며, 근대에는 순수 학문보다는 실천적 학문으로서 인류와 사회에 봉사해 왔다.

간호의 어원은 'nurture'의 '양육하다', '영양분을 주다'의 뜻에서 유래되었다고 전해지고 있으며, 도나휴(Donahue, 1985)는 간호는 한마디로 돕는 행위(helping behavior)로서 건강문제를 가진 인간을 돕는 활동으로 양육과 교육을 포괄하며, 인간의 생명을 보존하는데 필수적인 요소가 될 뿐만 아니라 인간의 생존은 간호의 발전과 관련이 있다고 하였다. 또한 많은 간호이론가들은 간호를 크게 인간, 환경, 건강, 간호의 4가지 패러다임을 중심으로 설명하고 있다.

대한간호협회는 간호를 "모든 개인 · 가정 · 지역사회를 대상으로 하여 건강의 회복, 질병예방, 건강유지와 증진에 필요한 지식, 기력, 의지와 자원을 직접 도와주는 활동" 이라고 하였다.

현대의 간호는 과거 질병중심의 간호에서 예방은 물론, 건강증진의 차원으로 바뀌어 가고 있으므로 현대 간호의 특성을 간호(care), 치료(cure), 조정(coordination)의 3C로 규정하고 있다.

(2) 간호관리의 개념

21세기의 급격한 변화로 인해 간호계에서는 이를 빠르게 수용하고 발전시키기 위해서 과거의 의식과 일상적인 것들에 대한 애착을 버릴 필요성이 강력히 대두되고 있고, 이에 간호지도자들은 간호조직을 변화와 혁신으로 이끌기 위한 전략을 점검할 필요가 있다. 즉, 조직을 재설계하고 업무환경의 변화를 추진하며, 소비자 중심의 간호를 통해 환자와 의료제공자 사이의 관계변화와 동시에 보건의료서비스의 내용을 변화시켜야 한다. 또한, 미래의 간호조직을 이끌 간호지도자로서의 새로운 리더십을 발휘해야 한다.

스완스버그(Swansburg, 1993)는 간호관리란, 간호관리자들이 간호부서나 간호단위에서의 간호활동들을 기획, 조직, 인사, 지휘, 평가하는 과정이며 때로는 간호조직을 관리하는 간호관리자 그룹 자체를 일컫기도 한다고 하였다. 또한 지성애(1996) 등은 간호관리를 환자에게 양질의 간호서비스를 제공하기 위해서 간호직원들의 노력과 필요한 모든 자원의 활용을 기획, 조직, 인사, 지휘, 통제하는 과정과 기능이라고 하였다.

길리스(Gillies, 1994)는 간호관리의 정의를 간호대상자에게 양질의 간호서비스를 제공하기 위해서 간호직원들의 노력과 필요한 모든 자원의 활용을 기획, 조직하고 인사, 지휘, 통제하는 과정과 기능이라고 하였다. 즉, 간호의 목표인 환자와 가족에게 간호, 치료, 안녕을 제공하기 위하여 간호구성원으로 하여금 가용예산, 물자, 인적자원을 기획, 조직, 지휘, 통제하는 것이 간호관리라고 하였다.

이렇듯 간호관리가 무엇인지에 대한 여러 간호학자들의 정의를 종합해보면, 간호관리란 넓은 의미로는 "간호대상자에게 양질의 간호를 제공하기 위해 간호사들이 알고 행해야 할 지식과 기법" 이라고 할 수 있으며, 좁은 의미로는 "간호조직의 목표달성을 위한 지식과 기법" 이라고 정리해 볼 수 있겠다.

간호의 목표가 양질의 간호를 제공하는 것이라면, 간호관리의 목표는 간호업무를 합리화하고, 변화하는 환경에의 적응과 변화를 유도할 뿐만 아니라 간호직원의 사기앙양을 통해 간호의 목표를 달성하는 것이다. 관리와 마찬가지로 간호관리는 간호조직측면에서 접근하며, 조직구성원인 간호인력들의 인적 요소가 매우 중요하고 간호조직이 추구하는 것이 간호의 목표인 질적으로 우수한 양질의 간호를 효율적, 효과적, 경제적으로 달성하는데 노력을 집중한다. 또한 양질의 간호를 위한 자원의 기술적 활용을 하는 일련의 관리과정인 동시에 기능인 것이 간호관리이다(표 1-3).

따라서 간호관리란, 간호관리자가 양질의 간호를 제공하려는 목표를 위해 환자간호를

표 1-3 관리와 간호관리의 비교

관리	간호관리
조직 내에서 이루어짐	간호조직의 측면에서 접근함
인적요소가 중요함	인적요소가 중요함
목표 추구	질적으로 우수한 양질의 간호가 목표임
자원의 기술적 활용임	양질의 간호를 위한 자원의 기술적 활용이 요구됨
일련의 과정이며 기능임	일련의 과정인 동시에 기능임

기획하고 조정하며 간호현장을 지휘, 통제함으로써 간호의 목적을 성취하도록 준비하는 것으로 간호의 대상이 개인·가족·지역사회라면, 간호관리의 대상은 간호를 받는 대상자(개인·가족·지역사회)와 간호제공자(의사·간호사 등 의료진) 그리고 간호조직체계로 볼 수 있다.

2) 간호관리의 중요성

우리나라는 국민의료비가 1985년 GDP 대비 비율 4.0%에서 2007년 GDP대비 비율 6.3%로 OECD 국가의 평균 8.9%보다 낮기는 하나, 점차 증가추세에 있다(OECD, Health Data, 2009). 이러한 증가는 향상된 건강에 대한 관심으로 인한 건강관리로 이어졌다기보다는 보다 근원적으로 볼 때 자원의 비효율적인 활용에 기인했다고 볼 수 있다.

미국사회가 메디케어(Medicare), 메디케이드(Medicaid)를 기반으로 하는 의료체계로 가면서 1970년대 이후 보건관리의 위기를 맞고 그 여파로 간호체계가 긴장되었던 것처럼, 우리나라도 1977년 의료보험이 실시된 이래, 1989년을 기점으로 병원경영이 어렵게 되고 의료수가문제, 병상이나 의사 분포의 문제, 의약분업사태 등으로 인한 국민의 건강권 문제가 대두

그림 1-1 GDP 대비 국민의료비

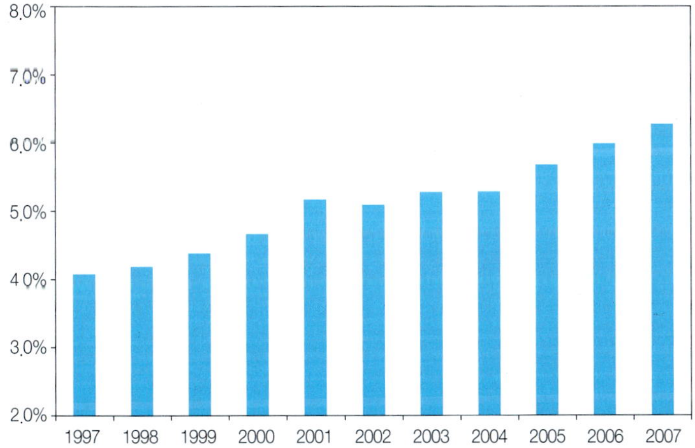

되었다. 뿐만 아니라 인구의 급격한 노령화, 생활수준의 향상으로 보건의료수요가 증대됨에 따라서 보건관리의 수요와 공급, 효과성 등에 관한 국가와 국민의 관심이 고조되고 있다.

국민의식수준 향상과 더불어 의료인력과 의료기관의 증대로 인한 환자의 소비자시대를 맞이하면서 이와 같은 사회적 환경변화로 인한 의료기관간의 생존경쟁으로 경쟁력을 갖지 못하는 의료기관들의 도태와 함께 DDA와 WTO 이후 의료시장의 개방은 이러한 현실을 더 더욱 어렵게 만들고 있는 것이 사실이다.

이에 의료기관 서비스 평가, 병원표준화 심사, DRGs에 의한 포괄수가제 실시, 간호관리료 차등 지급제 등 이러한 어려움을 타개하고자 하는 노력들이 일어나고 있다.

보건의료관리체계 중 대부분을 차지하는 병원은 운영비가 매우 많이 드는 조직이며, 전체 병원 운영비 중 많은 부분이 인건비로 소모되는데 특히, 대상자와 24시간 밀접하게 관계하며 직접 간호서비스를 제공하고 있고, 가장 많은 인적 구성원으로 조직 내에서 가장 많은 자원을 사용하고 있는 간호사와 간호조직은 관리체계에서의 비중이 높아 병원이라는 전체 조직의 효율성을 높이는데 뿐만 아니라 간호관리의 성패가 건강사업의 성패를 좌우한다는 점에서 간호조직의 관리가 얼마나 중요한가를 실감할 수 있다.

간호사는 보건의료체계의 전체 시스템에서 본질적인 간호와 역할을 통해 대상자의 건강을 성취하게 하는 전문인이다(한성숙 등, 2006). 그러므로 비용절감 노력에도 불구하고 대상자들의 질적 서비스에 대한 요구가 증가하고 특히 건강관리제공자에게서 전문성과 책임을 더 요구하는 상황에서 병원이 양질의 의료서비스를 제공해야 할 책임을 갖고 있으며 간호사의 업무가 이러한 의료서비스와 맞물려 있다고 볼 때, 관리의 중요성이 병원 자체만이 아닌 각각의 간호단위, 간호단위책임자, 간호사, 중간관리자 및 간호부서장에게도 요구되는 바(김인숙 등, 2003), 간호관리자는 경영관리의 개념과 과정을 이해해야 하고, 이를 실천해 나가기 위한 핵심적 역할을 할 수 있어야 할 것이다.

3) 간호관리의 기능

길리스(Gillies, 1994)는 간호과정을 간호사가 개개의 환자에게 간호, 치료, 안위를 제공하는 과정이라고 본다면 간호관리과정은 간호관리자가 환자와 가족에게 간호를 제공하기 위해 다른 사람들과 일하는 과정이라고 하였다. 즉, 간호관리는 환자집단에게 간호와 치료, 안위를 제공할 목적으로 간호인력을 통해 수행되는 과정으로 간호관리자는 이러한 임무를 효과적이고 효율적으로 수행하기 위해 가용자원을 가지고 기획, 조직, 지휘, 통제하는 것이라고 볼 수 있다.

간호관리자는 관리기능을 수행하여 목표를 달성하는데, 이러한 관리기능을 최초로 제시한 사람은 프랑스의 페이욜(Fayol)이다. 관리과정에 대한 여러 관리학자들의 주장이 있으나 최근에는 메리너-토미(Marriner-Tomy)의 기획, 조직, 인사, 지휘, 통제의 5단계로 구분하여 설명되어지고 있다. 간호관리 과정은 서로 원을 그리며 순환하는데, 각 단계의 기능은 다음과 같다(그림 1-2).

그림 1-2 간호관리의 순환과정

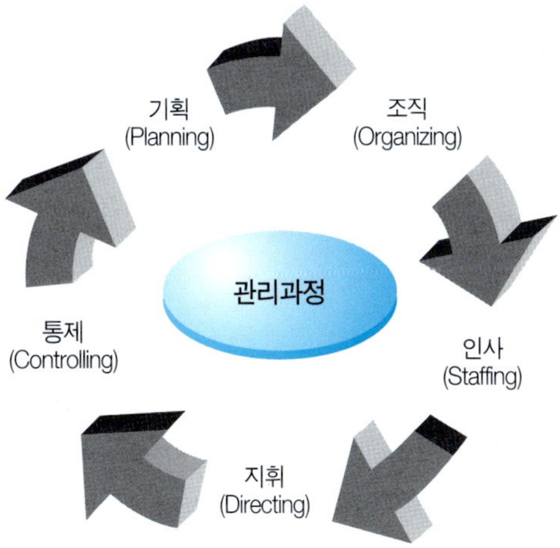

(1) 기획관리

기획관리는 첫 번째 단계로 누가, 무엇을, 언제, 어디서, 어떻게 할 것인가를 위해 사전에 행동방안을 결정하며 성과와 결과측정을 위한 평가기준을 마련하는 단계로 모든 관리기능에 우선적으로 수행된다.

성공적인 기획을 위해 간호관리자는 조직의 비전, 목적 및 철학을 이해하고 목표를 제시하며 전략적 기획과 전술적 운영기획을 하여야 하며, 자원분배를 위한 예산이 마련되어야 한다. 특히 간호관리자는 시간관리 및 비판적 사고와 창조적 문제해결 능력 개발을 통해 간호업무수행을 관리해 나가야 한다.

(2) 조직관리

조직관리는 조직의 목적을 달성하기 위한 공식적 조직을 만드는 단계로, 간호관리자는 수행되어져야 할 직무내용을 분석·평가하여 인력, 물자, 시간을 조정하고 책임과 의무를 적절히 배분·부여하며 타부서와의 관계를 설정·조정하여 공식적 조직기구를 만들어야 한다.

(3) 인사관리

인사관리는 조직 내 인적 자원을 관리하는 단계로 조직에 필요한 인력을 산정하여 필요인력을 모집, 선발, 채용하여 오리엔테이션과 배치를 하고 조직구성원의 인력개발과 보상을 하게 되는데 시간이 가장 많이 요구되는 과정이라고 볼 수 있다.

간호관리자는 대상자의 간호요구도와 필요간호시간에 따른 인력을 배분하고 간호사의 능력에 기초한 간호업무를 분담시키는 역할을 수행하여야 하며, 이때 간호생산성과 간호직원의 직업 만족을 높임과 동시에 질적인 간호를 대상자에게 제공할 수 있도록 노력해야 한다.

(4) 지휘관리

지휘관리는 조직의 목표를 달성하기 위해 조직구성원에게 영향을 미치는 단계로 업무를 지시하고 감독하며 조정하는 과정이다.

간호관리자는 효과적인 리더십을 발휘하고 간호직원들에게 동기부여를 하여, 구성원 간에 의사소통을 효과적으로 발휘할 수 있게 하며 갈등을 적절히 관리함으로써 집단관리에 대한 관리자로서의 역할을 다해야 할 것이다.

(5) 통제관리

통제관리는 마지막 관리기능으로 통제결과를 다시 기획에 반영하기 위한 단계로 통제의 목적은 조직의 목표를 달성함에 있어서의 질을 유지하고 향상시키는 것이다.

따라서 간호관리자는 간호업무표준을 설정하고 간호업무의 성과나 결과를 측정하여 설정된 표준과 비교하고, 간호업무성과를 향상시키기 위한 교정활동을 함으로써 기획과 목표달성을 보장하려는 노력이 필요하다.

7. 간호관리의 특성

1) 간호관리의 학문적 특성

간호사들에 의해 간호조직이 구성되고 간호조직의 간호목표를 달성하는 주체가 바로 간호사들이며, 간호사들의 개인적 목표와 간호조직의 목표가 조화를 잘 이룰 때, 간호관리의 목표를 원활히 달성할 수 있을 것이다.

간호관리의 학문적 성격을 보면, 다음과 같은 특성을 가지고 있다.

(1) 통합적 성격

간호관리는 개인, 집단, 조직 전체를 연구대상으로 하기 때문에 인간의 행위를 심리학, 사회학, 경영학 등의 여러 학문으로부터 통합하는 종합과학적 관점의 연구분야이다.

(2) 인간중심성

간호관리는 간호수혜자, 간호제공자, 간호조직체를 대상으로 하고 있으며 특히, 간호사들의 직업적 만족과 자기 개발 및 개인적 성장과 자아실현 욕구충족을 중시함으로써 인간중심적 성향을 띄고 연구되는 학문분야이다.

(3) 상황적합성

간호관리는 문화가 다르고 개인의 가치와 생활방식이 외국과 다른 한국간호사들로 구성된 간호조직에서 간호목표를 달성하기 위한 지식과 기법을 객관적이고 보편적 원리로 제시하려는 노력을 하고 있으며, 주어진 상황에 맞게 간호관리를 적용하고자 하는 간호관리의 과제이기도 하다.

(4) 성과지향성

간호관리는 조직의 목적을 달성하기 위해 하는 합리적인 과정이므로 조직의 성과를 높이는데 노력을 쏟는다. 이를 위해 간호관리자는 간호사 개인, 집단, 간호조직체의 여러 하부시스템과 간호조직 전체시스템과의 적합관계를 모색함으로써 조직 유효성을 높이려는 성과 지향적인 관리활동을 하게 된다.

(5) 과학적 방법론

간호관리는 간호조직 관리에 있어 문제해결과정에 엄격한 과학적 방법론을 적용한다. 과학적 방법론은 체계적인 관찰, 논리적인 검증방법을 통한 연구방법과 절차를 중요시 할 뿐만 아니라 간호관리분야의 연구 또한 신뢰도, 타당도, 일반화 등의 과학적 접근을 하는 노력을 한다.

2) 간호관리자의 유형

조직이 대형화됨에 따라 조직은 전문적 능력을 갖춘 관리자가 아니면 성공적으로 조직의 목표를 달성하기 어렵게 되었다.

간호관리자는 관리가 의사결정임을 기억하고 이러한 결정을 효과적으로 하기 위해서 그의 개인적, 전문적 자원과 경험을 모두 이용할 수 있어야 하며 전략적 계획에 대한 새로운 시각을 가지고 보다 높은 수준의 계획에 대응하는 능력을 포함한 많은 요구에 직면하여 부단히 노력해야 할 것이다.

관리활동의 내용이 복잡해지고 관리자의 수가 점차 증가함에 따라 관리는 계층에 따라서 일선관리자, 중간관리자, 최고관리자로 분류할 수 있다. 간호관리자는 주로 수직적 계층에 따라 관리자 유형을 분류하는데 다음과 같다.

(1) 일선관리자

일선관리자는 실제로 간호현장에서 간호서비스와 간호업무를 수행하는 사람들을 지휘, 감독하는 위치의 관리자를 말하며, 때에 따라서 기술적인 역량을 간호직원에게 전달하거나 고객의 기대와 요구를 관련부서에 전달하는 역할을 하기도 한다.

예를 들어 병원조직을 하나의 큰 단위로 본다면 간호단위관리자인 수간호사를 일선관리자로 볼 수 있으며, 간호단위를 한 단위로 보면 일반간호사가 일선관리자에 해당한다.

(2) 중간관리자

중간관리자는 조직에서 구성원의 활동을 조정하고 일선관리자를 지휘하는데 책임을 진다. 최고관리자가 설정한 조직의 전략을 수용하고 이를 중심으로 정책이나 절차, 규정 등을 마련하고 일선관리자가 해야 할 조직의 목표와 계획을 전달하는 역할을 수행한다.

병원조직으로 보면 간호부장이, 간호조직에서는 간호과장이나 수간호사가 중간관리자에 해당되며, 간호단위로 볼 때는 책임간호사가 이에 해당된다.

(3) 최고관리자

최고관리자는 조직에 영향을 미치는 환경의 변화에 따른 조직의 목표와 전략을 개발하고 전반적인 조직관리에 책임을 진다. 뿐만 아니라 조직구성원들에게 미래에 대한 비전을 제시하고 외부환경과 상호작용하는 역할을 수행한다. 병원조직으로 보면 원장이 여기에 속하며 간호조직에서는 간호부원장, 이사 또는 간호부장이 여기에 해당된다. 물론, 간호단위의 규모로 볼 때, 수간호사가 간호단위 내에서의 최고관리자라고 볼 수 있겠다. 이에 카츠(Katz, 1974)는 관리자의 기본 기술로 세 가지 관리기술을 제시하였다.

① 실무적 기술

실무적 기술은 기술적 기술이라고도 불리는데, 이는 간호업무를 수행하는데 필요한 간호지식, 간호수기술 및 간호관련 기구나 설비의 사용능력을 말한다. 예를 들면 일반간호사가 투약을 할 때, 약의 효능과 부작용 및 투약 경로 등의 지식과 더불어 능숙한 투약 기술, 투약에 필요한 infusing pump 등의 의료기계 작동방법 등을 얼마나 잘 알고 수행할 수 있는가 하는 것이다. 이러한 실무적 기술은 일선관리자들에게서 더 많이 요구된다.

② 인간적 기술

인간적 기술은 효과적 리더십의 발휘와 동기부여에 대한 이해를 통해 다른 사람과 함께 일할 수 있는 능력과 함께 사람들과 더불어 일할 수 있는 능력과 판단을 말한다. 특히, 이 기술은 동기유발에 관한 이해와 지도성을 효과적으로 적용하는 것으로 중간관리자에게 최고관리자와 일선관리자의 사이에서 교량적 역할을 하기 위해 더 많이 요구되는 기술이다.

③ 개념적 기술

개념적 기술은 조직 전체를 이해하고 조직 내 개인 활동을 조직 전체에 적합하도록 진행해 나가고 전체적으로 조직의 복합성을 이해하는 능력을 말한다. 주로 최고관리자가 조직이 제시하는 비전과 목표를 따라갈 수 있도록 조직구성원들을 이끌어 가기 위해 필요한 기술이다.

그림 1-3과 같이, 카츠(Katz)가 제시하는 세 가지 관리기술은 각 계층의 관리자가 모두 갖추어야 할 기본적인 기술이기는 하지만 상대적으로 최고관리자는 개념적 기술을,

그림 1-3 관리계층에 따른 관리기술의 활용 정도

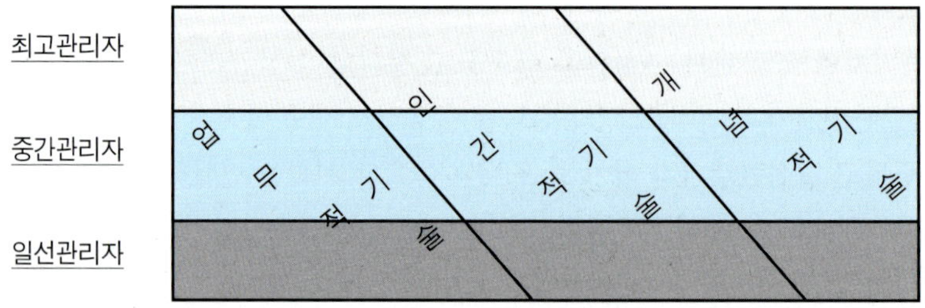

중간관리자는 인간적 기술을, 일선관리자는 실무적 기술을 더 많이 사용하고 또한 이러한 자질을 더 요구한다.

또한, 민츠버그(Mintzberg, 1990)는 관리자의 임무를 크게 3가지로 구분하고, 그에 따라 10가지의 역할을 제시하였다.

■ 대인관계 역할

- 대표자(figurehead): 법적이나 사회적으로 요구되는 상징적이고 일상적인 의무를 수행한다.
- 지도자(leader): 부하직원들을 동기유발시키고 직원의 채용과 훈련을 담당한다.
- 섭외자(liaison person): 정보를 제공해주는 사람들과의 네트워크를 유지한다.

■ 정보적 역할

- 감시자(monitor): 다양하고 특정한 정보를 조직과 환경에서 찾고 받는다.
- 정보확산자(disseminator): 외부인이나 부하직원으로부터 받은 정보를 조직의 다른 사람에게 전파한다.
- 대변인(spokes person): 외부인에게 조직의 계획, 정책, 활동, 결과 등을 알리며 조직에서 전문가로서 활동한다.

■ 의사결정자 역할

- 기업가(enterpreneur): 조직과 환경에서 기호를 찾고 변화를 위한 사업을 추진한다.
- 고충해결자(disturbance handler): 조직이 기대하지 않았던 어려움에 당면했을 때 올바른 행동을 수행한다.
- 자원분배자(resource allocator): 중요한 결정을 내리기 위해 조직의 모든 자원을 할당하는 책임을 가진다.
- 협상자(negotiator): 중요한 협상에서 조직을 대표한다.

3) 간호관리자의 역할

조직의 성공을 좌우하는 핵심요소 중에 하나가 바로 기업가 정신인데, 이는 예견되는 위험을 단순히 최소화하려는 노력만이 아니라 실패하더라도 굴하지 않고 다시 도전하려는 정신(risk-taker)이 필요하며, 과거에 만들어진 원칙이나 규율 또는 관습 등에 얽매이지 않고 이러한 요소들을 과감히 깨트리고 앞으로 나아가는 창조적 사고와 경영과 관련된 기본 지식을 사전에 충분히 습득하는 것(jack of all trades)이 필요하다.

간호관리자는 계획자(planner), 의사소통자(communicator), 경청자(listener), 의사결정자(decision maker), 조정자(coordinator), 위임사(delegator), 감독자(supervisor), 자원관리자(resource manager), 인력관리자(staffing manager), 임상전문가(clinician), 평가자(evaluator), 리더(leader), 분쟁해결자(troubleshooter), 외교관(diplomat)의 역할을 수행해야 한다.

한성숙(2006) 등은 21세기 관리자는 비전 제시능력과 글로벌 환경변화 인식능력 뿐만 아

그림 1-4 관리자의 역할

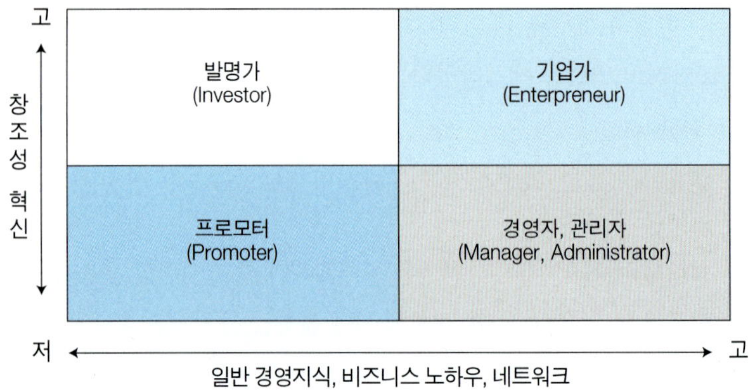

니라 자기관리 능력을 갖추어야 디지털 네트워킹 모바일 시대에서 조직을 효율적으로 이끌어 나갈 수 있다고 하였다.

오늘날의 많은 간호관리자들은 조직이 요구하는 많은 역할을 수행하면서 조직의 성공을 위한 장·단기 목표를 계획하고 적절히 위임하며 물적, 인적 자원의 활용을 통제하는데 많은 시간을 투자하며 조직의 테두리를 넘어서서 관련부서들과의 파트너십과 동료의식을 가지고 적절히 협상을 하는 협상기술이 필수적이게 되었다.

따라서 간호관리자는 간호조직의 목적에 반영되는 목표와 신념을 갖고 간호업무계획을 지시하고 간호업무수행에 대한 책임과 권위를 가지며, 환자간호와 간호의 운영에 영향을 주는 건강관리 기관의 계획과 정책결정에 참여하고 간호부서의 기능적 구조와 직원관계를 보여주는 조직을 계획하고 간호조직 구성원의 책임을 기술, 서면화하고 인력배치를 위한 조직계획수립을 담당해야 한다.

이 시대가 필요로 하는 관리자의 특성은 비전을 제시할 수 있어야 하고 불확실성에 대한 준비를 하여야 하며, 변화의 주체가 되어야 한다. 또한 고객의 가치를 추구하고, 혁신에 앞장서야 하며 교육과 훈련을 꾸준히 실천해야 하고 권한의 위임과 분권화를 실시해야 한다(유승흠, 2006).

따라서 오늘날의 간호관리자는 빠르게 변화하고 문화적으로 복잡한 환경 속에서 효과적이고 효율적이며 생산성이 높은 간호서비스를 대상자에게 제공하도록 계획하고 조직하며, 이러한 계획을 간호인력이 수행하도록 지휘하는 역할을 할 수 있어야 한다.

8. 간호관리의 순환과정

관리는 미리 설정된 목표를 달성하기 위해 인적, 물적 자원을 활용하여 공식 조직체 내에서 행해지는 사회적, 기술적 과정의 상호작용적 집합이다. 즉, 조직에서 목표로 산출을 얻기 위하여 자원을 투입하여 전환과정을 거치는 것이다.

길리스(Gillis)는 간호관리를 체계이론의 관점에서 설명하면서 간호조직체계는 투입, 전환과정, 산출과 피드백의 기전을 가지는 간호관리체계이론을 제시하였다. 길리스의 간호관리의 체계모형을 살펴보면 다음과 같다(그림 1-5).

1) 투입요소

간호관리 체계모형에서 투입이란 목표를 달성하기 위해 필요한 특정자원을 말하며 기본적인 투입자원은 산출을 위한 물자(장비, 공급품, 테크놀로지), 인력, 자금, 시설, 건물설계(건물디자인, 건물크기), 정보 등을 들 수 있다. 이러한 자원들은 산출을 얻기 위해 필요하고 이용되어야 하는 필수 요소이다. 그러나 이러한 투입요소는 조직의 목표와 성과, 기대하는 산출물의 특성에 따라 양, 질, 종류가 틀려진다. 특히, 건물설계와 테크놀로지는 간호직원의 수와 환

그림 1-5 간호관리 체계모형

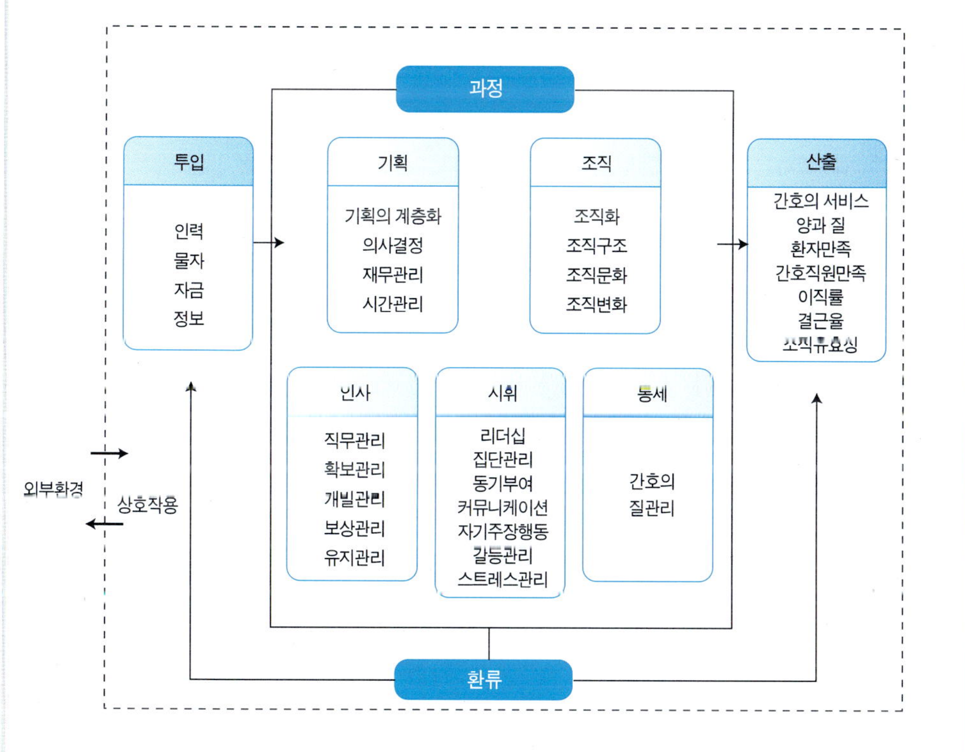

자간호전달체계에 직접적인 영향을 주게 된다.

따라서 투입요소를 크게 소비자 투입요소와 생산자 투입요소로 나누어 볼 수 있는데 소비자 투입요소에는 환자의 중증도(상태)나 환자간호 강도지표(간호요구도)가 이에 속하며, 생산자 투입요소로는 간호직원의 기술, 경험, 태도, 교육 등이 이에 해당한다.

2) 전환과정

전환과정은 사회적, 기술적 과정의 상호작용을 통하여 투입이 조직의 산출로 전환되는 것을 말한다. 전환과정에는 자료수집과 함께 기획, 조직, 인사, 지휘, 통제의 단계가 속하며 동시에 각 단계에서는 의사결정, 지도성, 권력과 권한, 의사소통, 동기부여, 시간관리, 갈등관리, 정보관리 등의 관리지원 기능들이 요구된다.

3) 산출

산출은 투입요소들이 관리과정에 의한 상호작용으로 조직의 산출을 말한다. 구체적으로 주요 산출은 주로 세 가지의 조직이 추구해야할 가치관이 반영되어야 한다. 먼저 환자측면에서의 질적 간호로 간호서비스의 양(간호시간), 질(우수성의 정도), 환자만족, 사망률, 합병증 발생률 등을 들 수 있으며 둘째로 간호직원측면에서의 산출로 직원만족, 이직률, 결근율, 인력개발 등이 해당된다. 또한, 세 번째로는 간호생산성의 향상 및 연구결과 등을 들 수 있다. 이러한 각기 가치관의 성취정도는 간호조직의 상위조직특성과 목표에 따라 달라진다.

4) 환류

환류(feedback)는 산출이 합당한가를 질문하고 이에 따라 변화를 위한 정보의 환류로 되돌리게 된다. 이에 되돌아가는 곳은 바로 투입과 과정의 각 필요단계이며 추가적인 투입과 교정행동으로서의 관리과정이 필요하게 된다.

관리란 조직의 목표를 달성하기 위해 생산성과 효과성 및 효율성을 동시에 추구하며 개인이나 집단의 자원을 활용하여 기획, 조직, 인사, 지휘, 통제 및 예산을 하는 과정이라고 정리할 수 있다. 따라서 간호관리도 간호조직의 목표를 달성하기 위해 간호관리자가 간호관리과정을 통해 간호직원들이 생산성과 효과성, 효율성을 가지고 간호의 목표인 양질의 간호를 수행할 수 있도록 관리해 나가는 과정이라고 볼 수 있다.

간호관리학의 이론적 배경

THEORETICAL BACKGROUND OF NURSING MANAGEMENT 02

1. 간호관리학 이론의 발달

1) 관리이론의 이해

간호조직을 관리해 나가기 위해서는 조직에 적용하는 관리이론에 대해 알 필요가 있다. 많은 관리학자들이 자신들의 견해를 가지고 관리이론을 전개해 왔는데, 이를 정리해 보면 그림 2-1과 같다. 먼저 조직을 외부환경과 단절된 폐쇄체계로 보면서 조직구성원을 합리적으로 사고하고 행동하는 것으로 간주하는 폐쇄-합리적 조직이론이 1900~1930년대에 나타났으며, 이에 속하는 관리이론으로 과학적 관리론, 관리과정론, 관료제이론 등이 있다.

1930~1960년대에 주창된 폐쇄-사회적 조직이론은 인간관계학파들이 대부분 제시하였는데, 이들 이론은 조직의 구성원이 다양한 욕구를 가진 인간이며 이들의 사회적 욕구를 연구하고 그 결과를 이용하여 생산성을 향상시키고자 하는 신념을 가진 이론으로서 인간관계론이 이에 속한다.

1960~1970년대에 주창된 개방-합리적 조직이론은 과거의 폐쇄체계적인 조직이론과 비교할 때 정치, 경제, 사회, 문화, 기술, 조직간 요소 등 조직을 둘러싼 환경변수를 본격적으로 고려하기 시작하여 조직환경의 중요성을 강조하고, 더불어 조직이나 인간의 합리성 추구를 강조하고 있으며, 이에 관한 대표적인 이론이 체계이론과 구조적 상황이론이다.

1970년대 이후에 각광을 받고 있는 관리이론인 개방-사회적 조직이론은 조직 속에 흐르고 있는 비공식성, 비합리성에 초점을 맞추어 규칙만으로 설명하기 어려운 조직의 비합리적인 동기적 측면을 다루고 있다. 이에 해당하는 이론으로는 조직문화이론이나 혼동이론을 들 수 있다.

그림 2-1 관리이론

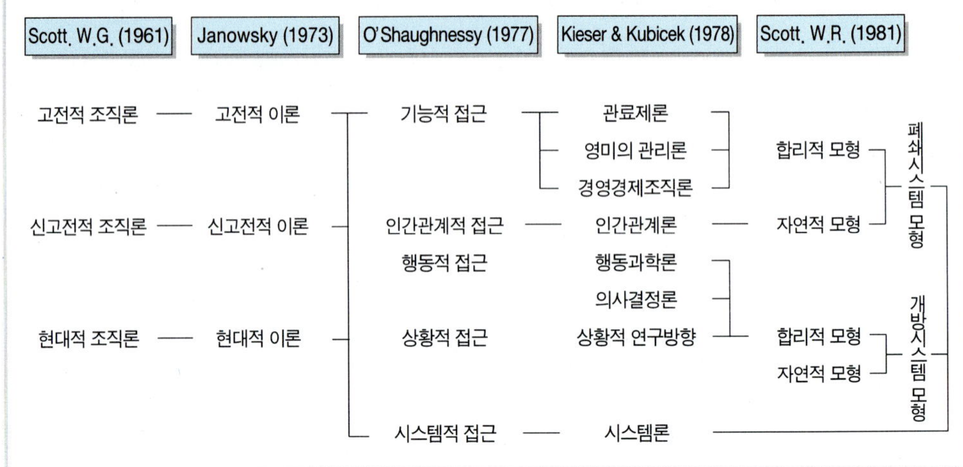

2) 고전적 관리이론

고전적 관리이론의 대표적 이론으로는 과학적 관리론, 관리과정론, 관료제이론을 들 수 있다.

(1) 과학적 관리론

과학적 관리론은 테일러(Frederick, W. Taylor)에 의해 19세기 후, 20세기 초에 작업능률과 방법을 향상시키는 최선의 방법을 과학적으로 탐구, 관찰, 측정, 과학적 비교의 원칙을 적용하여 연구한 이론으로 작업 표준을 위한 시간과 동작 연구를 통해 발전시켰다.

과학적 관리론의 특징은 먼저, 작업능률을 향상시키는 분업전문화의 원리에 입각한 직무설계를 하고 둘째, 종업원에게 과업할당을 과학적으로 결정하기 위해 작업표준을 위한 시간·동작연구를 시행하고 셋째, 직무에 적합한 종업원을 선발·훈련하고 표준화가 이루어지도록 하며 넷째, 차별적 성과급제의 임금제도로 정해진 과업 이상을 한 경우에 높은 임금을 지급하도록 하였다. 또한, 생산능률을 결정하는 사람이 감독이 아니라 종업원 자신이라고 하였다.

과학적 관리론은 영국이 18세기 후반에 산업혁명을 계기로 수공업에서 기계공업으로 변하게 되고 대량생산으로 발전하면서 기계중심의 공정이 인간의 노동력 자체도 기계화함으로써 인간의 존엄성과 인간성을 상실하게 되고 비인격화하는 분위기로 가게 되었다. 뿐만 아니라 미국의 초기 경영관리형태에서도 노동자의 인간성을 무시하고 실용주의에 입각한 경영형태를 보였다. 테일러의 과학적 관리론은 근대산업의 기계화과정에서 인간노동력을 과학적으로 합리화시켜 생산능률 향상에 이바지하기도 하였다.

과학적 관리법이 산업계에 초점이 되기 시작한 것은 1910년 후반인데, 미국 동부의 제철도회사의 철도운임 인상과 관련하여 운영의 비효율성을 과학적 관리법으로 해결하려 하였다. 그러나 이는 기업주의 사리를 위한 수단으로 오용되어지면서 과학적 관리법에 대한 종업원의 오해와 불평 및 반감이 증폭되어 인간관계론이 등장하는 계기를 만들었다.

과학적 관리가 산업계에 적용하는 것을 노동자들이 반대하는 큰 이유는 경영자가 노동자를 기계시하여 그 인간성과 존엄성을 무시한다는 것이다. 특히 시간과 동작연구와 차별적 성과급 제도 등에서 볼 수 있는 테일러의 인간관은 경제적 합리주의에 입각한 것으로 노동자의 인간성을 무시한 것으로 볼 수 있다.

(2) 관리과정론

1930년대에 전개된 이론으로 대표적 이론가는 페이욜(Fayol), 무니(Mooney), 라일리(Reilly), 굴릭(Gulick) 등이 있다. 관리과정론은 관리의 보편적인 원리를 발견하고 정립한 이론으로 페이욜은 계획·조직·지휘·조정·통제의 5단계로 관리를 설명하였으며, 일선 관리적 활동을 실천하기 위해 일반적인 관리원칙의 제정이 필요하다고 하면서 14개의 관리원칙을 제시하였다(표 2-1).

관리과정론은 조직과 조직구조 연구에 중점을 두고 각 과정의 상호유지적 관련의 관리순환을 설명하고 있다. 또한, 관리과정론이 말하는 조직은 관리를 위한 수단이고 전문화된 과업을 편성하고 각 조직구성원은 그 과업에 적당한 권한과 책임이 주어져 한명의 상사로부터만 지휘명령을 받아야 하며, 그 권한은 공식의 계층에 의해 위에서 아래로 흐르지 않으면 안 된다고 하는 등의 조직의 제 원리들을 제시하였다. 그러나 이러한 원리들은 요소와 원칙에 중복되며, 과학적 방법으로 이론적 근거 제시가 불충분하고 이론이 경험과 제한된 관찰에 근거를 두고 검증이 안되며, 조직행위에 대한 이해보다는 규범적인 것에

표 2-1 14개의 관리원칙

원칙	내용
분업의 원칙	한 사람이 같은 노력으로 같은 시간 내에 보다 많은 것을 보다 잘 생산하는 것
권한의 원칙	권한은 명령하는 권리이며 복종시키는 힘이라는 것
규율의 원칙	직 · 간접으로 여려가지 협약에 의해 형성되는 것
명령통일의 원칙	어떤 행위에 있어서도 조직구성원은 오직 한 사람의 직속 장으로부터 명령을 받아야 하는 것
지휘의 일원화	동일 목표를 지향하는 일연의 업무활동에 있어서 장은 하나, 기획도 하나인 것
공동 목표 우선의 원칙	조직체의 이익은 한 조직구성원 또는 일선의 조직구성원의 이익에 우선하는 것
합당한 보상의 원칙	조직체가 조직구성원에게 급부로 제공하는 보상은 공정하고 타당하며, 그들의 노력에 대응한 것이어야 한
집권화의 원칙	권한이 중앙에 집중되어야 함
계층조직의 원칙	최고관리자로부터 조직구성원에 이르기까지 모든 계층에게 단절됨이 없고, 명령과 보고의 소통이 이루어져야 함
질서의 원칙	적재적소의 원칙을 의미함
공평의 원칙	모든 조직구성원은 주어진 과업을 통상으로 수행해야하고 공평하게 내섭받아야 하는 것
고용안정의 원칙	조직구성원의 신분이 안정함을 의미함
창의성의 원칙	모든 계층 조직구성원에게는 그들의 활동을 수행함에 있어서 새롭고 보다 나은 방법을 찾아 행동계획을 세우고 실행에 옮기도록 용기를 주고 자유를 주는 것을 의미함
사기의 원칙	조직구성원에 대한 이해와 관심을 조화함으로써 그들의 노력을 일치시키도록 하는 것

관심이 치중하였다는 비판을 받게 된다.

(3) 관료제 이론

사회경제학자 웨버(Weber, 1922)는 조직의 목적을 달성하기 위한 합리적 시스템의 이상형으로 관료제를 받아들였다. 특히 조직이란 '특정의 의도적 행위를 계속적으로 수행하는 사회적인 이익단체' 이며 이러한 조직을 이끌어가는 힘이 합법·합리성이며 관료제 내에서는 정당한 권위에 의해 내려지는 명령을 순응하기 위해 합리적 수단이 사용되며 무엇보다도 합리성의 개념을 근거로 타당한 지식이 바탕이 된 관리의 수행을 목적으로 한다고 주장하였다.

이상적인 관료제는 먼저 분업과 고도화된 공식화, 명확히 규정된 권한의 위계구조, 비인격성, 능력에 기초를 둔 평가, 조직구성원의 신분 보장, 구성원들의 조직생활과 사생활의 명확한 구별 등을 통해 합리적이고 능률적인 조직구조를 관리하게 된다.

① 관료제의 순기능

관료제는 능력이 있는 구성원을 선발하려는 노력을 통해 구성원의 선발에 객관성을 부여하며 정실주의를 지양한다. 조직구성원들에게 무사안일주의를 유발시킨다는 점이 우려되지만, 종신고용을 보장해줌으로써 구성원에게 안정감을 주려 한다. 또한 규정이나 규칙 등이 여러 가지 활동의 제약요소로 작용할 우려가 있기는 하지만 행동의 모호성 감소와 통일성을 높여준다. 또한, 수직적 위계구조가 책임전가의 수단이 될 가능성이 있으나, 권한의 범주와 의사결정 라인을 확인해 주는 긍정적인 면을 가지고 있다.

② 관료제의 역기능

관료제의 문제점은 지나친 형식에 사로 잡혀 비능률적인 사무의 복잡화와 규칙의 경직된 적용, 책임전가 및 비개인성, 변화에 대한 무기력한 태도 등을 야기하며 조직의 목표가 하부목표나 개인의 목표에 따라 목표와 수단이 전도될 가능성을 가지고 있다는 점이다. 또한, 지나친 관료제는 적절하지 못한 상황에도 불구하고 공식화된 규칙과 절차만의 적용으로 바람직하지 못한 결과를 초래할 수 있으며, 구성원의 소외감과 더불어 비인격화로 구성원들이 자신이 조직과 아무런 관계가 없다는 느낌을 갖게 할 수도 있다.

관료제는 권력이 계층화된 조직구조에 따라 명령체계를 이루고 있으므로 상부의 집권화가 강해지며, 조직의 고객들은 항상 관료제 속에 있는 조직구성원들을 비인간적이며 규칙 우선주의적으로 여기게 한다. 관료제는 단편적으로는 순기능과 역기능을 모두 가지고 있으므로 안정적 환경 속에서 일상적인 정형적 문제를 능률적으로 다루어야 하는 상황이 계속 발생하는 한, 그 필요성이 존속하게 될 것이다.

따라서, 관료제 조직구조가 능률적이기 위해서는 에드호크조직, 매트릭스조직, 프로젝트팀과 같이 유기적이면서 상황조건이 적합적인 조직이 필요하게 된다. 또한 조직과 인간의 통합을 꾀함으로써 기능적인 합리성과 실질적 합리성의 조화를 추구하도록 노력해야 하며, 조직의 민주화를 통해 분권화를 촉진하고 조직결정에 있어 고객의 참여를 제도화하여 운영하는 방법 등을 도입하여 실천함으로써 관료제의 효과를 극대화 할 수 있을 것이다.

2) 신고전적 조직이론

(1) 인간관계론

인간관계론이라는 용어는 인간사회 전역에서 전 인간상호 관계에 적용되고 있다. 인간관계론이 학문으로 대두되기 시작한 것은 1930년대 전화기 제조회사인 서부전기회사(Western Electric Company)의 호손(Hawthorne)공장에서의 4차에 걸친 실험의 결과로부터 유래되었다.

미이(Mee)는 관리에 있어서의 인간관계는 종업원의 근로의욕을 향상시키는 데 목적이 있으며, 개인의 사기 진작은 기업 전체의 근로의욕으로 이어져서 노사협력으로 집단목표가 달성됨과 동시에 근로자의 수입이 증대된다고 보았다.

특히, 인간관계란 고도의 사기를 통해 자발적인 집단 목표지향적 협동체계를 확립하기 위한 수단 및 기술이며 특히 동기부여의 문제가 중심이 되며, 이는 인간욕구와 인간행동이 관련되므로 결론적으로 인간관계는 동기부여를 통해 인간의 욕구불만을 해소하고 합리적인 조직분위기 조성과 자생적 협력체계를 이루는 것을 말한다.

초기 고전적 관리론이 주류를 이루는 시기에는 인간은 임금의 많고 적음에 따라 부지런히 일하기도 하고 게으르기도 한 '경제인(Economic Man)' 이라고 생각하는 사고방식이 널리 정착되어 있었다. 그런데 메이요(Mayo)교수의 연구를 통해 점차 그런 생각이 반드시 옳은 것은 아니라는 결론이 도출되었다.

조직 구성원들은 임금, 근로조건, 휴식시간, 기업이미지 등과 같은 요인들보다는 오히려 해당 조직의 기대감, 친밀성, 자발성 등의 정서적이고 사회적인 비공식적 요소에 더 많은 영향을 받는다는 사실을 알게 되었다.

이러한 발견은 호손공장에서 이루어진 실험을 통해 입증되어져, 일명 호손효과(Hawthorne Effects), 호손실험(Hawthorne Experiment)이라고도 불린다. 호손실험을 계기로 작업 표준화와 성과급을 기준으로 한 고전적 관리론을 대신하여 인간의 심리적 측면과 내면적 측면을 중요시한 '인간관계론' 이라는 새로운 기틀이 마련되어 개인의 동기유발과 집단행동의 연구가 본격화 되게 된다. 인간관계론은 4차에 걸친 호손공장에서의 실험에서 구체화되었는데, 그 연구결과는 다음과 같다.

① 1차 실험

조명실험으로 과학적 관리론에 입각하여 조명의 강도와 작업능률과의 관계연구였다. 실험군에게 조명의 강도를 높여줌으로써 생산능률이 상승한 반면, 대조군은 조명의 강도를 고정하였음에도 이와는 관계없이 생산능률이 함께 상승하는 결과가 나타났다. 또한 실험군에게 조명의 강도를 낮췄음에도 불구하고 생산능률이 낮아지지 않은 결과가 나타났는데, 이 결과 작업장의 조명도가 생산능률을 좌우하는 요인 중에 하나는 될 수 있어도 절대적인 요인이 아님을 입증하게 되었다.

② 2차 실험

1차 실험에서 나타난 결과로 어떤 요소가 생산능률에 영향을 주는 요인인지를 확인하기 위한 연구를 실시하였다. 6명의 여공에게 여러 조건을 주고 생산능률을 확인해 본 결과, 기대하는 일관성 있는 결과가 나오지 않았다.

③ 3차 실험

3차 실험에서는 종업원의 인간적인 면을 파악하는 개별적 면접방식을 통해 면접실험을 실시하였다. 연구 결과, 노동자의 노동의욕에는 각자가 가지는 개인적 감정이 중요한 역할을 한다는 것을 알게 되었다. 또한, 개인적 존재로서의 심리적인 것보다도 사회적 집단으로서 공통적으로 가지는 감정이 그가 속해있는 집단 속에서의 존재감을 느끼는 것에 매우 중요한 역할을 한다는 것을 알게 되었다.

④ 4차 실험

4차 실험은 14명의 남자공원들의 면접과 관찰에 의한 조사연구로, 이 실험결과에서 밝혀진 것이 비공식조직의 존재와 그 중요성이다. 즉, 자연발생적인 소집단의 조직이 공식적 조직보다 더 강력한 통제력을 가지고 있음을 알게 되었다. 비공식조직의 내부에서 사람들은 강제에 의하지 않고 자발적이고 자생적으로 상호 협조하여 거기에서 안정과 만족을 느낀다. 그런데 만약 경영관리자는 이런 사실을 무시하고 비용의 논리나 능률의 논리에 의해서만 합리화 시책을 일반적으로 강행한다면, 그것이 노동자의 감정논리에 저촉되고 저항이 일어나서 그 결과 생산성 능률의 저하를 초래하게 된다.

이상의 4차에 걸친 실험을 통해 메이요는 조직 내에서 인간관계론에 대한 중요성을 확인함과 동시에 비공식적인 조직을 중시하고, 이 성질과 기능을 철저히 이해하여 지도하는 것이 생산능률을 향상시키는 것으로 결론을 내렸다. 그 내용을 요약하면 다음과 같다.

- 인간의 생산성은 물리적 환경에 대한 제 조건보다는 조직 내 구성원간에 상호 존재하는 감정, 태도, 기분 등의 인적 요인에 좌우된다는 것을 확인하였다.
- 인간은 자신이 특정 조직에 정착할 수 있고, 그 조직에서 작업할 수 있는 것이 중요하다고 생각되므로 인간적 환경을 발견하고자 하는 강력한 욕구를 가진다는 것을 알게 되었다.
- 지속적인 근로의욕의 제고는 종업원 상호간에 수평적·수직적 인간관계에 따른 인간적 환경개선을 통해 가능하다는 것을 알게 되었다.
- 물적, 비인간적 요인의 합리화 및 과학화에서 인간적 요소를 확실히 강조하는 관점으로 전환하여 집단의 목표지향적 협력체계를 수립하는 등의 개념을 조직에 도입하게 되었다.

호손실험의 결과로 과거의 고용과 배치, 임금지급 등 제도적 측면을 중시하는 것보다

그림 2-2 인간행위에 대한 가정

B = f(P, E)
B: behavior
P: person
E: environment

직장집단이라는 사회적 구조를 중시하는 인간관계관리가 중요함을 확인하게 되었고, 이는 관리의 사고를 변화시켰으며 관리자는 구성원들의 행동과정의 중요성을 인식하고, 구성원들을 단순한 생산도구가 아닌 값진 자원으로 인정하게 되었다.

인간관계론이 가지는 의의는 작업장이 사회적 장소로 인식되고 이에 따라 비공식집단, 집단역학에 대한 이해가 가능해졌다는 것이다. 즉, 생산성과 능률은 조직구성원의 태도, 감정에 의존하게 되고 조직구성원의 태도나 감정은 속한 집단 내 인간관계와 밀접한 관계를 갖게 됨으로써 조직 속에서의 인적요인이 얼마나 중요한지를 인식하게 되는 계기가 되었다. 따라서 관리자는 공식적 조직 내의 자생적 조직의 발견과 그 기능을 파악하는 것이 중요할 것이다.

그러나 이러한 인간관계론은 초점이 지나치게 조직 내 사회집단에만 국한되고 사회전체와의 관련성을 경시함으로써 조직의 논리를 무시하는 경향이 있으며 조직의 공식적인 측면을 경시하고 지나치게 비공식적 조직을 강조하고, 인간의 일에 있어 동기부여가 직무중심의 것이 아니라 전적으로 인간간의 비공식적 집단만을 중심으로 함으로써 경영성과의 연결이 되지 못한다는 문제점을 나타내게 되었다.

(2) 행태과학론

조직행위론은 조직에서 인간행동의 심리학적, 인류학적 측면을 연구하기 위해 과학적 방법사용하기를 강조하고 있다. 먼저, 인간행위에 관한 가정으로 인간의 행위는 개인적 요소와 환경적 요소가 개별적으로 행위에 영향을 미치거나 행위 결정에 상호작용한다고 본다(그림 2-2).

인간의 행위는 개인·집단행위의 두 차원으로 설명이 가능하며, 이러한 행위로 나타나는 과정은 다음과 같다.

① 개인의 인지과정

개인적 차원에서의 인지과정은 지각, 학습, 태도 등의 순으로 일어난다. 먼저, 지각이 일어나는데 이때 관리자와 조직구성원의 지각세계를 동일시하는 오류에 빠지기 쉽다. 조직구성원은 끊임없이 타인을 지각하고 타인에 이해 지가된다. 그 다음으로 학습이 되어지는데 학습이란 강화된 연습이나 경험의 결과로 발생하는 행위의 잠재력에 있어 지속적인 변화를 말하고 이에 따라 태도가 형성되며, 이는 개인적 세계의 어떤 측면에 관한 동기부여, 감정, 지각 및 인지과정의 지속적인 과정으로 조직으로 개인 내에 존재하는 하나의 과정으로 여겨진다.

② 성과지향적인 개인행위

개인의 인지과정을 거쳐 자신의 성과지향적인 개인행위로 나타날 때는 3가지의 요소의 함수관계로 나타난다. 개인행위의 역동적인 과정을 이해하고 행위를 유도하는 것이 중요한데 개인의 문제해결을 의사결정을 통한 문제해결로 본다면, 직무만족과 동기부여의 함수관계에 있는 개인의 능력, 성과를 결정짓는 또 하나의 것으로 능력과 직무만족의 함수가 되는 동기부여, 직무에 대한 태도로 설명되는 가치판단, 정신건강, 신체건강측면에서 개인적으로 중요한 직무만족, 이 세 가지 요소가 상호작용을 함으로써 성과지향적인 개인의 행위를 결정짓는다고 보고 있다.

따라서 조직구성원 속에서 직무에 만족하는 사람은 대외적으로 조직을 긍정적으로 표현하며 조직내부에서도 원만한 관계유지, 이직률 및 결근율을 감소시킨다고 보고 있다.

③ 목적추구적 집단행위

위에서 언급한 바와 같이, 성과지향적인 개인이 모여 조직이 요구하는 목적추구적인 집단행위를 하게 되는데 집단행위가 조직의 목표 지향적이기 위해서는 조직의 창조적·헌신적행위에 대한 자극을 주는 갈등관리, 조직구성원들에게 영향력을 행사하는 리더십, 조직구성원들을 묶어 주는 조직의 응집력, 정보의 공유를 위한 의사소통 등이 필수적이게 된다.

이러한 조직행위론을 실제 조직에서 적용한 대표적인 것으로는 개인과 조직의 목표가 합치되도록 인간중심의 관리를 지향하는 현대 인적자원관리(modern human resource management, MHRM)와 조직구조, 관리, 행위의 구성요소 중 행위중심의 계획된 변화를 주도하는 조직개발(organization development) 등을 들 수 있다. 이외에 허츠버그(Hertzberg)의 이요인이론, 매슬로우(Maslow)의 욕구단계이론, 맥그리거(McGregor)의 X-Y이론 등이 있다.

3) 현대적 조직이론

(1) 체계이론

체계이론은 카츠(Katz)와 칸(Kahn)에 의해 처음 소개되었다. 대표적 이론가는 버탈란피(Bertalanffy) 체계이론은 인간행동의 영향 요소간 복잡한 상호작용의 중요성을 강조하였다. 즉, 모든 것이 다른 모든 것과 관련되어 있다는 것이다. 체계란 특정목적을 달성하기 위해 여러 개의 독립된 구성인자가 상호간 의존적이고 영향을 미치는 유기적 관계를 유지하는 하나의 집합체로 본다. 체계는 환경과 상호작용하는 개방체계와 환경과 유리된 폐쇄체계로 나누어 볼 수 있다. 체계이론은 첫째, 조직을 둘러싼 환경을 강조한다. 둘째, 조직은 상호연결된 하위체계로 구성되어 있다. 셋째, 조직 내 여러 종류의 하위체계들을 어떻게 조화시키는가 하는 것에 초점을 둔다. 또한 조직체계는 아래 5가지의 특징을 가지고 있다.

그림 2-3 체계모형

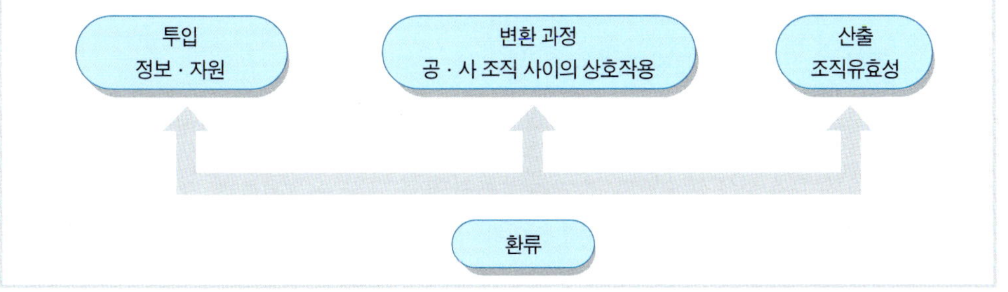

① 상호의존하는 하부체계가 있다.

② 상호관계하는 하부체계가 있다.

③ 개방적, 역동적이다.

④ 균형상태를 유지하고자 한다.

⑤ 많은 목표, 목적, 기능을 가진다.

(2) 상황이론

상황이론은 1960년 대에 우드워드(Woodward), 번스(Burns) 등에 의해 개발된 이론으로, 이전에는 환경이나 조직의 특성과 관계없이 모든 조직에 적용되는 원칙을 개발하는데 반해, 이 이론은 상황에 따라 관리기법이 변하여야 한다는 데 초점을 두고 있다.

상황이론은 조직 내 전체시스템과 하위시스템간의 관계와 조직을 둘러싼 환경이 조직의 유효성을 결정한다는 이론으로 조직 유효성을 높이기 위해서는 하위시스템간의 적합관계모색과 조직과 환경과의 적합관계에 대한 모색을 함께 해야 하며, 조직 간의 차이점을 강조하고 조직구조 및 조직의 효과성에 영향을 미치는 상황요인을 규명하고자 한다(그림 2-4).

그림 2-4 상황이론

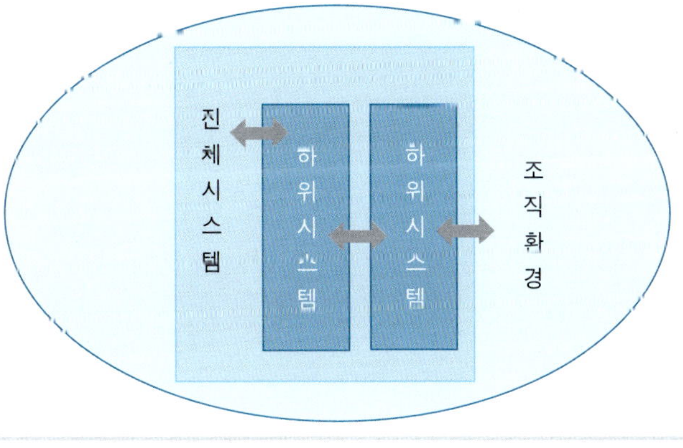

상황이론에서 다루는 3가지 변수들은 다음과 같다.

첫째, 일반적 환경, 기술, 규모 등을 다루는 조직상황변수

둘째, 조직구조, 내부관리체계를 나타내는 조직특성변수

셋째, 조직성과, 능률 등을 나타내는 조직유효성변수

조직의 유효성은 위 3가지 변수의 적합관계에 따라 결정되는데, 조직의 유효성을 가져오는 유일한 조직이론은 없다는데 유의해야 한다.

상황이론의 의의는 조직구성 요소들의 주요 특성과 관련성을 체계적으로 연구하게 되었으며 조직의 적합, 부적합 관계를 설명해 줌으로써 이론과 실무를 연결시켜 조직유효성을 높일 수 있는 계획적 변화 유도의 기초를 제공했다는 것이다. 그러나 지나치게 다양한 상황을 추구하다 보면, 특수성만을 추구하게 되어 학문의 보편성이 결여될 수 있다는 우려가 있다. 따라서 상황이론은 조직에 대한 실증적 연구를 통해 검증가능한 명제를 축적하고 그 중에서 보다 통합적인 이론을 만들어 내는 노력이 필요하다.

4) 개방 - 사회적 관리이론

개방 - 사회적 조직이론은 1970년대 이후 각광을 받고 있는데 이들 이론들은 조직의 목표달성보다는 생존을 중시하고 조직 속에 흐르고 있는 비공식성, 비합리성에 초점을 맞추고 규칙으로만은 설명하기 어려운 조직의 비합리적인 동기적 측면을 중점적으로 다루고 있다.

1980년대에 들어서면서 급속한 기술변화, 고객욕구의 다양화, 치열한 시장경쟁, 정보기술의 급진적 발전 등 환경변화의 속도는 더욱 빨라지고 환경변화의 내용은 더욱 복잡해지면서 경쟁우위의 요소가 원가와 품질에서 서비스와 시간으로 바뀌고 있다. 이러한 시대적 요청이 조직설계에 대한 새로운 이론을 필요로 하고 있으며, 여기에 속하는 이론으로는 팀제 이론, 네트워크 조직이론 등이 있다.

보건의료기관의 이해

HEALTH CARE INSTITUTIONS 03

1. 보건의료기관의 유형과 기능

우리나라에서 개설되는 보건의료기관은 관련 법령에 의해 다양한 유형과 그에 따른 기능을 가지고 있다(표 3-1). 우선 의료법에 의한 의료기관으로는 종합병원, 병원, 치과병원, 한방병원, 요양병원, 의원, 치과의원, 한의원, 조산원이 있다. 이들 의료기관은 대부분 민간의료기관이며 주로 도시에 집중적으로 분포하고 있으며 진료기능을 제공하고 있다.

지역보건법에 의한 공공보건의료기관으로는 보건소, 보건의료원, 보건지소가 있는데 보건소는 시군구에 설치되어 있고, 보건지소는 면 단위에 개설되어 공중보건 업무와 진료기능을 담당하고 있으며, 공중보건의가 근무하고 있다. 민간병원이 없는 기초자치단체에는 병원급 보건소인 보건의료원이 개설되어 운영되고 있다. 그리고 농어촌 등 보건의료를 위한 특별조치법에 의하여 민간의료기관이나 보건지소가 없는 오벽지에는 간호사(보건진료원) 1명에 의해 운영되는 보건진료소가 설치되어 있다. 보건진료원은 제한된 지역 내에서 지역주민을 대상으로 진단과 처방, 처치, 투약을 모두 수행하도록 허용된다.

한편, 국민건강보험법은 요양기관 중 의료법상의 종합병원을 상급종합병원과 종합병원으로 구분하고 관리하고 있다. 또한 국민건강보험법에 의한 요양기관에는 의료법상의 의료기관과 지역보건법에 의한 보건기관, 농특법에 의한 보건진료소 외에 약사법에 의한 약국 및 한국희귀의약품센터가 포함되어 있다. 약국은 국민건강보험법에 의한 요양기관으로 분류되고 있으나 엄밀한 의미에서 보건의료기관에 속한다고 볼 수는 없을 것이다. 장기요양보험법은 노인요양시설을 규정하고 있다.

표 3-1 보건의료기관의 유형과 근거 법령

관련 법령	보건의료기관
의료법	종합병원, 병원, 치과병원, 한방병원, 요양병원, 의원, 치과의원, 한의원, 조산원
지역보건법	보건소, 보건의료원, 보건지소
농어촌 등 보건의료를 위한 특별조치법	보건진료소
국민건강보험법	상급종합병원(과거의 종합전문요양기관)
장기요양보험법	노인요양시설
약사법	약국, 한국희귀의약품센터

표 3-2 보건의료기관의 분포

병원유형	2005년	2006년	2007년	2008년	2009년
상급종합병원	42	43	43	44	44
종합병원	257	253	261	269	269
병원	1,192	1,322	1,639	1,883	2,039
의원	25,730	25,789	26,141	26,528	27,027
치과병원	130	136	153	168	183
치과의원	12,855	13,002	13,339	13,750	14,242
조산원	19	51	51	51	49
보건기관	3,405	3,437	3,445	3,456	3,462
한방병원	166	145	142	146	158
한의원	9,867	10,297	10,859	11,334	11,782
약국	20,752	20,633	20,730	20,833	21,015

* 보건기관: 보건소, 보건지소, 보건진료소

2. 병원의 정의와 유형

1) 병원의 정의

어원은 '호의를 베풀다', '잘 대해준다' 란 뜻의 hospitality에서 왔으며, 병원(hospital)은 호텔(hotel)과 진료(medical care)의 결합형으로 되어있다.

의료기관은 의료법에 의하면 의료인(의사, 치과의사, 한의사, 조산원)이 공중 또는 특정 다수인을 위하여 의료·助産의 業을 행하는 곳을 말한다. 의료법상 의료인의 범위는 의사, 치과의사, 한의사, 조산사, 간호사이나 의료기관을 개설할 수 있는 의료인은 의사, 치과의사, 한의사, 조산사이며 간호사는 제외된다. 2007년 공표된 노인장기요양법은 간호사도 노인요양시설의 개설자가 될 수 있도록 규정하고 있다.의료기관의 유형은 종합병원·병원·치과병원·한방병원·요양병원·의원·치과의원·한의원 및 조산원으로 나눈다.

2) 병원의 유형

병원은 의료법의 규정, 진료내용, 진료기간, 의료전달체계, 교육여부, 설립주체, 영리추구 여부, 병상 수 등 여러 가지 분류방법에 따라 나눌 수 있다. 기업으로서의 병원은 영리를 추구하는 병원으로 볼 수 있는데, 우리나라에는 법규상 영리추구가 금지된 병원이라고 할지라도 실상은 대부분 영리를 추구하는 병원이므로 일반 사기업과 조금도 다를 바가 없다.

(1) 의료법의 규정에 따른 유형

① 종합병원(상급병원)

종합병원이라 함은 의사 및 치과의사가 의료를 행하는 곳으로서, 다음의 요건을 갖추고 주로 입원환자에 대하여 의료를 행할 목적으로 개설하는 의료기관을 말한다.

- 병상수: 입원환자 100인 이상을 수용할 수 있는 시설
- 진료과목: 내과 · 외과 · 소아과 · 산부인과 · 진단방사선과 · 마취통증의학과 · 진단검사의학과 또는 병리과 · 정신과 및 치과를 포함한 9개 이상의 진료과목. 다만, 300병상 이하인 경우에는 내과 · 외과 · 소아과 · 산부인과 중 3개 진료과목, 진단방사선과, 마취통증의학과와 진단검사의학과 또는 병리과를 포함한 7개 이상의 진료과목
- 상급종합병원: 2010년 1월부터 기존 '종합전문요양기관' 을 상급종합병원으로 명칭을 바꾸고 기존 필수진료과목을 포함해 20개이상의 전문과목을 갖추고 각 과목마다 전문의 1인 이상을 두어야 함
- 전문의: 각 진료과목마다 전속하는 전문의. 다만, 300병상을 초과하는 경우에는 9개 진료과목, 300병상 이하인 경우에는 7개 진료과목에 한함
- 시설기준: 입원실, 중환자실, 수술실, 응급실, 임상검사실, 방사선 장치, 회복실, 물리치료실, 한방요법실, 병리해부실, 조제실, 의무기록실, 소독시설, 급식시설, 세탁물처리시설, 시체실, 적출물의 처리시설, 자가발전시설, 구급자동차

② 병원

병원 · 치과병원 또는 한방병원이라 함은 의사 · 치과의사 또는 한의사가 각각 그 의료를 행하는 곳으로서 입원환자 30인 이상을 수용할 수 있는 시설을 갖추고, 주로 입원환자에 대하여 의료를 행할 목적으로 개설하는 의료기관을 말한다. 다만, 치과병원의 경우에는 그 입원시설의 제한을 받지 아니한다.

③ 요양병원

요양병원이라 함은 의사 또는 한의사가 그 의료를 행하는 곳으로서 요양환자 30인 이상을 수용할 수 있는 시설을 갖추고 주로 장기요양을 요하는 입원환자에 대하여 의료를 행할 목적으로 개설하는 의료기관을 말한다.

(2) 설립운영 주체에 따른 분류

병원을 설립한 주체에 따라서 국 · 공립 병원, 공공병원, 사립(민간)병원으로 구분한다.

① 국 · 공립병원

국가 또는 지방자치단체에서 설립 · 운영하는 병원을 말한다. 국립병원(국립의료원, 국립대병원, 경찰병원 등), 시 · 도립병원, 보건의료원인 공립병원 등이 이에 속한다.

② 공공병원

정부투자기관, 특수법인 등 공공단체에서 설립 · 운영하는 병원을 말한다. 한국보훈 복지공단에서 운영하는 보훈병원, 특별법에 의한 특수법인병원(서울대학교병원) 등이 있다.

③ 사립(민간)병원

민간법인 또는 개인이 설립 · 운영하는 병원을 말한다. 학교법인, 재단법인, 사단법인, 사회복지법인, 의료법인 등의 각종 법인이 설립 · 운영하는 법인병원과 의료인이 설

립·운영하는 개인병원으로 구분된다.

(3) 진료기간에 따른 분류

입원기간의 장·단기에 따라 급성기 병원과 장기병원, 요양병원으로 구분한다. 장기병원은 만성적 신체적, 정신적 질환을 치료하기 위하여 90일 이상의 진료를 하는 병원을 말한다.

단기병원은 중증의 급성질환이나 상해를 위해 단기간의 진료를 하는 병원을 말하는데, 일반적으로 30일 또는 90일 이내로 한다.

(4) 의료전달체계에 따른 분류

① 일차진료

환자가 처음 의료와 접하게 되는 의료이다. 개원을 하는 일반의, 가정의, 일반내과의사 또는 소아과의사 등이 담당하게 되고, 이들이 진료 후에 필요하다고 판단하면 전문의에게 의뢰한다. 따라서 일차진료기관은 주로 외래진료나 의원급이 이에 해당된다.

② 이차진료

일차진료를 담당하는 의사로부터 이송 또는 의뢰되어 해당분야의 전문의가 진료하는 것을 말한다. 이차의료기관은 주로 입원진료를 하는 곳으로 30~499병상(병원 또는 종합병원)이 이에 해당된다.

③ 삼차진료

전문화된 의료시설에서 고도로 복잡한 시술이나 최신의 치료 등 전문화된 진료를 제공하는 것을 말하며, 주로 500병상 이상의 규모를 가진 의료기관들이 이에 해당된다.

(5) 병상수 기준에 따른 분류

① 의원: 30병상 미만

② 병원: 30병상 이상

③ 종합병원: 100병상 이상

④ 상급종합병원: 종합병원 중에 교육기능을 수행하는 대학병원급으로 2010년 1월부터 기존 '종합전문요양기관' 을 상급종합병원으로 명칭을 바꾸고 기존 필수진료과목을 포함해 20개이상의 전문과목을 갖추고 각 과목마다 전문의 1인 이상을 두어야 한다.

(6) 영리측면에 따른 분류

① 영리병원

개인 또는 법인이 이윤추구를 목적으로 운영하는 병원으로 개인병원이나 영리법인이 개설한 병원에서 이익이 생기면 이를 가져갈 수 있다. 그러나 아직 우리나라에서는 개인병원을 제외하고는 병원에서 발생한 이익은 분배하지 못하게 되어있다(의료법 시행령 제 18조). 2008년 이후에 들어서 영리법인을 허용하자는 주장이 일고 있으나 아직 허용되지 않고 있다.

② 비영리병원

법인 형태의 병원으로 주로 교회 또는 비영리기관에 의해 운영되는 병원으로 재단법인, 사회복지법인, 학교법인 등이 병원을 개설·운영할 수 있다.

3. 병원의 기능과 특성

1) 병원의 특성

(1) 경영상의 특성

고도의 자본집약적이면서 노동집약적 경영체로써, 다양한 사업목적(의료사업, 연구, 기술개발, 공중보건증진 등)을 가지며, 복잡한 전환과정을 거쳐 서비스를 생산하고 생산된 서비스의 품질관리나 업적 평가가 극히 어려운 조직체이다.

(2) 조직상의 특징

최고의 의료서비스 제공과 최소의 비용이라는 경영목적을 함께 추구하기 때문에 상호 상충적이다. 또한, 구성원이 매우 다양하며 과업이 불확실하고 불확정적이어서 표준화하기 힘들며 행정과 진료가 구분되어 지배구조가 이원적이다.

(3) 환경상의 특성

의료수가가 병원 외부에서 통제되며 직무의 대부분이 면허를 가진 자에게만 허용되고, 노사분규의 소지가 높지만 분규 시 사회적 비난의 강도가 높다.

(4) 업무상의 특성

24시간 연중무휴로 업무가 계속되며 업무가 사람의 건강과 생명에 직접적으로 영향을 미치며 도덕적, 윤리적 덕목을 중요시한다. 또한, 서비스 제공의 불안정성이 높아 계획과 통제가 어려우며 서비스제공 결과가 타 직종간의 유기적 결합으로 인해 단일직종별 성과측정이 어렵다.

2) 병원의 기능

(1) 진료기능

외래, 입원, 응급환자에 대한 진단, 간호 및 치료서비스 제공의 기능을 수행한다.

(2) 임상교육 및 훈련

의과대학생, 의료기사, 인턴, 전공의 등에 대한 전문적 및 기술적 교육과 훈련의 기능을 수행한다.

(3) 연구

임상의학 연구를 통해 학문적, 과학적 연구의 기능을 수행한다.

(4) 봉사활동

지역사회주민 또는 무의촌 무료진료봉사활동을 통해 주변 인구집단에 대한 사회, 봉사적 차원의 보건서비스제공의 기능을 수행한다.

4. 병원산업의 구조와 변화

1) 대형화 추세

그동안 의료기관의 성장 추세를 살펴볼 때, 한 가지 특징적인 것은 해가 거듭될수록 대형병원 중심으로 의료서비스의 공급구조가 바뀌고 있다는 것이다. 30년 전만 하더라도 동네의원이 우리나라 의료공급체계에서 절대적인 위치를 차지하고 있었으나, 이제는 그 비중이 절반 이하로 떨어지는 등 점차 종합병원으로 의료공급의 중심축이 이동하고 있다(그림 3-1). 특히 최근에는 첨단 의료시설을 갖춘 대규모 병원이 의료기관의 성장을 주도하고 있다. 이러한 경향은 대도시 지역일수록 더욱 심하다.

2) 구조변화의 원인

우리나라의 의료시장구조가 이처럼 중소병원의 위치가 상대적으로 약화되고, 대형병원 중심으로 변모하고 있는 이유에는 여러 가지가 있겠으나 대표적으로 다음의 몇 가지 예를 들 수 있다.

첫째, 소비자 측면에서 환자들이 대형병원에 집중하고 있다는 것을 지적할 수 있다. 의료자원의 효율적 이용을 위해 정부는 의료서비스의 제공체계를 3단계로 나누어, 경미한 질환

그림 3-1 요양기관별 건강보험 급여비 점유율 추이(2002-2009)

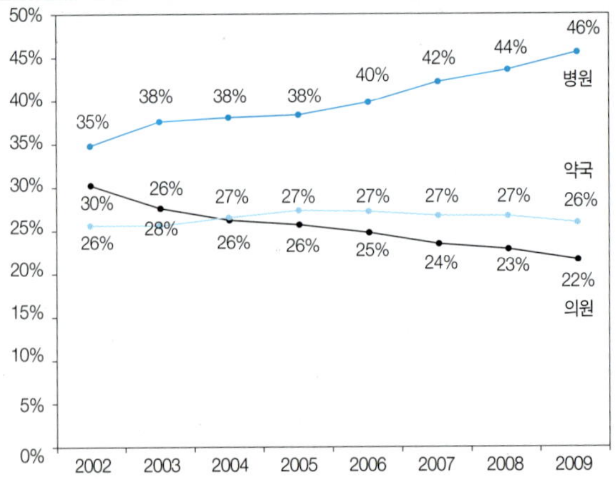

은 1차적으로 동네 의원에서 진료를 받도록 하고, 이보다 약간 중한 질환은 2차적으로 소규모 병원에서 진료를 받고, 대단히 심각한 질환이나 응급환자 등은 마지막으로 대형병원에서 진료를 받도록 하였으나 주민들의 인식 부족과 제도상의 미비점으로 인해 감기환자를 비롯한 경미한 질환자도 대형병원으로 몰려들고 있다. 특히 대형병원의 각종 첨단 의료장비는 그 유용성 여부에 상관없이 소비자의 욕구를 자극하기에 충분하여 소비자의 대형병원 집중에 한 몫을 담당하고 있다.

둘째, 소득수준의 상승, 건강보험제도의 도입, 인구구조의 노령화 등으로 그동안 의료시비스에 대한 수요가 급속히 증가하였고, 이에 힘입어 의료산업 내부에는 자본의 유입이 꾸준히 진행되었으며, 이것이 다시 타산업에 비해 상대적으로 수익이 높은 병원산업에 재투자되어 왔다. 비록 정부가 건강보험수가를 직접 통제함에 따라 의료서비스 단위당 이윤은 낮아졌지만 의료수요가 이보다 더 크게 증가하였기 때문에 총이윤은 지속적으로 증가되어 병원산업 대형화의 재무적 원천이 되어 왔다.

셋째, 건강보험수가 구조가 대형병원에 유리하도록 되어있다. 동일한 진료행위에 대해서는 어느 의료기관에서 진료를 받든 동일한 수가가 적용되어야 한다. 그럼에도 불구하고 1977년 건강보험제도의 부분적 도입과 동시에 기술행위료에 대해 의원급에는 4%, 대도시 종합병원에는 20%의 가산율을 적용함으로써 대형병원, 특히 대도시 병원이 유리하도록 수가제도가 운영되어 왔다. 그리고 1989년 의료보험제도의 전국 확대 실시와 함께 의원급은 7%(현재 15%), 병원 13%(현재 20%), 종합병원 23%(현재 25%), 3차진료기관에 대해서는 30%의 차등가산율을 적용함으로써 대도시의 대형병원일수록 수익면에서 유리한 위치에 서게 되었다.

넷째, 진료수가 통제를 통해 건강보험재정을 보호하는 대신 의료기관이 경영압박에서 벗어날 수 있도록 건강보험 적용제외 항목을 허용한 것이 중소병원의 상대적 약화를 가져온 또 하나의 원인이다. 특히 CT나 MRI(현재는 부분적으로 보험급여)와 같은 고급의료장비의 이용료, 특진비(선택진료비), 병실 차액료 등이 건강보험 적용대상에서 제외되어 왔는데, 이러한 고급의료행위는 대형병원으로 갈수록 더욱 많이 할 수 있도록 제도가 마련되어 있기 때문에 진료수가의 통제와 함께 건강보험 적용 제외 항목을 많이 허용하는 제도는 상대적으로 중소병원에 불리하게 작용하였다.

다섯째, 의료인력의 차이를 들 수 있다. 300병상 이상의 대형병원은 보통 전공의(레지던트) 수련병원으로 지정받아 값싼 인건비를 지불하고서 수련의(인턴 및 레지던트)를 적극 활용할 수 있지만 중소병원은 그렇지 못하다. 특히 고급 의료인력일수록 임금이 다소 낮아도 대형병원에서 근무하기를 선호하는 경향이 있어서, 중소병원은 그만큼 높은 인건비를 지불해야 인력을 확보할 수 있다(표 3-3).

예를 들면, 300병상 이하의 중소병원은 고용 의사수에서 전체의 21%를 차지하고 있으나, 의사인건비 구성면에서는 이보다 높은 31%나 되어 의사 1인당 인건비가 대형병원보다 훨씬 높음을 알 수 있다. 그럼에도 불구하고 300병상 이하 병원의 고용인원수가 전체의 35%임에 반해 의사수는 21%에 지나지 않아 높은 인건비를 지불하고도 그만큼 의사구인난을 겪고 있다는 것을 보여주고 있다.

표 3-3 의료원가 구성비 (단위: %)

	500 이상	499~300	299~100	100 이하	민간병원	공공병원
인건비	36.6	41.1	43.6	37.9	39.3	42.7
재료비	37.0	36.1	37.1	33.2	32.9	36.0
관리비	23.3	23.0	22.1	24.7	25.4	28.7
계	100.0	100.0	100.0	100.0	100.0	100.0

표 3-4 병원의 규모별 성장추세 (단위: %)

병상수 \ 년도	1987	1991	1998	2002	2007
30~99	63.8	54.2	46.6	44.7	44.4
100~199	13.2	15.4	17.9	20.7	26.2
200~299	5.8	10.2	13.5	14.1	14.9
300~499	11.5	12.0	11.6	10.3	7.2
500 이상	5.6	8.3	10.3	10.1	7.3
계(병원수)	100.0(531)	100.0(650)	100.0(776)	100.0(941)	100.0(1,622)

3) 병원대형화의 유형과 전망

병원의 대형화는 단일법인이 수개의 병원을 운영하는 계열병원체제(multi-hospital system)의 형태로 나타나기도 하고, 대기업이 병원산업에 직접 뛰어드는 형태로 나타나기도 한다.

그동안 대기업은 주로 오지, 벽지 주민을 위한 의료시혜 차원에서 산간벽지나 외딴 섬 등에 중소병원을 설립하여 비영리로 운영하였다. 그러나 1990년대 이후 대기업에 의한 병원산업의 대도시 진출은 우리나라 의료시장의 구조를 완전히 뒤바꾸어 놓고 있으며, 긍정적이든 부정적이든 보건의료부문 전반에 걸쳐 적지 않은 파급효과를 가져왔다. 최근 논의되고 있는 의료법이 개정되면 병원네트워크, 병원과 민간보험사의 네트워크를 통해 이들 기업병원의 시장 지배력은 급속히 확대될 것이고, 이것이 의료서비스시장의 집중도를 증가시켜 시장성과를 저해할 수도 있음을 유의해야 할 것이다.

병원산업의 대형화 추세는 정부가 별다른 조치를 취하지 않는 한 큰 병원을 선호하는 소비자들의 심리행태와 상승작용을 일으키면서 대도시지역을 중심으로 급속히 진행될 것이다.

지역의 경우에도 과거 대학부속병원이나 종교단체에서 설립한 병원 등 몇개에 불과하던 대형병원이 지난 10여년 사이에 많이 늘어났으며, 앞으로도 계속 증가될 것으로 예상된다. 이뿐만 아니라 일부 대기업에서 최근 지방에 첨단 의료시설을 갖춘 대형병원을 건립할 움직임을 보이고 있는 등 병원산업의 대형화 바람은 지방에서도 예외없이 강하게 불고 있다. 이에 따라 의료시설 및 의료인력의 구성면에서 상대적으로 취약한 중소의료기관의 입지가 그만큼 축소될 것으로 예상되고 있다. 더구나 대형병원을 선호하는 소비자의 이용 행태는 기능과 역할 분담이 명확하지 않아 경쟁력이 미약한 중소병원의 지위를 더욱 악화시킬 것이다(표 3-4).

기획

PLANNING 04

1. 기획의 성격과 차원

1) 기획의 개념

기획은 목표를 달성하기 위해 인간이 고안해낼 수 있는 가장 합리적인 행동지침을 미리 설정하고 발전시켜 나가는 의도적인 과정으로 미래지향적이고 목표지향적일 뿐만 아니라 의사결정과정이며 계속적인 준비과정이라는 특성을 지닌다. 기획은 사전에 무엇을 할 것인가, 어떤 방법으로 할 것인가, 누가 할 것인가를 결정하는 것(Koontz & O' Donnell, 1972)으로 목표를 통합화하고 불확실성에 대응하는 역할 및 문제해결의 기능과 사전준비는 물론, 조정의 역할과 기능을 수행한다.

따라서 기획의 일련과정을 통해 관리자는 미래의 불확실성과 변화에 대처할 수 있는 기준을 제공하고 상이한 여러 부분 활동을 통합해 조직의 공동목표를 수행하도록 모든 노력을 집중시키며 필요한 모든 자원을 최소의 비용으로 최대의 효과를 얻도록 경제적인 운영을 가능케 하고 조직구성원들의 성과를 평가할 수 있는 통제활동의 기준을 마련하게 된다.

이러한 기획단계는 관리과정 중 결정적인 것으로 다른 모든 단계의 기능보다 선행되어야 한다. 따라서 조직 속의 개인은 조직의 목적, 목표, 수행해야 할 과업과 지침을 정확하게 알고 기획과정을 수행해야 할 것이다.

2) 기획의 원칙

기획의 원칙에는 여러 가지가 있고 다양한 견해가 있다. 일반적으로 기획원칙은 아래와 같다.

① 목적부합의 원칙
기획은 목표를 성취하기 위한 과정으로 반드시 목적의식이 있어야 한다. 따라서 기획은 조직의 명확한 목적과 구체적으로 기술된 목표에 일관되고 통합된 활동을 성취하도록 하는데 그 본질이 있다.

② 간결성의 원칙

기획과정을 통해 나온 계획은 간결하고 명료하게 표현하여야 한다. 쉽게 이해할 수 있도록 하며 복잡한 전문용어를 피하고 평이하게 작성하는 것이 바람직하다.

③ 탄력성의 원칙

기획은 변하는 상황에 대처할 수 있도록 하며, 하부집행기관이 창의력을 충분히 발휘할 수 있도록 고안되어야 한다.

④ 안정성의 원칙

기획은 본래 목적한 효과를 거두기 위해 안정성이 높은 기획일수록 더욱 효과적이고 경제적이게 된다. 이러한 안정성은 수집된 정보의 질과 양 및 예측기술의 정확성에 좌우된다.

⑤ 장래예측의 원칙

기획은 비현실적이거나 너무 이상적일수록 예측에 실패할 가능성이 높다. 따라서 경험을 축적하여 개선된 예측기술의 발전이 필수적이다.

⑥ 포괄성의 원칙

기획은 필요한 제반요소들이 빠짐없이 포함되어 있어야 한다. 이를 위해서는 물자, 설비, 예산 등의 포괄적인 사전검사가 이루어져야 한다.

⑦ 균형성의 원칙

기획은 관련된 다른 기획 및 업무 사이에 적절한 균형과 조화를 이루어야 하는데, 동일한 기획 내에서도 요소간의 상호균형과 조화가 필수적이다.

⑧ 경제성의 원칙

기획에 가능한 자원의 활용을 최대한으로 하되 새로운 자원을 최소화하는 것을 말한다.

⑨ 필요성의 원칙

기획은 정당한 이유에 근거해야 하며 꼭 필요한 곳에 기획이 이루어져야 한다.

⑩ 계층화의 원칙

기획은 기획의 여러 구성요소들을 가지고 가장 큰 부분부터 구체화 과정을 통해 순차적으로 기획을 파생시키게 되는데, 이러한 구성요소들을 계층화하여 기획을 수립하게 된다.

3) 기획의 계층화

기획은 그림 4-1처럼 피라미드형으로 상위수준에서 하위수준으로 내려가면서 계층을 이루고 수립되어지며, 이는 기획의 계층화라고 한다. 사고과정을 통해 조직이 나아가야 할 비전을 통해 조직의 목적과 사명을 세우고 이러한 목적을 달성하고자 하는 모든 활동을 안내하는 가치를 기술한 철학이 제시되며, 이에 따라 목표가 설정되고 목표달성을 위해 필요한 정책, 절차, 규칙을 세움으로써 조직이 원하는 목적을 달성하도록 유도하게 된다.

그림 4-1 기획의 계층화

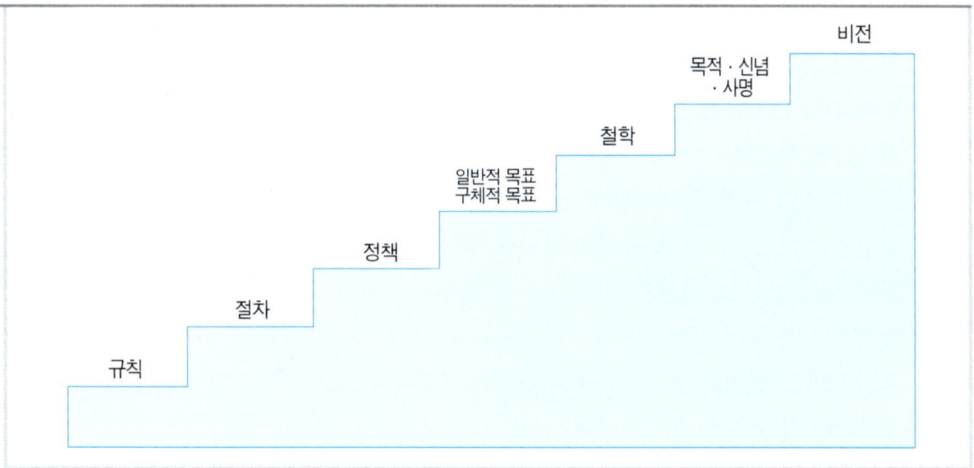

(1) 비전

비전이란 미래를 기획하는 그림이라고 볼 수 있는데, 즉 조직이 추구하고자 하는 바람직한 미래상으로 조직의 성장목표와 사업 활동영역이 명시되는 것이 보편적으로 조직구성원들의 변화노력을 같은 방향으로 모으기 위해 힘의 크기 뿐만 아니라 방향도 같아지도록 해 준다.

예를 들면 S대학교병원은 '최상의 진료로 가장 신뢰받는 병원, 생명의 미래를 여는 병원, 세계의료의 리더를 양성하는 병원, 의료선진화를 추구하는 정책협력병원' 을 비전으로 제시하여 세계최고수준의 교육, 연구, 진료를 추구하고 있으며 간호부의 경우는 '세계를, 미래를 선도하는 고객 중심의 전문간호 실현' 을 표방하고 있다.

또 다른 예로 S병원은 '최상의 진료를 구현하는 환자중심의 선도병원' 을 비전으로 제시하였는데 이는 병원조직의 구성원들이 조직의 바람직한 미래상으로 최상의 진료를 제공하는 리더그룹의 병원을 추구하는데 힘을 모아서 2010년까지 달성하고자 대내외적으로 표방하는 비전을 채택한 한 예로 볼 수 있다.

(2) 목적 및 사명

목적은 '존재의 이유' 또는 '존재가치' 로써 어떤 것을 지향하는 명확한 의도를 수반하는 것을 의미한다. 조직이 이러한 목적을 진술하는 것은 조직이 존재하는 이유를 명시하고 조직의 미래의 목적이나 기능을 밝히고자 하는 것이다.

사명 진술은 기획단계 중 가장 먼저 이루어지는데, 이는 사명이 조직의 철학과 목표, 정책 및 절차, 규칙개발에 영향을 미치므로 구성요소들 간의 관계가 일관성이 있고 유기적인 것이 중요하다. 또한 앞으로의 조직 활동과 조직의 특성을 나타내야 한다.

조직의 목적이나 사명을 받아들인 구성원은 그렇지 않은 구성원보다 더 헌신하고 전념하므로 조직구성원이 조직의 목적과 사명을 알고 이해하며 이를 지지하게 하기 위해서는 명문화가 필요하게 된다. 대부분의 간호조직의 목적 및 사명은 대상자의 건강을 유지하고 질병을 치료하며 고통을 경감시켜주는 간호의 기본임무를 달성하는 것을 추구하고 있다. 그러나 간호조직의 목적이나 사명은 모체인 병원조직에 일치해야 하므로 모체 조직의 특성에 따라 다양하게 설정될 수도 있다. 즉, 조직 상부의 목적이나 사명이 하부조직으로 내려가면서 상부조직의 성문화된 목적에 근거하여 세부목적이나 사명이 세워지게 된다. 따라서 다수의 목적이 설정될 수도 있으며, 보건의료전달체계의 수준에 따라 목적이 달리 설정될 수도 있다. 예를 들면 일차의료기관의 목적은 건강증진, 건강유지 및 질병예방이라면 2차, 3차 의료기관의 목적은 질병 회복이 우선이 될 수 있다. 이러한 조직의 목적은 개개인의 가치관·포부·목적이 반영되는 것이 좋으며, 변화하는 수요와 요구에 따라 융통성 있게 조절되고 주기적으로 계속적인 재평가와 검토를 하는 것이 바람직하다.

다음은 일반적인 간호부의 목적이다.

〈간호부의 목적〉

- 환자에게 신체적, 정신적, 사회심리적, 영적 간호를 제공한다.
- 간호사로 하여금 환자중심 사고방식을 가지고, 간호계획에 대한 책임을 받아들이도록 한다.
- 보건의료전문직과 협력하여 보건관리 목적을 수행한다.
- 최적의 환자관리에 필요한 환경을 조성한다.
- 지속적인 양질의 간호를 위한 행정, 감독, 교육기능을 수행한다.
- 간호팀 내의 상호관계와 직무만족을 증진시킨다.
- 보다 좋은 간호를 수행하기 위한 연구를 수행한다.
- 지역사회와의 관계를 유지하며 발전시킨다.
- 간호학생에게 실습교육장을 제공한다.

다음은 S대학교병원 간호부의 목적이다.

〈S대학교병원 간호부의 목적〉

1) 양질의 간호로 고객사랑 간호를 실천하기 위한 조직을 개발한다.

(1) 환자의 육체적, 정서적, 영적인 요구를 만족시켜 주기 위한 조직구조를 유지한다.

(2) 조직과 각 계층에 따라 업무에 대한 정확한 책임을 부여한다.

(3) 환자 간호는 팀 접근 방법을 적용한다.

(4) 간호 요구도에 따른 환자분류체계를 개발한다.

2) 효율적인 인사관리를 통해 간호생산성을 향상시킨다.

(1) 합리적인 채용계획을 유지한다.

(2) 적정수의 간호직원을 적재적소에 배치한다.

(3) 직원의 능력개발 계획을 유지한다.

(4) 직원을 주기적으로 평가한다.

(5) 능력 및 계획에 따라 승신시킨다.

3) 교육계획을 발전시켜 전문간호를 실현한다.

경쟁력 있는 지식간호사, 핵심인재 육성, 자율적 자기개발을 유도하기 위해 예비교육, 직무교육, 소양교육, 보수교육, 인력개발교육을 제공하고 발전시킨다.

4) 간호실무의 발전 전략을 수립한다.

(1) 계속적인 임상연구를 통하여 환자간호의 개선방법을 모색한다.

(2) 계속적인 질 개선 활동을 통해 간호업무의 질을 향상시킨다.

(3) 최신 정보를 반영하여 지속적인 표준화를 통해 간호실무를 발전시킨다.

(3) 철학

철학은 조직의 목적이나 사명으로부터 나오며 조직의 모든 활동을 안내하는 가치와 신념 체계를 서술한 것으로 이후의 모든 기획이 조직의 목적과 사명의 방향을 같이 하도록 이끄는 역할을 하게 된다. 즉, 철학은 개인 또는 집단 활동의 방향을 제시하는 믿음에 관해 진술하는 것으로 조직의 철학은 목적, 사명과 더불어 단위 수준의 철학 제시에 기초가 된다. 철학은 추상적이며 포괄적인데, 이는 철학이 그 시대의 가치와 미래의 가치를 동시에 제시해야 하기 때문이다.

따라서 간호조직의 철학은 간호조직 구성원의 가치뿐만 아니라 간호의 기본이념인 인간의 존엄성과 생명의 기본권을 존중한다는 내용이 반영되어야 한다. 또한, 간호조직의 철학은 간호제공의 기초를 제공할 뿐만 아니라, 간호단위 수준의 철학개발의 기초가 되어야 한다.

예를 들면, S병원의 철학은 '모든 이의 건강한 삶을 꿈꾸는 자비심의 이상향' 을 표방하고 있다.

〈간호부 철학〉

- 간호국은 기독교 정신에 입각한 ㅇㅇ의료원의 역할과 목적을 기본이념으로 한다.
- 간호는 하나의 응용과학으로서 양질의 간호를 제공하기 위해서 간호진단을 적용한 간호과정을 수행함으로써 환자의 건강수준을 최적으로 유지, 증진, 도모한다.
- 직원을 능력에 맞게 적절히 배치하여 동기부여를 하고 직무에 만족하도록 함과 동시에 최대의 간호를 수행하도록 한다.
- 대상자에게 질적인 간호를 제공하기 위하여 간호표준을 설정, 실행한 후 계속 연구, 평가하여 효율적인 간호방법을 모색한다.
- 간호사의 계속 교육은 환자간호와 직원개발을 증진시키기 위하여 계속적으로 계획, 시행하고 평가 조절한다.
- 간호요원은 환자에게 질적 간호를 제공하기 위하여 병원내의 건강요원 및 타 부서 직원과 협력한다.
- 간호국은 간호학의 발전을 위하여 계속적인 연구활동 및 전문직 활동에 참여하며 국민 건강유지 및 증진에 기여한다.

(4) 목표

조직의 목적에 대한 기대효과를 구체적인 수치로 표현한 것이 목표이다. 즉, 조직이 활동하여 얻게 될 최종 결과물로 구체적 시간과 특정 결과를 측정할 수 있도록 기술한 것이다.

목표란 조직의 비전을 실현하고 목적과 철학을 실천하기 위한 구체적 행동지침으로 조직의 모든 활동을 통해서 달성해야 할 목적, 내용, 수준 및 일정 등을 분명히 하는 것을 의미한다. 목표는 일반적 목표와 구체적 목표로 나누어 볼 수 있는데, 일반적 목표는 다수의 구체적 목표를 가지고 있는 것이 보편적이며, 각 구체적 목표는 그것이 성취될 완료일을 명시하게 된다. 한 가지의 일반적 목표에 대한 구체적 목표들이 보다 구체적일수록 목표성취에 관련된 사람들이 구체적 역할 행동들을 이해하고 수행하기가 더 쉬워진다. 따라서 일반적 목표와 구체적 목표는 그 성취에 책임을 가진 모든 조직구성원들이 공유할 수 있어야 한다.

① 일반적 목표

일반적 목표는 목적과 철학을 달성하기 위한 행위를 진술하는 것으로, 그 정도가 광범위하며 도전적이어야 하나, 측정 가능하고 현실적이어야 한다. 또한 조직이 얻고자 하는 최종 결과물을 분명하게 기술하여야 한다.

그러나 일반적 목표가 조직의 행동을 이끌고 유지할 수 있지만 조직 유효성을 사정하는 주된 수단으로 사용하는데 있어서는 주의가 필요하다. 그 이유는 오늘날의 보건의료기관의 질적 의료제공의 목표와 이윤극대화의 목표가 모두 다 중요시되는데, 이것이 서로 상충되는 목표로 조직구성원들의 혼란을 유발할 수 있고, 공식적으로 공표가 된 목표가 조직의 목표를 온전히 반영하지 않을 수 있으며, 목표가 광범위한 경우에는 그 목표의 성취여부를 판단하기 어려울 수가 있기 때문이다.

② 구체적 목표

구체적 목표는 구체적인 결과를 가져올 수 있도록 명확하고 측정·관찰·성취가 가능하다는 점에 있어서는 일반적 목표와 같으나 언제 어떻게 성취할 것인지를 나타내기 때문에 보다 더 구체적이며 보다 더 측정 가능해야 한다.

구체적 목표의 기술은 구조중심의 목표, 과정중심의 목표, 결과중심의 목표로 표현될 수 있다. 즉, 구체적 목표에 대한 측정기준이 구조적 지표, 과정적 지표, 결과적 지표로 설정되어짐을 말한다. 또한, 세밀한 시간계획과 행동적인 용어로 목표기술이 이루어져야 하며, 객관적 평가가 가능할 뿐만 아니라 부정적이기 보다는 긍정적인 성과규명을 할 수 있도록 표현되어야 한다.

다음은 간호부가 설정한 목표의 예이다

〈간호부 목표〉

- 1년 동안 간호부 전체로 간호진단의 정확도를 다른 해보다 10% 증가시킨다.
- 1년 내에 재입원할 필요없는 환자의 재원일수를 다른 해보다 1.5일 감소시킨다.
- 1년 내에 지역사회에 대한 간호사업 소개 프로그램을 20% 증가시킨다.
- 환자에게 간호를 전달하는 환경개선으로 전문직 간호사의 이직율을 예년보다 10% 감소시킨다.

(5) 정책

정책은 조직의 의사결정시 조직을 안내하는 지침 또는 진술문으로 이루어진 함축적인 계획안으로서, 어떤 방향에서 목표에 도달해야 하는가를 보여주게 된다. 즉, 관리자가 중요한 의사결정에 있어 결과 도출의 방향을 이끌어 주는 광범위한 지침으로써, 조직의 목적, 철학, 목표로부터 도출되며 목적성취를 위해 어떻게 해야 하는지에 대한 그 과정과 활동범위에 대해 설명해주는 지침이다. 정책은 예상되는 활동범위나 허용수준을 정하고, 이에 따르는 행동방침을 세우는 것으로 정책수행시에 자주 발생되는 상황에 대한 한계와 기대되는 결과를 제시해줌으로써 조직구성원이 정책의 범위 내에서 독자적 활동을 하도록 허용하게 된다. 따라서 조직은 정책수립을 통해 조직구성원의 행위의 지속성과 안정성을 제공하며, 조직 내에서 자주 발생하는 갈등을 방지하고 형평성을 높일 수 있다.

간호정책은 간호조직의 문제를 완화시키거나 해결하는데 필요한 처방이며, 간호조직의 목적달성을 위해 수준에 따라 각각의 정책이 제시되는데, 국가적 차원이라면 공공간호정책을 들 수 있으며 간호조직의 수준에 따라 간호부정책, 간호단위정책 등을 들 수 있다.

간호조직 구성원에게 제시되는 정책은 일반적으로 간호대상자에게 적용되는 간호지침, 간호조직 구성원에게 적용되는 간호지침, 간호환경에 대한 간호지침, 타 부서간의 관계에 관한 지침 등이며 이러한 정책의 개발은 간호조직의 관리자 수준에 따라 개발의 방향이 달리 설정되어질 수 있다. 그러나 이러한 정책수립은 모든 간호조직 구성원이 지지하고 따르며 수용할 수 있는 실현가능한 것이어야 한다. 또한, 동일 정책 하에 의사결정이 이루어질 수 있도록 모든 수준의 간호관리자에게 제공되어야 한다.

정책은 주기적 검토와 수정을 통해 목표의 변화에 부응할 수 있고, 타당하고 간결하고 이해될 수 있으며, 그 근거가 제시되고 적용범위가 넓어 안정성, 융통성, 공정성을 확보할 수 있어야 하며 명문화되어 구성원이 자유롭게 볼 수 있어야 한다.

〈정책의 예〉

① 연가
- 연가는 1개월에 1일로 총 1년에 12일이다.
- 휴가는 1년씩 나누어 받을 수 있으며 매년 휴가는 전부 사용되어야 한다.
- 근무경력 6개월이 경과하지 않은 근무자는 연가가 허용되지 않으며, 6개월 안에 사직하는 경우에는 계산된 휴가는 받을 수 없다.

② 병가
- 병가는 1개월에 1일로 1년에 12일이다.
- 병가는 본인 또는 본인의 도움이 필요한 가족이 질병에 걸렸을 때 받을 수 있다.
- 받을 수 있는 병가가 없을 때는 연가를 받을 수 있고, 연가가 없을 때는 무급휴가를 받을 수 있다.

③ 무급휴가

무급휴가는 연가가 있을 때는 사용할 수 없다. 이 무급휴가는 병가가 없거나 연가가 없는 사람이나 교육을 받는 경우에 받을 수 있다.

(6) 절차

절차는 주로 편람이라고도 불리는데, 특정행위의 순서를 자세하게 설명한 것으로 업무를 규칙적으로 반복할 수 있게 하는 업무행위의 지침이 된다. 관례적이거나 수용 가능한 방법을 확립하여 일련의 단계로 이루어진 요구되는 행동을 기술하게 되는데, 정책을 수행하는데 필요한 단계나 과정을 밝힌 것으로서 조직의 단위 수준에 있는 매뉴얼에 일반적으로 잘 나타나 있다.

절차를 만들어 가는 과정에서 조직 구성원을 참여시켜 최종 산물의 질을 향상시키고 바람직하게 적용될 수 있도록 하여야 하는데, 잘 확립된 절차는 조직구성원에게 시간절약과 업무위임 촉진, 비용절감과 생산성 증가, 통제수단 등을 제공한다.

절차는 업무수행을 위한 표준화된 기술이나 업무수행 방법과 간호활동을 위한 지침을 제공하게 되는데, 이러한 절차는 신규간호사나 학생들을 지도하고 평가하는데 사용되며 또한 기존간호사들에게 새로운 기술을 습득하게 하기 위해 사용되기도 한다.

절차는 필요에 따라 지속적으로 개발되며 시대적 요청에 따라 재검토와 수정이 이루어져야 한다.

(7) 규칙 또는 규정

규칙은 상황과 관련하여 수행해야 할 구체적이고 명확한 행동을 요구하는 비융통적 성격을 가진 계획의 일종이다. 대부분의 규칙은 정책과 절차에 의해 만들어지게 되는데, 특정상황 하에서 행해야 하는 것과 금지해야 하는 것을 명백하게 알려주는 것에 있어서의 정책보다 더 엄격하고 제한적이어서 행동의 자유재량권이 없다. 규칙과 절차와의 관계는 규칙이 행동을 지시하는 반면, 절차는 행동의 시간적 순서를 나타낸다는 특징을 가지고 있다.

조직 내 규칙의 존재는 조직의 사기가 떨어지는 것을 막아주고 조직체계를 바로 서게 하며 무너지는 도덕을 유지하는데 필요하므로 없어서는 안 될 지침이다. 규칙은 유연성이 적어 의사결정시 조직이 경직되기 쉬우므로 최소한의 규칙과 규정이어야 한다.

4) 기획의 유형

기획의 유형은 보는 관점에 따라 다양하게 존재한다. 범위(scope)나 수준(level)에 따라 구분하는데, 일반적으로 구분되는 분류기준에 따른 기획의 유형은 다음과 같다.

(1) 기획기간에 의한 분류

① 장기기획(5~10년)

장기기획은 5년 내지 10년 또는 그 이상 기간의 기획을 말하며, 주로 장래 추계 또는 예후기획이란 용어가 상용될 만큼 장기간에 걸친 여러 조건의 예측에 관심을 갖는 기획으로 기획의 종합적 지침이라고 할 수 있다.

② 중기계획(3~5년)

대개 3년 내지 5년 사이의 기획으로, 이미 설정된 목표와 목적을 달성하기 위해 어떠한 종류의 자원을 어디에 배정해야 할 것인지, 그 수단과 방법에 더욱 관심을 갖는다. 따라서 중기기획은 전략적 기획수행에 필요한 세분화되고 구체화된 기획들이 구성된다.

③ 단기계획(1~3년)

보통 1년 내지 3년의 기획을 말한다. 이러한 기획은 1년 또는 2년 간에 걸친 활동기획을 작성하며, 중기기획에 필요한 자원을 배정하며 대개 정부의 예산 회계연도와 일치한다. 따라서 실제의 업무수행을 위한 기획내용들이 구성된다.

이러한 기획기간에 따라 분류된 각 기획들은 서로 의존적이어서 장기기획에 의해 중기기획이, 중기기획에 준해 단기기획이 수립되며 장기기획일수록 조직의 상위관리자 소관업무로, 단기기획일수록 하위관리자의 소관업무로 규정지어지는 경향이 높다.

(2) 사용횟수에 따른 분류

① 단용기획

단용기획은 비교적 짧은 기간 내에 특정의 목표를 달성하기 위한 기획으로 특정목표가 성취되면 기획으로서의 효용성이 소멸되어 더 이상은 필요없는 기획이다. 대표적인 예로 프로젝트·프로그램 등이 있다.

② 상용기획

상용기획은 단용기획과는 달리 일정기간이 지나면 규칙적으로 일어나는 활동에 사용되는 기획으로 조직 내에서 반복적으로 수행되는 업무를 위한 지침제공에 필요한 지속적인 기획이다. 예로 정책·절차·규칙 등을 들 수 있다.

(3) 기획형성과정 및 적용범위에 의한 분류

① 상위수준기획(하향적 방법)

정책과 전략, 사업의 목표 및 목적은 물론, 필요한 활동과 투입자원의 결정까지 최고계층에서 이루어지며, 이의 집행을 위해 하위계층에 전달하는 기획이다. 주로 일반적이고 장기적인 면에 중점을 둔다.

② 하위수준기획(상향적 방법)

보다 상세하고 단기적인 측면을 가지며 구체화와 명료성을 가진 기획으로, 이러한 기획들을 종합하여 상위수준의 기획에 반영되기도 한다.

(4) 기획의 범위와 수준에 의한 분류

기획의 범위와 수준은 조직에서 관리자가 어느 정도의 기능을 하고, 어느 범위까지 일에 관여하는 가의 정도를 의미한다. 기획의 범위와 수준은 관리계층과 기획안의 적용범위에 따라 결정되는데 전략적 기획, 전술적 기획, 운영적 기획으로 구분되어진다(김인숙, 2003, 재인용).

① 전략적 기획

기간 상으로는 장기기획에 해당하며 조직의 상층관리자가 수립하는 기획으로 조직의 포괄적인 목표 즉, 조직의 목표설정, 전략적 판단과 결정 그리고 결정된 전략에 필요한 자원배분 등 포괄적인 목표를 달성하는데 초점을 두고 있다. 또한 위험하고 불확실한 환경 아래에서 이루어지며 장기적 목적과 관련된다. 이 기획을 통해 조직이나 부서는 강점을 살리고 약점을 최소화할 수 있는 정보와 창의성을 제공받게 되는데 전략적 기획은 방향감을 제공하고 효율성을 증진시키며 불필요하고 사장된 프로그램의 과감한 폐기와 변화된 조직 내·외적 환경을 능동적으로 대처하는 조직 전반에 걸친 기획이다. 이러한 전략적 기획은 조직 목적과 목표를 표명하고 미래상이 명시되어야 한다.

② 전술적 기획

기간 상으로는 중기기획에 해당하며 전략적 기획을 수행하는데 필요한 세분화된 구체적 기획을 말한다. 전술적 기획은 전략적 기획보다는 덜 위험하고 덜 불확실한 환경에서 이루어진다. 중기적 기획으로 그 결과는 빠른 시간 내에 분명해지고 구체적인 행동으로 나타나게 된다. 전략적 기획이 전사적 기획이라면 전술적 기획은 부서별 업무 수준의 기획으로 볼 수 있으며, 주로 중간관리자에 의해 개발되고 수행된다. 프로그램·프로젝트기획 등의 중간기획을 수행하는데 필요한 실무와 인력에 관한 정책, 규제, 절차 등이 포함되어야 한다.

③ 운영적 기획

운영적 기획은 단기기획으로 일년, 월, 주, 매일의 단기기획으로 중·장기기획보다 단순하며 매일의 환자간호 관리와 관련된 매일 계획·스케줄·간호시간 등을 기획하는 것으로 활동과 절차에 대한 책임자까지 지정하게 된다. 주로 하위관리자 및 일선관리자에서 이루어지며, 이 때의 목표는 어떻게 달성할 것인가를 계량적으로 기술하게 된다.

(5) 기획요소에 따른 분류

① 기획의 계획부분

전체 기획과정의 선행부분으로 기획을 하는 전제, 기획의 목적, 기획결과에 대한 예측, 기획이 추구하고자 하는 목표, 예산 할당 등을 기획하는 것을 말한다.

② 기획의 내용부분

실제 실행되어야 할 부분의 기획을 상용기획안인 정책·절차·규칙·방법·지시와 특정 목표가 성취되면 기획으로의 효용성이 소멸되어 더 이상 필요없는 기획인 프로그램, 프로젝트 등의 단용기획안이 여기에 속할 것이다.

2. 기획과정과 기획예산제도

1) 기획과정

기획에 대한 개념만큼이나 기획과정도 다양한 방법으로 설명될 수 있다. 쿤즈와 오도넬(Koontz & O' Donnell)은 목표설정, 기획가정의 설정, 대안적 행동노선의 모색과 시험, 대안적 행동노선의 평가, 행동노선의 선택, 파생계획의 수립 순으로 기획과정을 제시하였고, 윌리암 뉴먼(William Newman)은 문제의 진단, 대안의 모색, 대안의 비교, 대안의 평가 및 선택의 순으로, 칼 테일러(Carl Taylor)는 기획의 구상, 목적의 설정, 자료의 수집, 우선순위의 결정, 대안의 제시, 세부계획의 작성, 사업의 집행, 평가 순으로 제시하였다(유승흠, 2006, 재인용). 또한 박성애(2002)는 간호기획과정이 정보의 수집단계, 계획의 작성단계, 기획의 실시단계, 기획의 평가단계로 구분되며 동시에 이 단계들은 순환과정으로 거치게 된다고 하였으며 김인숙(2003) 등은 목표의 설정, 현황 분석 및 문제 확인, 대안의 탐색과 선택, 우선순위 결정, 수행, 평가와 환류의 기획과정을 제시하였다.

다음은 여러 학자들이 제시한 기획과정을 종합적으로 분석하여 나타낸 기획과정의 예이다.

(1) 조직의 비전설정

조직이 추구하고자 하는 바람직한 미래상을 제시하는 조직의 비전을 설정함으로써 조직 구성원의 변화 노력을 같은 방향으로 모을 뿐만 아니라, 이를 대외적으로 표방함으로써 조직의 존재 의미를 확인받도록 하는 단계이다.

(2) 목표설정

기획과정의 가장 기본적인 활동으로 목표설정은 목표를 구체화하는 것인데 인력, 시설, 설비, 기술 그리고 조직 등 능력의 범위 내에서 목표를 설정해야 하며 가용예산을 감안하고서도 시간적으로 가능한지, 윤리나 사회규범에 적합한지 검토해야 하고 계량이 가능해야 한다.

(3) 환경요소의 예측

기획을 하기 위해서는 내·외적 환경요소를 점검하고 예측하여 기획에 반영될 기본전제를 확립하는 것이 중요하다.

이는 목표달성을 위해 미래에 대한 가정인 기본전제를 세움으로써 주위환경에 대한 더 많은 인식과 미래의 불확실성의 감소를 가져오며, 이를 통해 의사결정의 오류를 감소시키고 발생가능한 문제점을 고려하여 보다 실천 가능한 목표달성의 기획을 세울 수 있게 된다.

① 외적인 환경요소

인플레이션이 될 것인지, 경기가 후퇴할 것인지, 의료보험급여의 변동이 있을 것인지 등의 경제상태, 정부의 의료정책방침의 변화 여부와 인적·물적 자원공급과 기술발전, 의료수요의 증감 등의 외적 환경요소를 확인하여야 한다.

② 내적인 환경요소

조직구성원의 이직률이나 공급비용의 증감 등 내부자원의 변화, 병상가동률 등 의료수요의 변화, 시설의 현대화 등 시설투자의 증가 가능성을 점검하고, 이를 내적인 환경요소로 확인할 필요가 있다.

(4) 조직 내의 가용자원 평가

환경요소의 예측을 통해 상황을 정확히 분석하고 문제가 무엇인지를 파악한 다음 조직 내에 투입 가능한 가용자원이 무엇인지를 확인하고, 이를 투입함으로써 효과성과 효율성, 생산성 측면에서 조직의 목표달성에 도움이 될 것인지를 파악하는 과정이 필요하다.

(5) 수행 가능한 대안 탐색 및 선택

대안의 작성과 비교나 평가로 목표를 달성하기 위한 행동방안은 여러 가지가 있을 수 있기 때문에 가능한 한 많은 대안을 모색하고 각 대안에 대한 장·단점을 비교 평가하고 여러 가지 대안의 비교 평가를 통하여 가장 적절하다고 생각되는 기획안을 채택하는 단계이나. 이는 곧 의사결정단계이다.

즉, 각각의 대안에 관하여 시행가능 여부, 기대효과, 효율성, 현실성, 합리성 등을 충분히 검토한 후 대안을 선택하게 되는데, 대안선택은 되도록 적은 자원을 투입하고도 되도록 좋은 결과를 유도할 수 있는 대안이 이상적이다. 이런 대안의 선택에는 선형계획법, 작업망 체계 모형, 비용-편익분석, 비용-효과분석, 시뮬레이션, 델파이 기법 등이 활용되고 있다.

(6) 기획의 실행

선택된 기획안을 시행하는 것으로, 이를 성공적으로 완수하려면 업무수행을 위한 전략을 마련하고, 이 전략에 따라 업무수행을 기획하고 평가하는 과정이 반복된다. 조직목표를 달성하기 위한 수단이 선택되어져야 하고, 전략과 착수할 시간을 고려하여 활동에 초점을 둔 파생계획을 수립하고 이에 맞춰 기획을 실행하여야 한다.

(7) 기획의 평가와 환류

기획의 실행에 따른 업무의 평가는 얼마나 효율적이었는지 객관적인 방법을 통해 분석함으로써 앞으로의 업무방향 설정과 업무내용 개선에 도움이 되는 단계이다. 업무량 분석, 과정분석, 영향력 분석, 적합도 분석 등을 이용하여 평가분석을 한다.

2) 기획방법

기획을 위한 의사결정 방법에는 양적인 방법과 질적인 방법이 있다. 양적인 방법 즉, 계량적 기법(operation research)은 추상적인 관리현상을 계량화하여 알기 쉽게 하고 문제를 해결하기 위한 정보를 제공하고 최적대안을 제시한다. 즉, 복잡한 사회현상을 통계적, 수학적 변수를 사용하여 단순화시키는 것을 의미한다.

계량적 기법의 종류로는 선형계획법, 네트워크모형, PERT와 CPM, 비용-효과분석, 비용-

편익분석, 의사결정나무, 몬테칼로기법, 게임이론 등이 있으며, 질적 기법에는 파레토도표, 브레인스토밍, 명목집단기법 등이 있다.

(1) 선형계획법

① 선형계획법

선형계획법은 대표적인 의사결정 기법의 하나로 주어진 자원의 제약(금전, 인력, 물품, 시간, 질)과 한계내에서 최선의 선택을 할 수 있도록 도와주는 기법으로 수식으로 표현되며 따라서 모든 변수의 계량화가 필수적이다.

② 제약조건과 목적함수

선형계획법을 이해하기 위해서는 제약조건의 이해가 필수적이다. 예산, 인력, 물품, 시간과 같은 양적자원 뿐만 아니라 질적자원의 제약이 있다. 배정된 예산의 범위를 넘어 지출할 수 없고 현재 보유한 인력이상을 사용할 수 없으며 설치된 기계와 집기의 한도 내에서 일할 수밖에 없으며, 주어진 시간 내에 업무를 해야 하는 제약이 있는 것이다. 질적 제약의 측면에서는 업무에 필수적인 자질을 갖춘 인력과 기계가 요구되는 것이다. 이러한 제약은 한계성과 요구성으로 구분되기도 한다. 즉, 주어진 자원의 한도 내에서 업무를 담당할 수 밖에 없다는 것이 한계성이고 업무를 위해 꼭 필요한 자원은 요구성이다.

목적함수는 최대화 또는 최소화되는 수량으로써 최대화되는 양은 이익, 수입, 효과 등이고 최소화되는 것은 비용, 시간 등이다. 자원의 제약 하에서 효과를 최대로 할 수 있는 의사결정대안을 선택하는 것 또는 자원의 제약 하에서 비용을 최소로 하는 의사결정대안을 선택하는 것이 선형계획법이다.

③ 선형계획법의 사례

사례1: S의료원 산하에는 세 개의 병원이 있다. S1, S2, S3의 세 병원에서 쓰레기가 나오는데 이 쓰레기는 A, B, C, D 네 개의 처리회사에서 처리한다. 각 병원에서 발생하는 쓰레기량과 회사별 처리능력 및 처리비용은 아래 표와 같다. 최소비용으로 처리할 수 있는 방법은?

표 4-1 처리비용

병원	A	B	C	D	발생량
S1	19	30	50	60	7t
S2	70	30	40	60	9t
S3	48	8	70	20	18t
처리능력	5t	8t	7t	14t	

〈선형계획모형〉 : i병원에서 j회사로 보내는 쓰레기량은 x_{ij} 라고 하면, 쓰레기처리 비용을 최소화하는 목적함수와 제약조건은 다음과 같다. 목적함수는 각 병원의 쓰레기처리 비용을 최소화하는 것이고, 제약조건은 쓰레기처리량이 발생량 이상이어야 하고, 또 각 쓰레기처리 회사의 처리량은 처리능력을 초과

할 수 없다는 것이다.

■ 목적함수: Minimize(최소화) C= $19x_{11} + 30x_{12} + 50x_{13} + 60x_{14}$

$+ 70x_{21} + 30x_{22} + 40x_{23} + 60x_{24}$

$+ 48x_{31} + 8x_{32} + 70x_{33} + 20x_{34}$

■ 제약조건

$$x_{11} + x_{12} + x_{13} + x_{14} \geqq 7t$$
$$x_{21} + x_{22} + x_{23} + x_{24} \geqq 9t$$
$$x_{31} + x_{32} + x_{33} + x_{34} \geqq 18t$$

|| || || ||

5t 8t 7t 14t

비음조건: $x_{ij} \geqq 0$

비음조건은 선형계획모형에 항상 포함되는데 이는 선형계획법의 의사결정변수가 절대로 음수가 될 수 없기 때문으로 여기서 쓰레기량은 음수일 수는 없다. 주어진 제약조건하에서 목적함수를 최소화하는 해를 구하면 다음과 같은 값이 도출된다. 예컨대, S1병원에서 발생하는 쓰레기 7톤은 A사에 5톤, D사에 2톤을 배정한다.

표 4-2 최적해

병원	A	B	C	D	쓰레기량
S1	5			2	7t
S2			7	2	9t
S3		8		10	18t
처리능력	5t	8t	7t	14t	

사례2: 입원환자가 건강을 유지하려면 매일 칼슘, 단백질, 비타민A의 3가지 영양소를 최소한 필요량만큼 섭취해야 한다. 3영양소를 미역국과 밥만으로 섭취한다고 가정하고, 각 식품의 가격, 영양소의 양, 1일 최소섭취량이 아래 표 4-3과 같이 주어졌을 때 밥과 미역국을 어떻게 조합하면 매일의 필수영양소를 최소비용으로 섭취할 수 있는가?

표 4-3 필수 영양소

	밥/Kg	미역국/Kg	1일 최소필요량
가 격	0.60	1.00	
칼 슘	10	4	20
단백질	5	5	20
비타민A	2	6	12

〈선형계획모형〉: 매일 소비하는 밥과 미역국의 양을 각각 $x1$, $x2$라고 하면, 목적함수와 제약조건은 다음과 같다.

표 4-4 최적해

	밥	미역국
최적 섭취량	3Kg	1Kg

■ 목적함수: Minimize(최소화) $C = 0.6\ x_1 + x_2$

■ 제약조건: $10\ x_1 + 4\ x_2 \geqq 20$

$5\ x_1 + 5\ x_2 \geqq 20$

$2\ x_1 + 6\ x_2 \geqq 12$

$x_1,\ x_2 \geqq 0$

위의 목적함수와 제약 조건하에서 최적해를 구해보면, 밥 3kg와 미역국 1kg를 조합하면 된다.

④ 일반적 모형

선형계획법의 일반적 모형은 극대화 모형과 극소화 모형으로 구분할 수 있는데 결정변수가 x_i일 때, 다음과 같이 표현된다.

■ 극대화 : Max $\pi = c_1\ x_1 + c_2\ x_2 + \cdots + c_n\ x_n$,

subject to: $g_i(x) \leqq \gamma_i$

■ 극소화 : Min $\pi = c_1\ x_1 + c_2\ x_2 + \cdots + c_n\ x_n$,

subject to : $g_i(x) \geqq \gamma_i$

3) PERT/CPM 사업수행계획 수립기법

PERT(Program Evaluation and Review Technique)와 CPM(Critical Path Method)은 공공부문과 사부문에서 개발된 것으로 프로젝트의 목적달성을 위해 효율적인 사업활동별 일정계획을 수립하는 기법이다. 즉, 프로젝트의 어떤 활동을 먼저 시작해야하고 어떤 활동이 끝나야 다음 활동이 연결될 수 있는지를 파악하여 활동별 순서를 결정하는 것을 도와준다. 또한 활동별 기간과 비용 등을 계산하여 보다 효율적인 사업계획을 수립할 수 있도록 도와주는 것이다.

(1) PERT

① 활용

대규모의 복잡하고 비용이 많이 드는 프로젝트를 정해진 기간내에 완결하기 위하여 사업활동을 조정하고 통제하는 프로젝트 관리에서 일정표 작성을 도와주는 기법에 활용되며 주로 건설공사에서 많이 사용하였고 우리나라에서는 1966년부터 소개되어 광주비행장 활주로 공사, 경부고속도로 공사, 조선호텔 건설에 응용되었다.

② 원리

불확실한 상태에서 기획과 통제를 위한 모형으로 프로젝트관리에 있어 각 활동별로 소요되는 시간을 효율적으로 사용할 수 있게 네트워크를 구성하는 것으로 네트워크모형의 연장이라고 할 수 있다. 목적은 프로젝트를 완성하기 위해 각 부문별로 활동을 나누고 순서를 정한 다음, 각 활동의 시작시간, 종료시간, 각 활동 간의 일정을 나타내어 전체 프로젝트의 일정표를 작성하는 것이다.

- PERT는 전체사업을 구성하고 있는 작업과 이들의 연계관계를 network로 표현하는 것이다.
- PERT는 사업을 효과적으로 완성할 수 있는 수행계획 및 필요한 공기를 제시하며, 사업수행과정에서 병목현상이 발생할 수 있는 작업을 추출해 주고, 또한 전체 공기에 영향을 미칠지도 모르는 작업의 지연 등을 지적해냄으로써 사업수행의 통제기법으로도 이용되고 있다.
- PERT에서는 각 작업을 활동(activity)이라고 부르는데, 각 활동에는 일정한 시간이 소요되며 각 활동과 활동 간에는 선후관계가 있다.

각 하위 작업을 달성하는데 소요되는 시간을 세 가지로 추정할 수 있는데 낙관적 소요시간(To), 가장 가능성이 많은 소요시간(Tm), 비관적 소요시간(Tp)이다. 이러한 시간이 주어진다면 활동에 필요한 기대시간(Te)이 다음 식에 의해 계산되어질 수 있다.

$$Te = (To+Tm+Tp)/3$$

예를 들어 낙관적 소요시간이 2주이고, 가능성이 많은 소요시간이 4주, 비관적 소요시간이 6주라고 할 때 기대되는 시간은 4주가 된다. 즉, (2+4+6)/3=4가 된다.

어떤 작업을 하는데 소요되는 시간과 선행활동이 표 4-5와 같이 주어졌을 때 작업네트워크, 주경로(CPM)를 작성해보면 다음과 같다. 먼저 표 4-5에 의해 작업네트워크를 작성해보면, 각 활동과 소요시간, 작업순서에 따라 그림 4-2과 같이 나타낼 수 있다.

소요시간이 가장 긴 E-F-D 경로를 따라 E, F, D의 순서로 작업을 수행하는 동시에 다른 작업들을 수행하면 모두 E F D의 소요시간 이내에 끝낼 수 있으므로 전체작업의 최단 완성시간은 16일이 된다. 이 때, E F-D의 경로를 주경로(critical path)라고 한다.

표 4-5 선행활동과 소요시간

활동	선행활동	소요시간(일)
A	-	3
B	A	4
C	A	5
D	B, C, F	7
E	-	3
F	E	6

그림 4-2 작업네트워크

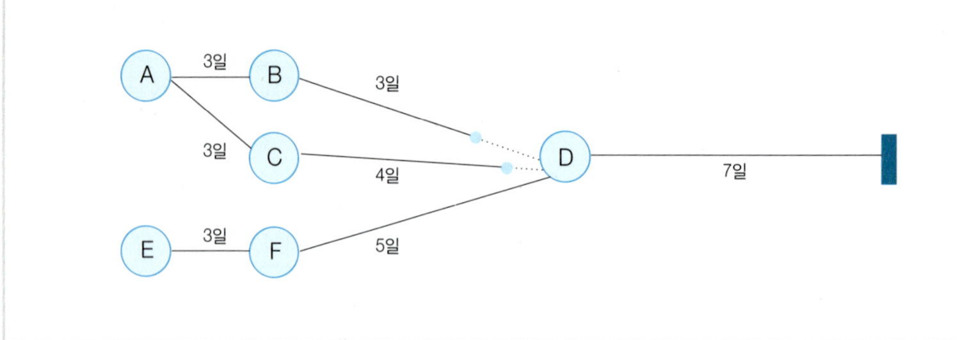

(2) Critical Path Method(CPM, 주경로기법)

주경로기법은 앞에서 언급한 바와 같이 PERT와 매우 유사하지만 보다 확실한 상황에서 사용하는 방법으로 프로젝트완성을 위해 하나의 시간을 추정한다. 프로젝트를 단기간 내에 완성하기 위해 어떤 활동이 주 활동인지를 찾아내는 데 사용되는 기법이다. 가장 빠른 시간 내 사업완성을 위해 꼭 필요한 활동을 보여준다. 여기서 주경로란 프로젝트의 시작에서 종료까지 여유시간을 허락하지 않고 반드시 완수해야만 하는 활동을 네트워크상에서 연결한 것이다. 즉, 활동을 동시에 진행할 수 없으며 한 활동이 끝나야만 다음 활동이 가능한 경우를 연결한 네트워크모형이라고 할 수 있다. 예를 들어 설문작성 → 설문인쇄 → 설문배부 → 설문회수와 같이 구성될 것이다. 주경로 내에 포함되는 활동들은 선행활동이 완성되어져야만 다음 활동을 전개할 수 있으므로 지체된다면, 어떤 활동으로 인해 지체되고 있는 지를 확인할 수 있다는 장점을 가진다. 주경로의 원활한 활동수행을 위해서는 관리자가 자원의 투입과 작업 속도 등을 조절하도록 해야 하며, 매 단계별 비용-편익분석을 통해 프로젝트진행을 효율적으로 운영할 수 있어야 한다.

PERT와 CPM은 큰 차이가 없지만 PERT는 대체로 소요시간이 불확실한 경우에 사업의 순서를 정하기 위해 사용되고 CPM은 소요시간이 확실한 경우에 최우선작업과 전체 프로젝트의 최단 소요시간을 추정하기 위해 주로 사용된다. 그러나 현재는 소요시간과 비용을 토대로 하여 두 기법을 거의 결합하여 사용한다. 일정표를 작성하는 것 뿐만 아니라 통제기능까지 갖고 있다. 즉, 프로젝트의 진척에 따라 계획된 일정표와 비교하여 지체되거나 문제가 발생한 활동 등을 찾아내고 교정하고 보완하는 프로젝트 통제관리에 이용될 수 있다.

(3) 흐름도(Gantt chart)

프로젝트의 계획과 통제를 목적으로 사용하는 도해법의 하나로써 가로축은 시간을 나타내고, 활동은 가로 막대로 통합하여 선·후 관계를 나타낸다. 작업의 수행에 따라 진척 사항을 가로 막대에 표시함으로써, 현시점에서의 계획된 진도를 쉽게 파악하여 생산 계획이나 통제를 할 수 있다. 처음에 간트 차트가 개발된 것은 1896년 Karol Adamiecki가 하모노그램(harmonogram)이란 이름으로 명명하여 개발하였으나, 1931년까지 출판하지를 않아 나중에

그림 4-3 Gantt 차트 예

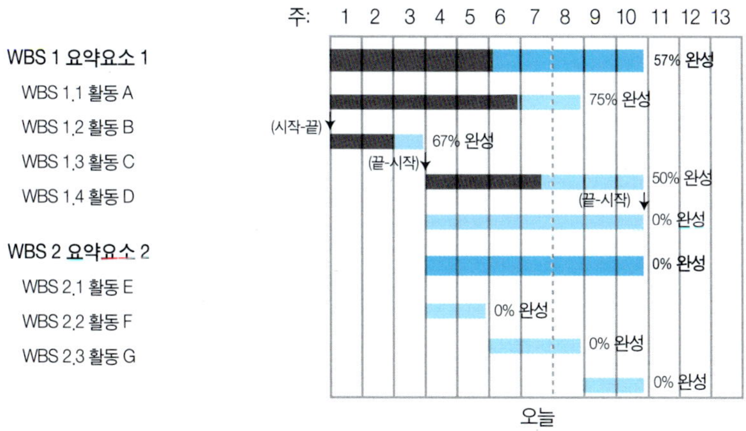

1910년경 헨리 간트(Henry Gantt)가 지금의 간트 차트라는 이름으로 대중화시켰다.
간트 차트는 기획된 활동의 공정을 기간별로 나타냄으로써 일반적으로 널리 사용되는 기획 방법이다. 전체 공정을 100%를 기준으로 표현하고 있는데 간트 차트의 여러 장점에도 불구하고, 여러 공정간의 관련성과 정보 제공을 나타내기가 어렵고 한 장에 나타낼 수 있는 공정의 수가 30개 정도는 표현하기 쉬우나 그 이상이 넘어가면 보여주기가 쉽지 않다는 단점을 가진다.

(4) 네트워크 분석

네트워크모형은 주로 공공서비스의 효율적 제공을 위해 사용되는 것으로 주어진 자원의 제약하에서 어느 지역에 어느 정도의 서비스를 제공해야하는가와 같은 의사결정을 도와주는 기법이다. 각 지점을 연결하는 가장 빠르고 가장 적은 비용이 드는 경로를 발견하는 모형이다.

① 최단경로문제
가장 빠른 경로를 찾기 위한 것으로 출발지에서 목적지까지 최단거리 경로를 찾는 것이다.
(예) 서울의 한 지역에서 다른 지역으로 택시를 타고 갈 때 가장 짧은 경로를 찾는 것

② 최소걸침나무 문제
네트워크에서 모든 마디가 서로 연결될 수 있도록 가지를 선택하는 방법 중 총연장의 길이가 최소가 되도록 하는 문제이다. 예컨대, 종합검진환자가 필요한 검사를 모두 받되 검진에 소요되는 전체시간이 최소화되도록 각 검사를 연결하는 방법을 찾는 것이다.

③ 최대흐름문제
일정시간 내에 환자의 진료능력을 최대화할 수 있도록 병원의 인력과 공간, 시설, 시간 등을 적절히 배치하는 문제이다.

④ 최소비용흐름 문제, 외판사원 문제, 중국인우체부 문제 등

(예) 폐수종말처리장에서 각 처리장별로 폐수를 보내고 있는데, 5번째 완공된 처리장의 처리능력이 뛰어나 가급적 많은 양의 폐수를 5번째 처리장으로 보내고 싶다. 어떻게 보내야 할 것인가?

(5) 대기행렬이론(queuing)

기다려야하는 어떤 문제를 처리하거나 간헐적인 문제를 처리할 때 사용하는 것으로 간헐적인 서비스와 연계된 요소의 효과적인 균형을 결정하기 위하여 수학적 기법이 이용된다. 무작위식 형식이나 시기가 예측가능 해야 하며 필요하고 적절한 시기에 최대한의 인력과 시설을 공급하는 것을 의미하기도 한다. 예를 들어, 외래의 관리자는 한가한 시간이나 격일로 오는 환자를 파악하여 파트타임 직원이나 인원배치를 조정하여야 한다.

① 개념

대기행렬(queue)이란 서비스를 받기 위해 기다리고 있는 줄을 의미한다.

② 내용

대기행렬시스템에 있어서 대기시간, 대기행렬의 길이, 시설이용률 등이 주요 내용이다.

사례1 어떤 병원의 내과에는 한 시간에 48명의 환자가 진료를 받고 있다. 그런데 이 병원의 내과의사는 시간당 60명의 외래환자를 서비스 할 수 있다고 한다.

- 환자가 한사람도 없을 확률과 환자가 4명일 확률은?
- 평균적으로 몇명이 이 병원에 있게 되는가?
- 진료를 받고 있는 사람을 제외하고, 순수하게 기다리는 사람의 평균치는?
- 만약 기다리는 환자가 3명을 넘으면, 환자는 불쾌감을 느낀다고 한다. 이렇게 될 확률은?

사례2 어떤 정형외과에서는 그 지역의 특성상 골절상?타박상 환자가 많아 이런 환자가 오면 반드시 X-ray 촬영을 먼저 하게 한 다음 필름을 보고서 진찰을 하고 있다. 그런데 방사선과에서는 시간당 평균 10명의 X-ray촬영을 하며, 외과진료부에서는 시간당 12명의 비율로 진료를 한다고 한다. 만일 외과진료부의 진찰을 받기 위하여 대기중인 환자(X선 촬영이 끝난 환자)가 2명 이상일 때는 진료에 무리가 생긴다고 한다.

- 이와 같은 상황이 발생할 확률은?

(6) 비용편익분석과 비용효과분석

다양한 의료서비스가 이용 가능한 반면, 이를 활용할 자원이 부족하다면 보건경제학적인 관점에서 어느 한 가지 서비스의 선택이 불가피할 것이다. 이러한 선택과정과 보건의료장원을 효율적으로 분배하기위한 의사결정 과정에서 비용편익분석과 비용효과분석이 사용되기 시작하였다. 거의 같은 결과가 예상된다면 가장 저렴하고 효율적인 비용의 프로그램을 선택하고자 하는 것이다.

비용편익분석(cost-benefit analysis, CBA)이란 여러 정책대안(또는 프로젝트)의 비용과 편익을 고려하여 최선의 대안을 찾는 의사결정기법으로 이 때 기준은 주로 효율성(또는 경제성)으로 편익에서 비용을 뺀 순편익으로 표시되며 투입되는 비용과 결과가 모두 화폐단위로 표현된다.

비용효과분석(cost-effectiveness, CEA)은 투입되는 비용과 그 효과를 분석하는 것으로 산출부분이 비화폐 단위인 경우 적용하게 된다.

관리과정을 시스템으로 설명하고 투입과 산출을 비교하고, 분석하는데 있어서 관리과정이 유효하였는가를 평가하는 것은 효과성(effectiveness) 즉, 목적달성 정도(수, %, 비율)로 나타낼 수 있다. 그리고 그러한 목적달성을 일정한 자원 안에서 얼마나 성취하였는가 평가하는 것은 효율성(efficiency)으로 나타낸다.

비용편익분석에서 비용(cost)은 정책 또는 프로젝트를 위해 필요로 하는 자원이다. 목적을 달성하기 위해 투입되는 모든 자원으로 공적자원과 사적자원 또는 금전적 자원과 비금전적 자원으로 나타낼 수 있다. 편익(benefit)은 비용과는 반대로 프로젝트로 인해 새로 만들어지는 자원이다. 프로젝트의 목적달성 또는 산출물은 그 프로젝트의 편익이라고 할 수 있다.

예를 들어 '환경감시망루 설치' 라는 프로젝트에서 환경감시망루를 짓는데 필요한 토지, 벽돌, 기계, 노동력 등은 비용이며 망루설치시 추락사고가 빈번하였다면 인간생명이라는 비금전적 비용을 고려할 수 있고 환경감시망루로 깨끗해진 강물은 편익이라고 할 수 있겠다.

(7) 파레토 도표

어떤 문제를 해결하기 위해서는 그 문제를 야기하는 다양한 원인을 생각하게 되는데 시간과 비용의 제약 때문에 실제로 이 모든 요인을 고려해볼 수는 없다. 따라서 가능한 적은 수의 가장 중요한 요인만 고려하게 되는데 파레토 도표는 이러한 소수의 원인을 찾는데 도움이 된다. 이탈리아의 경제학자 파레토(Pareto)는 소수의 사람(20%)이 대부분(80%)을 통제하고 있다고 하여 20:80의 원칙 즉, 파레토원칙을 선파하였다. 파레토 도표는 문제가 되고 있는 업무나 결점 그리고 사고 등을 형태나 원인별로 분류하고 자료를 수집하여 문제의 빈도가 큰 순서대로 차례로 늘어놓아 그 크기를 비교할 수 있게 한 것이다. 항목별 막대의 크기는 중요한 순서의 등급을 나타내 왼쪽으로 갈수록 가장 많은 지지도를 보여주고 오른쪽으로 갈수록 지지도가 떨어짐을 보여준다. 꺾은 선은 요인의 누적된 비율을 보여주어 어떤 요인이 문제에 대하여 몇% 정도 기여하였는가를 알기 쉽게 해준다.

(8) 브레인스토밍

브레인스토밍(brainstorming)이란 적절한 수의 사람이 모여서 집단의 리더가 제기한 문제에 대해 자발적으로 아이디어를 제시하고 유용한 아이디어를 가능한 한 많이 얻어냄으로써 문제의 해결책을 찾으려는 기법이다. 구성은 문제설정, 문제제시, 원칙확인, 진행, 종결 및 얻어낸 아이디어의 낭독과 추가 아이디어의 기록 등으로 이루어진다.

구성원의 창의적인 아이디어 제시를 위해 아이디어에 대한 비판을 삼가고 다른 사람의 아이디어를 자유롭게 제시하도록 보장하며, 질보다는 많은 양의 아이디어 제시에 중점을 두고 제시된 아이디어간의 결합을 통한 아이디어 개선을 권장해야 한다.

(9) 명목집단법

구성원 상호간의 대화나 토론없이 각자 서면으로 아이디어를 제출하고 토론 후 표결로 의사결정을 하는 기법이다. 의사결정에 참여한 구성원이 상호간 대화없이 각자 독립적으로 자신의 의견을 제시할 수 있기 때문에 타인의 영향력을 줄일 수 있다. 이 기법은 새로운 사실의 발견과 아이디어를 얻고자 할 때, 정보의 종합이 필요할 때, 최종 결정을 내릴 경우에 효과적이다.

(10) 델파이법

델파이법(Delphi method)은 구성원이 모인 자리에서 토론을 거쳐 결정을 하는 것이 아니라 설문지를 통해 전문적인 의견을 제시하고 이를 다시 수정한 설문지를 통해 의견을 제시하는 일련의 절차를 거쳐 최종결정을 내리는 방법이다. 명목집단법과 달리 서로 얼굴을 볼 수 없도록 떨어져 있는 상태에서 진행되며 참여자는 그 사안에 대한 전문가로 구성된다.

(11) 기획예산제도

기획예산제도는 장기적인 계획수립과 단기적인 예산편성을 유기적으로 연관시킴으로써 자원배분에 대한 의사결정을 합리적으로 일관성 있게 하려는 제도이다.

4단계의 작업을 통해 이루어지는 절차는 다음과 같다.

1단계: 계획을 수립한다.
목표를 구체화하고 이러한 목표달성을 위한 대안의 탐색과 평가가 이루어진다.

2단계: 계획에 따른 사업안을 작성한다.
각 대안에 소요되는 자원(인력, 제도, 재정, 시설)의 윤곽을 세운다.

3단계: 전체의 예산을 편성한다.
사업안에 소요되는 자원의 비용을 할당한다. 이때 비용은 최소화하고 편익은 최대화하도록 체계적인 분석을 통해 예산을 편성한다.

4단계: 계속적인 관리와 통제를 한다.
선행단계의 과정을 계속 모니터링하고 기획의 결과를 평가함으로써 다음 기획에 이를 반영한다.

기획예산제도에 대비되는 예산제도로 영기준예산안(zero-based budgeting, ZBB)을 들 수 있다. 이는 기획에 있어서 전 회계연도의 예산이나 기획에 구애됨이 없이 모든 사업과 활동에 대해 영기준(zero-based)을 적용해서 각각의 효율성과 효과성 및 중요성을 체계적으로 분석하고, 그에 따라 우선순위가 높은 사업이나 활동을 선택하여 하는 기획이다. 영기준 기획안은 계속되는 사업일지라도 영(zero) 수준으로 돌아가 신규사업과 같이 새로이 분석, 평가하여 우선순위를 정하고 기획을 이끌어가는 것을 말한다.

3. 전략적 기획과 관리

1) 전략적 관리의 중요성

과거의 보건의료조직은 장기계획 수립에 있어 주로 고위층의 관리자와 이사회에 의해 이루어지고, 중간층 관리자로부터의 투입이 미약하여 조직에 영향을 미치는 여러 내·외적 환경에 능동적으로 대처하기 어려웠다.

그러나 현대사회로 들어서면서 조직 규모가 확대되고 복잡성이 증대되며 외부환경의 변화가 가속화되어 미래의 불확실성이 증가됨에 따라 공식적, 통합적, 전체적, 장기적 계획이 필요하게 되었으며 따라서 전략적 기획에 의미를 부여하고, 성공적인 실행에 대한 가능성을 증가시키기 위해 조직내 모든 계층의 추가적인 투입의 중요성에 대한 인식이 높아지게 되었다.

따라서 관리자는 보건의료경제학, 인적자원관리, 보건의료에 미치는 여러 정치적, 입법적 영향력 등의 분야에서 관리적 전문성을 가지고 급격한 기술변화와 보건의료에 대한 정부개입, 과학적 진보로 인한 보건의료조직에의 장기적 요구 등을 파악하고, 이에 대한 종합적 대처를 가능하도록 전략적 기획을 수행할 필요가 있다.

특히, 보건의료에 영향을 미치는 패러다임은 끊임없이 변화하고 있으며, 어떤 추세를 인식하고 그러한 변화에 맞는 미래지향적인 기획을 하고자 한다면, 광범위한 접근이 필요하게 되는데, 전략적 관리가 가능하게 해 줄 수 있다.

2) 전략적 기획의 특성

① 전략적 기획은 진술적 기획과 반대의 개념이다.

② 전략적 기획은 장기적이며 목표지향적이다.

③ 전략적 기획은 범위가 넓어 조직 전반에 영향을 미친다.

④ 전략적 기획은 행정적이다.

⑤ 전략적 기획은 체계적이다.

⑥ 전략적 기획은 환경과 관련이 된다.

⑦ 전략적 기획은 미래지향적이다.

⑧ 전략적 기획은 조직의 정확한 포지셔닝에 민감하다.

3) 전략적 기획과정

전략적 기획과정은 여러 과정이 있으나, 대표적인 몇 가지 과정을 소개하고자 한다.

(1) SWOT 분석을 통한 전략적 기획과정

SWOT 분석이란 자신의 기업이 당면하고 있는 환경을 '내부' 와 '외부' 로 나누고 각각의 플러스 요소와 마이너스 요소를 정확히 꿰뚫어봄으로써, 현재 상황을 객관적으로 분석하는 기법이다. '내부' 환경으로 자사의 강점(strength)과 약점(weakness)을 파악하고, '외부' 환경으로는 기회(opportunity)와 위협(threat)의 파악을 함으로써 경쟁 환경과 전략수립에 필수적 요소를 확인하게 된다.

조직 내부의 강·약점 부분을 검사하는 과정에서는 주요 경쟁상대를 대상으로 조직 내부의 유·무형 자원에 대한 평가를 통해 시장전략을 위한 병원의 강점과 약점을 평가하게 된다. 즉, 관리수준, 직원의 능력, 의료인력의 지식, 인력 부족, 재정상태, 시장효과, 서비스의 질 등과 같은 내부환경 요소를 분석하고 일반환경 분석과 의료산업관련 환경분석, 병원환경 분석을 통해 외부환경 요인 분석이 얼마나 위협과 기회를 가져오느냐를 잘 파악하는 것이 중요하게 된다.

조직의 효과성은 외부환경과 내부능력 간의 적합성에 의해 결정되는데, 이를 합리적으로 적합시키는 것이 매우 중요하다.

(2) 일반적 전략적 기획의 단계

① 1단계 기획의 전 단계

- 조직의 신념·목적·목표를 점검하고 간호조직의 신념·목적·목표를 점검한다.
- 전략의 방향설정에 영향을 주는 요인들을 점검한다.
- 전략 방향에 영향을 주는 요인들로 조직문화, 조직의 이해관계자, 조직 또는 최고관리자의 가치와 윤리 등을 들 수 있다.

그림 4-4 SWOT 분석표

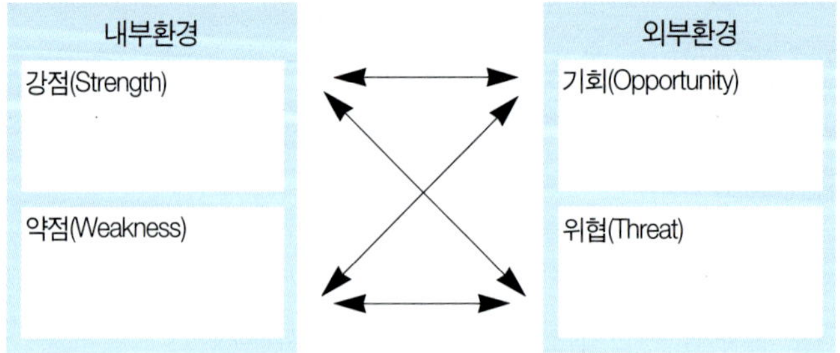

② 2단계 준비단계

- 기획 사이클의 개요를 설명하고 전략적 기획의 조직적 구조를 설계함으로써 과정을 서술한다.

③ 3단계 정보의 분석단계

- 상황적 변수, 조직의 목표와 간호목표 간의 차이점, 간호부서의 장·단점, 소비자의 가치와 기대 등을 사정하고 간호부서의 성공사례를 확인한다.

④ 4단계 목적수립단계

- 간호부서의 신념내용을 개발, 수정하고 간호조직의 목적과 목표 개발과 함께 바람직한 미래에 대한 이상적 설계를 한다.

⑤ 5단계 전략적 기획의 개발

- 조직구조의 개발과 전략적 기획의 활동내용을 개발한다.

⑥ 6단계 통제를 위한 평가기준 마련

- 결과의 측정 가능한 평가기준을 개발하고 통제기전을 고안한다.

⑦ 7단계 전략적 기획의 서면화

- 완성된 전략적 기획의 내용을 문서화하여 수행의 근거로 삼는다.

⑧ 8단계 전략적 기획의 수행

- 기획된 전략적 활동들을 천천히 순차적으로 수행해 나간다.

4. 목표에 의한 관리

1) 목표관리의 개념

목표에 의한 관리(management by objective, MBO)는 줄여서 통상적으로 '목표관리' 라고 하는데, 달성 여부와 결과의 강조가 특성이며, 결과 지향적 성격을 가지고 있다. 1950년대에 경영학자 Drucker에 의해 도입된 개념으로, 상급자가 부하직원의 목표설정이나 업적 평가를 하는 것이 아니라, 부하직원 자신이 또는 상급자와의 협의 하에 설정된 측정가능하고 비교적 구체적이고 단기적 목표를 자신의 업적과 비교, 평가, 보고하는 관리제도이다.

Drucker는 목표관리가 관리기술일 뿐만 아니라 관리철학이라고 하였는데, 조직구성원의 전체참여가 요청되고 각자가 목표들의 우선순위 및 달성 방법의 선택을 해야 하므로 높은 관리 철학이 요구된다는 것이다.

목표관리는 직원들 각자가 조직의 목표를 충분히 이해하고 어느 시점에서 무엇을, 어떻게 수행할 것인가를 인식함과 동시에 조직의 목표를 자기목표와 비교함으로써 자신이 관리의 주체적 역할을 담당하고 있다는 의식을 높여 스스로 동기를 유발시키려는 관리제도이다.

2) 목표관리의 특징

① 목표를 명확하게 관리한다.

② 관리문제의 다목표적 성격을 인식하게 한다.

③ 참여에 의한 관리의 기회를 제공한다.

④ 목표성취도의 측정과 환류가 가능하게 한다.

⑤ 통제기전을 보장할 수 있다.

⑥ 갈등상황에 있는 여러 목표를 확인할 수 있다.

⑦ 결과에 대한 책임수락의 분위기를 조성한다.

⑧ 관리자를 합리적으로 평가하는 수단을 제공한다.

3) 목표관리의 과정

목표에 의한 관리는 보통 목표설정, 목표수행, 성과 측정 및 평가의 세단계 과정을 거친다.

(1) 목표설정

목표에 대한 공식적 기술이 나오기까지 조직원과 자원을 일정한 형태로 투입하는 단계로, 무엇을 어떻게 언제까지 할 것인가를 결정하게 된다. 관리자는 이용 가능한 목표를 찾기 위한 노력으로 조직이 나아가야 할 방향에 대한 기초적 자료를 제공하는 역할이 이루어져야 한다. 또한, 장기목표와 일반적 목표는 서로 무관하지 않은데 전반적이고 전체적인 조직의 목표는 최고관리층에서 작성되어 하위계층으로 전달된다. 전체목표가 조직의 하위계층으로 내려가면서 개인들의 목표로 세분화되는데, 세분화 과정에서 상급자와 부하직원이 충분히 의논하여 부하직원의 목표의 총합이 상사의 목표가 되는 상향적 요소로 목표를 설정하게 된다. 주로 목표는 측정 가능하며 비교적 단기적이고 구체적인 경향이 강하다.

일반적으로 목표설정에 유의하여야 할 점이 모두 적용되는데, 설정된 목표는 측정가능하고, 계량적이어야 하며, 구체적, 현실적이고 달성 가능해야 한다. 또한, 기대되는 결과가 확인 가능해야 하고 관리자나 조직단위의 능력범위 안에서 목표가 설정되어야 할 뿐만 아니라, 목표 달성에 필요한 시간의 제한과 쌍방의 의사소통에 의한 조정을 하여야 하며, 시간과 노력을 분배하고 이를 평가에 반영할 수 있도록 해야 한다.

(2) 목표수행

목표를 수행하기 전에 먼저 목표수행에 따른 예측 가능한 나쁜 결과의 요인을 확인하는 과정이 선행되어야 한다. 목표의 검증으로 목표수행 상태를 만들고 목표관리의 신뢰성을 높이거나 위험가능성을 낮춰주고 가치가 없는 것은 과감히 기각한다.

목표가 정해지면 상급자는 부하직원 개개인에게 권한과 방법을 위임하고 자신은 전체적이고 포괄적인 관리를 하는 참여관리를 하게 된다. 이때 상·하급자간의 협의를 거쳐 설정된 목표를 관리하게 되는데, 상급자와 부하직원간의 신뢰는 매우 중요하며 신속한 정보제공과 자율적인 보고체계를 갖추어야 한다.

설정된 목표에 의해 직무계획과 활동을 발전시킴으로써 목표달성을 위한 행동과정을 계획하게 되는데, 이때의 관리자는 수동적이어서는 안된다. 실제적으로 프로그램을 조정하거나 지도하는 역할이 요구된다.

(3) 성과 측정 및 평가

부하직원 스스로 일정기간 동안의 자신의 성과를 평가하게 하고 그것을 기초로 대화와 지도(달성도와 노력의 인정, 상호이해, 문제점의 인식, 격려, 추가검토 등)를 시행한다. 이때의 명확한 피드백은 집단의 문제해결 능력을 증진시키고 개인의 직무수행 능력을 향상시켜준다. 또한, 결과에 대한 평가를 함으로써 현재의 위치를 확인시켜주고 목표의 적절성, 설정방식 및 능력의 개선점 등에 중점을 두어 평가함으로써 하급자의 의욕을 고취시킨다. 그러나 성과평가가 반드시 보수나 승진과 관련되지는 않을 수 있다.

4) 목표관리의 장점

목표관리를 함으로써 가능한 장점들은 다음과 같다.

① 구성원들의 목표에 내한 몰입과 참여의욕을 증진시킨다.

② 목표설정의 참여와 토론을 통해 의사소통을 원활하게 한다.

③ 구성원들에게 효과적인 자기관리 및 통제의 기회를 제공한다.

④ 구성원의 성과평가를 보다 객관적으로 할 수 있다.

⑤ 성과에 대한 책임소재를 명확히 해준다.

⑥ 조직의 모든 단계에서 성과가 향상될 수 있다.

⑦ 조직구성원들에게 동기부여를 제공한다.

⑧ 부서별 · 개인별 목표가 기업의 목표와 동일해진다.

5) 목표관리의 문제점 및 한계

목표관리를 적용함으로써 올 수 있는 문제점과 적용에 있어서의 한계는 다음과 같다.

① 최종목표와 중간목표 간의 갈등 조정에 실패하게 된다면, 명확한 조직목표 설정이 어려울 수 있다

② 환경변화로 인한 목표변경 시에 조직구성원들이 기존 목표를 고집할 가능성이 있어 목표의 신축성이 결여될 수 있다.

③ 지나친 단기목표 강조의 경향이 있을 수 있다.

④ 지나친 계량적 목표의 강조로 비계량적 성과를 무시하는 경향이 있을 수 있다.

⑤ 부서간에 지나친 경쟁이 유발됨으로써 조직 전체의 성과에 악영향을 미칠 수 있다.

6) 목표관리의 성공여건

① 최고관리자의 적극적 지원이 절대적으로 필요하다.

② 목표관리에 참여하는 구성원들의 자율성이 확보되어야 한다.

③ 올바른 목표의 설정이 중요하다.

④ 정기적인 의사소통 네트워크를 통해 원활한 정보공유가 이루어져야 한다.

5. 간호기획

1) 간호기획의 목적

간호조직에 있어서의 기획과정은 다음과 같은 목적을 가진다.

① 간호활동이 아닌 간호결과에 중점을 두어 성공의 기회를 증가시켜 준다.

② 분석적 사고와 대안의 평가를 중시하므로 의사결정의 질을 향상시켜 준다.

③ 조직의 상층관리 목표와 일치하는 의사결정의 틀을 형성시켜준다.

④ 간호 조직구성원이 간호상황에 대한 반응을 하는 대신에 행동을 하도록 주도한다.

⑤ 간호조직을 미래지향적으로 관리해 준다.

⑥ 위기관리를 저하시키고 의사결정의 유연성을 확보한다.

⑦ 간호조직과 조직구성원인 개인의 업무수행에 기반이 된다.

⑧ 간호관리에 있어 비용 대비 효과성을 증진시켜 준다.

2) 간호기획의 과정

간호기획의 과정은 다음과 같다.

① 간호목표의 설정

간호목표의 설정에 있어 인력, 시설, 기술 및 조직의 능력범위 내에서 하여야 한다. 또한, 가용예산을 감안하고 시간적으로 가능한지를 검토해야 한다. 또한 목표설정은 측정 가능해야하며 윤리나 사회의 규범에 적합한지를 검토해야 한다. 따라서 간호목표는 지속적이고 합리적이며 명확한 목표가 수립되어야 한다.

② 현황분석 및 간호의 문제점 파악

간호목표를 만족시킬 수 있는 상황을 정확히 분석해야 할 뿐만 아니라 현재와 미래의 상황간 차이점으로 발생될 장애요인을 규명하고 목표달성에 필요한 자원의 분석을 하는 것이 중요하다.

표 4-6 간호기획안 예(절차)

신규간호사 실무교육(투약간호)

교육자: 피교육자:

목적	양질의 환자간호를 능숙하게 수행 할 수 있게 한다.	
철학	올바른 기술 습득은 양질의 간호를 수행할 수 있게 한다.	
장기목표	능숙하고도 고도의 간호를 제공하는 간호사가 된다.	
단기목표	투약간호시 정확한 절차를 시행할 수 있다.	
절차	1단계	1. 교육자에 의해 투약간호의 전반적 절차에 대해 교육을 받는다. 2. 교육자에 의해 병동의 주된 약들의 효능 및 부작용, 투약법에 대한 교육을 받는다.
	2단계	1. 투약과정에 대한 관찰을 한다. 2. 투약과정에서의 의문점을 찾아보고 토의한다.
	3단계	1. 투약법의 관찰내용을 교육자의 지도하에 실습해보인다. 2. 실습시의 문제점에 대해 토의한다.
	4단계	1. 투약간호를 교육자의 관찰하에 실시한다. 2. 실제적 투약간호실시에서의 문제점을 토의한다.
	5단계	1. 독자적으로 투약간호를 수행한다.
평가		

③ 대안의 제시와 선택

대안 중에서 기획의 시행가능성 여부와 기대효과, 효율성과 현실성, 합리성을 비교·분석하여 가장 적절한 대안을 선택한다.

④ 우선순위의 결정

활동에 얼마만큼의 가치를 부여하는가를 확인하는 과정으로, 비용-효과분석, 비용-편인분석, 시뮬레이션, 델파이기법 등을 통해 우선순위를 결정한다.

⑤ 간호업무 수행

업무수행전략이 기획, 관리, 평가의 과정으로 반복되어진다.

⑥ 간호활동의 평가

수행된 간호활동을 업무량 분석, 과정 분석, 영향력 분석, 적합도 분석 등을 통해 종합적으로 평가한다.

6. 의사결정과 문제해결

조직구성원은 최고층에서부터 일선관리자에 이르기까지 관리과정 전반에 걸쳐 의사결정을 하게 된다. 따라서 의사결정은 관리기능과 동일시할 만큼 관리자의 가장 중요한 기능으로 간주되기도 한다. 의사결정은 기획과정에서 핵심적인 활동이므로 의사결정을 어떻게 하느냐는 곧 조직유효성에 중대한 영향을 미치게 된다. 그러므로 관리자는 의사결정을 적절하게 적시에 수용가능하게 함으로써 조직의 성과를 높이도록 노력해야 한다.

표 4-7 일일업무계획의 예(S대학교 병원)

시간	업무	내용
7:00	출근	
7:00~7:50	인계	1. 정해진 시간에 시작 2. 인계 전에 station 정리, 간호단위업무 계획서 정리상황 등 인계 할 준비가 되었는지 점검 3. 인계시간 중 station에서 환자 문제를 해결 할 당번을 정함(인계하지 않는 밤번간호사, 보조원 등) 4. 특이사항 메모 5. 녹음 인계 듣기 6. 전날 초번 이후 발생한 특이한 문제 확인
7:50~8:00	일일 계획수립	1. 문제환자 차트 점검 2. 당일 할 일 점검(공지사항 확인, 회의, 직원교육, 서류제출, 환자교육 보내기) 3. 전과, 전동, 전실 업무
8:00~8:40	병실 순회	1. 담당간호사와 함께 병실 순회 2. 환자의 일반적인 상태, 식사, 위생상태 등 확인 3. 환자에게 당일 검사 및 치료계획 설명, 준비상황 확인 (금식표, 검사계획 설명, 수술환자 심호흡과 기침방법 등) 4. 병실의 환경과 물품 점검 5. 퇴원환자에게 퇴원 통보, 절차 설명 6. 순회시 발견한 문제 해결 7. 각 팀 간호사와 함께 환자에 대한 간호계획 수립
8:40~9:00	서류관련업무	1. 퇴원결정서 입퇴원계로 보내기(A-B, D-2) 2. 진단서 및 입원사실 증명원 신청서 보내기(B-13) 3. 근무보고원 작성 4. 보조원 업무일지 확인 및 업무지시 5. 선일 처치 확인 6. 그룹웨어 우편물, 게시물 확인
9:00~9:30	검사관련업무	1. 각종검사물 확인 2. 검사실에 환자 보내기
9:30~12:00	*각종물품 청구 및 조달 *입·퇴원환자 안내 *검사 보내기 *각종문제해결 *Morning care 시행 및 확인	신환, 선입환자, 중환 중심으로 chart 점검 - 간호정보조사지 - 간호일지 *환자의 호소 듣고 해결하기
12:00~13:00		점심식사
13:00~14:00	각종 교육 및 상담	1. 환자 및 보호자의 교육 및 상담 2. 신규 및 근무지 이동 직원, 학생 교육
14:00~14:30	병실순회	중환자, 각종 검사 후 환자, 수술환자 중심으로
14:30~15:00	위원회, 업무과, 병동진행사업 관련업무	각종 자료 찾기 진행사업 경과 정리 보고서 작성
15:00~15:30	인계	1. 간호단위 업무계획서 인계, 공지사항 전달 2. 인계 후 팀별로 병실순회
15:30~16:00	업무 마무리	직원 전달

표 4-8 주간업무계획의 예(S대학교 병원)

요일	업무	내용
월	각종물품 청구	관재과 물품은 1, 3주째 청구 기타 진료재료는 다음 주 화요일에 수령
화	각종비품 확인	1. 의료비품: 수량, 청결상태, 기능 확인 2. 약품: 마약, 향정신약, 비품약 관리상태, 환자약 관리상태 점검
수	차트 점검	전체 환자에 대한 charting이 잘되고 있는지 살핌
목	병실환경 및 점검	병실의 청결상태, 고장여부 조사
금	공급실 물품 확인	공급실 물품현황 확인 린넨 재고수량 확인

표 4-9 연간업무계획(S대학교 병원)

업무 \ 월	1	2	3	4	5	6	7	8	9	10	11	12
연간 사업계획 작성	→											
간호단위 내 conference 계획	→											
Conference & Problem Meeting	→	→	→	→	→	→	→	→	→	→	→	→
전체 수간호사 회의	→	→	→	→	→	→	→	→	→	→	→	→
각종 위원회 참석	→	→	→	→	→	→	→	→	→	→	→	→
각종 교육 참석	→	→	→	→	→	→	→	→	→	→	→	→
근무표 작성	→	→	→	→	→	→	→	→	→	→	→	→
직원 휴가 및 월차 계획	→											
직원평가						→						
환자분류조사표 확인	→	→	→	→	→	→	→	→	→	→	→	→
보조원 업무일지 확인	→	→	→	→	→	→	→	→	→	→	→	→
간호감사 작성 및 평가보고서 작성			→			→			→			→
물품 청구 및 수리요구서, 폐기계획												
린넨 count							→					
비품약 및 잉여약 반납	→	→	→	→	→	→	→	→	→	→	→	→
각종 행사계획(워크샵, 야유회, 송년회)				→							→	

1) 의사결정의 개념

의사결정(decision making)에 관해 Webster사전(1984)에서는 '불확실성에서 벗어나 해결점, 선택에 이르는 것, 미래의 행동을 선택하는 것, 마음을 정하는 것, 판단하는 것' 으로 기록되어 있다.

의사결정에 관한 여러 학자의 의견을 살펴보면(표 4-10), 브라운(Brown, 1970)은 개인 또는 조직이 가진 문제의 해결을 위해 필요한 변수를 고려하여 최종의 대안을 결정하도록 도와주는 기술로, 사이먼(Simon, 1979)은 경영문제가 발생하면 목적을 명확히 규정하고 그 목적을 달성할 수 있는 대안을 탐색, 수립, 평가하여 '최적의 안을 선택하는 활동' 으로 '관리하기' 와 동의어로 정의하였다. 란케스터와 란케스터(Lancaster & Lancaster, 1982)는 대안 가운데서 선택하고 그것을 행동으로 옮기는 체계적이고 연속적인 관계라고 하였으며 설리반(Sullivan, 1992)은 대안적 과정을 발전시키고 택할 수 있는 기준을 설립하는 과정으로써 실제적인 결정을 내리는데 유용한 과정이라 하였다.

즉, 의사결정의 의미는 위에서 언급한 바와 같이 보편적으로 대안 중 선택으로 결정을 내리는 과정(process)과 그 과정에 따른 결과(outcome)라는 두 가지로 그 개념을 정리할 수 있으며 선택적 행위로써 대안이 하나밖에 없다면 의사결정이 아닌 것이다.

또한 의사결정은 관리의 모든 과정에 공통적으로 존재하고 단위부서의 최고, 중간, 하급계층의 관리자들이 모두 다 할 수 있는 활동으로 논리성, 감정적, 비합리적 요소, 잠재요소까지 작용되는 정신적 과정으로 종으로는 최고경영자에서부터 일선 감독자에 이르기까지, 횡으로는 생산, 마케팅, 재무, 인사 등 모든 활동분야에서 관리자는 의사결정을 하게 된다.

문제해결(problem solving)은 현재 진행되고 있는 상태와 바람직한 상태간에 어떤 차이가 존재할 때 이 차이를 없애기 위해 노력하는 과정이다. 즉, 문제를 확인하기위해 정보를 탐색하는 과정과 해결책으로써의 잠재적인 대안을 제시하는 과정을 의미한다.

의사결정 역시 설정한 목표를 달성하거나 문제를 해결하기 위해 이용가능한 여러 대안중에서 하나의 대안을 선택하는 일련의 과정이므로 문제해결과정이라고 할 수 있다.

이러한 의사결정과 문제해결 과정은 조직내에서 목적달성을 하는데 방해가 되는 문제점을 확인하는 것에서부터 시작되므로 의사결정은 문제해결과정에 포함된다고 볼 수 있으나 효율적인 과정이 되려면 우선 의사결정이 정확하고 합리적으로 이루어져야 할 것이다. 간호관리

표 4-10 의사결정 개념

학자	개념 정의
Brown(1970)	개인 또는 조직이 가진 문제의 해결을 위해 필요한 변수를 고려하여 최종의 대안을 결정하도록 도와주는 기술
Simon(1979)	경영문제가 발생하면 목적을 명확히 규정하고 그 목적을 달성할 수 있는 대안을 탐색, 수립, 평가하여 최적의 안을 선택하는 활동
Lancaster & Lancaster(1982)	대안 가운데서 선택하고 그것을 행동으로 옮기는 체계적이고 연속적인 관계
Sullivan(1992)	대안적 과정을 발전시키고 택할 수 있는 기준을 설립하는 과정으로써 실제적인 결정을 내리는데 유용한 과정

자는 일선 간호업무 담당자로부터 중간관리자, 최고관리자에 이르기까지 간호업무수행과정에서 항상 합리적인 의사결정과 문제해결과정을 경험하게 된다. 일선 관리자의 간호과정이나 최고관리자의 간호관리과정 모두 문제해결과정으로 볼 수 있으며 간호목표를 수행하기 위한 최선의 의사결정이 요구되는 과정인 것이다. 따라서 간호관리의 효율성을 높이기 위해서 모든 간호사는 자신이 속한 간호단위의 발전을 도모하려는 책임의식을 가지고 과학적 문제해결 접근을 하기 위해서 의사결정의 질을 향상시키려는 노력을 해야할 것이다.

2) 의사결정과정

의사결정은 간호관리자가 다양한 상황에 직면했을 때 한 가지 행동을 선택하게 하는 과정으로서 결정에 대한 책임이 요구된다. 보통 병원이나 보건의료기관이 일상적인 상황에서의 가이드라인은 제공하지만, 예외가 있는 경우에는 더욱 판단이 어렵거나 많은 판단력을 요구한다. 따라서 의사결정과정은 과학적 문제해결과정에 근거를 두어야 한다.

의사결정이 어떻게 이루어지는가에 관심을 가진 학자였던 사이민(Simon, 1976)은 의사결정과정을 문제파악, 설계, 선택의 3단계로 설명하였는데 문제의 파악이란 문제점을 인식하고 현재와 미래의 상태의 차이를 인식하는 단계로 해결해야할 문제가 발생한 사실을 파악하고 이 문제가 해결되거나 또는 해결되지 않을 경우 미래에 어떤 영향을 미칠 것인가를 인지하는 것이다. 둘째, 설계란 문제해결을 위한 여러 대안을 모색하고 각 대안을 분석하는 단계로 문제를 해결하기 위한 여러 가지 방법을 탐색하고 각 방법의 장단점을 비교해보는 것이다. 셋째, 선택은 분석한 대안 중 최선의 것을 선택하는 단계로 이 단계에서는 문제해결을 위한 여러 대안 가운데 가장 적합한 대안을 선정하게 된다.

(1) 문제규명과 상황분석

의사결정의 첫 단계는 문제나 상황을 인식하고 사정하며 상황을 분석하는 단계이다. 무엇이 잘못되었는가, 어느 곳에 더 발전이 필요한가 하는 질문은 명백해 보이고 일상적으로 처리되기도 하지만 문제의 원인이 되는 요인을 파악하는 것은 매우 중요한 일이다. 예를 들어 두 명의 간호사가 서로 자신의 일에 간섭한다고 불만을 토로할 때 처음에는 두 사람의 성격문제이거나 권력투쟁으로 보일 수 있으나 관리자가 각 간호사의 업무책임을 정의하는데 실패한 것이 원인일 수 있다. 또한 간호관리자가 상황을 분석함으로써 바로 문제를 규명하는 해결책을 얻게 되기도 한다.

목표달성의 기대치와 실제와의 차이를 육하원칙에 의해 정의함으로써 변화의 방향을 모색할 수 있게 된다. 이때 정확한 정보를 얻어야 문제점의 성질을 정확하게 파악할 수 있으며 해결책에 접근도 할 수 있게 된다.

(2) 대안탐색 및 평가

대안탐색 단계는 문제해결을 위한 여러 대안을 모색하고 각 대안을 분석하는 단계로서 문제를 해결하기 위한 여러 가지 방법을 탐색하고 각 방법의 장단점을 비교해보는 것이다. 대안은 양적, 질적 측면에서 충분히 검토되어야 한다. 즉, 그 대안이 목표를 달성하는데 기여할 것인가, 대안이 타당하고 실현가능한지, 대안의 효과성과 효율성을 평가해야 한다.

보통 문제를 해결하는 데는 많은 종류의 방법이 있다. 어떤 방법은 덜 효과적이지만 빠르고 경제적일 수 있으며 덜 경제적이지만 효과적일 수 있다. 이러한 많은 개인의사결정뿐만 아니라 대안을 탐색하지 않았다면 그 행동은 아주 제한된 해결책이 될 것이다.

집단의사결정에서의 대안탐색도 신중하게 검토되어야 한다. 분석기준을 정해서 검토해야하며 되도록 수량화시켜서 검토하는 것이 좋다. 예를 들면 기능적 방법, 팀방법, 일차간호방법에 대한 분석을 할 경우 각각의 방법에 대한 장단점을 검토, 분석하기 위한 기준을 정하고 각 기준에 따라 점수를 부여함으로써 수량화시킬 수 있고 점수에 의한 비교분석이 가능해질 수 있는 것이다.

대안을 평가하는 방법에는 객관적인 방법과 주관적인 방법이 있다. 객관적인 방법은 비용과 편익을 계량화하여 효율성을 평가하는 것으로서 수학적 기법과 같은 의사결정 도구를 사용하는 것이다. 이러한 의사결정의 수학적 기법에는 선형계획법, 의사결정행렬, 게임이론, 수학적 모형 등이 있다. 주관적 평가는 계량화할 수 없는 효과성을 인식하는 것이다. 이 두 가지 평가방법으로 얻어진 정보는 각 대안을 평가할 때 동시에 고려되어야 한다.

(3) 적절한 방법의 선택

선택은 분석한 대안 중 최선의 것을 선택하는 단계로 이 단계에서는 문제해결을 위한 여러 대안 가운데 가장 적합한 대안을 선정하게 된다.

대안의 수나 질은 간호관리자나 그 부하직원의 창의성이나 생산성에 따라 달라지며 간호관리자의 리더십은 바로 해결책을 수용하려는 것을 막고 해결방법이나 의사결정의 기회를 갖도록 하는 역할을 한다. 결정에 대한 성급한 결정은 선부른 해결로 이끌 수 있으며 바른 결정으로 가는 것을 오히려 방해할 수 있다. 일반적으로 불확실성이 높지 않은 정형적 결정을 할 때에는 관례나 규정대로 결정하면 되지만 불확실성이 높고 복잡한 문제에 대한 대안을 선택할 때는 집단결정에 참여하는 사람들이 함께 결정해서 적용하도록 한다.

의사결정은 모든 조직구성원이 공동으로 수행할 정책이나 업무수행에 반영되므로 참여적 관리의 일환으로 의사결정단계에서부터 간호사의 의견을 반영시키는 것이 매우 중요하다. 기능적 방법, 팀방법, 일차간호방법에 대한 결정을 할 때 모든 분석기준을 다 적용할 것인지, 환자의 만족도가 높은 방법을 선택할 것인지 또는 간호의 질이 높은 방법을 선택할 것인지 등 어떤 기준을 적용해서 분석하고 그 결과를 선택할 것인지에 대한 결정을 하는 것이다.

이와 같은 의사결정단계가 문제해결을 위한 여러 가지 대안 중에서 선택하는 과정을 의미한다면, 선택한 결정을 수행한 후 그 효과를 평가하는 단계는 의사결정을 포함한 문제해결과정의 연속이다.

(4) 결정안 수행

대안을 선택하고 결정한 후에는 그 안을 수행해야 한다. 간호관리자는 결정안을 수행하기 위해 직원과 의사소통할 필요가 있으며 결정안과 절차에 대해 책임있는 직원의 협조를 얻기 위해 설명해야한다. 또한 간호관리자는 결정안을 수용하기 위해 적절한 직원을 선택할 수도 있으며 그들이 적절한 기능을 할 수 있도록 환경을 통제할 필요도 있다.

(5) 결과평가 및 피드백

의사결정의 마지막 단계는 선택하고 대안의 결과를 평가해보는 것이다. 이 때 평가기준을 적용해야하며 감사도구, 체크리스트, 평정척도, 평위척도 등을 이용해서 결과를 분석하고 제시하게 된다.

이때 일반적으로 다음을 대비하여 경험을 얻고 수정할 수 있도록 결정의 효과를 모니터하는 것이 좋으며, 웨버(Weaver, 2004)는 기한을 정하고 의사결정에 사용할 도구를 선택해서 결정을 내리며 결정을 내린 후에 관리자는 결정과 관련된 업무에 관해 목표 달성 여부, 추가로 해야 할 업무, 성과인정 및 결과에 대한 만족정도를 점검해야한다고 하였다.

웨일즈와 나디(Wales and Nardi, 1984)는 의사결정과정을 문제규명, 목적진술, 정보수집, 구별되는 점을 명시, 구성성분 분석, 가능한 해결방안 도출, 갈등요소, 가정을 명시, 선택, 분석, 합성, 평가, 추천, 보고, 수행, 결과체크로 과정을 명시하였다.

베인스브리지(Bainnsbridge, 1992)에 의하면 의사결정이 일어나는 과정은 우선 무엇을 결정해야할 필요가 있는지에 대한 인식부터이며 다음은 원하는 결과를 고려하여 상황을 분석하고 의사결정의 목표를 설정하는 것이다. 다음 단계는 각각의 대안에 대해 비교 가능한 효과, 요구의 긴급성, 실행가능성을 고려하여 이 가능한 효과를 비교하여 대안을 선택하며 마지막으로 이러한 평가에 기초하여 결정을 하고 이를 실행에 옮기는 단계이다. 그리고 일반적으로 다음을 대비하여 경험을 얻고 수정할 수 있도록 결정의 효과를 모니터하는 것이 좋다고 하였다(그림 4-5).

그림 4-5 의사결정 모형

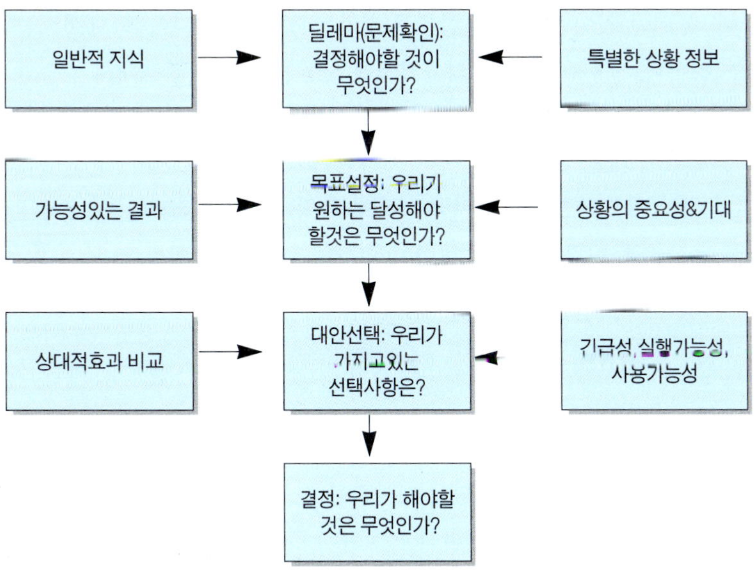

표 4-11 의사결정 모형

규범적 의사결정 모형 (normative decision making model)	서술적 의사결정 모형 (descriptive decision making model)
1. 문제규명, 분석	1. 만족할만한 혹은 받아들일 수 있는 목표를 설정
2. 모든 대안규명	2. 문제 인식
3. 대안에 대한 평가	3. 받아들여질 만한 대안 탐색
4. 목표달성 및 가치에 부합하는지에 따른 순위를 매김	4. 대안평가
5. 최대만족의 효과를 주는 대안 선택	5. 만족할만한 대안 선택
6. 실행	6. 결정
7. 추적단계	7. 추후활동

클렌시(Clancy, 2003)는 간호행정가를 상대로 전통적인 의사결정과정인 문제규명, 목적설정, 대안 및 결과를 규명하고, 최선책을 선택하는 과정을 검증하였으며 여기에서 환자만족도 감소, 선발 및 간호인력 유지의 어려움, 직원의 사기 저하, 높은 스트레스 수준, 근무환경이 열악하다고 느낌, 직원의 문제에 관해 관리부재라고 느끼는 것과 같은 문제의 요점 혹은 진정한 문제가 무엇인지 규명해내는 것이 중요하며 또한 직접간호시간이 불충분한 것이 문제인데 목표를 '간호기록의 자동화' 로 잘못 설정을 하는 것과 같은 예를 들면서 목적설정의 중요성을 강조하였다.

웨버(Weaver, 2004)는 관리자가 그룹의 의사결정을 돕기 위한 과정을 4단계로 설명하고 있는데 첫째 단계는 결정할 문제가 무엇인지 정의하는 것으로 충분히 고민하는 것이 관리자의 역할이라고 하였고 두번째는 의사결정자를 결정하는 것이다. 개인이 결정할 것인지, 구성원 모두가 함께 결정할 것인지, 한 두 사람이 결정을 할지에 대한 것이며 많은 사람에게 영향을 미치는 문제라면 더욱 많은 구성원이 의사결정에 참여해야 한다고 한다. 세번째 단계는 의사결정을 위한 기준을 정하는 것이다. 예를 들어 조직의 사명에 긍정적인 영향을 줄 수 있는 것이나 예산의 한도를 정하는 것과 같은 것이다. 네번째는 의사결정을 실행하는 것이다. 기한을 정하고 의사결정에 사용할 도구를 선택해서 결정을 내리며 결정을 내린 후에 관리자는 결정과 관련된 업무에 관해 목표 달성 여부, 추가로 해야 할 업무, 성과인정 및 결과에 대한 만족정도를 점검해야한다고 주장한다.

이와 같이 의사결정과정은 여러 학자에 의해 다양하게 논의되어 왔으며 공통된 점으로 의사결정의 문제를 인식하여 규명하고 대안을 탐색(분석)하며 이 대안 중에서 선택(결정)을 하는 과정으로 정리할 수 있다.

7. 개인적 의사결정과 집단적 의사결정

의사결정과정에 대한 접근방법과 함께 의사결정 연구의 주된 관심은 실제로 의사결정을 내리는 개인이나 집단이 누구인지를 밝혀내는 것이라 할 수 있다(Rice & Tucker,1986). 또한 관리자의 능력과 권한의 정도, 한계 등을 사정하고 그들의 효율성을 증진시키는 데 도움을 주기 위한 프로그램이 개발되어왔고 그러한 방법이나 도구가 바로 의사결정 유형이다(Freund,1988).

의사결정 유형은 의사결정을 하는 주체가 누구냐에 따라 개인적 의사결정과 집단적 의사결정으로 나눌 수 있다. 관리자가 의사결정에 조직구성원을 어느 정도 참여시키는지의 문제는 관리자의 관리 형태에 달려있다. 민주적인 관리자는 조직구성원을 의사결정에 많이 참여시킬 것이며, 권위주의적인 관리자는 개인적 의사결정을 하는 경우가 많을 것이다. 현대 관리에서 조직구성원 전체가 의사결정에 참여하는 것이 문제해결과 목표달성에 효과적이라고 강조하고 있다. 엄격한 의미에서 조직구성원의 참여도에 따른 관리 의사결정 유형은 관리자가 혼자서 결정하는 개인적 의사결정과 조직구성원 전체가 결정하는 집단적 의사결정의 양극을 연결하는 하나의 연속선상에 위치하는 수많은 형태로 분류할 수 있다.

1) 개인적 의사결정

개인적 의사결정은 타인을 참여시키지 않고 개인이 혼자서 결정하는 것이다. 이러한 개인의 의사결정에 영향을 주는 특성은 개인의 문제에 대한 인식, 옳고 좋은 것, 바람직한 것인지 대한 사기 확신과 같은 가치체계, 자료수집과 분석능력, 성격 그리고 조직에서의 역할이다. 개인의 가치는 태도, 지각, 인성, 역할의 기초를 제공하기 때문에 의사결정 행위에 영향을 미치게 된다(Marriner-Tomey, 1996).

- 가치관: 무엇이 옳고 선하고 바람직한지에 대한 기본적인 신념으로 개인의 의사결정을 돕는다.
- 태도: 경험을 통해 습득된 정신상태로 개인이 특정사람이나 사물, 상황에 어떻게 반응할 것인지에 영향을 미친다.
- 인식: 자극에 대한 수용, 조직, 해석 등을 모두 포함하는 것으로 어떻게 인식하는지에 따라 행동과 태도가 결정한다.
- 성격: 사람의 특성이나 기질, 성향과 유사한 개념으로 유전적, 사회적, 문화적, 환경적 요인 등에 영향을 받아 성격이 형성된다. 성격에 따라 동일한 상황에서도 의사결정이 달라질 수 있다.
- 역할: 사회적 지위에 따라 개인에게 기대되는 행동양식이다. 지위는 선생님이나 간호사처럼 사회속에서 나의 위치를 나타내며 같은 사회적 지위에 있는 사람의 행동양식은 유사한 특징이 있다.

관리자가 개인적 의사결정을 많이 하는 경우는 권위주의적이며 독단적인 관리자라고 할 수 있는데 이들의 기본신념은 부하의 지식과 능력이 자신보다 못하기 때문에 의사결정에 참여시키는 것은 비용과 노력만 들뿐이며 관리자로서 자신의 권위손상과 힘의 위협을 느낀다.

이러한 개인 의사결정 유형은 특성이론을 바탕으로 개인이 정보를 지각하고 판단하여 결론에 어떻게 도달하는가를 측정하는 MBTI 성격유형을 이용하여 그 유형을 파악하고자 하였고(Freund, 1988), 개인의 의사결정에 영향을 미치는 변수로, 국내에서는 리더십 유형을 통해 지도자의 특성 혹은 의사결정 유형을 파악하는 연구가 행해져 왔다(김문실 등, 1988; 황성우, 1988).

2) 집단적 의사결정

집단 의사결정은 집단에 의해서 이루어지는 의사결정으로서 여러 사람이 함께 의사결정에 참여하는 방법이다. 관리자가 자기 책임 하에 있는 구성원을 어느 정도 참여시키냐 하는 문제는 관리자의 관리 형태에 달려있어 민주적인 관리자는 구성원을 많이 참여시킬 것이며 권위주의적인 관리자는 집단보다 개인이 결정을 하는 경우가 많을 것이다.

집단 의사결정이 개인 의사결정에 비해 지니는 장점으로는 집단은 개인의 지식, 경험에 근거를 둔 아이디어를 집합할 수 있고 상호작용을 통해 서로 자극이 되며 일의 전문화가 가능하고 참여한 사람은 결정 사항에 좀 더 만족하여 이를 지지하여 시행이 용이하고, 관리자 입장에서는 구성원 전체가 책임을 지게 되므로 관리자의 책임은 줄어든다. 그러나 모임을 구성하는데 시간이 많이 들고 감정발산 등 에너지가 소비되며 특정 구성원의 지배로 인해 자유로운 의사표현이 방해될 수 있고 최적안보다는 타협안을 내놓을 가능성이 있으며 의사결정에 도달하는 과정에서 의견 불일치가 많은 경우 구성원 사이에 갈등과 악의를 유발할 수 있고 책임소재가 불분명하다는 단점도 있다.

탄넨바움과 슈미트(Tannenbaum and Schumidt, 1973)는 리더십행위와 리더의 권한 정도에 따른 부하직원의 의사결정 참여 정도를 연속선상으로 표현하였는데 연속선상의 한쪽 끝은 독재적 유형(리더 중심적)으로 하고 다른 한쪽 끝은 매우 민주적인 유형(부하 중심적)으로 하는 상황에 맞는 의사결정모형을 최초로 개발하였다. 이 모형에서 그들은 어떤 주어진 문제에 대한 적절한 의사결정유형은 리더, 구성원 그리고 주어진 상황의 3가지 변인에 의해서 결정된다고 주장하였다. 그러나 이들의 접근이 리더와 구성원 상호작용을 강조한 반면 문제 상황에 적합한 의사결정유형을 구체화하지는 않았다(그림 4-6).

의사결정에의 참여라는 개념은 조직 혹은 집단의 모든 구성원이 결정에의 참여하도록 격려해야한다는데 기초한다. 참여정도는 조직의 철학, 관리자의 스타일, 조직의 문화 등에 따라 달라진다. 권위지향적인 문화에서는 참여를 허락하지 않을 것이며 지휘나 통제 및 결정은 최고위층에 집중되어있다. 반면에 민주적인 문화에서는 하위층의 참여를 권장한다.

브룸과 예튼(Vroom and Yetton, 1973)은 리더의 의사결정수행방법과 관련하여 규범적 접근으로 종합적인 연구를 수행하여, 의사결정의 중요성, 정보, 문제의 구조, 결정수용성의 중요성, 선행가능성, 목표일치성, 갈등 등 7가지 상황적 속성이 각기 다르게 조합된 다양한 문제 상황을 제시하고 이에 적합한 의사결정유형을 구체화하는 모형을 제안하였다. 1973년에 제안된 이 모형은 브룸-예튼 리더십론으로 거론되었고 1988년에 브룸-야고에 의해 수정되고 정교화 되어 브룸-예튼-야고 모형으로 불리기도 하나 특성을 중심으로 리더-참여(leader-participation)이론 혹은 의사결정(decision making tree)이론 또는 규범적 의사결정 모형(normative model of decision making) 등의 다양한 이름으로 불리고 있다.

그림 4-6 리더십행위와 의사결정참여정도의 연속성

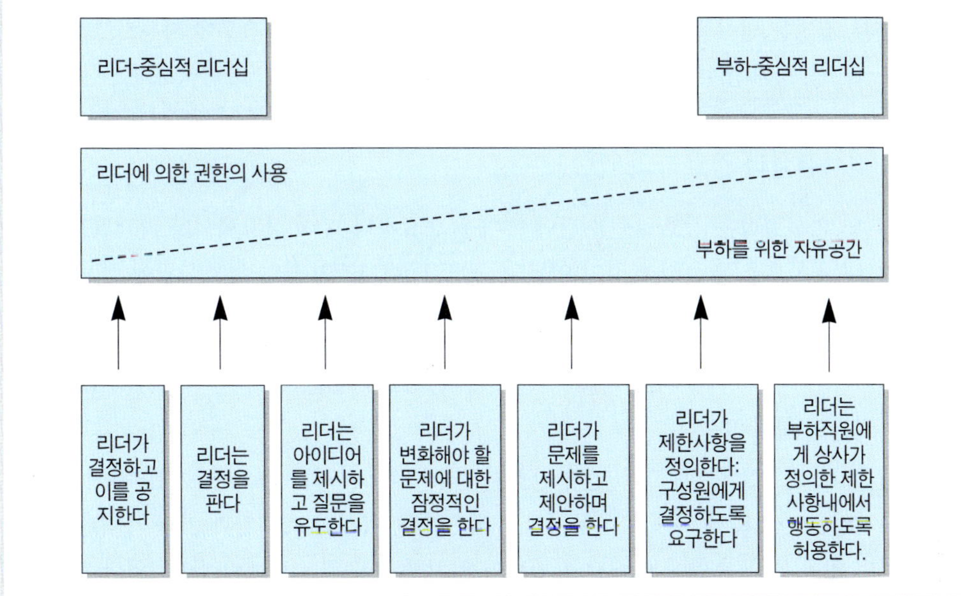

이 모형은 모든 상황에서 적절한 유일의 리더는 없다는 전제하에 업무구조에 따라 리더가 의사결정에 참여하는 정도가 달라져야한다 점에 집중한다. 모형에 포함된 7가지 속성 중 의사결정의 중요성, 정보, 문제의 구조, 갈등은 의사결정의 질과 관련이 있으며 결정의 수용성, 선행가능성, 목표일치성은 구성원의 결정수용과 관련되며 구성원이 집단인가 개인인가에 따라서 집단결정 또는 일대일 결정의 두 가지로 구분하고 있다. 집단결정은 의사결정과정에 부하를 참여시키는 정도에 따라 의사결정유형을 5가지로 구분하고 있으며 독단형I은 리더가 자기의 정보자료를 활용하여 단독으로 의사결정하는 유형이며 독단형II는 자기가 필요로 하는 정보자료를 부하로부터 요청하여 단독으로 의사결정을 한다. 자문형I은 문제를 부하와 개별적으로 논의한 후 리더가 단독으로 의사결정하며 자문형II는 문제를 부하들과 공동으로 논의한 후 리더가 단독으로 의사결정한다. 마지막으로 집단형II는 문제를 부하들과 공동으로 논의한 후 집단전체의 합의를 얻으려고 노력하고 리더는 합의된 의사결정을 그대로 집행할 용의를 갖고 있다.

일대일 결정도 5가지로 구분되고 있는데 독단형I(리더가 자기의 정보자료를 활용하여 단독으로 의사결정), 독단형II(자기가 필요로 하는 정보자료를 부하로부터 요청하여 단독으로 의사결정), 자문형I(문제를 부하와 개별적으로 논의한 후 리더가 단독으로 의사결정), 집단형I(리더는 구성원과 문제를 공유하고 함께 문제를 분석하고 상호 동의할 수 있는 해결책을 발견한다. 조직구성원이 의사결정을 하고 리더는 집단의 구성원이다), 위임형I(리더는 부하직원에게 문제를 위임하고 관련된 정보를 제공하지만 부하에게 문제해결에 대한 책임감을 부여하지는 않는다. 리더는 부하에 대하여 절대적인 권리를 준다)로 구별된다.

3) 개인의사결정과 집단의사결정의 선택기준

집단의사결정은 의사결정의 질과 수용성, 정확성이 중요시되는 경우에 사용하고 개인의사결정은 신속성, 창의성, 비용 등이 중요시되는 경우에 사용하는 것이 바람직하다.

4) 환자 의사결정과 간호사의 역할

효과적인 의사결정은 간호실무 현장에서 매우 중요하다. 간호상황에서의 의사결정은 일반적인 의사결정모형을 적용하는 것이 어렵다. 포드(Ford, 1979) 등은 간호상황에 적용할 수 있는 의사결정모형을 다음과 같이 제시했다. 이 모형은 가치관의 확인, 행동목표의 설정, 문제확인, 대안분석, 대안의 선택과 평가의 순서로 되어있다.

(1) 가치관의 확인

간호의사결정을 할 때 가장 먼저 간호전문직, 기관, 자신의 가치관을 확인하여야 한다. 의사결정은 가치관에 의해서 이루어지기 때문이다. 자신의 가치관과 기타 가치관 사이에 갈등이 있을 경우 통합에 의해서 가치관의 일치를 보도록 노력해야 한다. 일단 가치관이 확인되면 가치관의 우선순위가 정해져야 한다.

(2) 행동목표의 설정

가치관이 확인되고 우선순위가 정해지면 이 가치관을 실천할 수 있는 행동목표가 설정되어야 한다. 행동목표는 가치관을 실천하기 위해 명백하게 서술된 행동계획을 말한다. 행동목표는 주어, 목적어, 동사를 포함한다. 예를 들면 성희는 자연식품을 섭취할 것이다라는 것은 성희는 자연식품을 섭취하는 것에 가치를 둔다라는 가치관을 실천하기 위한 행동목표이다.

(3) 문제확인

문제는 행동목표, 가치관에 대한 잠재적, 실제적인 위협이다. 문제는 충족되지 않거나 위협받는 행동목표에서 초래되는 것이다. 문제는 명백하게 나타나는 것도 있고 모호하고 잠재적인 것도 있다. 문제는 내적, 외적 환경으로부터 일어날 수도 있고 개인의 신체적, 심리적인 측면에서 발생될 수도 있다. 문제를 확인하기 위해서 다양한 정보를 수집하고 분석해야 한다. 정보는 환경, 환자, 차트, 카덱스, 책, 환자의 가족 등에게서 얻을 수 있다. 문제는 구체화되어야 한다. 위협되거나 달성되지 않은 행동목표의 측면이 무엇인지 확인되어야 문제를 구체화할 수 있다. 행동목표는 '나는 내일부터 환자가 혼자서 인슐린을 주사할 수 있도록 오늘 교육할 것이다' 라는 것이라고 가정해보자. 그러나 근무시간이 끝나갈 때 간호사는 그 환자에게 인슐린주사를 놓으면서 '내일 인슐린주사방법을 가르쳐야겠다' 라고 목표를 변경할지도 모른다. 이 상황이 간호사에게는 문제가 될 수 있다. 즉, 시간적 측면의 행동목표가 성취되지 않은 것이며 문제는 '나는 오늘 환자 스스로 주사할 수 있도록 가르칠 수 없었다' 는 것이 될 수 있다.

문제는 또한 내용적인 행동목표달성의 실패로 인해 초래될 수 있다. 산과병동 간호사의 행동목표가 나는 모든 환자가 건강요구를 충족시키기 위해서 전통적인 방법을 실천하도록 권유할 것이다 라는 것이라고 가정해 보자. 그러나 만일 간호사가 산모에게 모유수유를 권유하지 못했다면 문제는 '나는 산모에게 전통적인 모유수유를 권하지 못했다'가 될 것이다. 문제의 진술은 다음과 같은 질문으로써 가능하다. '나는 어떻게 나의 가치관을 유지할 수 있는가?' 이 질문을 기초로 하여 문제는 '나는 어떻게 산모들이 아기에게 모유를 수유하도록 권유할 수 있을까?' 로 진술될 수 있다.

(4) 대안의 탐색

이 단계는 문제를 해결하기 위해 가능한 모든 대안을 탐색한 다음 진술된 행동목표를 달성할 수 있는 대안을 추려낸다. 가능한 많은 대안을 탐색하기위해서 측면적 사고, 창조적 문제해결법, 브레인스토밍, 할당부과 등의 방법을 사용할 수 있다.

(5) 대안의 분석

각 대안을 분석 평가하여 가장 바람직한 대안을 선택해야 한다. 각 대안은 세 가지 기준에 의해서 분석될 수 있다.

- 우수성(desirability): 대안에 대한 개인적 주관적 호감도로써 대안의 우수성은 순위로 분석될 수 있다.
- 가능성(possibility): 대안이 목표를 성공적으로 성취할 수 있는 정도로서 객관적, 주관적 확률로서 나타낸다.
- 개인적 위험(personal risk taking): 대안의 편익과 관련된 위험의 평가이다. 개인적 위험은 신체적 위험, 정서적 위험, 사회적 위험의 세 가지 측면을 갖는다. 개인적 위험은 순위 또는 고, 저, 중간 수준 등으로 평가할 수 있다.

(6) 대안의 선택과 평가

여러 대안으로부터 행동목표를 가장 성공적으로 성취할 수 있는 최적의 대안을 선택한다. 대안을 선택할 때 대안의 분석평가시 사용된 세 가지 기준 중에서 어느 기준이 가장 중요한지를 고려하기위해서 문제상황이 분석되어야 한다. 세 가지 기준이 순위는 상황에 따라서 변할 수 있다. 문제상황에서 가장 중요한 기준과 기타 기준을 고려하여 분석 평가된 대안중에서 가장 최선의 대안을 선택하고 평가한다.

선택한 대안을 평가하기 위해 다음과 같은 질문을 해보아야한다.

① 의사결정은 우수성, 가능성, 개인적 위험기준에 의해서 분석 평가되었으며 문제상황과 관련지어 우선순위가 고려되었는가?
"아니요" 라면 분석된 대안의 목록을 다시 고찰하여 부합되는 하나의 대안을 다시 선택한다. "예" 라면 다음의 질문이 계속된다.

② 의사결정은 진술된 행동목표를 반영하는가?
"아니요" 라면 대안분석 평가과정으로 되돌아가 다른 대안을 고려해본다.
"예" 라면 다음의 마지막 질문으로 넘어간다.

③ 행동목표는 이 상황에 대한 당신의 가치관을 반영하는가?
"아니요" 라면 가치관을 반영하는 행동목표를 재진술한다.
"예" 라면 의사결정은 잘 된 것이라고 평가한다.

5) 의사결정과 팀 빌딩

팀 빌딩이란 팀 구성원들이 함께 작업하는데 있어서 만족할만한 최적의 결과가 되도록 구성원간의 관계와 운영을 향상시키는 지원과정이다.

팀은 일반적으로 부서 또는 조직의 목적에 관련된 공동의 목표를 달성하기 위하여 협력적이어야만 하는 사람들의 집단이고 조직에 의해 의사결정과 목표설정에의 참여 등의 권한이 공식적으로 부여된 즉, 권한과 자유가 위임된 집단으로서 이러한 팀은 혼자서 또는 대규모그룹 조직속에서 일하는 개개인보다 탁월한 업무능력을 갖고 있다. 특히 업무내용이 복합적인 기술이나 판단능력, 또는 업무경험을 필요로 하는 경우에 이러한 특징은 더욱 두드러진다.

또한 팀은 함께 일하는 사람들의 집단, 집단의 단합과 효율성을 위하여 각 개인의 이익이나 의견이 종속되며 구성원들간에 적어도 하나의 공통된 목표를 가지며 목표달성을 위해서는 구성원들간에 상호 협조적인 행동이 필요하고 구성원 각자는 팀의 일원임을 인식하고 팀을 우선적으로 생각해야하며 공통된 규범을 갖고 과업달성에 필요한 기술이나 지식 및 능력은 팀을 구성함으로써 완성된다. 따라서 팀은 과업을 달성하기위하여 상호보완적인 기능을 가진 사람들이 서로 신뢰할 수 있는 방식으로 함께 일해 나가는 소수의 그룹이다.

팀의 목표 및 제반업무의 수행방식 등은 구성원들간의 협의를 통해서 설정되어야하며 따라서 팀의 업무에 대한 결과는 팀 전체가 공동으로 져야한다는 의식을 가져야한다. 팀은 업무수행이나 문제해결을 위해 공동의 접근방법을 사용하여야 하며 팀이 효과적으로 기능하기 위해서는 업무의 배분과 작업방법, 일정계획, 문제해결방법 등과 같은 제반 업무의 수행방식에 대한 합의가 필요하다 효과적인 팀은 목적이 명확히 있고 분위기는 비공식적이고 안락하며 긴장이나 권태감은 없어야한다. 또한 참여적이며 모든 구성원이 효과적인 경청기술을 활용한다. 건전한 의견의 불일치가 있고 약간의 갈등은 부드러운 팀정신으로 승화시키며 합의하에 의사결정이 이루어지고 개방적인 의사소통을 한다.

효과적인 팀이 되기 위해서는 조직체계뿐만 아니라 기본적으로 갖추어야하는 몇가지 요건이 있는데 이를 위해서는 팀빌딩의 기술과 적용이 필수적이다.

팀 빌딩의 목적은 팀의 목표, 일의 우선순위를 명확히 하고 구성원의 역할 및 책임에 따라서 수행되는 업무추진의 방법의 분석 및 할당, 팀의 업무추진방법에 대한 과정검토, 팀 구성원간의 관계측정을 분석하고 향상시키는 것이다. 팀 빌딩은 본질적으로 효과적인 작업집단을 형성하는 데 있으며 특징은 구성원간의 상호신뢰, 적절한 리더십, 구성원간의 갈등의 효과적인 관리, 적절한 개인기술의 이용 등이다.

팀 빌딩의 장점은 집단의 문제점을 명확히 하고 해결가능성에 대해서 집단이 어느 정도의 지식과 창조성을 가지고 있는가를 진단할 수 있으며 변혁목표와 행동에 대한 집단의 혁신적 태도를 조장하고 업무상의 제 관계를 개선할 수 있다. 또한 프로젝트팀과 같은 일시적인 집단이나 새로 형성된 집단에서의 응집력을 향상시킬 수 있으며 개방적이고 참여적인 분위기하에서 팀의 노력을 창출시키고 의사소통의 문제해결 개선 및 개별구성원의 심리적인 성장경험, 인간관계기술을 개선한다. 따라서 업무성과, 구성원의 참여와 합의의 증진, 조직풍토 개발, 의사소통과 업무협조를 증진시키고 팀 구성원의 태도와 지각에도 좋은 영향을 끼치며 직무만족을 높이는데 효과가 있다.

팀 빌딩 과정은 르윈(Lewin)의 태도변화과정인 해빙, 변화, 재결빙의 단계로 이루어진다. 팀빌딩은 현재 조직과 집단의 생산성을 방해하는 요인을 찾는 것으로부터 시작된다. 장비의 부실, 비효과적인 프로세스, 역할과 책임의 불명료, 업무와 관련된 인간관계의 폭넓은 범주의 주제가 토론된다. 이 과정을 거쳐 중요한 문제에 대한 합의가 이루어지면 다음으로 이 문제를 어떻게 극복할 것인가하는 구체적인 전략으로 이어진다.

다음은 간호현장에서 볼 수 있는 사례이다.

사례1. 당신은 외과병동의 초번 주임간호사이다. 저녁식사 후 돌아와보니 다음과 같은 일들이 기다리고 있다.

- 환자의 IV가 새서 다음 수액을 맞고 못하고 있고 6시 항생제도 맞지 못하고 있음
- 방문객이 졸도함
- 3명의 환자가 7시까지 저녁식사를 받지못함
- 수술실에서 환자 call이 와 있음
- 주치의가 2주전 투약오류에 대해 토의하고자 기다림

다른 간호사는 본인 담당 환자로 매우 바쁘다. 우선순위를 정하라.

사례2. 당신은 외과병동의 간호사이다. 4pm에 회복실에서 Total Hip Replacement를 받고 올라온 환자를 받았다. 드레싱이 선홍빛으로 젖어 있는것을 보았고 이것은 수술후 자주 일어나는 oozing이라는 것을 알고있다. prn으로 드레싱 관찰이 오더에 있고 그렇게 수행하였다. 6pm에 다시 확인해보니 침대린넨까지 젖어 있는 것을 보고 의사에게 출혈이 너무 심한것 같다고 전화하였다. 의사는 출혈량이 과도하지 않다고 계속 관찰하라고 하였다. 7pm, 8pm에 확인하고 의사를 다시 호출하였다. 그는 또다시 관찰하라고만 하였다. 10pm에 결국 환자 혈압이 떨어지고 shock상태에 이르렀다. 당신은 의사를 호출하고 그가 즉시 도착하였다.

이 경우 법적인 문제는 없는가? 책임은 누구에게 있는가?

사례3. 간호사는 당신이 일하고 있는 병동에 새로 온 간호사이다. 3개월 평가기간이 끝나 그녀를 평가해야하는데 평가결과 그녀가 자신의 일은 잘 수행하고 있었지만, 환자간호에 있어서 스스로 중요한 의사결정을 내리지 못하고 다른 사람의 의견에 의존해있으며 그 의존도가 점점 높아져간다는 것을 발견했다. 환자들은 그녀를 좋아하고 동료직원들과도

사이좋게 지내지만 그녀는 다른 사람일까지 매번 도맡아서 힘겹게 일하고 있었다. 당신은 평가서를 작성해야한다. 당신의 계획은 무엇인가? 그녀의 긍정적인 면과 부정적인 면은 무엇인가? 그녀를 지지하기위한 당신의 계획은 무엇인가?

사례4. 당신은 인력관리위원회의 멤버이다. 휴일에 근무에 대해 불만이 있는데 특히 기혼이며 어린아이가 있는 직원들은 휴일에 off request를 고려해달라고 요구한다. 다른 사람은 경력순을 고려해 달라고 한다. 휴일근무에 관한 정책을 수정하고 평가를 위해 다른 사람과 의견을 교환해보라.

사례5. 간호사는 수술실에 근무하는 3년차 간호사이다. 신규때에는 비교적 열심히 하려고 하는 모습을 보였다. 수첩에 배운 것을 기록하고 노력하는 모습이 보였고 동료들과도 잘 지냈다. 해가 지날수록 그녀의 태도나 행동이 자기중심적으로 남을 배려하지 않는 방향으로 바뀌었다. 그래서 많은 동료와 선후배들이 같은 방에 배치되는 것을 싫어하며 초번, 밤번 근무조가 같이 되는 것조차 더욱 싫어하게 되었다. 예를 들어 정각에 출근하여 수술실로 들어온다, 다른 직원은 10분전에 미리 와서 수술에 사용할 기계나 물품을 준비하고 정리하여 그 시간에는 이미 수술준비가 거의 다 마친 상태이다. 같이 배정된 다른 간호사는 혼자서 이리저리 뛰면서 준비하느라 분주하다. 수술중에 옆방에서 "circulating"을 불러도 못들은 척하거나 느린 속도로 걸어가서 귀찮은 듯 마지못해 도와준다. 당신은 어떻게 이 문제를 해결할 것인가?

조직

ORGANIZATIONAL 05

1. 조직의 개념

조직화는 구성원들이 효과적으로 목표를 달성하도록 직무내용을 편성하고, 그 직무수행에 필요한 권한과 직위 및 책임을 부여하고 조정하며, 수직적이고 수평적인 상호관계를 설정하는 과정이다. 이는 기업경영의 가장 중심이 되는 핵심요소이다. 조직형성 과정에서 지배구조는 권력행사자와 관련된 개념으로, 역할구조는 지배구조와 상대적인 개념으로 일을 수행하는 사람들과 관련된 개념이다.

1) 조직의 원리

(1) 계층제의 원리

권한의 책임·의무의 정도에 따라 조직의 공식조직을 형성하는 구성원들간의 위계 즉, 계층을 설정하여 각 계층간에 권한과 책임을 배분하고 명령계통과 지휘, 감독체계를 확립하는 것을 말한다.

(2) 통솔범위의 적정화의 원리

통솔범위란 한사람의 관리자가 능률적이고 효과적으로 통제할 수 있는 부하직원의 수 또는 조직단위 수를 말하며 한 관리자가 통솔범위를 초과하여 관리하지 못한다.

조직정책이 명확하고 포괄적인수록, 전문가의 지원을 많이 받을수록, 부하의 능력이 우수할수록, 객관적 평가기준이 명확할수록, 업무의 성격이 일상적이고 덜 복잡할수록 통솔의 범위는 넓어질 수 있다.

(3) 명령통일의 원리

조직의 구성원들이 한사람의 상사로 부터 지시를 받고 보고할 책임을 갖는다는 원리이다.

(4) 분업의 원리

조직의 목표를 성취하려면 조직구성원들이 작은 직무로 분할해서 수행하게 되는데, 이는 조직구성원이 갖고 있는 다양한 기능을 효율적으로 활용하기 위한 것이다. 조직의 규모가 커지고 업무의 전문성이 증가할수록 분업의 필요성을 더욱 필요해진다.

(5) 조정의 원리

조직의 공동목표를 수행할수록 조직구성원들의 개별적 노력을 통합함으로 조직의 존속을 도모하는 기능을 말한다. 조직의 규모가 커지면 분업화, 전문화 현상이 심화되며, 부서간, 단위 조직간에 조화를 이루기 어려워지므로 조직 전체의 목표달성을 위해서는 조직의 필요성이 요구되는 것이다.

2) 조직 관련 용어

(1) 역할

역할은 어떤 직위를 가진 사람들이 해야 할 것으로 기대되는 행위로 정의할 수 있다. 이러한 기대는 직위(position)에 대한 것이고 개인적 특성에 대한 것은 아니다. 조직내에서의 역할은 직위에 대한 기대행위이므로 비인격적(impersonal) 특성을 가지고 있으며 과업행위에 관련되어 있다는 특성이 있다. 또 조직내에서 역할은 명확히 정의하기가 어려우므로 기대행위와 실제, 또는 인식행위와 차이가 있을 수 있다. 또한 조직내에서의 역할은 신속히 습득되고 행위에 큰 변화를 초래할 수 있다는 특징이 있다.

(2) 지위

지위는 집단이나 조직 또는 사회에서 어느 개인의 상대적인 가치와 서열을 나타낸다. 조직에서의 지위는 계층구조에서 다른 구성원들간의 적절한 행위를 설명해 준다. 공식적 조직에서 역할에 대한 지위가 부여될 때 이를 직위(position)라고 한다.

조직에서 한사람의 지위는 여러 요소가 복합되어 결정된다. 지위의 서열이 연령, 교육정도 또는 지식, 능력 등 여러 요소와 적합하게 결부되면 지위일치를 이룬다고 볼 수 있다.

2. 조직구조

1) 공식조직과 비공식조직

공식조직은 비공식조직과 대인관계, 리더십, 행동의 통제, 의존성 등이 각각 다르다.

(1) 공식조직

법령 또는 규정에 의해 공식화된 조직구조로서 부서 사이의 업무가 공식적으로 분담되어 있고, 직위가 공식적으로 배열되어 권한, 통제, 의사소통, 업무분담의 체계가 된다.

(2) 비공식조직

인간상호관계에서 자연발생적으로 이루어진 조직으로 조직표의 직접적인 라인을 따르지 않는 조직내의 의사소통 형태를 형성한다.

비공식조직의 간호관리에 미치는 이점은

① 업무를 능률적으로 수행 할 수 있다.
②조직구성원에게 귀속감, 만족감, 안녕감을 준다.
③조직구성원들 사이에 의사소통을 원활하게 한다.
④좌절감과 불평을 어느 정도 흡수해 줄 수 있다.
⑤조직의 생리를 파악할 수 있다.

2) 조직 구조에 따른 분류

모든 조직은 기능적 구조, 자기통제 단위구조, 혼합구조, 매트릭스 구조 중 하나에 속하며, 대부분의 보건의료기관은 기능적으로 부서화 되어 있다. 또한 각 구조형태에서 관료주의 정도를 논할 수 있는데, 관료주의는 기능적 형태에 잘 맞으며 더 복잡한 형태에는 덜 효율적인 경향이 있다. 조직환경 또한 관료주의 정도에 따라 역할을 달리 한다. 결과적으로 구조, 환경, 관료주의 정도에 따라 하부구조의 효율성이 결정된다.

(1) 기능적 구조

기능적 구조내에서 고용인은 업무에 따라 같은 그룹내에서는 유사한 업무를 수행하며 같은 부서내에서는 유사그룹으로 그룹지어진다. 유사부서는 같은 관리자에게 보고를 한다. 모든 간호업무는 간호서비스하에서 이루어지며 다른 기능적 분야도 마찬가지이다. 기능적 구조는 결정사항이 조직의 상부에서 이루어지며, 피라미드 아래로 하달되어 내려오기 때문에 중앙구조라고도 한다. 기능적 구조는 공통적 업무가 경제척도에 의해 그룹되어져서 효율적으로 자원을 이용하기가 어렵다. 직원들은 기술이 섞여 있으며 인력이나 자원의 겹치는 부분이 없다. 또한 기능적 구조는 부서 내 직원들이 유사한 업무를 수행하기 때문에 훈련이 단순화 되어 있다. 작업적 진행이 더 쉬우며 승진은 기능적 기술 발전에 기초된다. 직원은 부서와 기능적 행위에서 특출함을 보이면 상관에게 인식될 수 있다. 모든 결정은 중앙화 되어 있다(그림 5-1, 표 5-1).

기능적 구조는 여러 가지 단점을 가지고 있다. 기능을 넘어서는 소성이 잘 안되며, 직원은 기능적인 자신을 인식하고 타부서와의 협조를 기피할 수 있다.

모든 결정이 상부에 축적되며 하루의 작업에 관한 정보가 중간관리자에게는 부담이 될 수 있다. 기능을 넘어서는 협조를 요구하는 외부환경에 대한 반응이 느린 경향이 있다.

기능적 부서 내에서 일반적인 관리훈련은 직원들에게 한계가 있다. 대다수의 보건의료조직은 기능적 구조의 모든 기준을 갖추고 있다.

그림 5-1 기능적 구조 예

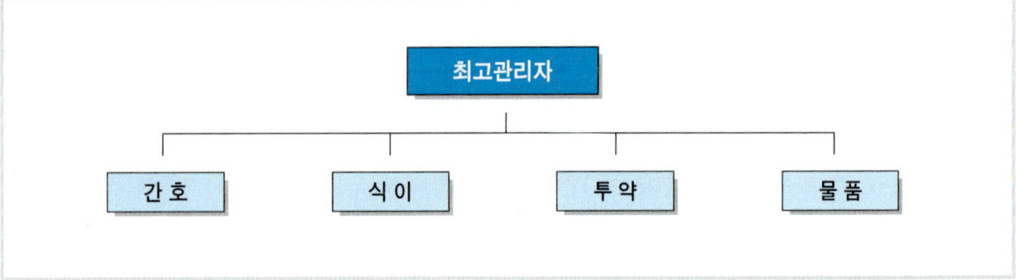

표 5-1 기능적 구조

이용시기	장 점	단 점
• 안정되고 확정적인 환경 • 중소 규모에 적용 • 관례적 기술, 상호의존적 기능 • 효율성의 목적, 기술적인 질	• 자원의 효율적 이용 • 기술적인 발전 • 기능적 숙련에 따른 경력 • 집권화된 의사결정 • 기능간의 조정강화	• 기능을 초월한 조정 약화 • 의사결정의 집권화 • 느린 변화의 반응 • 구체적 업무수행에 대한 책임소재의 불분명

(2) 자기통제 단위구조

자기통제 단위구조는 생산라인 구조를 말하며, 간호분야에서는 서비스라인 구조를 말한다. 이는 생산과 서비스에 필요한 모든 기능이 자율적인 분야로 그룹 되어진다. 기능적 구조에서 구조는 자원이나 업무에 의해 부서화 되어 있으나, 자기통제 단위구조는 산출에 의해 구조화 되어 있다. 대다수의 큰 조직은 이 구조를 가지고 있다. 더 작은 클리닉을 가진 큰 보건의료조직은 자기통제단위를 운영한다. 그러나 자기통제 단위구조가 되기 위해서는 모든 단위가 조직화 되어야 한다. 자기통제 단위구조는 분권화되어 있으며 각 단위는 생산품, 서비스, 지리적 위치 또는 고객의 유형에 근거를 둔다.

자기통제 단위구조는 기능적 구조가 부적절한 상황에서 더 좋다. 조직이 크고 복잡하여 특정서비스, 시장, 지리적 위치나 생산물에 대한 책임에 따라 부분으로 나눌 수 있어야 한다. 큰 조직은 여러 자기통제 단위에 같은 업무를 할당할 수 있다. 생산구조는 생산이나 서비스에 포함되는 모든 기능이 이 부서들 내에 있기 때문에 더욱 변화에 잘 순응할 수 있다. 결과적으로 자기통제 생산단위구조는 환경적으로 불확실성이 높고 조직이 수시로 환경에 대한 적응과 혁신을 요구할 때 매우 적절하다(그림 5-2, 표 5-2).

그림 5-2 자기통제 단위구조 예

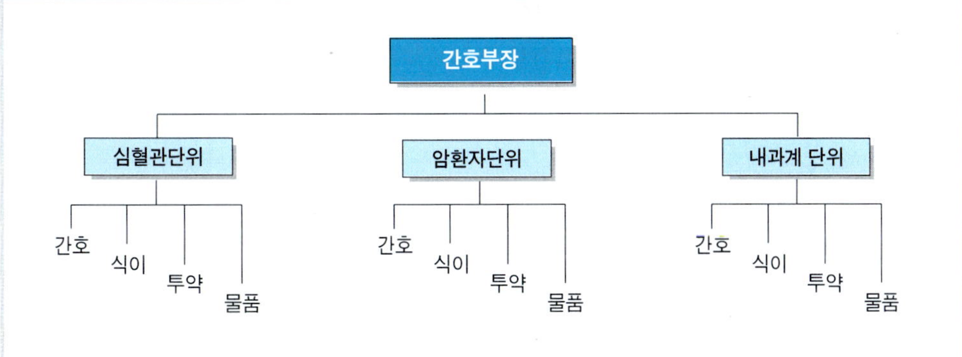

표 5-2 자기통제구조의 장점과 단점

이용시기	장 점	단 점
• 안정되고 불확정적인 환경 • 대규모인 경우 • 기능간의 기술적 상호의존성 • 생산성의 전문화 및 변화 목적	• 불안정한 환경에서 급격한 변화 • 대상자 초점과 만족 • 기능간의 조정 강화 • 다수 생산에 대한 책임과 통제 • 일반관리자 개발	• 자원의 중복 • 기술적 전문화 및 숙련의 저조 • 생산라인을 초월한 조정의 약화 • 중앙 통제 저조

(3) 혼합구조

조직이 성장할 때 모든 경우는 아니나 특이하게 자기통제단위가 생겨서 결과적으로 혼합조직이 된다. 이런 조직은 중앙화된 기능적 구조와 분권화된 생산부서를 가진다.

혼합구조의 장점은 각 기능의 질을 유지하며 부서간의 목표와 협조를 조절하는 동안에 생산부서내에서 유사한 조정을 해낼 수 있다. 그리고 조직이 환경에 잘 적응하기 쉽고 효율성 유지가 용이하다. 조직은 중앙화로 인한 경제성과 자기통제로 기능에 대한 적응가능성과 혁신을 얻을 수 있다.

혼합구조는 두 가지 단점을 가지고 있다. 하나는 최고행정자와 부서간의 갈등이다. 최고관리자는 기능부서에 대한 계선권한을 가지고 있지 않지만 그들의 업무를 조정하고 영향력을 미쳐야 한다. 두번째 단점은 관리자들이 행정자들의 간섭을 싫어한다는 것이다. 큰 조직은 각 부서를 초월한 직원의 협조가 있으며 각 생산단위에 압력을 가한다(그림 5-3, 표 5-3).

그림 5-3 혼합구조의 예

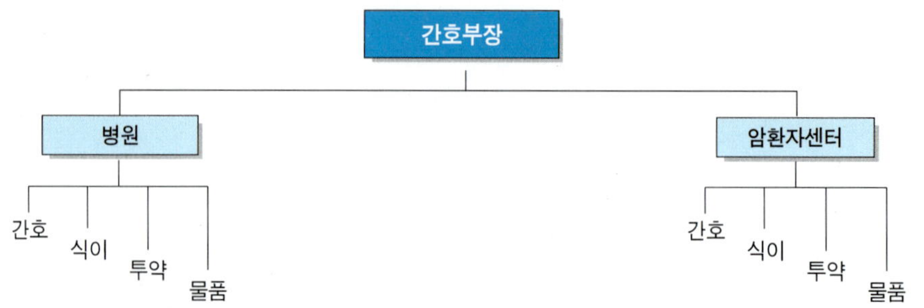

표 5-3 혼합구조의 장점과 단점

이용시기	장 점	단 점
• 불안정한 환경, 특히 소비자 경쟁 측면 • 대규모 • 기능과 생산라인에서 기술적 상호의존성 • 생산품의 전문화, 적응, 효율성 목적	• 생산부서내, 부서간 조정 • 전체조직과 부서간 목적 일치 • 조직이 어떤 부서내 적응을 하도록 도와주고 다른부서의 능률을 얻도록 함	• 전체조직과 부서간의 마찰 • 행정적 경비

(4) 매트릭스 구조

매트릭스 구조는 특이하고 복잡하기 때문에 흔하지는 않는다. 조직이 기능적이지도 않고 생산라인이나, 혼합구조의 업무도 아닐 때 이를 매트릭스 구조라고 한다. 매트릭스 구조의 특이한 측면은 생산과 기능구조 모두에 유사하게 적용된다는 것이다. 이 구조는 기능적 구조와 생산구조가 분리된 것이라기보다는 두 구조가 섞인 것이다.

매트릭스 구조는 분리된 실무자가 각 매트릭스에 책임을 진다. 하나는 기능적 업무를 위한 책임이며 다른 하나는 생산이나 서비스 측면의 책임이다. 매트릭스내에서 각 부서와 그 최고관리자는 기능, 생산관리자 모두에게 보고한다. 그들은 매트릭스 관리자로 부터 갈등을 유발시키는 요구를 받게 되나 가끔은 그들 스스로 자신들의 갈등을 해결하게 하기도 한다.

이 두 부서의 최고관리자는 함께 일하며 문제를 해결하기 위해 협상한다. 매트릭스는 생산과 기능 모두에 중점을 두는 이중조직으로 강한 외부의 압력을 받은 곳에 두는 경향이 있다.

매트릭스 구조는 매우 불확실하고 자주 변화하는 환경에 적절하지만 조직적 숙련성을 요구한다. 특히 광범위한 자원을 소유한 조직에서 보여지며, 이는 보건의료기관에서는 보기 어려운 요소가 될 수 있다.

매트릭스 구조는 또한 비일상적 기술과 기능간, 기능내의 높은 상호의존성을 가진 조직에서 볼 수 있다. 매트릭스 구조는 환경의 두 가지 측면의 요구, 특히 생산과 기능적 요구에 접한 조직에서 있을 수 있다. 이는 조직내의 자원들을 융통성 있게 사용할 수 있게 한다. 이러한 자원은 여러 생산라인을 넘어서 배치가 가능하다. 구조는 환경적 변화에 적응하며 일반적 관리기술의 발전기회를 제공하게 된다.

매트릭스 구조의 가장 큰 단점은 이중권한 때문에 각 부서관리자와 고용인들에게 혼란과 좌절을 가져다 줄 수 있다. 권한의 이중구조는 역할갈등 같은 문제를 일으킬 수 있으므로 관리자가 탁월한 인간관계 기술을 갖추어야 한다. 따라서 매트릭스 구조는 관리자의 인간관계에 있어 타협의 훈련과 갈등해결 기술 등을 요구하게 된다. 매트릭스 구조는 문제와 갈등해결을 위해 자주 만날 필요가 있기 때문에 시간을 요하며 참여자가 자신의 기능영역을 넘어선 큰 조직의 모습을 볼 수 없으면 일을 하지 않는다. 만약 매트릭스가 적용되고 이중압력이 주어지지 않는다면 조직목표에 가깝게 맞춘 쪽이 더 우세해진다.

혼합 또는 매트릭스 구조 같은 복잡한 구조가 적용될 때 조직은 조직구조의 통합된 기전이 포함되어야 한다. 통합구조는 부서를 넘어서서 조정을 강화해준다. 이러한 것은 조직표에 나타나지는 않으나 부서간 조정을 위해 서면화되고 컴퓨터화되며, 계획된 모임, 스케쥴, 교량역할, 특별위원회와 영구적 업무위원회의 정보를 포함하고 있다. 특히 통합된 직위, 정규직이나 부서업무를 통합하는 경우에 유용하다(그림 5-4, 표5-4).

그림 5-4 매트릭스구조의 예

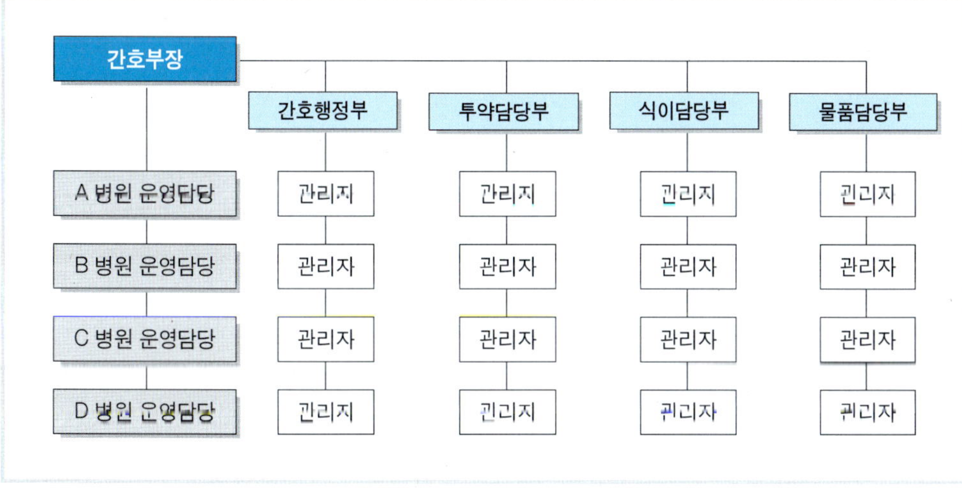

표 5-4 매트릭스구조의 장점과 단점

이용시기	장 점	단 점
• 매우 불확정성이 높은 환경 • 중규모나 대규모 • 비관례적 기술, 고도의 상호의존성 • 생산과 기능적 전문화의 이중목표	• 환경의 이중 수요관리 • 부족한 자원이용이 효율적, 융통적 • 적응과 변화 • 기능적이고 일반적인 관리 기술의 발전	• 이중권위가 좌절과 혼돈을 야기함 • 마찰이 심함 • 시간이 소모적 • 특수훈련이 요구됨 • 권력의 균형유지가 어려움

3. 조직의 구조적 특성변수

조직의 구조적 특성을 설명해 주는 변수로 과업의 분화, 권한의 배분, 공식화, 조직활동의 통합이 있다.

1) 과업의 분화

분화(differentiation)는 조직이 하부단위로 세분화되는 과정 또는 상태를 말하며, 조직활동의 분화는 조직구성원의 전문화와 함께 이루어진다. 분화는 분업(division of labor)과 유사한 개념으로 쓰이나 분업은 업무의 세분화 뿐만 아니라 조직단위의 분화까지도 포함하는 광의의 개념으로서 분업의 한 결과가 전문화이다.

분업은 업무를 수행하는 개인의 능력에 한계가 있기 때문에 이루어지며 과업의 목표달성에 더 능률적이다. 그러나 전문화가 너무 극단적으로 진행될 경우 분업에 의한 비인간화가 초래될 수 있다는 점이 지적된다.

(1) 수평적 분화

과업의 분화는 수평적 분화(부문화)와 수직적 분화(계층)의 두가지 방향으로 이루어진다. 수평적 분화(horizontal differentiation)란 부문화(departmentation)라고도 하는데, 과업의 분화로 세분화된 활동들은 직무와 대응시키고 이를 다시 그룹별로 결합시키는 과정이다. 즉, 조직전체 수준에서의 분업을 의미한다.

부문화의 목적은 다음과 같다.

① 감독의 폭

감독의 폭을 정함으로써 관리자가 지나친 업무부담을 받지 않게 하기 위함이다.

② 규모의 경제

비슷한 활동들을 집단화시킴으로써 관리상의 전문화 가능성이 높아질 수 있다.

③ 조정

각 조직활동에 필요한 조정의 정도가 서로 다르므로 조정상의 문제를 최소화시키는 방향으로 부문화시킨다.

④ 업무의 성격에 따라 부문화시킴으로써 핵심적 업무에 주의를 집중한다. 부문화의 종류는 다음과 같이 나누어진다.

- 기능별 부문화

  조직성장의 초기단계에서 기능별로 부문화되는 것인데, 기능별 부문화는 전문화를 촉진하여 능률을 향상시키며 관련된 활동을 부서화 했기 때문에 개별부서내의 조정이 용이한 이점이 있다. 반면에 조직규모가 커지고 조직활동이 다양화됨에 따라 조직 전체의 의사결정이 지연되기 쉽고 조직 전반의 효율적 통제가 어려우며 전반 관리자의 훈련에 어려움이 있다는 단점이 있다.

- 대상자별 부문화

  대상자별로 부문화가 되는 것으로서 예를 들면 내과, 소아과, 정신과 등 특정한 대상자에 따라 부서화하는 경우를 들 수 있다. 이러한 부문화는 각 부문별 자율성이 높아지므로 성과기준이 명확한 이점이 있으나 독립성의 강조로 조직 전체의 목표가 유리될 가능성이 높다는 단점이 있다.

- 시간별 부문화

  근무교대 시간별로 분화시키는 것으로서 간호사들의 근무시간별로 낮번, 초번, 밤번근무에 따라 분화시킬 수 있다.

(2) 수직적 분화

수직적 분화(vertical differentiation)는 과업의 분화가 상하관계를 가지고 이루어지는 것으로 계층 또는 위계(hierarchy)라고 한다.

각 계층에는 지위, 역할, 직위에서 분명한 차이가 있다. 예를 들면 간호부장은 관리자라는 지위(status)와 부장이라는 직위(position) 그리고 간호부장으로서 기대되는 역할(role)이 있으며 간호감독, 수간호사, 일반간호사도 각각의 지위와 직위에 따라 기대되는 역할이 있는 것이다.

그러므로 공식조직의 계층은 명령계통을 이루는 권한과 역할의 피라미드 체계이다.

공식적 권한체계로서의 계층은 각 계층마다 요구되는 권한, 보상, 기술이 다르다. 계층은 직무를 수행하는 개인에게 공식적인 힘을 부여하며 통제와 질서의 기초를 제공하고 조직을 제도화시키며 갈등을 억제하는 기능이 있다.

(3) 수직적 분화와 통제의 범위

통제의 범위(span of control)는 한 관리자가 효과적으로 통제, 관리할 수 있는 부하의 수를 말한다.

적정한 통제의 범위를 결정하는 데 영향을 미치는 요인으로는 조직정책이 명확하고 포괄적일수록 통제의 범위는 넓어지고 스탭전문가의 자원을 많이 받을수록, 부하의 능력이 우수할수록, 객관적 평가기준이 명확할수록, 관리대상 업무의 성격이 일상적이고 덜 복잡할수록 통제의 범위는 넓어진다.

통제의 범위와 조직계층의 수는 서로 관련되어 조직의 형태를 결정한다. 통제의 범위가 넓으면 조직계층의 수는 적어지므로 이때의 조직형태를 평면구조라 하며 반대로 통제의 범위가 좁고 계층의 수가 상하로 긴 조직형태를 고층구조(tall structure)라 한다.

조직구조는 권한의 배분과 관계가 깊은데, 의사결정이 집권화된 경우는 고층구조를 가지며 반대로 분권화된 경우는 평면구조를 취하는 것이 보통이다.

평면구조는 계층의 수가 적으므로 수직적 커뮤니케이션이 신속하게 이루어지며 분권화가 촉진되어 자기통제에 의한 충분한 능력발휘를 가능하게 하는 장점이 있으나 수평적 커뮤니케이션의 부담이 커져 조정이 어려워지는 단점이 있다.

고층구조는 통제의 범위가 좁으므로 부하직원에 대한 철저한 통제가 가능한 동시에 상하급자간에 개인적 접촉의 기회가 많다. 그러나 타인에 의한 통제는 자기통제에 역행하는 것이므로 부정적 측면이 있으며 계층의 수가 많으므로 수직적 커뮤니케이션이 부정확하고 왜곡될 가능성이 많다.

이와 같이 평면구조와 고층구조는 어떤 것이 일률적으로 더 좋다고 말할 수는 없다.

2) 권한의 배분

조직구성원이 업무를 수행해 나가는 데는 권한이 필요하므로 조직전체의 입장에서 볼 때 권한이 배분되어야 한다. 권한의 배분은 조직의 분권화, 공식화, 통합 등과 밀접한 관계를 가지며 조직구조의 형성에 매우 큰 비중을 차지한다.

(1) 계선조직과 막료조직

계선조직과 막료조직을 구분하는 개념으로서 계선조직은 '조직목표의 수행에 직접 책임을 지는 것' 이고 막료조직은 '라인을 도와서 주요 목표를 가장 효과적으로 달성할 수 있도록 하는 것' 으로 본다.

전통적인 관점에 의하면 막료조직은 권한을 가지지 않는 것으로 되어 있으나 실제로 막료조직에게 권한을 주어 계선에게 명령을 내릴 수 있게 하는 경우도 있다. 이러한 막료의 권한을 직능적 권한이라고 한다. 막료조직이 직능적 권한을 가지는 이유는 일반적으로 막료는 직능적 통제의 바탕이 되는 지식을 갖춘 전문가로 구성되어 있기 때문이다.

계선과 막료는 업무를 수행하는 과정에서 갈등이나 마찰을 빚을 가능성이 있다. 따라서 계선조직의 권한은 의사결정과 실시를 하며 막료권한은 조언과 충고를 할 권한으로 이해되어야 하며 계선과 막료가 충분히 상의할 수 있는 제도적 장치가 필요하다.

(2) 집권화와 분권화

집권화(centralization)는 조직의 중요한 의사결정이 조직의 상층부서에서 이루어지는 것이며 분권화(decentralization)는 의사결정권이 조직전반에 걸쳐 대폭 위양되어 있는 상태를 말한다.

집권화와 분권화는 정도에 따른 상대적인 개념으로 집권화된 조직은 분권화가 덜 되어 있다고 할 수 있지만 중요한 결정일수록 분권화 정도가 높으며 결정에 의한 영향이 큰 경우 그리고 의사결정에 대한 제약이 적을수록 분권화정도는 높아진다.

조직은 규모가 클수록 커뮤니케이션과 조정이 어렵게 되며 또한 기술의 복잡성이 증대되고 급속히 변화하여 예측하기 어려운 조직환경 요인들이 조직에서 분권화의 필요성을 요구하고 있다. 즉, 분권화에 의해 자유로운 커뮤니케이션의 흐름과 사고의 교환으로 커뮤니케이션이 개선될 수 있으며 또한 조직구성원인 개인의 발전, 직무만족의 증대, 책임감에 대한 공헌을 함으로써 전반적인 사기를 높여준다.

그러나 분권화에 의해 조정이 제약되며 통제의 일관성이 상실되기 쉽고 일의 중복, 전문화의 곤란, 과업부담의 증대, 관리비의 증가로 능률이 제약받을 수도 있다.

집권화와 분권화는 각 조직이 처한 상황에 따라 능률달성에 적합한 정도가 달라질 수 있으며 조직의 역사, 규모, 기술, 환경, 관리자의 특성 등에 따라 분권화와 집권화 정도가 달라진다.

(3) 공식화

공식화(formalization)는 조직구성원들의 행위를 규제하는 규칙과 규정의 명시화 정도를 말한다. 따라서 공식화는 규칙과 규정의 양과 조직구성원들의 공식화에 대한 인식 정도로 측정할 수 있다.

공식화의 필요성은 조직구성원의 행위를 정형화하여 그에 대한 예측 및 통제를 가능하게 하는 데 있다. 즉 공식화함으로써 조직활동을 조정할 수 있으며 일의 흐름에 일관성을 추구하여 생산의 효율성을 높일 수 있다.

공식화된 조직은 일반적으로 통제수단으로서 규칙을 이용한다는 점에서 집권화와 관계가 있으나 종업원의 경험이나 능력이 높은 수준에 있는 경우는 상대적으로 재량권이 커지게 되어 공식화가 분권화와 관계있는 경우도 있다. 그리고 조직구성원의 전문화(professionalization)가 심화될수록 공식화는 갈등과 소외를 가져올 수 있다.

또한 보다 단순하며 자동화된 기술을 이용하는 조직에서 더욱 공식화하는 경향이 있다. 공식화가 극단적으로 적용되는 조직에서는 조직이 경직되고 조직구성원의 자율적 욕구와 창의성이 없어지게 되며 규칙을 엄격하게 고수하려는 관료적 행위(bureaucratic behavior)가 나타나게 된다.

(4) 조직활동의 통합

조직의 규모가 확대되면 과업이 분화되는데 이러한 분화만으로 조직의 능률을 기할 수 없으므로 통합의 필요성이 생긴다.

간호조직에서의 통합(integration)은 간호부서가 목표를 달성하기 위해 상이한 여러 하위시스템 사이의 통일을 기하는 과정을 말한다. 따라서 통합은 분화된 직무와 활동이 연결된 행위를 촉진하는 조정(coordination)과 그 개념상의 차이를 발견하기 힘들다.

통합은 조직단위의 자율성이 높고 의존성이 적은 경우에 그 필요성이 적어진다. 또한 분업의 정도가 높으면 조직단위들 사이에 상호의존성이 커지므로 조정업무가 필요하게 된다. 조직을 둘러싸고 있는 환경이 불안정할 경우 조직의 분화가 높아지고 그에 따라 조정의 필요성이 커지는 것이 일반적이다.

통합은 조직계층의 상하관계를 통한 수직적 통합과 동일한 계층 사이에서 이루어지는 수평적 통합 그리고 대각적 통합이 있을 수 있다. 이러한 통합의 기본적 방법으로는 자발적 조정과 지시적 조정이 있다. 자발적 조정은 간호사들이 해야 할 일과 그 일을 해야 할 시기에 관하여 지시를 받는 것을 말한다.

4. 간호조직의 유형

1) 간호조직의 종류

(1) 계선조직

간호조직에서 계선조직은 최고간호관리자에서부터 최하위직에 이르기까지 계층적 구분을 갖게 되는데 조직 기구표에 나타난 계선조직의 예는 다음과 같다.

그림 5-5 병원의 간호부 조직기구

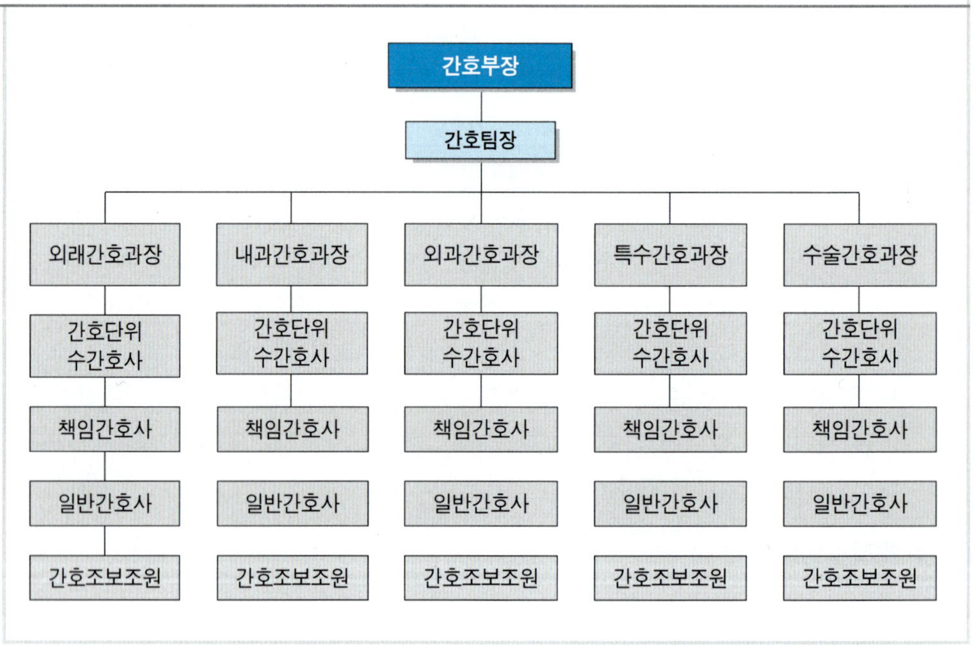

그림 5-6 보건소 간호조직기구

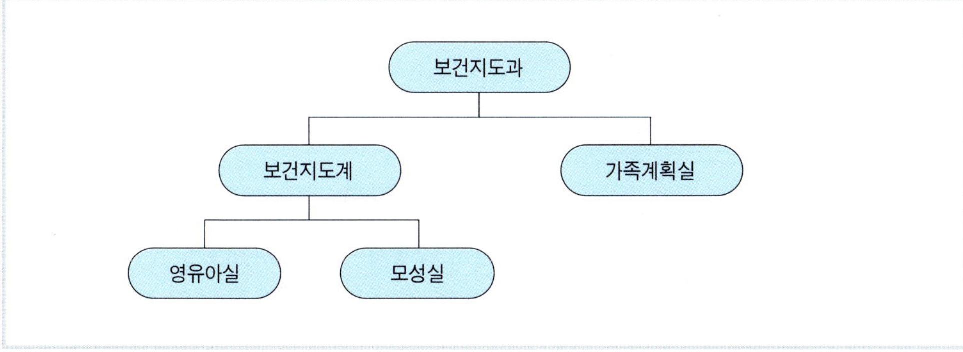

(2) 막료조직

간호부 조직내에서 막료조직은 전문적인 지식, 경험을 가지고 간호목표 달성에 간접적으로 기여하는 역할을 하기 위해 담당실을 설치, 운영한다.

그림 5-7 병원의 간호부 막료조직기구

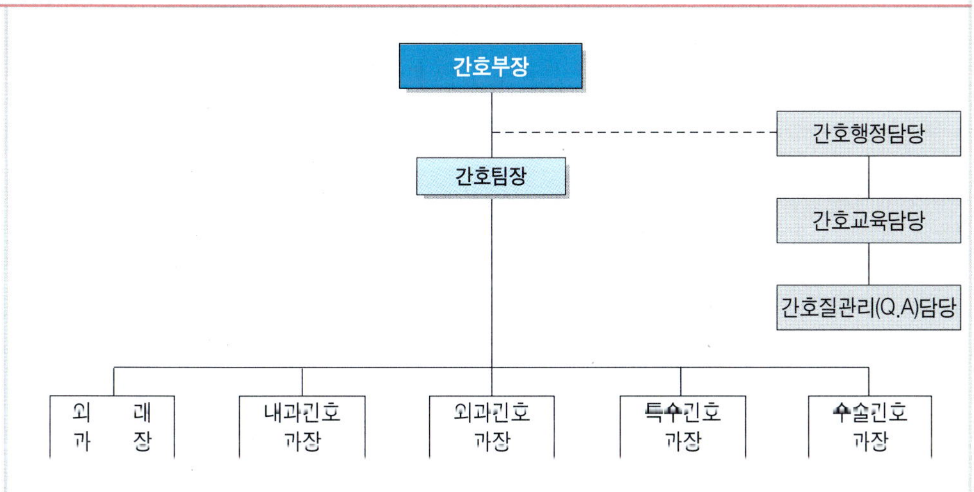

(3) 역동적 측면 조직

역동적 측면 조직은 극심한 환경의 변화에 대응하면서 특정과제를 해결하기 위해 일상적이고 계획적인 업무를 넘어선 다각적인 협력을 필요로 할 때 편성하는 조직구조로서 수평적 접촉의 형태를 취하는 조직이다.

① 프로젝트 팀

프로젝트 팀은 특정 프로젝트의 수행을 위하여 여러 관련부서에서 파견되는 사람들에 의하여 구성된다. 따라서 이것은 수평적 접촉의 형태를 취하게 되며 특정과제가 해결될 때까지만 존재하는 임시적인 집단으로 업무집단(task force)으로 불리기도 한다. 팀 구성원은 과제해결이 완료되면 다시 본래의 정상업무로 되돌아가게 되며 이 프로젝트 팀은 계선조직을 대체하는 것이 아니고 보완적 내지 복합적이 되는 것이다.

프로젝트팀 조직은 수직적 명령계통, 기능적 분화, 명백한 계선과 막료활동, 감독폭에 구애받지 않고 조직의 여러 계층에서 파견된 고도로 숙련된 전문가들 사이의 풍부한 상호작용과 집단문제 해결방식을 통하여 임무를 수행한다. 프로젝트팀과 위원회와의 성격상 다른점은 프로젝트팀은 비록 짧은 기간이지만 대부분 풀타임으로 실제작업을 수행하는 사람들이 모여있는 집단이며 위원회와는 다른 권한과 책임을 가진다는 점이다. 프로젝트팀은 판단하거나 결정하는 법적 기구가 아니며 기술업무, 신규사업, 관리개선사업, 업무조정 등의 활동에 적극적인 행동을 취할 수 있다.

예를 들면 장루환자 교육프로그램을 위한 프로젝트팀은 간호교육담당, 외과외래 수간호사, 외과간호단위 수간호사, 임상간호전문가로 구성된다(그림 5-8).

그림 5-8 프로젝트 팀

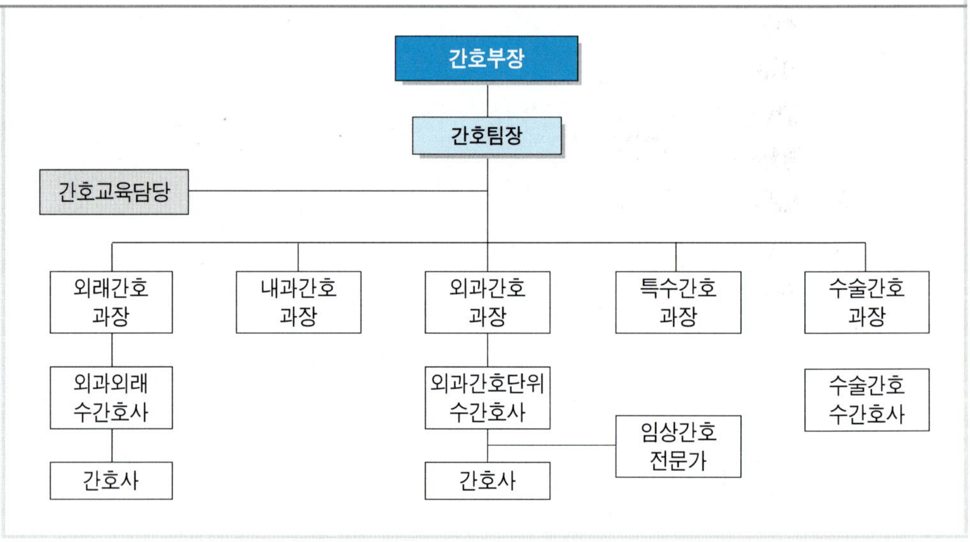

② 매트릭스 조직

프로젝트팀의 개념에서 발전된 것이 매트릭스 조직이다. 즉, 개별적인 프로젝트팀 조직의 활용으로 효과를 얻게 되면 전문적 지원의 더 큰 통합을 기대하기 위해 프로젝트에 기초를 두고 체계적으로 구조화시켜서 상이한 팀, 과업 단위간의 매트릭스 또는 패턴을 설정하는 것이다. 매트릭스 조직은 조직구조의 입체감을 보여주지만 전문적 분화에 재통합이라는 성격 때문에 조직내 권한 및 권력구조면에서 많은 문제점을 야기시킬 수 있다. 그러나 다양한 전문인의 권한을 이용할 수 있으므로 계선조직과 막료조직의 공식적인 규칙, 절차에 얽매이지 않는다는 점에서 간호업무에 대한 간호사들의 만족감과 성취감을 높일 수 있다고 본다.

(4) 군간호 조직

군간호 조직은 간호사 교육이나 전문화, 실무표준, 간호의 질 보장과 기록, 간호연구 등 실무의 많은 측면에서 민간 간호조직과 양상이 비슷하다.

그러나 군간호 조직의 목적을 보면 전시에는 진사에게 간호를 제공하고 평화시에는 현역 군요원들과 가족에게 간호를 제공하는 데 있으므로 군간호 조직에 속한 간호사는 장교와 전문간호사로서의 이중임무를 수행해야 하는 특성이 있다. 군간호 조직에서 간호부서는 최적의 환자간호와 간호행정을 수행하기 위해 다른 군행정 참모들과 똑같이 동등하고 독립적인 파트너십으로 참여한다.

군간호 조직의 직위에 따른 권한 때문에 군간호 집행부는 민간 간호관리자보다 더 큰 권한을 가질 수 있으며 영향력이 크다고 할 수 있다. 장교로서 군간호 조직의 행정관은 다른 사람의 업무를 지휘하고 협조 할 뿐 아니라 리더쉽과 관리기술을 발휘해야 한다. 또한 군간호 요구에 융통성있게 대처하여 전시와 이동시 군간호 행정에 대한 모든 측면에 책임을 진다.

이처럼 군간호 조직은 특성상 군조직의 특성과 간호조직의 특성을 모두 포함해야 하는 특수한 성격을 지닌 조직으로서 존재한다.

5. 조직 특성

조직의 특성을 전체적으로 파악하는 관점에는 크게 조직분위기(organizational climate)와 조직문화(organizational culture)로 보는 두 가지 방향이 있다. 조직분위기에 대한 연구의 역사는 조직행위론에 있어 비교적 긴 반면 조직문화에 대한 논의는 비교적 짧은 역사를 지니고 있다. 조직분위기는 조직특성에 대한 개인의 지각을 의미한다는 점에서 심리학적 기반과 지향을 지니고 있다. 그에 반해 조직문화의 관점은 문화인류학적 지향에 바탕을 두고 있다. 또 전자가 이론적 연구에 치중해 실무적 시사가 약한 데 반하여 후자는 실무의 필요성에 밀착되어 연구가 이루어져 왔다.

1) 조직 분위기

(1) 조직 분위기의 개념

어떤 조직에서든지 조직은 그 자체의 스타일을 갖게 되는데 이것을 조직 분위기 또는 조직풍토의 문제들을 다루고 있다. 조직 분위기는 개인이나 집단에서는 환경을 이루지만 조직 자체로서는 특성을 이룬다.

(2) 조직 분위기의 구성요소와 결정요인

조직 분위기의 정의에 대한 논란은 분분하지만 이것이 어떤 조직의 특성 또는 스타일을 보여주는 것만은 틀림이 없다. 이러한 조직 분위기를 구성하는 요소들은 일반적으로는 다음 7가지 차원이 주로 거론되고 있다.

① 개인의 자율성
종업원들이 자유로이 의사결정 권한을 행사할 수 있다고 생각하는 정도

② 직위구조
직무의 목적과 방법이 확립되고 이것이 상급자에 의해 개인들에게 의사소통되는 정도

③ 보상지향
경영자들이 강조하는 보상 · 업적 · 이윤 · 지향의 정도, 즉 얼마나 조직이 높은 업적과 그에 따른 보상을 강조하는가 하는 정도

④ 고려 · 후원
감정적인 후원에 대한 욕구가 조직이나 경영자들에 의해 충족되고 육성되는 정도

⑤ 진취성과 발전
관리실무를 포함한 조직의 환경이 종업원 발전을 촉진하고 새로운 아이디어나 기업의 발전, 응용을 고무하는 정도

⑥ 위험부담
종업원들이 비난, 조소, 기타 형태의 응징에 대한 두려움 없이 자유롭게 실험, 혁신, 위험을 부담할 수 있다고 생각하는 정도

⑦ 통제
조직 구성원들의 행위자에 대한 통제가 공식화되어 있는 정도

2) 조직 문화

(1) 조직 문화의 개념

조직 특성을 파악하기 위한 또 하나의 관점으로 최근 많이 거론되고 있는 조직 문화라는 개념이 있다. 조직 문화는 미국의 경우에는 '기업문화' (corporate culture)로 수용되고 있고 일본의 경우에는 '사풍' 으로 이해되고 있다. 조직 문화에 대한 정의에는 여러 가지가 있지만, 여기서는 조직 문화(기업문화)란 조직 구성원의 활동의 지침이 되는 행동규범을 창출하는 공유된 가치와 신념(shared values and beliefs)의 체계라는 정의를 택하기로 한다.

(2) 간호조직에서의 조직 문화

인류학과 사회학의 관점에 뿌리를 둔 조직의 문화는 간호사가 일하는 환경에 대한 관리자들의 이해를 증진시켜 준다. 조직문화연구에 대한 관심의 증가는 그 주제에 관한 문헌의 급속한 증가에 의해 반영되며 적어도 세 가지 다른 파워(power)에서 유래하는 것으로 보인다(Marjorie, 1992).

첫 번째 파워는 조직에 대한 이해와 설명을 강화하려는 개념을 위한 조직과학자들의 끊임없는 연구이다. 조직문화 문헌연구의 경향은 과학적 관리를 시작하고, 체계분석과 구조를 향해 나아가고, 더욱 최근에는 전략적 관리를 채택하는 시기 전체를 통하여 주목된다.

조직문화 문헌을 뒷받침하는 두번째 파워는 조직의 변화하는 외적 환경, 특히 국가적·전세계적 경제제약과 업무윤리에 관련된 환경으로부터 발생한다. 비교분석을 통한 연구는 어떤 조직들이 공통을 유지하며 효과적이지 못한 조직들과 어떻게 다른가를 규명하려고 한다.

마지막 파워로, 최근 사회과학과 간호에서 관심의 현상을 연구하는 데 사용된 연구패러다임에 변화가 있었다. 많은 실증주의적 전통의 조사와 분석적 연구가 눈에 띄게 계속되지만, 민속학이나 사회적 상호관련주의 같은 관계의 해석적 구조로 부터 나온 사회적 질문의 타당성이 과거보다 더 찬사를 받는다.

이러한 패러다임을 사용하는 조직문화연구는 서로 다른 가정들이 기초가 되어 서로 다른 결과들을 산출하리라 기대된다. 예를 들면 구조화된 질문지로 조사연구를 하는 연구자들은 질문들이 개념의 두드러진 면을 반영하며 측정되는 개념들은 조직내 또는 조직간에 수량화될 수 있음을 가정한다. 이와는 대조적으로 해석적 패러다임은 문화에 대한 확대된 이해가 필요하다는 것을 가정한다. 물론 이런 대조되는 패러다임의 조합은 고도의 통찰력 있는 결과를 산출할 수 있다.

간호관리가 임상간호의 전문적 실무가 이루어지도록 환경을 유지, 발전시키는 것이라는 진술은 간호행정문제에 관한 가정이 된다. 그것은 간호사들의 일과 그 일을 수행하는 간호사들의 본질에 관한 가치를 담고 있다.

임상실무의 전문적 수준은 간단하게 기술되는 것도 아니고 다른 사람에 의해 지시되지도 않는 간호업무의 특별한 형태임을 의미한다. 간호는 환자의 행동에 관한 결정을 하기 위해 정보의 폭이 넓은 자기지향적 과정을 포함하는 자율적인 업무이다. 그리고 그 목적은 간호사와 의사간에 그리고 간호사간에 동료관계로 협동적 실무를 하도록 하는 데 있다(Brozavich & Shortell, 1984). 더욱이 간호업무의 흐름과 환경은 그 일의 수행과 효과적인 성취에 영향력을 지니며 결과를 산출하기 위해 통제와 조정의 전통적 요소에 초점을 두는 것보다는 행정실무의 기능을 부분적이나마 가능하게 하고 역할들을 가르치도록 한다.

그러나 현재의 보건의료조직, 여성들이 주도권을 가진 직업 그리고 간호부서들에서는 조직문화를 언급하는 의미심장한 연구문헌이 거의 없다. 결과적으로 개념의 분석은 공론적인(speculative) 반응만 제공될 많은 의문을 나타내 왔다. 그러나 그 분석은 문화란 조직을 연구하는 데 신뢰할 만한 차원이며 문화에 대한 이해는 간호행정의 실무에 중요하다는 것을 예증한다. 그러나 보건의료 조직내, 조직간 그리고 조직의 보편적인 문제와 가정 사이에 상호작용하는 패러다임을 개발시키기 위해 더 나은 연구가 요구된다.

6. 조직구조의 환경

1) 조직구조의 환경

조직구조는 조직의 목표와 목적에 따라 자원과 권한, 책임을 배분하는 체제이다. 환경은 그 구조가 기능을 하는 내외적 상황인데, 이때 외적 환경은 사회적 압력, 정책, 경제와 지리적 측면이고 내적 환경은 기관외적 환경과 조직문화를 포함한다(Daft, 1988).

구조와 환경은 모두 고도로 구조화되고 비융통적이며 비개인적인 환경에서 개별적이며 융통성있는 간호를 제공해야 하는 간호관리자에게 있어서는 문제의 원인이 되는 동시에 치료의 실마리도 될 수 있다.

효과적인 간호관리자는 적어도 현재의 권한과 책임의 범위내에서 변수들이 해결가능한지 아닌지에 대한 인식을 하여야 한다. 또한 모든 문제에 대항하는 것이 아니라 해결 가능한 것에 따라 목표에 대한 우선순위를 정하게 된다. 또한 구조와 환경 그리고 개인적 생산성들의 관계에 대한 이해를 하는 것이 매우 중요하다.

Daft와 Steers(1986)는 조직에는 내용적 측면과 구조적 측면이 있다고 하였다. 내용적 측면은 기본적인 조직속성으로 환경과 조직전체의 특성이 오랫동안 유지되는 것으로서 조직을 운영하는 데 중요한 상황이 되고 조직설계를 통제한다. 구조적 측면은 내적 특성이나 조직설계이다. 내용적, 구조적 측면은 모두 조직을 이해하고 그 설계를 개선하는 데 중요하다. 내용적 측면은 조직이 기능을 하는 데 기본적 요소를 제공하고 구조적 측면으로 발전된다. 구조적 측면은 조직의 형태와 윤곽을 결정하는 건축블록과도 같다.

(1) 조직의 내용적 측면

Daft와 Steers(1988)에 의하면 규모, 조직의 기술, 환경의 세가지 내용적 측면이 있다. 규모는 조직의 크기를 말하며 주로 고용인의 수로 측정되는데, 기타 규모의 측정은 총매출이나 자산 같은 재정적 변수와 부서의 수 등이 포함된다. 조직의 기술은 조직내에서 사용되는 생산과정으로 핵심적 기술이라고도 한다. 기술은 개인의 행위, 지식, 기계가 포함된다.

서비스산업에서는 사람이 직접 조직투입에서 산출로 변한다. 보건의료조직에서의 기계, 지식, 보건의료요원의 행위는 그들의 환자의 건강상태의 향상을 위한 것이다. 기술은 간단하고 의례적인 것부터 고도의 철학적인 것에 이르기까지 다양하다. 환경은 조직의 경계 바깥 쪽의 모든 요소를 포함한다. 환경은 보건의료기관에 여러 중요 관심요소를 포함하는데 예를 들어 경쟁자, 정부조정자, 공급자, 환자, 가족, 지역사회와 일반적 경제상태 등이 속한다. 이들 환경적 상황은 안정 상태로 부터 급속적 변화 또는 불확실한 상태 등 다양하다.

(2) 조직의 구조적 측면

Daft와 Steers(1988)는 조직의 여섯 가지 구조적 측면이 있다고 하였다. 이는 공식화, 복잡성, 통제의 범위, 중앙화, 전문화, 인력구성 등이다. 공식화는 명문화된 규정과 과정의 존재를 말한다. 보건의료분야에서 의료 빈곤자에게 서비스제공을 하는 데 있어 감염질환으로 부터 건강요원을 보호하는 범위에 대한 주제들이 이에 해당한다. 복잡성은 상당히 유사한 부서내에서의 조직하부 부서의 수를 말한다. 예를 들어 집중간호, 적극적 간호, 자가간호 등 임상간호의 계층과 기관별 임상서비스의 관점에 따른 의료전문 간호단위들이 이에 해당한다. 통제의 범위란 한 관리자가 관리하는 부하직원의 수를 말한다.

예를 들면 간호관리자에게 보고하는 일반간호사의 수를 말한다. 중앙화는 직원의 고용, 파면 등의 의사결정의 권한이 최고관리자에게 집중되는 것을 의미한다. 전문화란 그 직책의 질적 향상에 필요한 훈련이나 특수교육을 받는 직원의 수 등 교육수준의 분포를 말한다. 전문화는 직원의 훈련기간이 길게 요구되거나 보건의료분야에서의 업무에 입문하는 데 높은 수준이 요구될 때 더 높아진다. 인력구조는 전문직, 서기직과 관리부서 인력의 비율이다. 관리직 비율은 일반 고용직 대 최고관리자의 비율이다. 서기직은 조직내에서 공적인 서류와 의사소통 유지를 위해 필요한 서기직 직원을 말하며 전문직 비율은 기관내 전문기술 요원의 수를 말한다. 대체로 직·간접적 비율은 조직효율성을 보여주는 것으로 직접 생산에 참여하거나 서비스행위를 하는 직원 대 지원부서에서의 참여비율을 말한다.

(3) 내용적 측면과 구조적 측면의 상호관계

내용적 측면과 구조적 측면에는 상호관계가 있다. 예를 들면 내용적 측면의 조직의 규모가 커지면 조직은 더 많은 직무부서와 더 많은 규칙을 만들게 되는데, 이는 모두 조직과 자율적인 직원 사이에 갈등을 유발시키게 된다. 재정적 압박은 한 전문직 집단에서 다른 집단으로 직무내용에 압력을 가하게 된다. 한 집단에서 다른 집단으로의 업무재배치는 갈등을 유발시킨다. 또한 적당히 관례화된 일을 하는 덜 교육받은 집단이 가지지 못한 판단이나 고도의 지식을 요하게 된다.

갈등에 대한 조직의 반응은 집단행동을 표준화하기 위한 공식화를 증가시킨다. 그러나 고도의 훈련된 전문인들은 직접적 감독에 대해 반발한다. 그러므로 전문직에 대한 법규와 관료적 규칙의 혼합은 갈등을 증폭시키는 결과를 초래한다. 이는 보건의료기관에서는 흔한 일이다.

Mintzberg(1979)는 기계적 관료(machine bureaucracy)와 전문직 관료(professional bureaucracy)로 구별하였다. 기계적 관료는 고도의 공식화와 전문화를 갖춘 기계적 체계이다. 생산핵심요원들은 전문화되어 있지 않다. 병원, 대학과 컨설팅회사 등은 전문직조직으로 이런 조직은 규모가 작고, 규칙이 적으며 더 많은 자율을 부여한다.

보건의료기관은 기계적 관료주의에서 전문직 관료주의로 옮겨가고 있다. 따라서 미래 보건의료조직의 재조직이 새로운 쟁점이 될 것이다. 조직의 구조적 차원은 전통 관료주의의 특성에 가깝다. 이 두 측면은 독립적, 상호의존적 차원에서 조작업무에 영향을 미친다. 내용적 측면의 반대로 구조적 측면은 조직생명의 처음과 과정 모두에 있어 관리적 통제 내에 있다. 내용적 측면에 대한 구조적 측면의 관리통제는 관리자가 거의 직접적으로 구조적 측면에 영향을 미칠 수 있고 내용적 측면은 직접적인 영향을 미치기 어렵다.

(4) 구조와 기능

건축에서 물리적인 구조는 기능으로 부터 나온다. 물리적, 개념적 구조는 조직의 기능을 지원하며 논리적이어야 한다. 보건의료조직의 구조는 조직의 목표와 목표를 성취하는 기능에서 만들어진다. 모든 보건의료조직은 뚜렷한 공통기능을 가지는데, 이는 조직구조의 일반적 윤곽과 형태를 결정하게 한다. 그리하여 조직구조는 조직업무 수행, 즉 조직의 효율성이 중요하다. 기술적으로는 모든 산업과 마찬가지로 보건의료분야에서도 조직의 구조가 기능을 따르게 되어 있다. 보건의료조직의 서비스관리에 요구되는 다면적 요소는 하부체계와 각부서의 부서화(departmentalism)에 효과적으로 반영되지 못하고 있다. 그러나 21세기에는 관료주의적 구조와 형태의 이용은 거의 나타나지 않고 있다.

(5) 관료주의의 특성

관료주의적 구조와 보건서비스의 관계는 독일의 병원관리자였던 Max Weber에 의해 강조되었고 처음 명명, 정의되었으며 분석되었다. 그의 많은 예는 보건의료환경에서 유도되었다. Weber는 조직에 관해 처음 저술한 사람이며 개념적으로 현대조직이 발전해 나가야 할 방향을 보여주기 위해 업무의 분담, 권위계층화, 규칙체계, 기록체계, 기술, 비개인적관계와 같은 관리특성을 기술했으며 이들은 고전적 관료주의를 나타내는 개념들이다.

2) 권력의 종류

(1) 강압적 권력

리더가 부하에게 강압이나 처벌을 할 수 있는 능력을 말한다.

(2) 보상적 권력

부하에게 가치있다고 생각되는 보상을 제공할 수 있는 리더의 능력을 말한다.

(3) 합법적 권력

리더의 공식적인 권위와 개인적인 능력에 의하여 발휘되는 영향력을 말한다.

(4) 전문적 권력

자신이 가진 특정 분야의 전문적 지식이나 능력 때문에 생기는 권력이며,
부하에게 영향력을 행사할 수 있는 힘이다.

(5) 준거적 권력

부하로 하여금 존경심을 갖게 하고 매력을 느끼게 하는 리더의 개인적 특성에 의해 생기는 권력을 말한다.

7. 간호전달체계

간호사가 간호대상자에게 간호를 제공하는 책임과 권한을 분담하는 조직구조를 간호전달체계로 분류해 보면 기능적간호 방법, 팀간호 방법, 일차간호 방법, 사례관리법으로 나눌 수 있다.

1) 기능적 간호방법

제2차 세계대전 후 보건의료전달체계 내의 많은 변화가 일어났다. 1940년대에 발견되어서 사용되기 시작한 항생제는 많은 질병의 예후를 변화시켰고 광범위한 수술 방법에도 자극을 주었다. 동시에 임상적 치료가 증가되고 따라서 의료인력의 부족현상이 생기게 되었다. 간호영역에서는 이에 대한 대처방법으로 비전문직 보조요원을 이용하게 되었다. 이들은 간호에 대해 조직적인 교육을 받지 않았기 때문에 간호단위 내 모든 환자들의 체중 측정과 같은 비교적 안전하고 단순한 업무를 선택하여 맡기게 되었다.

이러한 방법을 기능적 간호접근법이라고 말하며 간호사들이 기능별로 책임을 분담하는 방법이다. 예를 들어 투약담당, 처치담당 등으로 간호업무를 분담하는 방법이다. 이는 능률적인 장점이 있는 반면 환자간호가 연속적이지 않고 나누어지게 되는 단점을 가지고 있다. 또한 각 환자에게 많은 사람들이 간호에 참여하므로 환자의 총체적 요구나 간호의 심도있는 계획 등이 고려되지 않는다.

2) 팀간호 방법

환자간호의 간호방법은 총체적 인간에 대한 관심과 인간관계를 강조하는 것으로 발선하게 되었다. 이 접근법은 환자간호법의 새로운 방법일 뿐만 아니라 간호에 대한 새로운 철학이 포함되기도 한다. 또 기능적 방법에서 수행되는 행위보다는 환자 개인을 더 강조한다. 환자 개인의 욕구, 간호의 목적, 간호계획 등이 이러한 철학과 간호방법의 한 부분으로서 발전되었으며 규명되어 왔다.

팀간호 방법은 팀의 리더로 지정된 간호전문인의 지시 하에 일련의 구성원들이 환자중심 간호를 수행하도록 계획된 업무분담의 철학과 방법으로서 정의된다. 팀을 할당받은 간호인력들에는 간호사, 간호조무사, 고용인들과 그외 사람들이 포함된다. 팀리더는 인력들의 능력과 환자의 요구에 기반을 두어 구성원들에게 환자간호를 위임하게 되는 것이다.

이때 한 팀의 크기는 작아서 팀리더는 팀구성원들의 면밀한 감독과 지도를 수행하며, 상황에 따라서는 환자의 특별한 요구 등이 있을 때 함께 간호를 제공할 수 있도록 한다.

팀간호 방법은 또한 간호제공자의 개인적 능력을 강조한다. 구성원들간의 관계에서 회의를 통한 간호계획을 세우기도 하고 팀리더에 의해 수행되는 면밀한 감독과 지도는 각 구성원들의 능력과 기술을 향상시키게 된다. 따라서 전문직간호사들은 팀을 이끄는 경험을 통해 지도성 기술도 발전시키게 된다.

팀간호 방법의 장점으로는 기능적 간호방법에 비해 그 초점이 환자 개인에게 있고 결과적으로 간호가 환자의 특별한 요구에 기반을 둔다는 점이다. 또한 인력을 충분히 활용할 수 있다는 장점도 갖는다. 그러나 단점으로서는 팀리더에게 전문적인 지도성 기술이 필요한데 모든 사람들이 그러한 능력을 갖지는 못한다는 점이다.

3) 일차간호 방법

이 방법은 가장 최근에 발전된 방법으로 환자 입원과 동시에 개인 간호사가 분담되어 24시간 동안의 간호요구에 따른 책임과 권한을 갖는다. 환자의 간호요구는 몇 달 또는 몇 년간 지속될 수 있으며 병원내에서는 환자의 입원에서 시작되어 퇴원 시까지 지속된다. 환자의 요구와 이에 맞추어진 계획에 따라 간호사는 계획을 서면화하여 수행하고 평가하게 된다. 이 방법은 간호사의 자율성, 권위, 책임성을 보다 증가시킨다. 따라서 보다 전문적인 요원들을 필요로 하고 비용이 많이 드는 단점을 가지고 있다. 그러나 일차적 간호방법의 비용효과에 관한 최근의 연구에서 이 부분에 대한 결론이 일치하지 않고 있다. 또 어떤 간호사들은 증가되는 책임을 기꺼이 수용하려 하지 않기도 한다.

환자는 입원부터 퇴원시까지 자신의 간호에 참여하는 인력의 수가 보다 적고, 누구인지 확실히 알 수 있으며, 간호사와 친밀하게 계속적인 관계를 유지할 수 있어 환자와 간호사 모두가 보다 만족감을 갖게 된다. 간호사도 간호에 대한 결과를 부분적으로서가 아닌 총체적 시야로 볼 수 있게 된다.

4) 사례관리법

사례관리법이란 다른 차원의 간호전달 방법으로 의료비의 절감으로 인한 경영 압박의 해소와 환자의 권리로 요구되는 질보장의 상반된 목적을 달성시키기 위해 개발된 조직차원에서의 서비스전달 방법의 하나이다.

이는 환자관리에 대해 미리 계획한 접근을 통해 특정기간에 수행해야 할 의료인의 의무와 기대되는 환자의 결과를 기술하는 것으로 기대되는 결과와 과정으로 부터의 이탈여부와 이유, 환자의 만족도 등의 환자요구, 기관의 요구, 의료보험사의 요구를 그대로 반영하여 구성된 일정표를 가지고 환자의 관리를 하게 된다.

사례관리법을 통해 입원일의 감소로 비용이 절감되고 환자관리의 지속성을 유지할 수 있어 환자와 의료팀 모두에게 도움이 되며, 특히 환자는 자신의 관리과정을 미리 알게 됨으로써 심리적, 신체적 준비를 통해 불안이 경감될 수 있으며 환자와 의료팀과의 의사소통이 원활해지게 된다. 또한 의료팀은 사례관리를 통해 자원의 최대한 활용이 가능해지며 질적 서비스제공과 팀원 간의 의사소통이 효과적, 효율적으로 이루어질 수 있는 이점을 가지고 있다. 사례관리자는 환자관리에 있어 적절성과 효과 및 효율성을 통제, 감시하며 타 의료팀과의 공감·협력체계의 구축에 조정자 역할을 해야 한다. 또한 효율적인 리더십을 가져야 하며, 직원교육에 책임과 질보장을 위한 방안모색에도 노력을 기울어야 한다.

간호전달체계에 대한 비교는 표 5-5와 같다.

표 5-5 간호전달체계의 비교

요인	기능적 간호	팀간호	일차간호
• 업무분담	수간호사가 직무기술서에 준해 분담	팀리더가 직무기술서에 의해 분담	수간호사가 간호요구에 따라 분담
• 간호사정 내용	간호요구	간호요구	간호요구
• 계획의 책임평가	모든 간호사 해당 계속성(-)	팀리더 해당됨 팀리더가 근무하는 동안	일차간호사 해당됨 계속성(+)
• 간호행이 책임 기록	각 간호사 해당 간호계획(-) 수행한 행위기록	각 팀 간호사 해당 팀리더 또는 팀멤버	일차간호사 해당 일차간호사 또는 부간호사
• 보고	각 간호사처리보고	팀리더	일차간호사
• 간호계획에 대한 책임	(-)	팀리더	일차간호사
• 간호제공에 대한 책임	간호가 분담된 기능으로 갈라짐	책임전가(+)	일차간호사
• 의사결정	각 간호사가 결정	팀리더가 결정	일차간호사가 결정
• 커뮤니케이션	난이	나인	활발
• 간호사 ↔ 환자			
• 간호사 ↔ 타부서	난이 (간호사 ⇄ 수간호사 ⇄ 타부서)	난이 (간호사 ⇄ 팀리더 ⇄ 타부서)	활발 (간호사 ⇄ 타부서)
• 간호사 ↔ 간호사동류, 상급자	지시내용이 되풀이되고 계속성(-)	계속성(+)효과성	
• 비용-효과	간호의 질 ↓ 간호사 만족도 ↑ 비생산적 시간 ↑	± ± ±	간호의 질 ↑ 간호사 만족도 ↑ 비생산적 시간 ↓

8. 조직변화와 간호조직 진단

보건의료조직은 변화에 대한 많은 압력을 받고 있으며 지속적으로 변화하고 있다. 정부나 제3지불자와 같은 외부적인 압력과 종업원의 불만족, 기술적 변화, 노동조합과 같은 내부적인 압력이 변화를 유도하며 이에 대해 성공적으로 변화하고 적응하는 조직이 가장 효율적인 조직이 된다.

조직의 발전은 조직의 기능을 향상시키기 위한 변화를 설계하고 수행하는 것이며 본 장에서는 최근의 조직적 발전을 개괄하고 보건의료조직과 간호에 대한 적용을 논의해 보고자 한다.

1) 조직의 발전과정

조직의 발전은 두가지 가정에 기반을 두고 있다. 효율적인 조직은 자체 조직의 문제를 해결할 수 있는 능력이 있어야 한다는 것과 그러한 조직은 높은 생산성과 직무만족을 갖는다는 것이다(Harvey & Brown, 1988). 변화의 초점은 조직에 의해 계획과 통제가 이루어진다는 것이며 이러한 변화는 충동적으로 변화되는 위기와는 다르게 오랜 기간에 걸친 지향적, 평가적, 적응적인 변화이다. 변화의 이론적 시각은 일반적으로 Kurt Lewin의 해빙(unfreezing), 움직임(moving), 재동결(refreezing)의 세 단계 체계로 본다.

해빙이란 변화하고자 하는 힘이 반대되는 힘보다 더 강할 때 생겨나며 이 힘은 태도나 외부의 압력들 일 수 있다. 해빙은 이 반대되는 힘을 감소시키고 변화력을 증가시키고자 하는 힘에 의해 생길 수 있고 결국 체계가 해빙되었을 때 변화가 일어나며 이때의 체계를 '재동결' 이라고 한다. 변화는 이러한 과정의 반복인 것이다. 조직의 발달도 조직의 사정, 조직문제의 진단 또는 규명, 계획된 중재, 중재의 평가 형식으로 간호과정의 형태를 따르고 있다.

조직발전 프로그램은 생산량의 감소, 직원의 불만족, 새로운 기술에 대한 요구와 같은 조직내의 문제를 규명하고자 하는 반응에서 만들어진다. 또한 조직발전 프로그램은 조직을 새로운 시각으로 관리하고자 하는 변화의 결과로서 전체조직에서나 간호부와 같은 한 부분에서 모두 가능하며 일반적으로 문제나 쟁점에 대한 반응으로서 조직의 최고관리자가 시도하게 된다.

이 과정의 첫번째 단계는 조직의 변화를 관리하고 수행할 책임이 있는 변화담당자를 선택하는 일이다. 변화담당자는 조직내부의 사람일 수도 있고 외부의 사람일 수도 있다. 각각 장·단점이 있는데 외부의 변화담당자는 조직발전 프로그램을 설계, 수행하기 위해 특별히 고용된 사람으로서, 경험이 많고 객관적이며 편견이 없어야 한다. 그러나 초기단계는 조직의 분석이므로 외부 변화담당자는 조직을 사정하는 단계를 거쳐야 한다. 내부의 변화담당자는 조직발달 프로그램을 관리할 수 있는 조직내의 사람이다. 어떤 간호조직의 경우는 개인에게 영구적인 위치를 부여할 수도 있다. 따라서 내부의 사람은 조직이 어떻게 기능하는지를 알 수도 있으나 이 지식은 개인경험에 기반을 두고 있다.

(1) 사정

조직발전의 첫번째 단계는 체계적으로 조직의 현재 기능을 기술하고 문제나 발전적 요구를 정의하기 위해 조직을 사정하는 것이다. 이것은 프로그램의 개발자가 처음에 정의된 문제와 함께 시작하는 것으로 세 가지 단계로 전체적 조직, 하부단위나 부서, 개인의 위치가 있으며 체계적으로 각 단계에 초점을 맞추어서 수행해야 한다.

조직의 수준에 따라 사정할 때 부서의 조직구조 사정이 포함되는데 공식적/비공식적 관계, 개인적·재정적인 조직자원, 자원의 이용 등이 포함된다. 부서간의 사정에는 그룹설계, 규율, 구성원간의 관계, 부서가 조직에 소속된 방법, 소그룹간의 관계, 비공식적 규율 등이 포함된다. 직위는 그룹의 설계와 사정을 볼 수 있도록 해주며 기술의 다양성, 업무규명과 유효성, 자율성, 결과에 대한 피이드백을 평가할 수 있다. 전 과정을 사정한 다음 변화담당자는 이 단계에서 다음과 같은 여러 목표를 세워야 한다.

- 조직에 대한 적당한 정보의 수집
- 조직과의 협력관계 수립
- 건설적 변화를 위한 단계선정

조직의 사정 방법으로는 설문지이용 면접, 관찰, 2차 자원으로 부터 얻어낸 정보 등이 주로 쓰이며 이것들은 단독적으로 또는 병행하여 쓰일 수 있다.

(2) 문제의 규명

진단이라고도 불리는 이 과정은 수집된 자료를 사용하여 조직의 수행을 이해하고 묘사하는 체계적 접근이다. 문제를 규명하여 향상시켜야 할 부분을 찾는 것이 목적이며 주로 문제가 되는 것은 생산성 감소와 개인적 주장, 두 문제의 조합과 그 관계 등이다.

(3) 사정자료의 피드백

이는 조직간의 협조와 관계를 발전시키기 위해 매우 중요한 과정으로서 초기의 계획에는 어떻게, 누구에게 자료가 제시될 것인가가 포함되어야 한다.

설문지로 부터 얻어낸 양적인 자료들은 총점, 항목간 평균, 표준분포 등을 이용하여 제시한다. 그래프나 차드와 같은 시각적 자료가 다른 조직이나 다른 환경의 집단과 비교될 수 있기 때문에 매우 효과적이다. 인터뷰로부터 얻은 질적인 자료는 자주 나타나는 주제별로 구분 지을 수 있으며 대표적인 문장을 예로 들어 나타내는 것도 효과적인 기술이다.

(4) 변화력의 사정

변화담당자는 사정시간 동안 조직의 힘과 변화에 대항하고자 하는 힘을 규명할 필요가 있다. 일반적으로 불만족이 커지는 것은 변화를 위한 준비로 볼 수 있다. 불만족이 적다면 그것을 증가시킬 수 있는 새로운 정보와 의견, 다른 조직과의 비교 등이 변화담당자에게 필요할 것이다. 경쟁이나 기술과 같은 외적인 요인도 변화를 위한 힘이 될 수 있다. 더 크고 많은 변화력이 있을 때 변화의 잠재성은 커지는 것이다. 무지에 대한 불안이나 안위로부터의 위험과 같은 것은 변화에 대항하는 것이며 종업원은 왜 변화가 조직과 개인에게 필요한지를 알아야 한다. 변화담당자는 변화를 위해 조직풍토를 사정할 필요도 있다. 과거의 변화와 수행결과에 대한 정보도 전략을 세우는 데 도움이 될 것이다.

(5) 중재의 선택

선택되어진 중재의 형태는 문제나 조직의 종류, 가치에 따라 달라진다. 중재는 이러한 요소들과 일관성이 있어야 하며 조직대표와 변화담당자가 협조해야 한다. 중재는 생산성이나 종업원의 만족, 조직의 수준으로 개인, 집단, 조직전체의 초점에 따라 분류될 수 있다. 중재에는 과정중재, 기술 구조적 중재, 인간자원 관리중재가 있다.

과정중재는 조직 내 사람들과 그들 간의 상호작용 즉, 커뮤니케이션, 의사결정, 리더십, 집단역할 등을 통해 집단이나 조직전체 상호작용의 생산성과 종업원들의 만족을 가져온다. 이 과정 중재에는 민감성 집단, 자문, 제3자 중재, 팀조직 등이 포함되고 조직수준에서는 피드백 조사나 규범적 접근 등이 있다. 이러한 중재는 종업원의 만족과 효과적인 상호작용에 초점을 두고 있다. 기술 구조적 중재는 조직의 구조와 구조의 설계로 생산성과 종업원의 만족을 증가시키는 것이다. 이것은 조직설계, 조정, 공식적 구조중재, 노동생활의 질 프로그램, 업무설계 중재 등이 있다.

인적자원 관리중재는 종업원을 관리함으로써 생산성과 종업원 만족을 증가시키는 것으로 목표설정, 보상체계, 경력개발, 스트레스관리가 포함된다. 이는 일차적인 개인이나 소집단에 도움을 주는 중재이다.

(6) 평가

조직발전 중재에 대한 평가는 중지기간 중간과 끝난 후에 모두 할 수 있다. 중재기간의 중간평가는 중재가 실제로 이루어지고 있는지 그리고 충분한 힘으로 이루어지고 있는지를 평가한다. 조직의 인력, 불충분한 준비, 수행기간 동안 의도하지 않았던 변화 등이 문제로 떠오를 수 있으며 논쟁거리도 정보나 교육에 의해 바뀌어질 수 있다. 중재가 끝난 후의 평가는 중재가 목표와 부합되는지와 어떠한 기전이 요구되는지에 초점을 두어야 한다. 이 기전이란 내적으로는 조직 내에서 변화를 모니터하도록 책임지워진 누군가에 의해 일어나거나 외적으로 조직 밖의 간헐적인 워크숍과 같은 것 일 수 있다.

2) 보건의료 조직의 발전

보건의료에 있어서 조직발전은 일부 영역에서만 조직발달프로그램이 발달되었을 뿐 거의 영향을 미치지 않는다. 잘 관리되고 조직화된 조직은 조직발달을 필요로 하지 않는다. 보건의료조직들은 오늘날 그 업무를 볼 때 두가지 모두 해당되지 않으며 관리원칙의 배경이나 이론들을 가지고 있지 않다.

조직발달은 조직의 사명이 확실할 때는 필요하지 않고 현실과 일치하지 않을 때 요구된다. 오늘날 보건의료조직들에도 많은 압력이 가해져 변화에 대한 접근이 요구되고 있다. 적당하지 않은 구조나 지식기반이 존재한다면 조직은 기능, 조직, 관리수행에 대한 기본요소가 사정될 필요가 있으며 여기에서 부터 중재는 시작되는 것이다.

간호분야에서도 경영학석사(MBA)와 간호학석사(MSN) 프로그램의 결합이라든지 간호학 석사학위에서 관리와 경영학적 배경을 강조하는 경향이 나타나고 있다.

3) 간호조직 변화에 대한 저항관리

조직이 변화에 대해 항상 호의적인 것은 아니며 조직구성원의 개인적인 이유나 체제적인 요인으로 인해 변화에 대해 저항이 생겨날 수 있다. 간호부서에서도 변화에 대해 간호사들은 의식적 또는 무의식적인 여러가지 이유로 인해 저항을 나타낸다.

개인적인 저항요인에 의한 저항은 현 상태에서 개인이 누리고 있는 이익에 위협이 될 수 있다고 예측될 때 생기며 체제적인 저항요인으로는 자원의 제약, 비용, 공식적인 규제, 비공식적인 규제, 조직간의 동의 등이 적용된다.

조직변화에 대한 저항의 관리방법으로서 중요한 것은 다음과 같다.

(1) 교육과 의사소통

사전에 변화에 대한 교육을 실시하고 변화의 아이디어에 대한 커뮤니케이션을 함으로써 간호사들로 하여금 변화의 필요성을 인식하게 한다. 교육과 의사소통은 간호사들이 변화에 대해 부적합하거나 부정확한 정보를 가지고 있을 때, 특히 변화를 실시하는 데 저항자들의 도움이 요구될 때 효과적이다.

(2) 참여

변화주도자 중에 설계와 실시에 대해 잠재적으로 반대의견을 가진 사람이 있을 때에는 참여적인 변화 노력과 함께 변화담당자는 변화에 관련된 사람의 의견을 듣고 그들의 조언을 참고한다. 참여를 통해서 단순한 순종(compliance)이 아닌 동의(commitment)를 유도하는 것이다.

(3) 촉진과 지원

잠재적인 저항에 대한 대처방법으로서 새로운 기술에 대해 훈련을 실시하거나 요구된 기간이 지난 후에도 간호사에게 시간을 더 주거나 또는 단순히 간호사들이 이견을 들거나 정서적인 면으로 지원을 해주는 것이다. 이 방법은 시간과 비용이 많이 든다는 단점이 있다.

(4) 협상과 동의

이 방법은 실질적 또는 잠재적 저항자에게 자극을 주는 것이다. 협상에 의한 합의는 다른 방식보다 대가가 크기는 하지만 커다란 저항을 피할 수 있는 방법이다.

(5) 조작

개인이나 집단의 조언보다는 다만 지지를 받기 위해 변화과정에서 반대되는 방향으로 힘을 행사하지 못하도록 영향력을 행사하는 방법으로서 변화에 지나치게 저항하는 개인에게 중요한 역할을 맡기는 것이다. 이 방법은 부정적인 반응을 가져올 수 있다는 단점이 있다.

(6) 명시적 · 묵시적 강압

위협, 해고, 전직을 포함한 강압적인 수단으로서 조직과 마찬가지로 변화에 크게 저항할 가능성이 있는 모험적인 방법이다. 그러나 변화가 시급하고 지지를 얻지 못할 때에는 강압이라는 수단에 의존할 수밖에 없다. 이상의 여러 가지 방법은 각각 장 · 단점을 가지고 있으므로 상황에 맞게 잘 조합하여 사용하여야 한다.

인적자원 관리

HUMAN RESOURCE MANAGEMENT 06

1. 인적자원 관리의 개념

1) 인적자원 관리

인적자원 관리는 조직이 필요로 하는 인력을 조달하고 유지, 개발하며 이를 활용하는 관리활동의 체계로 정의된다. 현대조직에서는 조직의 목표를 달성하기 위해서 조직구성원의 자발성과 자율성을 강조하고 있으므로 조직이 필요로 하는 인력의 고용, 유지, 개발, 활용은 조직의 발전과 조직구성원의 발전에 매우 중요한 요소이다.

그러므로 인적자원 관리는 조직구성원들이 자발적으로 조직의 목적달성에 적극적으로 기여하도록 해서 조직의 발전과 함께 개인의 안정과 발전도 아울러 달성하도록 하는 사람을 다루는 철학과 그것을 실현하는 제도 및 기술의 체계라고 말할 수 있다.

인적자원 관리는 관리의 대상과 주체가 사람이므로 인간의 주체성, 자주성을 바탕으로 한 인격적 본성에 관해 좀 더 정확한 인식이 요구되는 활동이다. 또한 인적자원 관리는 주체와 객체가 인간이라는 점에서 기본적으로 인간의 상호작용관계로 볼 수 있으며 인간이 영향을 받고 있는 사회, 문화적 환경과 전통의 영향에서 벗어날 수 없다. 이와 같은 인적자원 관리는 조직목적에 합리적인 제도를 만들고 운영해 나가는 것을 특성으로 한다.

2) 간호 인적자원 관리

간호조직은 간호목표를 달성하기 위해 간호사로 하여금 자발적으로 또한 자율적으로 간호업무를 수행하도록 강조한다. 간호업무는 인간을 대상으로 하는 업무이며 인간의 상호작용관계에 의해 업무성과에 중요한 영향을 미치는 특성을 지니므로 간호관리 활동에서 인적자원 관리 활동은 매우 중요한 활동으로 인식되고 있다.

최근 우리나라 전문직 간호교육을 받은 졸업생들은 대부분 병원이라는 조직사회에서 근무하는 것으로 나타나고 있다. 병원조직은 여러 분야의 전문인력이 모여 환자의 진료와 병원 자체의 존립을 위해 높은 상황의존성을 가지고 운영하는 조직이다.

그리고 조직구조나 특성상 큰 차이를 가진 전문직과 행정직이 공존하는 점, 또한 의료전문직이 자율성의 욕구와 전문 지식에 준거하려는 성향이 강하여 자기평가 내지 해석경향이 강한 점 등으로 인해 조직 내 갈등이 심한 것으로 보고되고 있다. 이와 같이 복잡한 병원 조직내에서 간호업무를 수행하는 간호사들의 간호업무 성과를 높이고 간호사들의 만족도를 높이기 위한 방안을 강구하기 위한 노력은 간호관리 활동 중 가장 관심의 초점이 되고 있다.

3) 인적자원 관리의 체계

조직에서 사람을 관리하는 체계적인 사고와 방법으로서 인적자원 관리를 직능적 체계, 관리과정적 체계 그리고 체계론적 체계로 설명할 수 있다.

(1) 직능적 인적자원 관리체계

직능적 인적자원 관리체계는 조직에 필요한 사람을 고용하고 배치, 활용하며 평가, 보상, 개발, 유지하는 각종 활동 하나하나를 구성요소로 보고 그 내용이 되는 지식과 기술을 도입해서 설명할 수 있다. 간호관리에서도 직능적 인적자원 관리체계에 따른 직무분석이나 인적자원 고과와 같은 기초적인 기술을 도입하여 이용하고 있다.

(2) 관리과정적 인적자원 관리체계

관리과정적 인적자원 관리체계는 일반관리론의 체계를 인적자원 관리에 적용한 체계로서 계획·조직·통제의 세가지 기본적 활동체계로 설명된다.

(3) 체계론적 인적자원 관리체계

체계론적 인적자원 관리체계는 직능체계와 관리과정체계를 환경조건과 관련시켜 적용하려는 사고방식으로서 상황조건이 적합한 개별적 인적자원 전략과 제도 그리고 기법의 선택에 도움이 된다. 따라서 체계론적 인적자원 관리체계에서는 인적자원 관리에 관한 의사결정권자의 특성, 조직의 기술, 규모, 조직구조, 외부 환경조건을 검토하고 종업원들의 성향과 능력, 특성을 이해하며 그 특성에 맞추어 바람직한 방향으로 변화를 시키는 것을 가장 중요한 문제로 본다.

2. 직무분석과 직무설계

조직에서 공동의 목표는 구성원의 활동에 의해 이루어지므로 이를 효율적으로 수행하기 위해서는 각자에게 독립된 직무를 부여해야 하고 각 직무는 적절히 조정되어야 한다.

직무계획은 직무분석, 직무분류, 직무평가, 직무설계로 이루어진다. 직무분석은 직무의 내용과 자격요건을 분석하는 과정이며 그 결과 직무기술서와 직무명세서가 작성된다. 직무분석은 합리적인 인적자원 관리 활동의 기초가 되며 직무분류, 직무설계, 직무평가의 기초자료가 된다. 직무분류는 동일 또는 유사한 역할과 능력을 요하는 집단으로 직무들을 분류하는 것이다. 직무분류는 승진, 이동, 임금, 교육, 훈련, 고과, 선발 등의 인적자원 관리 활동을 능률적으로 수행하게 하는 밑받침이 된다. 직무설계는 직무분석, 직무분류, 직무평가를 참고로 하지만 직무의 내용을 설계한다는 측면에서 구별되며 기존의 직무가 직원의 다양하고 높은 욕구를 충족시켜 주지 못하여 유효한 성과를 얻지 못했다는 이론적, 실증적 근거가 제시되었을 때 필요하게 된다. 직무설계는 조직설계에 포함하여 설명하는 경우도 있지만 거시적인 차원에서 직무의 범위와 내용이 결정되며 미시적 차원에서 구체적인 직무계획이 수행되는 것이므로 일반적으로 조직설계는 직무계획에 선행하는 활동으로 보고 있다. 직무평가는 직무분석, 직무분류 등을 기초로 하여 직무의 상대적 가치를 체계적으로 결정하는 방법이다. 직무평가는 승진, 이동과 임금관리에 활용되며 고과, 교육, 훈련에도 유용한 자료가 된다.

1) 직무 분석

합리적인 인적자원 관리를 하려면 먼저 직무분석을 해서 직무를 정의하고 이동, 훈련, 보상해야 하는 것을 원칙으로 해야 한다. 이는 조직이 요구하는 일의 내용을 정의하고 사람 중심의 관리가 아닌 일 중심의 사람 관리를 하기 위함이다.

직무분석은 조직이 요구하는 일의 내용 또는 요건을 정리, 분석하는 것이므로 조직 내의 행위기준 또는 행위평가 기준으로 활용하기는 하지만 직무를 고정적인 형식으로 이해하는 것은 위험하다. 즉, 직무를 절대적인 기준으로 삼아 사람을 이에 무리하게 적합시키지 않도록 해야 한다.

직무분석을 논의하기 전에 직무분석과 관련된 여러 용어들을 구별해 보면 다음과 같다.

① 요소

관련동작, 움직임, 정신적인 과정을 따로 분석하지 않고 작업이 나누어질 수 있는 최소 단위이다.

② 과업

독립된 목적으로 수행되는 하나의 명확한 작업활동, 예를 들면 환자 운반하기, 근육주사 등이다.

③ 의무

특정 개인이 수행하는 여러 가지 과업, 예를 들면 수술전 환자 교육은 그 자체가 별도의 일로서 여러 가지 과업이 모여서 하나의 의무가 된다.

④ 직위

특정 시점에서 특정조직의 한 개인이 수행하는 하나 또는 그 이상의 의무로 구성된다. 예를 들면 세 명의 간호사는 간호사 직위가 세 개라고 말할 수 있다.

⑤ 직무

작업의 종류와 수준이 유사한 직위들의 집단을 말한다. 유사한 직위가 없을 경우 한 직위만으로 이루어지기도 한다.

⑥ 직군

유사한 종업원, 특성이나 유사한 과업을 내포하고 있는 둘이상의 직무 집단이다.

⑦ 직업

여러 조직에서 일정하게 나타나는 유사한 직무집단이다.

⑧ 경력

특정개인이 근속 중에 경험하게 되는 일련의 직위, 직무 또는 직업이다.

⑨ 정보의 수집

조직도, 업무 분담표, 현조직무기술서, 직무명세서와 같이 이용 가능한 정보를 수집한다.

⑩ 분석대상 표본 직위 선정

⑪ 직무정보의 획득

직무분석단계로서 직무의 성격, 직무수행에 요구되는 종업원의 행동, 인적 요건 등을 분석한다. 직무정보의 자료수집은 면접법, 관찰법, 질문지법에 의해 가능하다.

⑫ 직무기술서의 작성

직무의 중요한 특성, 직무의 효율적 수행에 요구되는 활동을 기록한다.

2) 직무분석기법

직무분석은 직무를 중심으로 하여 직무와 인간의 관계를 명확히 밝히는 데 기초적인 일이며 직무의 내용, 즉 어떤 일을, 어떤 방법으로, 어떤 목적으로, 어디서 하는가, 그것을 완수하기 위해서는 어느 정도의 지식, 경험, 기능, 책임 등을 필요로 하는가를 명확히 하는 것이다.

① 면접법

직무분석자가 개개의 감독자 종업원 면접을 통해 직무를 분석하는 방법으로 직무에 대한 정확한 정보획득과 상호친목을 기하는 장점이 있으나 시간과 비용이 소요된다.

② 관찰법

직무분석자가 직접관찰하여 직무를 판단하는 방법으로 수작업적이며 표준화된 반복작업에 적합하며 작업수행에 지장초래와 정신적 작업 및 장시간 소요작업은 적용할 수 없다.

③ 설문지법

직무의 모든 측면과 직무수행 환경파악을 위한 표준설문지를 작성. 종업원이 기입하여 직무를 분석하는 방법이다. 광범위한 자료수집, 정리가 용이하며, 시간과 비용이 절약되나, 합리적 질문서 작성이 어렵고 해석상 차이로 오해가 발생할 수 있다.

3) 직무명세서

직무기술서 내용을 기초로 직무요건만을 분리, 구체화한 문서로 성공적 직무수행에 필요한 인적요건의 직무표식, 직무개요, 성별, 지식, 기술, 경험, 이해력 등을 나타낸다.

표 6-1 직무기술서의 예

직무명

간호단위 간호업무의 관리자로서 재원한 환자의 적정 간호와 소속직원의 자질향상 및 환경관리유지를 위한 제반 업무를 계획, 조직, 집행, 평가한다. 분야별 간호과장을 보좌하여 간호부서의 목표를 지지, 협조, 달성한다.

직무내용

▶ 간호전문가로서의 업무

1. 담당간호사로 부터 환자의 상태를 보고 받는다.
2. 간호순회를 통해 환자의 상태를 확인하고 간호문제를 파악한다.
3. 환자의무기록을 통하여 정보를 수집하고 확인된 의사지시사항을 점검하여, 간호행위를 파악한다.
4. 팀 간호사와 함께 수집된 정보를 기초로 간호진단 및 간호계획을 수립한다.
5. 업무분담표를 사용하여 간호계획을 지시한다.
6. 정확한 간호행위를 시행하여 간호직원에게 시범을 보인다.
7. 입원환자에 병동에 대한 소개를 한다.
    1) 입원시 준비물
    2) 간호사실, 병실, 화장실, 배선실의 위치
    3) 면회시간
    4) 의료팀 및 동료환자
    5) 병동시설물 사용법
    6) 병원부대시설
8. 퇴원기록지를 사용하여 퇴원환자의 간호교육계획에 참여한다.
9. 각종 검사의뢰서와 검사물을 대조, 확인하여 해당부서로 보낸다.
10. 수술과 검사의 전(前) 처치 및 간호상태를 확인한 후 환자를 해당부서로 보낸다.
11. 간호순회와 병록의 점검을 통하여 간호행위를 평가하고 팀 회합을 열어 재계획을 수립한다.

▶ 문제해결자로서의 업무

1. 간호단위내 환자, 간호직원, 의료진 및 타부서와의 원만한 대인 관계를 유지하도록 한다.
2. 문제가 발생되는 경우 다음과 같은 과정을 통하여 해결한다.
    1) 발생된 문제에 대한 보고를 받는다.
    2) 발생된 문제를 6하원칙에 입각하여 충분히 검토하고 확인한다.
    3) 확인된 정확한 문제를 환자, 병원, 간호부, 직원의 입장을 고려하여 문제해결을 위한 접근방식을 고안하여 합리적인 해결책을 모색한다.
    4) 발생된 문제와 그 해결책을 과장에게 보고한 후 논의하여 해결한다.

▶ 인력 개발자로서의 업무

1. 신규직원의 간호단위 예비교육을 실시한다.
2. 간호단위 집담회를 주관하여 직원의 자질 향상을 꾀한다.
3. 병원 내외의 교육 및 회의에 참석하여 병원정책 및 간호정책 등 공지 사항을 간호단위 직원 및 환자에게 전달한다.
4. 새로운 간호방법을 모색하고 연구, 개발하여 간호직원에게 교육한다.
5. 간호학생 및 위탁학생의 실습을 지도하고 평가한다.
6. 교원 및 타병원 간호직원의 연수를 돕는다.
7. 연 2회 간호직원의 근무평정을 한다.

표 6-1 직무기술서의 예(계속)

▶ 간호단위 관리자로서의 업무

1. 환자를 위한 안전한 환경을 유지관리하고 안전사고 예방을 위한 방안을 모색하며 필요시 교육한다.
2. 물품관리
   1) 간호단위에서 사용하는 물품의 재고를 정기적으로 조사하여, 적정량을 청구하고 수령한다.
   2) 사용한 물품과 간호행위에 대한 처치료 발생을 확인하고 발생한다.
   3) 각 물품에 대한 표준량을 확보하여 환자의 치료 및 간호에 지장이 없도록 수시로 점검한다.
   4) 각 물품의 정확한 사용방법을 직원에게 알려준다.
   5) 각종 물품을 정확하게 보관, 유지한다.
   6) 물품의 훼손 및 망실에 대한 책임을 지며 발생시 보고서를 작성하여 신속하게 교환 및 조치한다.
   7) 각종 물품장부를 정기적으로 확인, 점검한다.
3. 조정 및 입퇴원 관리
   1) 처치전표, 약처방, 주사약처방, 타과의뢰서 등을 확인한다.
   2) 퇴원예정자의 퇴원결정서, 병실 현황을 확인하여 입퇴원계로 통보한다.
4. 각종 기록유지 관리
   1) 각종보고서 작성
   2) 각종 대장 및 제반 서류 유지관리

자격요건

- 교무경험: 대학 학사과정을 이수한 자
- 실무경험: 임상경력 7년 이상
- 자격면허: 간호사 면허 소지자
- 학술적 지식: 성인간호, 모아간호, 정신간호, 지역사회간호, 간호관리에 관한 일반적 지식
- 실무적 지식: 간호단위관리(환자간호, 물품관리, 환경관리 및 인간관계)에 관한 일반적 지식

4) 직무 분류

직무 분류는 동일 또는 유사한 역할 또는 능력을 가진 직무의 집단 즉, 직무군으로 분류함으로써 이를 직무 내에서 단계적으로 승진하게 한다든가 이동하게 함으로써 더 새로운 학습이 가능하게 하는 것이다.

직무 분류와 함께 직계제도를 만들고 이를 근거로 자격제도도 만들 수 있다. 직계제도는 직무 평가에 의하여 직무의 상대적 가치를 결정함으로써 직무의 상대적 서열을 결정하고 해당직급의 직무를 담당함에 따라서 임금이나 조직상의 지위가 결정되는 제도이다.

자격제도는 직무 분석을 기초로 하여 직원의 능력 수준을 직급별로 구체화하고 이를 개개인에게 평정 검사함으로써 개인에게 조직상의 지위와 보수를 지급하는 제도이다.

5) 직무 설계

현대 조직에서 직무 설계는 조직의 목표를 달성하고 직무를 알고 있는 개인의 욕구를 만족시키기 위한 직무의 내용, 기능, 관계에 관련된 것이다. 직무 설계는 직무 계획의 일환으로서 직무 분석, 직무 분류, 직무 평가와 연계성을 가지고 직무 수행자에게 경제적 보상뿐 아니라 근로자로서의 의미와 만족을 부여해 주는 것이다.

직무 설계는 조직에서 성과요인인 과업목표 달성과 종업원의 만족을 추구하기 위해 역사적으로 과학적 관리법에 의해 각 작업요인을 단순화, 표준화, 전문화함으로써 체계적으로 연구되었다. 그러나 과학적 관리법에 의한 직무 설계는 직무 수행자에게 많은 부작용을 초래하였기 때문에 직무순환(job rotation), 직무확대(job enlargement)와 같은 과도기적 접근방법을 적용하였다. 직무순환은 종업원들을 다른 직무들 사이에서 순환시키는 방법이며 직무확대는 작업자가 맡은 과업의 수를 증가시킴으로써 단순화된 직무에서 느끼던 권태감이나 단조로움을 줄이며 직무에 대한 만족을 높이려는 방법이다.

그러나 이러한 방법들이 유효한 직무설계 방법이 되지 못한다는 것이 밝혀지면서 직무충실(job enrichment)과 직무특성이론(job characteristics theory)이 등장하였다.

직무충실은 직무를 단순히 구조적으로 크게 하는 것이 아니라 작업상의 책임을 늘려도전적이고 보람있는 직무를 수행하도록 하는 것이다. 직무충실은 근로생활의 질을 향상시키도록 동기부여를 한다는 점에서 가치를 인정받고 있으나 복잡한 인간 및 상황변수를 고려해서 사용되어야 한다는 지적을 받고 있다.

직무특성 이론은 직무충실 이론의 개념적이고 추상적인 점을 벗어나 종업원의 개인차를 고려하여 직무특성과 성과변수 사이의 관계를 제시한 실질적인 직무설계로 평가받고 있다.

직무설계 방법의 접근법으로서 사회기술 시스템이론(sociotechnical system theory)은 조직을 거시적 입장에서 파악하는 입장으로서 직무의 객관적 특성을 변화시킬 것을 제시하는 이론이다.

이상의 직무설계 방법에서 모두 직무특성에 초점을 맞추고 있는 것이 주목되는데, 이는 현대 조직사회에서 더욱 인간적인 삶을 위한 노력은 직무의 변화에서부터 시작되어야 한다는 것을 보여준다.

6) 직무 평가

직무 평가는 직무기술서 또는 직무명세서를 기초로 하여 직무의 중요성, 곤란도, 위험도 등을 평가하여 다른 직무와 비교한 각 직무의 상대적 가치를 정하는 체계적 방법이다. 따라서 직무 평가는 직무의 가치에 따라 임금을 책정하는 직무급제도의 실시에 기초가 된다.

이러한 직무 평가는 직무 자체의 성질, 내용을 조사분석하는 직무 분석과는 구별된다. 직무 평가는 일체의 인적 조건을 떠난 객관적인 분석이다.

직무평가 방법에는 양적 방법(quantitative method)으로서 점수법(point rating method)과 요인비교법(factor comparison method)이 있고, 이 밖에 서열법(ranking method)과 분류

법(job-classification method)이 있다.

(1) 점수법

점수법은 직무를 요인별로 중요도에 따라 점수를 배정해서 이 점수를 총계한 점수로서 직무의 가치를 평가하는 방법이다.

(2) 요인비교법

요인비교법은 점수법을 개선한 기준이 되는 평가직무를 선정하고 각 직무의 평가요인을 기준직무의 평가요인과 비교함으로써 직무의 상대적 가치에 따라 임금액을 결정하는 방법이다.

(3) 서열법

평가자 몇 사람이 각 직무를 여러 번 반복해서 등급으로 분류하는 과정을 거쳐 각 평가자가 정한 서열을 평균하여 직무의 서열을 정하는 방법으로서 직무간의 차이가 명확하고 평가자가 모든 직무를 잘 알고 있을 때에만 적용이 가능하다.

(4) 분류법

직무의 수와 복잡도에 따라 직무를 등급으로 판정하여 나누는 방법이다.

표 6-2 종합병원 간호부 직무분류표의 예

1급
간호부장

2급
소아간호업무간호과장
외래간호업무과장
내과간호업무과장
외과간호업무과장
특수간호업무과장
수술간호업무과장
중앙공급과장

3급
수간호사(간호단위 관리자)

4급·5급
일반간호사

3. 간호인적자원 관리

1) 간호인력 계획

인적자원 관리에서 가장 중요한 문제는 전체적인 인적자원 계획을 어떻게 할 것인가 하는 것이다. 인적자원 계획의 전제는 인적자원 철학으로부터 출발하며 인적자원 계획 방법은 계량적 접근방법을 적용하게 된다.

(1) 인적자원 철학

인적자원 철학이란 인간을 움직이는 기본적인 사고방식으로서 관리자가 하급직원을 움직이는 방법에서 나타나는 하나의 경향이다. 즉 전제적, 권위적, 은혜적, 민주적 그리고 방임적인 각종 유형이 있을 수 있다. 인적자원 철학은 관리자의 주관적 신념이면서도 객관적인 타당성이 있어야 하급직원에게 받아들여질 수 있으며 사회적 윤리기준으로서 가치가 있다.

인적자원 철학은 관리자의 관리행위를 통해서 나타나는 것이므로 인적자원 관리 제도의 설정과 운영과정에서 일관성있게 반영되어야 한다. 따라서 건전하고 적극적인 인적자원 철학은 관리자 뿐 아니라 조직구성원 모두가 합의한 공통신념이라고 볼 수 있다.

(2) 인적자원 정책

인적자원 정책은 인적자원 관리 활동의 기본원칙 또는 방향을 뜻하며 개별적인 인적자원 결정을 하는 데 판단의 기준이 되는 것이다. 관리자는 인적자원 철학을 구체적인 인적자원 정책으로 밝혀서 일상적인 인적자원 결정을 내릴 때 이와 같은 원칙에 따르도록 함으로써 계획대로 상호조정되고 합리성과 일관성을 유지할 수 있게 된다.

합리적인 인적자원 정책은 조직전체의 관점에서 합리적일 뿐 아니라 직원의 수용이라는 또 다른 욕구를 동시에 충족시키지 않으면 안된다.

인적자원 정책은 반드시 명문화하여 인적자원 관리에 관한 기준으로 실제에 적용할 수 있어야 한다.

(3) 인적자원 계획

인적자원 계획은 현재 및 장래의 각 시점에서 조직이 필요로 하는 종류의 인원수를 사전에 예측하고 결정하며 이에 대한 조직내외의 공급인력을 예측하고 계획하는 것이다.

인적자원 계획은 고용관리를 위해서뿐만 아니라 승진, 이동관리, 훈련계획, 임금계획 등과도 밀접한 관련을 가지고 있다. 계획적으로 승진이나 이동을 시키자면 사전에 조직내의 각 직위에 필요한 인원수와 현원의 이동관계를 파악하여야 하기 때문이다. 또 임금예산은 인원수에 의하여 영향을 받기 때문에 인력 계획과 밀접한 관계를 가지게 된다.

이와 같은 관계는 임금계산을 줄이자면 임금수준을 낮추든가 인원수를 줄이는 방법밖에 없기 때문에 나타난다. 인력의 훈련계획도 인력 계획에 입각하여 세워야 한다. 인력 계획은 그 필요성에도 불구하고 정확성을 기하기가 대단히 어렵고 복잡한 작업이 수반된다.

인력을 예측하는 미시적 방법으로서는 먼저 특정 종류의 노동을 요하는 활동시간을 계획하여 이를 근무시간으로 나누거나 일정기간의 총성과를 같은 기간의 1인당 능률로 나누어서 소요인력을 계산할 수 있다.

① 간호업무량의 예측

간호업무량은 각 간호단위에서 일정기간 동안 조사한 통계적 자료를 근거로 예측할 수 있다. 일반적으로 각 간호단위는 일정한 범위의 시설과 규모, 대상환자를 보유하고 있으며 환자의 입퇴원수, 간호요구도 등은 각각 다를 수 있으며 또 수시로 변화하는 상황에 놓여 있다. 따라서 이와 같은 간호단위별로 각각 평균 간호업무량을 산출하고 이를 합산하여 전체업무량을 계산하는 방법인데, 이는 간호업무의 양적인 계산으로서 간호의 질을 보장하기 위한 간호표준이 설정되어 있지 않은 상황에서는 적용하기 곤란한 단점이 있다.

또한 간호업무량을 예측하기 위해서는 각각의 간호활동을 수행하는 데 소요되는 시간연구가 선행되어야 한다.

② 환자분류체계

현재 간호업무량의 예측에 적용되는 방법으로서 환자분류제도를 살펴보면 환자상태를 스스로 자가간호를 할 수 있는 정도와 간호사에게 도움을 요구하는 정도에 따라 경환자(minimal care), 중등환자(moderate care), 중환자(intensive care), 위독환자(maximal care) 군으로 구분하여 간호시간을 측정함으로써 간호인력을 산정하는 방법이 있다.

환자의 간호요구도에 의한 환자분류는 중환자실(critical care unit)과 같이 급변하는 상황의 간호단위에서는 근무조별 환자분류가 의미가 있으며 24시간 동안 환자의 상태변화에 큰 의미가 없는 일반 간호단위에서는 1일 1회 환자요구도를 측정하는 것이 적절한 것으로 보고 있다.

환자분류제도를 이용하여 간호업무량을 측정할 때 각 분류군별 간호시간을 직접간호활동, 간접간호활동, 여유시간으로 구분하여 측정하게 된다.

- 직접간호활동

  직접간호활동은 간호사가 대상자에게 직접간호를 제공하는 영역의 간호내용으로서 간호표준으로 설정된 각 진단적 범주(diagnostic category)에 따라 제공하는 간호기능의 소요시간을 측정한다.

- 간접간호활동

  간호사가 간호대상자에게 제공하는 직접간호를 준비하거나 수행하기 위해 일어나는 일련의 활동으로서 예를 들어 기록, 확인, 물품관리, 의사소통, 각종 교육 및 훈련 등의 간호내용이 포함된다.

- 여유시간

  근무시간 내에 수행되는 직접간호활동과 간접간호활동을 제외한 시간으로서 개인적 휴식시간과 식사시간, 직장에서의 여유시간(고장수리, 공전간의 연락, 대기 등)이 포함된다.

③ 간호직원의 수요예측

필요한 간호인력을 예상하는데, 여러 가지 방법이 있다. 일반적으로 환자의 유형에 따라 간호표준을 설정하여 간호업무량을 예측하고 간호요원의 수준을 결정한, 다음 그 간호업무를 성취하는데 필요한 간호대 환자의 비율을 정한다.

표 6-3 환자분류 체계

		I 군(경환자)		II 군(아중환자)	
		내 용	결정지침	내 용	결정지침
1	위 생	• 개인위생간호를 스스로 할 수 있다.	• 좌동	• 부분적으로 도움을 받아 침상을 벗어나서 개인위생간호를 할 수 있다.	• 좌동
2	영 양	• 식사를 스스로 할 수 있다.	• 좌동	• 식사 준비시 약간의 도움을 받으면 스스로 식사를 할 수 있다.	• 치료상 금식으로 설명이 필요함 • 식욕저하 또는 치료식의 이해 부족 시 격려와 설명을 주면 식사할 수 있음.
3	운 동 및 활 동	• 능동적 운동(Active exercise)을 스스로 할 수 있다. • 체위변경을 필요로 하지 않는다.	• 운동과 활발이 자유로움	• 부분적인 도움을 받거나 보조기구를 사용하여 운동 및 활동을 할 수 있다.	• 이상(Ambulation)시 Walker나 Clutch등의 보조기구를 사용함.
4	교육 및 정서적 지지	• 환자/가족이 특별한 교육 및 정서적 지지를 필요로 하지 않는다.	• 좌동	• 환자/가족이 약간의 교육 및 정서적 지지를 필요로 한다.	• 입원시 환자/가족 교육 및 단순 질환자의 퇴원 시 교육
5	의사소통 및 의식상태	• 의식이 명료하며 의사소통시 논리 정연하고 장애가 없다.	• 좌동	• 의식과 지남력이 있으나 의사 소통시 부분적인 도움을 받아야 한다.	• 70세 이상의 노인환자 • 통증이나 튜브삽입으로 의사 소통이 힘든 환자
6	검 사 및 치 료	• Routine lab(일반적인 검사), 단순한 검사나 치료가 있다.	• Chest P.A, CBC, U/A, LFT, Stool, EKG 등 검사 • 합병증이 없는 작은 환부의 치료	• 검사 및 치료전후 약간의 준비와 설명을 필요로 한다. • Drain이나 Tube 삽입이 있는 환부의 단순한 치료가 있다.	• FBS/PP2 • Scan, Endoscopy, C.T, Sono, IVP, MRI 등 • 하루 1회 정도의 드레싱이 요구됨(드레싱 중) • 배변을 위한 관장, 배뇨를 위한 도뇨
7	투 약	• 투약 전후 특별한 관찰을 요하지 않으며 1일 3회 정도 정규투약이 있다.	• 소화제, 제산제 등 복용 • 식 후 투여한 정도만 있음	• 투약 선후 관찰을 필요로 하며 1일 3회 이상의 경구투약과 6시간 이상 간격의 근육 또는 정맥주사가 있다.	• 좌동 • K.V.O or Heparin Lock
8	측 정 및 관 찰	• TPR 측정간격이 6시간 이상 또는 BP 측정간격이 8시간 이상이다.	• 좌동	• TPR 측정간격이 4~6시간 또는 BP측정간격이 6~8시간 이다. • 삽관후 3일 이상 경과 • 섭취량/ 배설량(IO), B/W, A/C측정이 매일 필요하다.	• 좌동 • C-tube, T-tube, L-tube Hemovac 등의 삽입이 3일 이상됨 • 1일기준 I/O측정

표 6-3 환자분류 체계(계속)

		Ⅲ 군(중환자)		Ⅳ 군(위독환자)	
		내 용	결정지침	내 용	결정지침
1	위 생	• 도움을 받아 침상내에서 개인위생간호를 할 수 있다.	• 도움을 주어도 침상을 벗어날 수 없으며, 침상내에서 세안, 구강간호, 샴푸 등을 시행함	• 개인위생간호를 스스로는 전혀 할 수 없고 완전히 도움을 받아야 한다.	• 좌동
2	영 양	• 음식을 씹고 삼킬 수 있으나 식사시간 동안 지속적인 도움을 받아야 한다.	• 좌동 • 치료식 불이행, 부적응 및 Spoon feed-ing환자	• 식사를 스스로는 전혀 할 수 없다. • 식사시 치료목적으로 완전히 도움을 받아야 한다.	• 튜브 피딩(Tube feeding) • 망막수술 후 3일이내 환자 등
3	운 동 및 활 동	• 수동적 운동(Passive exercise)을 필요로 한다. • 침상내에서 안정을 취해야 하며 도움을 받아 체위변경을 할 수 있다.	• 좌동 • 이상(Ambulation)이 어려운 환자로 침상내에서 도움을 받아 체위변경이 가능함	• 운동 및 활동을 스스로 전혀 할 수 없고 체위변경시 완전히 도움을 받아야 한다.	• ABR(Absolute Bed Rest) 상태 • 체위변경 시 2인 이상의 도움이 필요 • 무의식 환자 • 특수도구를 필요로 함 (Turning frame, Circoelec tric beds 사용)
4	교육 및 정서적 지지	• 환자/가족이 교육 및 정서적 지지를 반드시 필요로 한다.	• 당뇨, 고혈압, 심장질환 환자의 퇴원시 교육	• 환자/가족이 심한 정서불안으로 지속적인 교육 및 정서적 지지를 필요로 한다.	• 응급상태 및
5	의사소통 및 의식상태	• 질문이나 자극에 대해 반응이 느리며 의사소통시 어려움이 있어 지속적인 도움을 받아야한다.	• 좌동 • 간 질환자의 Impending coma 초기 단계 등 • 통증이 심한 환자 • 전신마취 수술 후 1일 이내 • 가끔 의식이 혼미한 환자	• 무의식 상태 • 불안정(Irritability) 상태가 심하며 안전간호를 반드시 필요로 한다.	• 좌동 • 치료행위에 협조를 전혀 할 수 없음
6	검 사 및 치 료	• 검사 및 치료전에 준비, 설명이 필요하며, 검사 및 치료후에도 4시간 정도의 관찰을 필요로 한다.	• Bronchoscopy, ERCP, PTBD, Peritoneoscopy, Sclerotherapy, Colono scopy 등의 검사 시행 당일 • 치료상 흡인요법이나 산소요법을 요함 • 2~4시간 간격의 냉 온찜질 • 수술 및 치료목적인 관장 및 도뇨 • 전신마취하의 일반수술 후 24시간이내, Explo lapa 시행 후 3일 이내(Stoma Ca 등), PLCa 수술 후 1주일 이내 • Tube drain을 2종류 이상 갖고 있는 환부 드레싱, 드레싱 대 • Tracheostomy 시행 3일 이상 경과 • 수술부위의 삭모	• 특수 검사 및 치료전후 세심한 준비와 관찰, 설명을 반드시 필요로 한다.	• Cardiac cath, Pericardio centhesis 등의 특수검사를 한 후 6시간 이내 • Ambu bagging, Respi rator 사용중인 환자 • PLCa 수술 후 48시간 이내 • kidney tranplantation 수술 후 3일 이내 • Brani tumor로 Craniotomy 한 후 3일 이내 • 잦은(30분에 1회이상)흡인요법을 필요로 함
7	투 약	• 투약전후 주의깊은 관찰을 필요로 한다. • 투약간격이 4시간 이내이다. • 수술전 처치를 위한 투약이 있다.	• TPN을 받는 환자 • Digoxin, Bronchodilator, Antibiotics, 항암제, Antiar rythmic drug 등의 투여 • 혈당결과에 따라 당뇨약을 조절하는 환자 등	• 투약전후 반드시 주의깊은 관찰과 조절을 필요로 한다.	• Digoxin, Anticoagulants, Cardiovascular drug 등의 정맥 주사 • 특수 정맥요법시 주입량의 정확한 수액조절을 꼭 필요로 함 • 진통제 투여간격이 4시간 이내임 • 응급수혈 등
8	측 정 및 관 찰	• TPR 측정간격이 2~4시간 또는 BP측정간격이 4~6 시간이다. • 삽관후 2일이내로 주의깊은 관찰과 측정을 필요로 한다.	• C-tube, L-tube, T-tube, Hemovac등 삽입이 2일 이내로 삼출량 측정 및 관찰을 필요로 함	• TPR측정간격이 2시간 이내 또는 BP측정간격이 4시간 이내이다. • 섭취량/배설량(I/O), 측정간격이 6시간 이내이다. • 지속적으로 주의깊은 관찰을 필요로 한다.	• 좌동 • 정확한 I/O측정이 필요하며 배설량에 따라 섭취량 조절을 필요로 하는 환자 • EKG monitoring 환자, 급성 출혈 환자, CPR 후 48시간 이내 환자 등

표 6-4 환자분류의 예(Factor type)

영역	항목(대/중분류)	항목(소분류)	점수	check	총점
	V/S check(TPR, BP)	일 4회 이하	1		
	q 4h or 6회	2			
	q 2h or 12회	4			
	q 1h or 24 회	8			
I. Monitoring	I/O check	q 12h	1		
		q 8h	2		
		q 6h	3		
		q 4h	4		
		q 1h	16		
	Neuro check	q 8h	1		
		q 6h	2		
		q 4h	3		
		q 2h	6		
	CVP check	q 4h	1		
		q 2h	2		
	SMC or Fundus check	q 4h or 6회	1		
		q 2h or 12회	2		
II. Activities of daily living	5세이하 아동 care	minimal care	6		
		complete care	12		
		total care	18		
	6세이상 아동 및 성인 care	self/minimal care	2		
		assisted care-position self	6		
		complete care-assists with position	14		
		total care-position-skin care q 2h	32		
III. Feeding	Tube feed(bolus)	q 4h or 6회	5		
		q 3h or 8회	8		
		q 2h or 12회	10		
IV. IV Therapy-Medications	수액투여	수액교환 2회 이하, route 1	4		
		수액교환 3-4회, route 1	6		
		multillumen or route 2 ↑ or 수액교환 6	8		
	IV medication	q 12h or 2회	1	약종류수:	
		q 8h or 3회	2	약종류수:	
		q 6h or 4회	3	약종류수:	
		q 4h or 6회	4	약종류수:	
	Blood transfusion		2	연결횟수:	
	IV 제외한 투약(IM, SC, PO, ID 등)	환자방 간 회수 3-12회	2		
		환자방 간 횟수 13회 이상	4		
	Hepar in lock		2		
V. Respiratory Therapy	Suctioning	q 4h or 6회	2		
		q 2h or 12회	4		
		q 1h 24회	8		
		q 30 min over	16		
	Oxygen inhalation		2		
	Incentive spirometer # AC, DB q 4h		2	항목수:	
	Nebulizer	q 6h or 4회	4		
		q 4h or 6회	6		
VI. Special Procedures	입원		12		
	전동		4		
	1:1 간호요구(CPR 등)	1h	8	참가명수:	
		2h	16	참가명수:	
VII. Treatments & Procedures-simple	Start IV		2	횟수:	
	Foley insertion	간호직원 1인 참여	2	횟수:	
		간호직원 2인 참여	4	횟수:	
	Enema	간호직원 1인 참여	2	횟수:	
		간호직원 2인 참여	4	횟수:	
	Bedside tests(3회 1건-Sugar, USG, Guaiac 등)		1	건수:	
	Simple dressing		1	횟수:	
	Tube care(C-tube, penrose drains 등)		1	tube 수:	
	Irrigations or instillation 4회 이하		2		
	억제대 사용		2		
	Assist OOB to chair/strectcher 일당 3회	간호직원 1인 참여	2		
		간호직원 2인 참여	4		
		간호직원 3인 참여	6		
	Assist OOB - ambulation	간호직원 1인 참여	2	횟수:	
		간호직원 2인 참여	4	횟수:	
	Isolation(gown-glove*8)		2		
VIII. Treatments & Procedures-complex	procedure assist(C-tube 삽입, 천자 등)		4	건수:	
	단순도뇨 4회 이상		4		
	30분이상 소요되는 dressing change		4	횟수:	
	ROM exercise 3회 이상		4		
IX. Teaching	Preoperative teaching		2		
	Special structured teaching		4		

표 6-5 환자분류 도구의 예(proto type)

영역	번호	간호활동	항목	점수	환자명										적용지침
활력징후측정	1	V/S check	1~3회	1											· 4가지 항목(혈압, 맥박, 호흡수, 체온) 중 2가지 이상 측정 · 수혈 시 측정하는 V/S는 제외
			4~6회	2											
			7~9회	3											
			10회 이상	4											
	2	대퇴동맥/족부동맥 박동 확인 4회 이상		1											
감시	3	I/O check	1~2회	1											
			3회	2											· 섭취량, 배설량을 모두 측정 시 해당
			4회 이상	3											
	4	순환/감각/운동 check 4회 이상		1											· 억제대 적용 시 측정하는 경우 제외
	5	동공/의식/지남력 check 4회 이상		2											· 동공, 의식, 지남력 세가지 모두 측정하여 기록
	6	계속적인 심전도 감시		3											· 근무조당 1회 이상 심전도 판독 내용을 기록한 경우 해당
	7	산소포화도	3~5회	1											· 산소포화도 측정 후 기록한 경우만 해당
			6회 이상	2											· 계속적인 산소포화도 감시는 6회 이상에 포함
호흡치료	8	통증사정 3회 이상(도구 사용)		1											
	9	산소 투여		2											
	10	심호흡 교육 및 incentive spirometry 사용 교육		1											
	11	흉부물리요법	3~5회	1											· 타진, Vibrator 실시 후 기록한 경우
			6회 이상	2											
	12	기관내 흡인 간호	3~5회	2											· T-cannula, E-tube를 통한 흡인 간호 시 해당
			6회 이상	3											
	13	Tracheostomy care		2											· T-cannula 교환 또는 dressing 등 시행
위생	14	침상목욕		4											· 간호사가 직접 시행한 경우 해당
	15	침상세발		2											· 침상에서 제공하는 물을 이용한 세발로 간호사가 직접 시행한 경우 해당
	16	구강 간호		1											
	17	회음부 간호		1											
	18	Linen 또는 환의 교환	1~2회	1											
			3회 이상	2											· 간호직원이 직접 시행한 경우 해당
식이	19	tube feeding	1~3회	2											· 보호자 시행 포함
			4회 이상	4											
배설	20	기저귀 교환 3회 이상		2											· 간호직원이 직접 시행한 경우 해당
	21	대소변기 적용 3회 이상		2											· 간호직원이 직접 시행한 경우 해당
	22	단순도뇨-횟수로 표시		1	회	회	회	회	회	회	회	회	회	회	· Self 포함
	23	관장-횟수로 표시		1	회	회	회	회	회	회	회	회	회	회	
운동	24	체위변경	3~5회	2											· 간호직원이 직접 시행한 경우로 환자가 완전 도움이 필요한 경우 해당
			6회 이상	3											
	25	환자 이동	2~3회	1											· 침상에서 의자나 스트레처로 이동 또는 의자나 스트레처에서 침상으로 이동한 경우가 각각 1회에 해당
			4회 이상	2											
	26	침상에서 일어나 걷도록 도와주기		2											· 간호직원이 직접 시행한 경우 해당
검사	27	혈당 검사	1~4회	1											
			5회 이상	2											
	28	추가 혈액 검사		2											· 정규 혈액 검사만 시행한 경우엔 해당안됨

표 6-5 환자분류 도구의 예(proto type) 계속

영역	번호	간호활동	항목	점수	환자명										적용지침
투약	29	수액교환	1~2회	1											· 항생제를 mix하는 D5W 50cc, N/S 50cc 등은 해당 안되며 수액만 해당됨
			3~4회	3											
			5회 이상	4											
	30	복합 치료(정맥투여로 2개 이상 또는 multilumen 사용)		1											
	31	정맥 내 투약	3~5회	1											· 환자에게 투여한 약품별 투여횟수의 합을 말함 · 1회 방문으로 2개 동시 투약하는 경우 · 2회로 환자에게 투여된 경우에만 count함
			6~9회	2											
			10회 이상	3											
	32	수혈-횟수로 표시		2	회	회	회	회	회	회	회	회	회	회	· 혈액 확인, V/S check, 환자 관찰 등을 모두 포함 · 혈소판, Cryo는 6unit 당 1회
	33	기타투약 방문(정맥 투약을 제외한 경구 투약, 설하, 피하주사, 근육주사, 좌약, 안약, 흡입제, eardrops, 연고 등)	3~5회	1											· 약품 개수가 아니고 투약을 위한 환자 방문 횟수임 · 1회 방문으로 2개 이상 동시 투약하는 경우 · 1회로 투약은 환자에게 투여된 경우에만 count 함 · 약 준비, 설명, 투여가 포함되며 기록이 있어야 함
			6~10회	2											
			11회 이상	3											
처치	34	말초정맥관 삽입		1											· 간호사가 시행한 경우 해당
	35	튜브삽입 관련	L-tube 삽입 및 관리	2											
			Rectal tube 삽입 및 유지	2											
			Foley bag 삽입 당일	2											
			중심정맥관 삽입 당일	2											
			흉관 삽입 및 관리	3											
처치	36	각종 tube 관리 3회 이상		2											· Penrose drain, JP drain, PCD, · Gastrostomy tube, PTBD, H-vac 등이 해당 · Squeezing, 피부소독, 배액양상 관찰 기록
	37	천자 준비 및 간호		2											· Lumbar puncture 준비 및 보조 · 늑막강/복강 천자 준비 및 보조
	38	수술 및 시술 당일 전 처치		3											· 수술 또는 시술 당일의 동의서, 금식 확인, 피부 준비, 투약 및 교육 설명 등 포함
	39	Irrigation(Foley cath, L-tube, PTBD 등)		1											
	40	가운이나 마스크 착용이 필요한 격리		2											
	41	억제대 적용(2군데 혹은 4군데)하고 부위 순환 관찰		2											
	42	냉온찜질		2											
	43	기타 15분 이상 소요되는 처치		2											· 간호사가 직접 시행한 경우
특수 처치	44	신환 입원		5											· 입원 당시 병력청취, V/S check, 신체계측, 각종 행정업무 및 교육 등 포함
	45	전출입/퇴원 간호		3											· 전출입: 간호: 병동 간 인수인계 및 행정 업무 등 · 퇴원 간호: 퇴원교육 및 행정 업무 등
	46	사망환자 간호(사후처치까지 포함)		5											
	47	간호사 keep 필요-시간으로 표시		6	시간	시간	시간	시간	시간	시간	시간	시간	시간	시간	· CPR 시행 시
교육/ 정서적 지지	48	교육 15분 이상		2											· 질환별 환자 교육(당뇨, 고혈압, 심장질환 등)
	49	환자, 가족의 정서적 지지 15분 이상		2											· 환자 또는 가족에게 정서적 지지를 제공한 경우
	50	의사소통장애(정신지체, 시각/청각/언어력 소실)		3											· 정신지체, 시각/청각/언어력 소실이 있는 환자와 의사소통 할 때 보통의 환자보다 많은 시간과 노력이 요구되는 경우 해당
환자 분류 총점															1군: 1~10점 11~20점
환자 분류군															3군: 21~30점 4군: 31점 이상

- 서술적 방법

간호업무수행을 위해 전통적 또는 통계적인 자료와 환자간호 유형을 토대로 간호표준을 설정하여 필요한 간호사 대 환자의 비율을 결정하는 방법이다.

미국의 경우 기본적으로 환자대 간호인력의 비율이 1:1이나, 우리나라 의료법에는 입원환자 5명당 2명, 외래환자 30명당 간호사 1명으로 책정되고 있다.

- 산업공학적 방법

간호수행의 업무내용을 산업공학적으로 분석하면, 각 기능별 소요시간을 측정하고 업무를 순서적으로 나열하여 효율성을 높이고자 하는 방법이다. 이러한 산업공학적 측정치와 환자통계를 이용하여 최소한의 간호인력으로 최대의 생산성을 추구한다.

- 관리공학적 방법

간호목표를 달성하기위해 계획, 조직, 인사, 통제 등 관리과정을 도입하여 간호표준을 기술하고 간호업무수행 빈도와 난이도와 환자분류제도를 기초로 한 다음 간호업무량을 특정하여, 간호사대 환자비율을 정한다.

간호관리자는 각 간호단위에서 각 환자가 필요로 하는 1일 간호시간을 근거로 간호업무량을 예측한 후에 각 간호단위에서 매일 근무해야 할 간호직원의 수요를 예측해야 한다.

이때 전문 간호인력과 비전문간호 인력의 비율을 정책적으로 반영시켜야 하는데, 이를 위해서는 우선 전문간호 인력에 의해 제공되어야 할 전문간호시간(professional nursing time)과 비전문간호시간(nonnursing time)이 구분되어 연구될 필요가 있다. 또한 이를 근거로 전문인력과 비전문인력의 비율이 결정되는 것이 바람직하다.

우선 간호단위에서 제공되는 직접간호, 간접간호 활동이 모두 전문간호사에 의해 수행된다고 가정하고 간호업무량을 근거로 간호직원의 수요를 예측하는 예를 들어보면 다음과 같다.

1일 평균 간호시간 = 직접간호시간 + 간접간호시간 + 여유시간 / 전체 환자 수

연간 간호직원 수요 = 1일 평균 간호시간 × 평균 환자수 × 365일 / 365 - (휴가 · 병가 · 비번일수) × 8시간 = 연간 필요간호시간/간호사 연간 근무시간

2) 직원의 모집과 선발관리

모집은 적재적소의 자격을 갖춘 적정후보자를 조직에 유인하기위한 일연의 활동으로 직무명세서에서 요구하는 능력을 가진 인력을 많이 확보해야 한다. 모집방법은 공석의 직위를 먼저 내부 인력으로 충원하는 방법으로, 구성원의 능력이 승진으로 보상받는다는 인식하에 사기와 성과가 상승되며, 예비교육 면제와 이직률을 낮출 수 있다. 모집관고는 후보자를 외부 충원하는 방법으로 과학직, 전문직, 기술근로자 및 계약제,시간제 근로자 모집에 이용된다.

모집·선발관리는 고용관리의 중심활동인데 이는 인력계획에 의하여 신규로 필요한 인력을 결정하고 이를 선발하기 위해 적합한 응모자를 확보하고 그 중에서 적격자를 선발하는 활동이다.

채용의 원칙인 직무중심주의, 조직풍토적격주의, 잠재능력주의에 따라 직무에 가장 적합한 인재로 예상되는 사람을 채용해야 한다.

(1) 모집계획

조직의 정원표에 의해 필요한 인원을 현재 인력과 비교하여 부족한 인원수를 모집과 선발과정을 통해 보충하게 된다. 대개 모집과 선발은 퇴직자의 발생, 조직의 확장에 따른 신규인력의 필요로 인해 발생한다.

(2) 선발관리

선발이란 최적의 인적 요소를 특정직무에 짝짓는 과정으로서 개인의 기초적 자격요건을 판단하는 것이 중요하다. 선발에서 고려해야 할 사항은 첫째, 잘못된 선발에 의한 결과, 즉 채용과 수습에 드는 비용 및 예상되는 손실에 대한 평가를 해야 한다. 둘째, 더욱 개선된 선발기법에 의해 경비를 줄이고 조직의 이미지를 좋게 해야 한다. 셋째, 선발방법의 개선에 의해 연수기간을 단축시킬 수 있어야 한다.

따라서 면접, 시험 등에 의해 개인의 적합성을 정확하게 평가함으로써 지원자가 앞으로 맡게 될 직무까지도 예측할 수 있는 신뢰도, 타당도가 높은 선발방법을 적용해야 한다.

① 지원서

지원서 양식작성에는 지원자가 그 직무수행을 위한 교육경험, 지원자의 과거경력과 성장과정에 관해 추정 가능할 정보, 지원자의 과거 근무일지를 근거로 한 안정적 직무수행태도, 지원서 항목 중 근로자의 지속적 업적과 관련된 것을 통계적으로 분석함으로 지원자의 성공적 업무수행 여부의 예측자료로 이용한다.

② 면접

면접은 지원서, 시험, 관계 자료보다 후보자 평가에 가장 좋은 방법이다

특히 면접은 직무나 회사에 대한 정보를 가진 후보자를 선발하는 좋은 기회가 되며, 대인관계접촉, 신입사원 면접 시에 주의해야 할 항목으로는 성급한 결정, 불공정한 정보, 직무에 대한 무지, 고용압력, 대조효과, 시각적 측면과 특성의 효과 불공정한 정보, 직무에 대한 무지, 고용압력, 대조효과, 시각적 측면과 특성의 효과 등이다.

성급한 결정은 면접담당자는 불과 몇 분만에 면접에서 후보자에 대한 사항을 설정해 버린다. 불공정한 정보는 면접자는 후보자에 대한 공정한 정보보다 불공정한 정보의 영향을 많이 받고 있다. 직무에 대한 무지는 적재적소에 지원자가 가장 적합한지를 알지 못하는 면접자의 자질이 중요한다. 고용압력을 받고 있는 면접자에게는 면접의 유용성이 떨어진다. 대조효과는 면접순서에 따라 면접점수에도 영향을 미친다. 시각적 측면과 특성의 효과는 적극적인 열의, 태도, 인상, 용모 등의 시각적 측면은 면접 중

에 얻을 수 있는 실제정보보다 많은 영향을 미친다.

3) 배치관리와 이동관리

일반적으로 채용된 지 얼마되지 않은 신규직원의 사직사례가 가장 많은 빈도를 보이고 있다. 이는 신규직원에게 견습기간 중 또는 채용직후 일정기간 동안 그 조직에 관한 제반사항, 직무요건, 근무태도 등을 훈련시키고 조직에 대한 좋은 인상, 친밀감, 애사심 등을 심어줄 필요가 있음을 말해주고 있다.

배치는 어떤 사람에게 특정직무가 적합하리라는 예측하에 직원을 배속시키는 것이며 일단 배치된 직원을 필요에 따라 현재의 직무에서 다른 직무로 바꾸어 재배치하는 것을 이동이라고 한다. 이와 같은 배치, 이동은 최적의 인재를 적소에 배치하기 위한 것이며 인재육성을 목적으로 하고 모든 직원에게 평등하고 전체와 개인의 조화를 고려하기 위해서이다.

따라서 직원 개개인에 대한 평가에 의해 배치변경 및 수습계획, 인원계획, 조직계획 등 거시적·미시적인 여러 가지 측면을 고려하여 배치·이동 계획을 한다.

4) 승진관리

승진에는 조직에서 구성원의 직무서열 또는 자격서열의 책임이 함께 확대, 수반된다.

승진은 직원 개인의 자아발전 욕구를 충족시키며 조직의 입장에서는 인적 자원 개발의 근간이 되므로 인적자원 관리에서 매우 중요한 부분이다. 따라서 승진관리의 합리성, 공정성, 객관성이 절실히 요구된다.

승진정책을 수행할 때 연공주의와 능력주의의 조화에 관한 문제를 결정하는 것이 문제가 된다. 전통적으로 승진관리의 안정성을 추구하고 객관적 기준으로서 연공주의를 채택하는 경향이나 능력평가의 객관성을 확보하도록 노력하며 전문직종이나 상위층관리자의 경우에는 연공주의의 장점을 최대한 살리면서 능력주의를 받아들이는 것이 필요하다.

5) 인적자원 평가

관리자는 조직의 목표와 환경, 인적자원 제도와 조직구성원들의 형태에 관한 정보를 얻고 이에 따라 인적자원 관리의 적합성에 대한 평가와 함께 원인적 또는 대중적인 방책을 강구해야 한다.

(1) 인적자원 고과

인적자원 고과는 구성원들의 현재 또는 미래의 능력과 업적을 평가함으로써 각종 인적자원 시책에 필요한 정보를 획득, 활용하는 것이다.

이러한 인적자원 고과는 전통적으로 과거의 실적이나 인적 특성에 따라 서열이나 우열을 판정적인 태도로 비교, 추정하는 것이 일반적이었다. 그러나 근래에는 각 직무담당자의 성과를 평가함과 동시에 그가 지닌 잠재적 능력 및 개발가능성에 초점을 둠으로써 구성원에 대한 동기부여의 수단으로 활용하고 있을 뿐만 아니라 평가결과를 목적달성을 위한 종합적인 통제의 한 과정으로 활용하고 있다.

(2) 인적자원 고과의 방법

① 고과자에 의한 분류

- 자기고과

  능력개발을 목적으로 하여 개인의 결함의 파악과 개선에 효과적이므로 전문직과 관리층의 고과에 보충적 방법으로 이용된다.

- 상위자에 의한 고과

  체계적으로 실시하기가 용이하며 바로 상위자가 하위자를 잘 알고 있다는 장점이 있으나 고과가 주관적이기 쉽다.

- 동료에 의한 고과

  동료가 동료를 평가를 하는 것이다.

- 하위자에 의한 고과

  하위직급의 직원이 상급직위를 가진 사람을 평가하는 것이다.

- 인적자원 관리자나 전문가에 의한 고과

  현장토의, 평가센터에 의한 고과이다.

- 복수고과

  고과자의 개인 편차를 감소하기 위한 목적으로 이용한다.

② 인적자원 고과 기법에 의한 분류

구체적인 고과기법은 조직의 목적, 규모, 기술수준, 조직특성, 사용목적, 고과자의 평가능력 등에 따라서 달라지나 다음 기법의 내용을 참고하여 상황에 맞는 고과제도를 적용해야 한다.

- 대인비교 고과법(personnel comparison system)
  - 서열법(ranking): 고대대상자에게 여러명의 고과자가 종합적 또는 요인별로 순위를 주는 방법으로서 능력개발 목적에는 효용이 없는 단점이 있고 고과대상자수가 너무 많거나 적은 경우 적용하기가 곤란하다
  - 쌍비교법(paired comparison): 장단점은 서열법과 같으나 쌍으로 비교하므로 판정 횟수가 늘어나게 되며 요인별 비교를 할 경우 신뢰도가 높아진다.
  - 강제할당법(forced distribution): 평가 대상자수가 많을 때 서열법의 대안으로 쓰인다. 정규분포를 전제로 하는 방법이므로 평가대상자가 소수인 경우 신중히 고려해야 한다.
  - 표준인물비교법: 표준인물이 척도가 되는 방법으로서 판단이 구체적이고 비교적 고과가 용이하나 표준인물 선정에 주관이 개입될 경우 타당도가 문제될 수 있다.
- 평정척도 고과법(rating scales, graphic rating scales)

  평정요인 분석에 의한 요인선정, 고과자 훈련 등을 병행할 경우 계량화에 의한 과학

적 평정이 가능하나 자료의 계량화문제, 측정오류 등에 유의해야 한다.

- 대조표 고과법(check_list)
  평가대상자의 직무상의 행동을 구체적으로 표현한 해당 항목에 체크하는 방법으로 평정척도 고과법과 다른 점은 관할과 계량화가 따로 이루어진다는 것이다.
- 서술식 고과법
  고과대상자 자신이 자유롭게 자기평가를 하는 자유서술식과 객관적 행동에 대한 중요사건 서술법이 있는데, 이와 같은 서술식 고과는 보조적 기법으로 이용된다.
- 토의식 고과법
  인적자원 담당자의 주재로 고과자들의 견해차이나 고과기준의 불일치를 조정하는 현장토의법과 면접법, 효과위원회에 의한 토의법 등이 있다.
- 목표관리법(MBO)
  고과기법으로서의 목표관리법은 결과에 의한 고과로서 업무담당자가 상위자로부터 제공받은 자신의 목표를 설정하고 조직목표와 비교, 수정하여 업무수행 과정과 결과를 비교평가하고 문제점, 개선점을 검토하여 차기목표를 설정하는 방법으로서 참가중심의 기법, 기획수단의 기법으로 각광받는 기법이다. 시간, 비용, 노력이 많이 든다는 단점이 있다.
- 행위기준 고과법
  평가직무를 관찰가능한 행위의 성과로 측정할 수 있도록 척도화한 방법으로서 이 방법에 의해 수집된 행위훈련 계획에 토대를 제공한다.

이상의 인적자원 고과 방법은 장·단점이 있으므로 각각 고과의 목적에 따라 선별해서 사용해야 한다. 예를 들어 고과목적이 지도하는 데 있을 경우는 중요 사례서술법이나 MBO가 적절하며 고과결과의 통보에 의한 동기화 및 직원의 개발이 목적이라면 MBO 업무표준고과법, 중요사례서술법을 적용하는 것이 좋다. 승진, 해고, 배치전환 고과기법으로는 평정척도법과 서열법을 병행 적용한다.

(3) 인적자원 고과 실시상의 문제점

인적자원 고과를 실시하는 데 생길 수 있는 문제점으로는 다음을 들 수 있다.

① 고과대상자가 너무 많을 경우 정기적으로 관찰하고 판정하는 데 과중한 부담이된다.

② 고과기준을 너무 광범하게 사용하는 경우 타당성이 부족하다.

③ 고과자의 저항감, 성의없는 고과로 인해 부정확한 평가가 되기 쉽고 고과자의 편견이 작용하는 경우가 많다.

④ 부정확한 평가를 근거로 승진, 승급, 해고 등을 결정할 경우 인적자원 고과에 불신이 생길 수 있다.

⑤ 과정적 평가를 병행하지 않고 결과적 평가를 강조하는 경우 건설적 인적자원 고과 목적에 역효과를 낼 수 있다.

⑥ 직원의 선발, 배치, 훈련 등을 고려하지 않고 인적자원 고과만으로 모든 인적자원 문제를 해결할 수 없으므로 전체적인 인적자원 계획내에서 검토해야 한다.

⑦ 대부분의 관리자는 인적자원 고과를 꺼리고 있다.

이상과 같은 문제점은 인적자원 고과 형식이 부적당하거나 인적자원 고과 과정에서 정확한 평가를 하지 못하기 때문에 생기는데 특히 평가자와 평가대상자가 모두 인간이기 때문에 생길 수 있는 심리적 요인으로 인한 장애로 오류를 범하기 쉽다는 것이다.

이와 같은 평가자의 심리적 오류의 경향으로 관대화 또는 가혹화 경향, 중심화 경향, 현혹효과에 관해 설명하면 다음과 같다.

① 관대화 또는 가혹화 경향

평가를 할 때는 관찰자가 객관적이고 정확하게 평가한다고 가정을 한다. 그러나 평가자는 다음과 같은 이유로 관대화 또는 가혹화 경향을 띠게 된다.

- 피평가자가 평가자 자신의 고유가치를 나타내지 못할 때 피평가자를 불리하게 생각한다.
- 평가자는 피평가자를 불리하게 평가할 때 평가자와 피평가자간의 관계가 악화된다고 느낀다.
- 평가자는 부하직원을 승진시키기 위해 관대하게 평가하고 간접적으로 부하직원에게 도움이 되는 상사로 명성을 얻음으로써 평가자의 미래통제력을 증가시킨다.
- 평가자는 피평가자를 인정하는 것이 자신에 대한 인정을 얻기 위해서 필요하다고 느낄 때 관대하게 평가한다.
- 문화 특성에 의해 후하게 평가하게 되는 경우 관대화 경향을 띠게 된다.

이와 같은 관대화의 오류를 피하기 위해서 등급을 정규곡선에 따라 강제할당을 하거나 평가척도의 모호성을 줄여서 평가자로 하여금 정확하게 평가하도록 한다.

② 중심화 경향

평가자가 모든 피평가자를 척도의 중심에 등급이 오도록 하는 경향으로서 이런 경우 체계적인 입직 평가로서의 역할을 못하게 되는 경우이다.

③ 후광효과

평가자가 피평가자의 어떤 특정분야에서의 열등 또는 우월성 때문에 직무성과를 열등하거나 우월하게 평가하는 경우에 생기는 오류이다. 현혹 효과를 개선하기 위해서는 평가기준을 분명히 정의하고 평가자를 훈련시키도록 평가의 정확성을 개선해야 한다.

④ 규칙적 착오

가치판단성의 규칙적인 심리적 착오에 의한 것으로, 한 평정자가 타 평정자에 비해높은 점수를 주거나 반대경향을 보이는 경향은 말한다. 평정목적이 감시목적일 때는 낮은 평가로, 관리목적일 경우는 높은 평가가 나온다.

⑤ 근접착오

평정자가 평정을 함에 있어, 쉽게 기억할 수 있는 최근의 실적이나 능력 중 심으로 평정하는 데서 발생하기 쉬운 오류이다. 이를 방지하기 위해서 평정요소를 하나씩 배열하고 이를 토대로 전원을 평정하는 방법을 택한다.

⑥ 논리적 착오

이는 두 가지 평정요소 간에 논리적인 상관관계가 있는 경우, 어느 한 요소가 우수하면 다른 요소도 우수하다고 쉽게 판단하는 경향을 말한다.

지능지수가 높으면 지식도 많다고 판단하거나 정직하면 준법정신이강하다고 판단해 버리는 경우이다. 이를 방지하기 위해서는 유사한 평정요소에 대하여는 시간적인 간격을 두며 평정하는 것이 좋다. 주관적 판단이나 추측을 배제하고 평정기준에 준하여 객관적인 사실을 바탕으로 평정하는 것이 다.

⑦ 선입견에 의한 착오

성별, 종교, 연령, 출신학교, 출신 지방에 따라 차별 취급하는 것이다. 편정자의 선입견이 평정에 중대한 영향을 미친다는 것은 많은 조사연구에 의해 입증되었다. 선입견에 의한 착오를 방지하기 위하여 강제할당과 목표관리법을 사용하거나 평정자 의외의 제3자가 평정하는 방법도 도움이 된다.

(4) 인적자원 고과 양식

인적자원 고과 양식은 객관적 자료를 근거로 한 항목과 주관적 평가에 근거한 항목을 내용으로 고과의 목적에 따라 고과표로 구성된다.

인적자원 고과 양식은 직무내용, 직위, 능력발휘의 자세, 잠재력, 업적, 건강상태, 종합판정을 정확하게 반영할 수 있도록 구성되어야 한다.

(5) 인적자원 고과의 방향

바람직한 인적자원 고과가 되기 위한 방향은 다음과 같다.

① 능력개발 지향적인 고과: 상급자가 하급자의 업무를 심판하는 사정형 고과가 아니라 미래지향적인 능력, 적성의 평정이다.

② 상사중심의 일방통행형 고과로부터 본인 참여의 대면통행형 고과: 피평가자가 고과결과를 알 수 있게 평정결과를 피드백시키고 나아가서는 자기평정을 하게 하는 것이 바람직하다.

③ 인물 중심의 고과로부터 직무·업적 중시의 고과이어야 한다.

④ 다목적 고과로부터 목적별 고과이어야 한다.

⑤ 피평정 집단의 세분화시켜야 한다.

⑥ 평정방식의 간소화와 평정자 훈련을 활성화시켜야 한다.

⑦ 다면적 고과이어야 한다.

6) 인적자원 감사

(1) 인적자원 감사의 의의

인적자원 감사는 인적자원 관리 활동이 그 의도하는 목적에 비추어 적합한가를 평가하는 것이다. 인적자원 평가는 인적자원 통제를 위한 평가기준을 마련하고 사실적인 자료와 기준을 비교하여 인적자원 관리가 제대로 되고 있는지의 여부를 평가하는 것이다.

인적자원 고과와 인적자원 감사를 비교하면 인적자원 고과는 개개인의 능력과 업적이 조직의 욕구에 비추어 어떻게 평가되고 있는가에 목적이 있고 인적자원 감사는 인적자원 관리 활동이 그 목적에 비추어 적합한가 평가하는 것이다.

인적자원 감사는 또한 인적자원 기능의 모든 운영에 관해서 체계적 조사와 분석을 하는 것이며 다음과 같은 역할을 한다.

① 정기적 감사

규칙적인 인적자원 감사를 실시함으로써 심각한 문제가 발생되기 전에 탐지하는 역할을 한다.

② 조직 효율성 평가

조직 구성원의 직무수행, 교육, 사기 등에 대한 변화를 측정함으로써 조직의 전반적 효율성을 평가한다.

③ 성과표준 검토

표준은 모호하게 세워져서는 안되므로 목표를 설정하고 목표기간 달에 관리자와 감독자가 기대성과표준과 성과의 실제 수준을 비교한다. 이때 미달이 발생하면 조사와 교정행위가 필요하다는 신호이므로 내부통제 시스템에 있어서의 성과표준을 다른 조직과 비교 검토한다.

④ 정책수행

설정된 인적자원 정책의 수행여부를 감사한다. 예를 들면 간호사의 봉급수준을 다른 기관과 동등하게 한다는 정책을 수행하기 위해서 정기적으로 다른 기관의 봉급수준을 조사하고 비교한다.

⑤ 비용-수익분석

인적자원 프로그램에 사용되는 자원이 비용보다 더 큰 가치를 가져오는지, 인적자원 프로그램에 사용되는 자원이 다른 프로그램에 사용되는 것보다 조직에서 더 많은 수익이 있는지 비용-수익 분석한다.

(2) 인적자원 감사의 종류

인적자원 감사의 종류로는 감사주체에 의한 분류로서 조직 내부에서 자체적으로 하는 내부감사와 조직외부의 전문가에 의해 실시되는 외부감사로 나눌 수 있다. 또한 감사대상에 따라 인적자원 정책의 운영관리를 대상으로 하는 감사(A감사)와 인적자원 정책의 경제면을 대상으로 하는 인적자원 예산감사(B감사) 그리고 인적자원 관련 제정책의 실제효과를 대상으로 하는 감사(C감사)로 나누기도 한다. 그리고 감사시기에 의해 정기감사, 비정기감사로 분류할 수도 있다.

(3) 인적자원 감사의 문제점 및 대책

인적자원 감사에서의 문제점은 인력 계획 관리의 효과에 대한 평가가 어렵다는 것이다. 평가의 어려움은 측정방법에서 야기되는 경우가 많으므로 이와 같은 측정방법의 문제점과 대책을 살펴보기로 한다.

① 목표를 구체화해서 관찰과 측정이 가능한 행위로 서술한다: 요구되는 행위, 발생조건, 성공의 기준을 포함한다.

② 분명한 목표와 변화를 통계적, 비통계적 방법으로 확인한다: 상관관계분석, 추세분석, 태도조사, 비용-수익분석, MBO에 의한 평가

③ 최고관련자를 포함한 조직전체 수준에서 인적자원 감사에 대한 지지와 적극적인 관심을 가져야 한다: 의미있고 건설적인 평가가 되기 위한 지원적인 분위기가 중요하다.

(4) 인적자원 정보 시스템

효과적인 인적자원 통제를 실시하기 위해서는 정확하고 신속한 인적자원 정보의 활용이 불가피하다. 인적자원 정보시스템은 인적자원 관계에 관한 문서자료나 통계 및 의견조사서, 인적자원 평가결과 등 인적자원 문제에 관련하여 활용되는 자료를 의미한다.

인적자원 정보체계에 따라 인적자원 정보를 구성하는 자료를 분류하면 다음과 같다.

① 외부환경자료

법적, 환경적 요인에 관한 자료와 조직내적 자료

② 투입자료

조직 및 직무에 관한 자료, 구성인력에 관한 자료

③ 과정자료

경력계획, 종업원동기화, 훈련, 임금 및 복지후생프로그램, 성과평가프로그램, 노사관계, 의사소통, 상담 및 징계 등

④ 산출자료

종업원의 욕구충족, 성장 및 개발에 관한 자료 생산성 유지 및 성장에 관한 자료 등이다. 이상의 인적자원 정보는 전산시스템을 활용해서 분석함으로써 좀더 신속하고 정확하게 처리되는 장점을 가지고 있다.

7) 업적평가

종업원의 업적평가 또는 성과평가에는 3가지 의미가 있다. 종업원 개개인의 공헌도, 결점을 관리자들이 평가·수정하는 통제기능이다. 성과를 피드백시켜 성과유지 및 성과향상을 위한 처방적 역할을 한다. 평가는 종업원의 업적연계 보상시스템 설정에 중요한 역할을 한다.

서열척도법은 종업원 업적을 불만족에서 초과만족까지 척도를 분류, 작업의 질적 수준과 직무특성에 대하여 최상으로부터 최하까지를 서열화 시키는 방법으로 평가한다.

노식석 서열척도는 불만족에서 초과만족까지 성과의 범위만큼 다양한 직무속성과 가장 널리 이용되는 평가방법이다. 종업원의 질적평가에도 이용된다.

기술적 평가방법으로는 중요사실서술법과 목표관리 등이 있다.

중요사실서술법은 특별한 사실에 대해 기록하여 직무수행에 따른 예기치 않은 사실을 피고과자별로 기록·보관한다.

목표관리법은 종업원별로 목표를 정하고 그 달성치를 기초로 평가한다.

서열척도법이 사무직, 관리직 주로 승진, 봉급결정 등 종업원의 비교, 결정에 활용되는 반면, 기술평가법은 관리자·전문직 종업원 및 개선을 바라는 특수 분야에 대한 협의나 회합 등을 개반하기 위한 목저에도 응용된다.

4. 간호 인력계획과 근무계획

1) 간호 인력계획

예산과 직결되는 인력계획(staffing)은 간호사의 양과 질을 적절히 제공하는 과정으로 질과 가격 모두가 균형을 이루어야 한다. 근무계획(scheduling)이 인력계획 과정의 중요한 부분이지만 인력계획 자체는 아니다. 간호단위 업무량은 간호인력 수요량에 대한 예측으로 대부분의 기관에서는 업무량을 환자분류 체계의 결과로써 결정한다. 인력계획에 영향을 주는 변수들은 다음과 같다.

(1) 외적 요구

우리나라에서 간호인력 계획은 의료법에 제시되어 있는 기준에 준하고 있다. 특히 간호는 특정 보건의료조직에 대한 환자들의 태도에 중요한 영향을 미치며, 질적인 간호는 조직의 마케팅에 이용되므로 소비자의 기대도 신중하게 배려되어야 한다.

(2) 조직적 요소

① 간호부서의 철학

간호부서의 철학은 간호부서 내의 활동에 대한 기본틀을 제시해주며, 실무에 대한 신념과 가치의 진술이다. 간호부서의 철학은 환자간호 제공에서 대안을 선택하는데 방향을 제시할 수 있을 것이다.

② 간호전달체계

간호전달체계는 전체 조직에서 개발되고 간호부의 철학에 의해 방향이 정해진다. 간호사의 특성 즉 교육, 자질, 경험 등은 인력의 수를 결정하는데 주요인이 된다.

③ 지원체계

환자간호에 직접 관련되지 않는 간호활동도 간호인력 계획시 고려되어야 할 요소에 들어가야 한다. 자원체계의 효율이 높을수록 주어진 직접간호의 양을 제공하는데 필요한 간호 인력의 수가 적어진다. Work sampling 방법은 간호사들이 시간을 보내는 활동분석에 유용하다.

(3) 업무량

환자에 따라 간호의 양이 다르기 때문에 업무량을 확인하고 인력계획의 주요한 자료로 환자분류체계가 필요하다. 자료는 간호에 대한 환자 수요의 지침뿐만 아니라, 24시간 동안 간호가 어떻게 분산되어야 하는지를 보여주어야 한다.

필요한 간호업무량(nursing workload)을 예측하기 위해서는 먼저 간호업무량을 예측해야 한다. 왜냐하면, 직원의 수요와 간호업무량 간에 균형이 이루어져야 인적 자원관리가 효율적으로 이루어 질 수 있기 때문이다. 간호업무량을 예측하기 위해서는 환자통계자료를 이용하기도 하지만 정확한 예측이 되기 위해서는 환자 간호요구를 측정하는 것이 좋은 방법이다.

간호업무량의 측정에는 환자에게 직접간호를 제공하는 직접간호 활동시간과 직접간호를 수행하기 위해 준비되는 일련의 활동으로서 간접간호 활동시간 그리고 비생산적인 활동을 개인시간으로 포함시켜 이 세 가지를 합산하는 것이 인정되고 있다.

또한 환자분류제도를 이용하여 간호업무량을 측정할 때 각 분류군 별로 간호시간을 계측하면, 간호단위 내의 입원환자의 총 간호업무량을 추정할 수 있다. 그리고 어떤 특정한 간호단위에서 수행되어야 하는 업무는 환자수요뿐만 아니라 환자의 상태와도 관계가 있다.

① 환자 간호요구

간호업무량을 예측하기 위해서는 간호해야 할 환자의 총 수효뿐만 아니라 진단이나 간호범주에 따른 환자 수요도 알아야 하며, 각각의 간호활동을 수행하는데 소요되는 시간의 연구가 선행되어야 한다.

국내 임상간호사회 연구결과에 따르면 2, 3차 진료기관이 포함된 6개 진료기관의 일일평균 적정 직접간호시간이 I 군(경환자) 1.4시간, II군(아중환자) 2.5시간, III군(중환자) 4.1시간, IV군(위독환자) 6.1시간으로 조사되었으며, 송의 연구에서는 총 간호활동시간 중 직접간호활동에 20.9%, 간접간호활동에 26.6%, 병동관리 관련활동에 25.5%, 개인활동에 26.9%의 분포를 보였다.

현재 간호업무량 예측에 적용되는 방법으로써 환자분류제도가 있다. 즉, 환자 상태를 스스로 자가 간호를 할 수 있는 정도와 간호사의 도움을 요구하는 정도에 따라 I군(경환자), II군(아중환자), III군(중환자), IV군(위독환자)으로 분류하여 간호시간을 측정함으로써 간호 인력을 산정하는 방법이다.

이와 같이 환자분류 제도를 이용하여 간호업무량을 측정할 때, 각 분류군별 간호시간을 직접간호활동, 간접간호활동, 개인시간 등으로 구분하여 측정한다.

- 직접간호활동

간호사가 대상자에게 직접간호를 제공하는 영역의 간호내용으로서 간호표준으로 설정된 각 진단적 범주에 따라 제공하는 간호기능의 소요시간을 측정한다. 특히 신체적, 정신적 요구와 관련하여 제공하는 간호행위를 의미한다.

- 간접간호활동

간호사가 간호대상자에게 제공하는 직접간호를 준비하거나 수행하기 위해 일어나는 일련의 활동으로서 환경적, 사회적, 경제적 안녕과 관련하여 제공하는 간호행위이며 환자를 위해서 제공되기는 하지만 환자가 없는 상황에서도 이루어질 수 있다. 예를 들면 기록, 확인, 물품관리, 의사소통 및 각종 교육 및 훈련의 간호내용이 포함된다.

이중 교육에 관한 활동 중 건강교육은 간호직원들이 환자나 가족들에게 환자간호와 퇴원 후의 관리에 대한 정보를 제공하고 지도하고 동기부여하는 모든 활동을 총칭한다. 환지교육시 시용방법과 자료들이 기관마다 다르므로 각 간호부서는 그것을 운영하는데 소요되는 교육시간을 측정해야 한다.

간호단위의 업무량에 영향을 주는 요인으로 환자수요와 각 환자가 요구하는 간호의 양이 간호제공에 적절한 간호요원의 범주를 정하는 것으로 알려지고 있으며, 따라서 이러한 요인을 정확히 파악하는 일이 중요하다고 할 수 있다. 이렇게 되면 간호단위 간의 업무량의 평형을 이루면서 간호요원의 배분에 합리적 근거를 갖게 된다.

(4) 인력계획

실제적인 인력계획 과정은 적어도 매해 한 번씩 실시해야 한다. 인력수요와 예산은 서로 관련되기 때문에 대부분의 기관은 인사관리과정을 예산 사이클과 맞추고 있다. 인사관리과정에 영향을 주는 요인들은 다음과 같다.

- 환자 재원일수
- 새로운 프로그램
- 서비스의 증강
- 병동의 폐쇄나 재배치

간호단위 관리자들은 인력수요량을 예측하기 위해 다음 정보들을 사용한다.

- 현재 인사관리 계획의 평가결과
- 과거의 인력 수요
- 예상되는 환자중증도
- 새로운 프로그램과 기술의 영향

- 직원의 유용성
- 직원의 교육적, 경험적 수준
- 재원환자수와 중증도 수준에 따른 과거의 경향

(5) 간호인력 산정에 대한 접근 방법

간호업무를 수행하는데 있어 환자에게 만족한 수준의 질적 간호를 제공하고 부서의 목적을 달성하기 위해서는 각 간호단위별로 적절한 간호인력 수요가 책정되어야 한다. 필요한 간호 인력을 예상하는 데는 병원의 크기, 건축시설상황, 환자수, 가용인력의 종류, 의사수 및 병원규정과 절차 등 물리적 요소 및 여러 요인의 영향을 받게 된다. 특히 부서별로 충원계획 및 업무분담 방법, 중요한 일과의 진행 등은 통일된 방침에 의하여 추진되어야 하며 각 간호단위의 규모의 특성을 근거로 환자가 요구하는 평균 간호업무량을 비교하여 측정할 수 있다.

질적인 환자간호의 확보를 위해서는 환자마다 간호요구도가 다르기 때문에 환자의 간호요구량을 파악하여 이를 토대로 산출한 간호시간을 바탕으로 간호 인력의 확보가 선행되어야 한다. Gillies(1987)는 간호인력 산정방법으로 다음 3가지를 제시하였다.

① 서술적 방법

경험을 근거로 간호사 수와 종류를 주관적으로 결정하는 방법으로 환자유형에 따라 간호표준을 설정하고 필요한 간호사를 환자 대 간호사 비율을 산출하여 결정한다.

예) 우리나라 의료법에서의 환자 대 간호사의 비율: 입원환자 5명에 간호사 2명, 외래 환자 30명에 간호사 1명의 비율로 책정하고 있는 인력산정방법

임상간호사회 연구 보고 및 기타 연구자들의 보고에 의하면 의료법에서 제정한 비율보다 훨씬 많은 수의 간호인력이 요구되는 것이 현실이라고 지적한 바 있다. 또한 최근 임상간호사회의 연구결과에 의하면 간호요구도가 가장 높은 중환자실의 경우, 환자 대 간호사의 비는 1:2가 가장 적절하다고 보고하였다.

서술적 접근 방법의 장점은 산정과정이 비교적 쉽고 빨리 수행될 수 있다는 점이고, 단점은 환자의 중증도와 그에 따른 간호인력 요구의 증감을 반영할 수 없다는 점이다. 국내 병원의 간호사 확보가 입원환자 대 간호사 수 5:2라는 최저기준을 적용하여 왔으나, 보건복지부가 마련한 입원환자 간호관리료 차등지급제가 1999년 11월 15일부터 시행에 들어감에 따라 간호인력 확보 수준에 따른 간호관리료가 최고 200%까지 추가 지급되게 되었다. 또한 환자 대 간호사 수 기준은 특수병동을 제외한 일반병동의 병상수 대비 일반병동에 실제 근무하는 간호사 수로 정했기 때문에 환자가 실제 직접간호를 받는 시간을 늘리도록 했다.

간호관리료의 6단계 차등지급제는 1등급인 경우는 200%를 가산 지급하며, 6등급은 기본적인 간호관리료만 지급하는 것이다. 차등지급의 기준이 되는 병상수 대 간호사 수는 3차 의료기관 기준으로 1등급 2.0:1, 2등급 2.5:1~2.0:1, 3등급 3.0:1~2.5:1, 4등급

3.5:1~3.0:1, 5등급 4.0:1~3.5:1 그리고 6등급이 4.0:1 이상인 경우로 범위가 정해졌다.

② 산업공학적 접근방법

산업공학적 접근방법은 간호업무를 통하여 인력의 수를 결정하는 방법으로서 생산성을 향상시키기 위해 시간-동작분석과 같은 기술들을 이용하는 것으로, 모든 간호활동을 분석하고 각각의 활동에 소요된 간호시간을 측정하여 간호업무의 흐름을 분석하고 각 업무에 필요한 간호인력을 산정하는 방법이다. 통계자료와 아울러 이러한 측정을 함으로써 규정된 절차에 따른 업무를 수행하는데 필요한 각 유형의 간호직원 수효를 산출할 수 있다.

즉 간호업무의 양을 조사하는 데는 업무일지 및 환자간호 기록을 분석하고 직접관찰, 시간-동작 분석을 통해 이루어진다. 이 방법은 양적인 측면에서의 조사이므로 수행된 간호의 질에 대한 평가를 포함하고 있지 않아서 복잡한 전문적 간호의 특성이 제한될 수 있다.

예) 1950년 미국 병원협회와 간호연맹이 공동 개발하여 환자 당 간호시간에 환자수를 곱하여 얻은 총 간호시간을 이용하여 적정 간호 인력을 계산했던 방식이 있다.

간호관리료 등급 산출 방법

$$\text{등급산정식} = \frac{\text{일반병동 3개월 평균 병상 수(각월 15일자 병상 수의 합 1/3)}}{\text{일반병동 3개월 평균 간호사 수(각월 15일자 간호사 수의 합 1/3)}}$$

표 6-6 등급에 따른 간호사 인력기준(병상수: 간호사)

등급	상급종합병원	기타 요양기관(병원 및 의원)
1등급	2.0:1 미만	2.5:1 미만
2등급	2.0:1 이상 ~ 2.5:1 미만	2.5:1 이상 ~ 3.0:1 미만
3등급	2.5:1 이상 ~ 3.0:1 미만	3.0:1 이상 ~ 3.5:1 미만
4등급	3.0:1 이상 ~ 3.5:1 미만	3.5:1 이상 ~ 4.0:1 미만
5등급	3.5:1 이상 ~ 4.0:1 미만	4.0:1 이상 ~ 4.5:1 미만
6등급	4.0:1 이상 ~	4.5:1 이상 ~ 6.0:1 미만
7등급		6.0:1 이상 ~

간호사 1명당 병상수를 산정한다. 간호사 수가 많을수록 상위 등급을 받는다.

표 6-7 간호사 확보 수준에 따른 입원료 점수의 가산율

종별 \ 등급	1등급	2등급	3등급	4등급	5등급	6등급	7등급
상급종합병원, 의원, 치과의원, 한의원, 보건의료원	50%	40%	30%	20%	10%	0%	
종합병원, 치과병원, 한방병원	직전등급 점수의 10%					0%	-5%
병원	직전등급 점수의 10%				직전등급 점수의 15%	0%	-5%

※주: 의료취약지역 병원은 7등급의 감산율을 2%로 적용(광역시 병원은 제외)

■ 산업공학적 간호인력산정 방법의 예

ⓐ (1일 평균환자수×1일 평균환자 1명이 필요로 하는 실 간호소요시간 수×7일×52주) = 1년간 전 환자에 대하여 필요한 간호시간

ⓑ 1년간 전 환자 간호소요시간×간호사의 부담률 = 간호사의 간호시간 수

ⓒ 1년간 전 환자 간호소요시간×간호조무사의 부담률 = 간호조무사의 간호보조 시간 수

ⓓ (ⓑ에서 산출된 간호사의 간호시간 수)÷(간호사 1명당 주간근무시간×간호사 1명당 연간 근무주 수) = 연간 필요한 간호사 수

ⓔ (ⓒ에서 산출된 간호조무사의 간호보조 시간 수)÷(간호조무사 1명당 주간근무시간×간호조무사 1명당 연간 근무주 수) = 연간 필요한 간호조무사 수

■ 용어설명

ⓐ 1일 평균환자 1명의 실간호소요시간(net nursing hours per patient per day): 환자 1사람에게 실제로 소요되는 간호시간을 말한다.

ⓑ 간호사와 간호조무사의 부담률(ratio of workload): 전체 간호량 중에서 간호사가 실시해야 하는 분량과 간호조무사가 실시해야 하는 분량을 %로 표시한 것이다.

ⓒ 연간 간호사의 시간 수: 연간 환자의 시간 수는 고정되어 있지만 간호사가 시간 수는 1일 8시간 근무라 해도, 1주의 비번(day off). 공휴일, 연가, 병가 등으로 많은 시간이 빠지므로 여기에 해당되는 일수를 제외한 시간 수가 나와야 한다.

■ 간호인력 산정방법의 실제 예

ⓐ 평균입원환자 30명의 외과병실(평균 매 환자 간호시간: 3.5)

ⓑ 간호사의 부담률: 75%, 간호조무사의 부담률: 25%

ⓒ 간호사 연가 14일+병가7일+공휴일 9일 = 30일을 제외한 1년 총 근무일 수(48주)

ⓓ 간호사 주당 근무시간: 44시간

ⓔ 간호조무사 주당 근무시간: 48시간

- 연 단위 간호사 수 산출
  - ⓐ30(명)×3.5(시간)×7(일)×52(주) = 38,220(1년간 전 환자에 대하여 필요한 간호시간)
  - ⓑ38,220(시간)×0.75 = 28.665(간호사의 간호시간 수)
  - ⓒ38,220(시간)×0.25 = 9.555(간호조무사의 간호보조시간 수)
  - ⓓ28.665÷(44(시간)×48(주)) = 13.5(명) (연간 필요한 간호사 수)
  - ⓔ9.555÷(44(시간)×48(주)) = 4.1(명) (연간 필요한 간호조무사 수)
- 주 단위 간호사 수 산출
  - ⓐ30(명)×3.5(시간)×7(일) = 735(주간 전 환자에 대하여 필요한 간호시간)
  - ⓑ735(시간)×0.75 = 551.25(주간 간호사의 간호시간 수)
  - ⓒ735(시간)×0.25 = 183.75(주간 간호조무사의 간호보조시간 수)
  - ⓓ551.25÷44(시간) = 12.5(명) (주단위로 필요한 간호사 수)
  - ⓔ183.75÷44(시간) = 3.8(명) (주단위로 필요한 간호조무사 수)
- 일 단위 간호사 수 산출
  - ⓐ51/2(주 근무일수)×(주 일수)
    = 11/14(병동에 규칙적으로 배치된 직원을 각각 매일 근무할 전문직 간호사 수와 비전문 직원 수로 나누는 식)
  - ⓑ13×11/14 = 11.5(명) (매일 필요한 간호사 수)
  - ⓒ4×11/14 = 3.19(명) (매일 필요한 간호조무사 수)

이상에서 산출된 연 단위 간호사 수는 14명이고, 주 단위 간호사 수는 13명이며 일 단위 간호사 수는 12명이다. 주의할 것은 연 단위가 주 단위보다 많아야 주간 51/2 근무가 가능하다.

③ 관리공학적 접근방법

관리공학적 접근방법은 간호부서를 위한 행동목표를 기술하고, 환자의 유형에 따라 간호표준을 기술한 후, 그 표준에 따라 정해진 업무수행 빈도와 난이도를 근거로 해서 간호인력의 수를 결정하는 방법이다. 다시 말하자면 간호해야 할 환자의 유형에 따라 간호표준을 기술하고 그 표준에 따라 정해진 업무 수행 빈도와 난이도를 기초로 해서 간호사 대 환자의 비율을 결정하는 것을 말한다. 즉 환자분류제도를 기초로 한 총 간호업무량을 측정하여 간호사를 배치하는 것으로 일련의 종합적인 데이터에 근거해서 인력산정을 결정하는 것으로 간호의 질, 돌보아야 할 환자 유형의 수, 병원의 인원이나 병상 수용능력, 운영 예산 등과 같은 병원의 특성에 관한 정보에 의해서 결정되는 것을 말한다.

유의할 점은 간호업무 수행에 영향을 미치게 되는 물리적 요인, 기관의 특성 및 기타 제요인을 사전에 충분히 파악하여 간호시간이 결정되어야 한다.

■ 관리공학적 간호 인력산정 방법의 예

ⓐ 1일 총 간호업무량

= 1일 총 직접간호활동 시간 + 1일 총 간접간호활동시간 + 1일 총 개인시간

ⓑ 적정 간호사수 (명)

= 간호단위 근무 간호사 실수×1.3

= (간호단위 총 업무량) ÷ 8(일 평균 근무시간)×1.3

= (간호단위 총 직접간호시간 + 간호단위 총 간접간호시간 + 개인시간) ÷ 8(일 평균 근무시간)×1.3

■ 용어설명

ⓐ 간호단위 근무간호사 실 수 : 간호단위 근무표에 비번을 감안하지 않은 간호사 실 수

ⓑ 간호단위 총환자수: Ⅰ군 환자수 + Ⅱ군 환자수 + Ⅲ군 환자수 + Ⅳ군 환자수

ⓒ 정수 1.3: 교대근무 간호사의 월평균 근무일수 24일 기준으로 인력수요 산정시 비번, 각종 청가, 휴가처리 인력으로 30%를 가산한 것으로 이 비율은 달라질 수 있다.

ⓓ 직접간호 활동시간: 환자에게 직접 제공되는 간호활동으로 영양, 위생, 운동, 측정 및 관찰, 의사소통, 투약, 처치, 배설, 산소 투여, 열 요법 등 11개 간호영역의 59항목의 간호활동에 소요되는 시간을 말한다.

ⓔ 간접간호활동시간: 환자에게 제공되는 직접간호를 준비하거나 수행하기 위해 일어나는 일련의 활동으로 기록, 확인, 물품관리, 의료팀 또는 관련부서와의 의사소통, 각종교육 및 훈련, 식사배선 참여, 의사지시 확인 등 7개 영역의 간호활동에 소요되는 시간을 말한다.

ⓕ 개인시간: 근무시간 내에 수행하는 직접간호활동과 간접간호활동을 제외한 시간으로 휴식시간, 식사시간을 포함한다.

(6) 중환자실 간호인력 현황

1999년도 부터 일반병실의 간호등급제 제도로 간호사 확보가 수월해진 반면, 특수부서는 확대되지 않고 있는 실정이며, 수가도 원가보존이 안되고 있으면서 중환자수 증가, 중증도 증가에도 불구하고 병상수 증설, 장비 및 환경개선, 간호인력 확보는 되지않고 있는 상태(2006, 중환자관리세미나)라는 문제점이 대두되었고 이에 따라 신생아중환자실의 경우 2007년 10월부터, 성인 · 소아중환자실은 2008년 7월부터 차등제가 실시되었다.

또한 중환자실은 전담의사를 둘 수 있고, 전담 간호사를 두되 간호사 1인당 연평균 1일 입원 환자수는 1.2명 이내어야 하며 신생아중환자실은 전담전문의를 두어야 하고 전담간호사를 두되 간호사 1인당 연평균 1일 입원환자수를 1.5명 이내어야 한다고 기준을 정한 바 있다(의료법 시행규칙 일부개정령안 제 28조의 8(2006.7)).

우리나라 인력산정방법은 단일변수(환자수, 의사수, 병상수)에 의해 추정된 인력수요로 모든 환자에 대해 일률적으로 평균 간호시간을 적용함으로써 환자 개개인이나 병동간 의료기관 간 차이에 대해 인력배분이 적절하지 못하다는 단점이 있다.

표 6-8 성인·소아 중환자실 차등제(2008. 7월)

등급	간호사 수: 병상 수
1등급	1:0.5 미만
2등급	1: 0.5~0.63
3등급	1:0.63~0.77
4등급	1: 0.77~0.88
5등급	1: 0.88~1.0
6등급	1: 1.0 ~1.25
7등급	1: 1.25~1.5
8등급	1: 1.5 ~1.2
9등급	1: 2 이상

표 6-9 신생아 중환자실(2007. 10월)

등급	간호사 수: 병상 수
1등급	1: 1.0 미만
2등급	1: 1.0~1.5
3등급	1: 1.5~2.0
4등급	1: 2.0 이상

5. 간호인력등급과 간호관리료 차등제

1) 간호관리료 차등제

1999년 11월부터 간호서비스 질 향상을 위해 간호사의 확보수준에 따라 입원환자 간호관리료를 차등 지급하는 방안이 시행되면서 상급종합병원, 종합병원, 병원, 의원으로 구분하여 병상수 대 간호사 비에 따라 등급을 구분하여 가산된 입원료를 지급하였다. 2004년 4월 입원료가 인상되면서 그동안 입원료를 병원관리료, 의학관리료, 간호관리료로 나누어 간호인력등급이 1등급 상향 조정될 때 간호관리료의 40%씩 가산하던 것을 단일 입원료로 통합하여 운영하게 됨에 따라 1등급에 입원료의 10%씩 가산하게 되었다.

종전 병상수 대 간호사의 비를 1-6등급으로 구분하여 6등급을 기본으로 가산된 금액만 적용하던 것을 2007년 4월부터 7등급으로 구분하고, 1-5등급은 각각 입원료의 10-15%씩을 가산, 7등급은 5% 감산을 적용하고 있다.

2) 간호인력등급의 분포

간호관리료 차등제 도입 이후 10년 동안 간호사 확보수준의 변화를 살펴보면 상급종합병원의 경우 1999년에 6등급이 63%였으나 2008년에는 5등급과 6등급이 사라지고 3등급 49%, 4등급

35%로 상향 조정되었으며, 종합병원의 경우 6등급이 1999년 87%에서 2008년 48%로 감소한 것으로 나타났다. 그러나 병원급에서는 큰 변화가 없어 6-7등급이 92%를 차지하고 있으며, 입원료가 5% 감산되는 7등급이 2007년 4월에 신설되었으나 여전히 7등급이 82%로 높게 나타나고 있다.

간호인력의 충원을 위해 호스피스 시범사업이나 보호자없는 병원 시범사업을 통해 간호인력을 1-2등급 수준으로 확보하는 경우, 추가적으로 간호관리료에 가산료를 지급하는 유인정책을 시범적으로 운영하고 있다.

그림 6-1 상급종합병원의 간호관리료 등급 분포

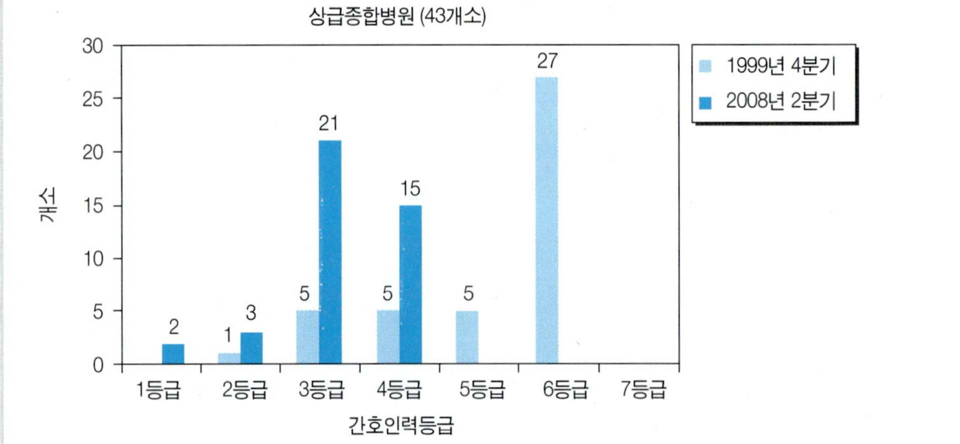

그림 6-2 종합병원의 간호관리료 등급 분포

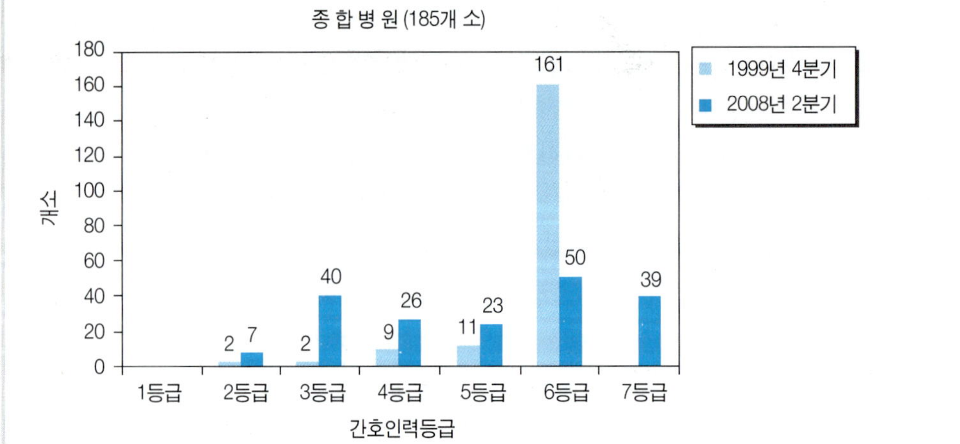

※주: 1999년에는 6등급까지 존재, 2007년 이후 7등급 신설

그림 6-3 병원의 간호관리료 등급 분포

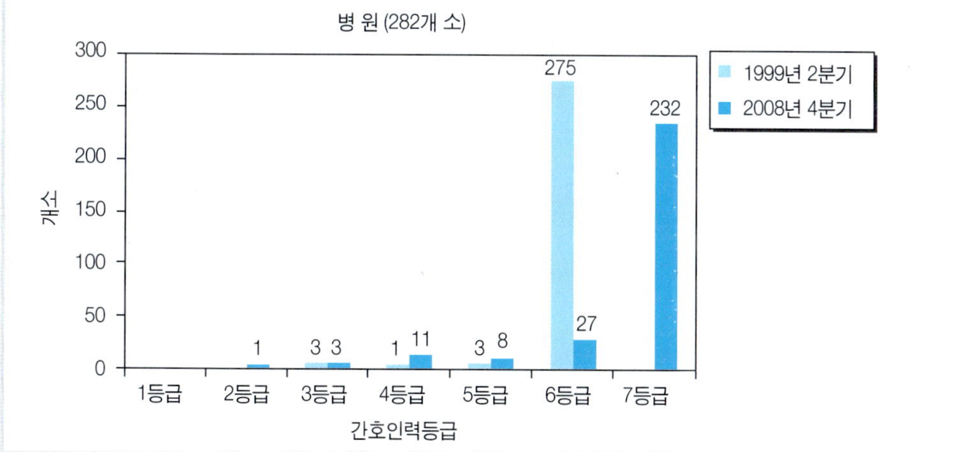

※주: 1999년에는 6등급까지 존재, 2007년 이후 7등급 신설

3) 간호인력의 국제 비교

경제협력개발국기구(OECD)의 자료에 의하면 인구 천명당 간호사수는 OECD 국가의 평균이 9.8명이고, 노르웨이 31.6명, 룩셈부르크 16.0명, 아일랜드 15.4명, 한국 4.1명으로 나타나 다른 나라와 비교해 볼 때 우리나라의 간호사 고용수준은 매우 낮다. 인구 천명당 간호보조인력 역시 우리나라는 2.0명으로 나타나 OECD 국가의 평균 3.7명에 미치지 못한다(OECD, 2007).

6. 교육훈련과 경력개발

1) 훈련 및 개발관리

오늘날 조직을 둘러싸고 있는 환경이 복잡해질수록 조직의 성과를 향상시키기 위해서는 인력의 육성, 개발이 강조되고 있다. 조직구성원의 훈련, 교육, 개발은 기본적으로 인간의 변화와 학습이론에 근거를 두고 있으나 훈련은 특정식무적 기능의 습득을 목표로 하고 있는 데 비해 교육을 보편적 지식의 학습을 목표로 한다는 점이 구분된다. 한편 개발은 지식의 교육과 관련이 있지만 기능훈련이 뒷받침되어야 하기 때문에 훈련과 교육, 양자를 종합한 성격을 지니고 있다.

훈련 및 개발은 기본적으로 지식, 태도, 기능에 관한 적극적인 변화를 시도하는 것이며 일반적인 학습원리를 적용하게 된다. 신입자 훈련은 기관의 규칙, 방침, 조직기구와 기능 등 조직체의 일원으로서 필요한 기초적 지식과 기술을 강의, 토의, 견학, 현장훈련을 통하여 실시한다. 각 조직단위의 인력에서 그 직무에 필요한 최저한도의 지식과 기술을 습득시킨다.

장소에 의한 분류는 직장훈련, 직장외 훈련이 있다. 직장훈련(on the job training)은 감독자가 직접 일하는 과정에서 부하직원을 개별적으로 실무 또는 기능에 관해 훈련시킨다. 직장 외 훈련(off the job training)은 직장에서의 실무 또는 작업을 떠나서 전문적으로 실시하는 훈련이다.

내용에 의한 분류는 기능교육, 건전한 조합원 의식과 노사관계의 노동교육, 교양교육이 있다.

책임소재에 의한 분류는 실무교육, 계속교육이 있다. 실무교육은 직원의 직무수행을 강화하기 위하여 실시한다. 계속교육은 개인이 지식, 기술, 태도를 향상하기 위해 동기화되어 계획하고 수행하는 학습활동이다.

2) 훈련 및 개발의 평가

훈련 및 개발의 결과를 단계별로 정확하게 평가하여 필요한 성과를 어느 정도 달성했는가 앞으로 어느 정도 더 필요한가를 분석해야 한다. 평가목적에 따라 타당한 평가방법을 적용해야 하는데, 참가자의 반응은 질문지법에 의해 평가할 수 있으며 학습평가는 고과법, 행동평가는 인적자원 고과법, 결과평가는 종합 평가법을 적용하여 객관적인 평가를 한 후 인적자원 관리에 활용할 수 있도록 사후관리를 철저히 하도록 한다.

(1) 예비교육

예비교육은 종업원이 조직내 효율적 기능발휘에 필요한 보상, 인사정책, 직무일정, 회사조직의 편성과 기능, 안전사항과 규칙 등 정보를 제공하며, 새로운 종업원을 조직이 요구하는 일원으로 동기화 할 수 있도록 그들의 가치·태도에 영향을 주는 하나의 사회화 과정으로 탈바꿈시키는데 그 목적이 있다.

예비교육과정은 종업원의 행동자세, 목표설정을 위한 조직의 설립배경, 경영철학 등 정보와 종업원의 장기적 안정성과 경력개발에 관한 조직의 공약내용 설명을 포함, 입사시 신입사원이 기대하는 장래성, 책임권한 및 도전과 모험에 대한 현실충격을 최소화 시켜야 한다.

(2) 훈련

훈련은 종업원이 신규수행에 필요한 능력 보유를 위하여 감독자 지시 하에서 행해지는 시험활동과 학습지침에 따른 정규강좌 및 직무순환 등이 있다. 훈련은 신규채용자를 훈련시켜 직무내용, 수행방법에 필요한 지식과 능력을 기르며, 부적절한 직무지식과 능력으로 부진한 차원에서 연수교육 및 학습조직을 강화하고 있다. 이러한 훈련과정은 직무의 복잡성, 종업원 경력, 훈련 소요경비, 시간 등을 고려하여 선택한다. 직무교육에는 지도, 직무순환, 특수임무할당 등의 방법이 있다.

3) 경력개발

경력개발이란 개인의 경력목표를 설정하고 이를 달성하기 위해 경력계획을 수립하여 조직의 욕구와 개인의 욕구가 합치될 수 있도록 각 개인의 경력을 개발하는 활동이다. 간호전문직은 기본교육과정이 일원화되지 못한 상태에서 각 간호사의 경력계획이 다양할 수 있으므로 간호관리자는 간호사가 스스로 자신의 경력계획을 세울 수 있도록 목표를 설정하고 환경변화에 대응하는 행동선택법을 배우도록 도와주어야 한다.

생애·경력개발제도(life/career development system)는 간호사의 일에 대한 경험뿐만 아니라 인생의 모든 측면을 포함하는 개념에서 출발하므로 간호관리자는 간호사 개인의 특성, 성격, 인간성, 흥미 등에 대한 통찰력을 가지고 도움을 줄 수 있어야 할 것이다. 경력관리는 개인의 경력목표를 설정하고 이를 달성하기 위한 경력계획을 수립하여 조직의 욕구와 개인의 욕구가 합치될 수 있도록 개인의 경력을 개발하는 활동을 말한다.

경력은 어떤 사람이 직업생활을 영위하면서 겪게 되는 여러 가지 직무경험, 일에 대한 전문성 또는 장기간 수행한 일에 대한 과정 등을 나타내는 것이다. 경력개발프로그램은 각자의 지식, 성격, 전공과목 훈련기능 등을 파악하여 이를 전제로 가장 적절한 직무를 수행하도록 함으로 그 능력을 계획적으로 육성하려는 제도이다.

경력목표는 개인이 도달하고픈 미래의 지위와 능력이며, 경력계획은 경력목표를 달성하기 위한 경력경로의 설정이다. 경력개발은 경력계획을 달성하는 활동이라 할 수 있다. 경력관리의 목적은 승진관리를 통해 인재확보 및 배분의 효과를, 종업원의 성취동기 유발의 효과를 보는데 목적이 있다. 인재의 효율적인 확보와 배분을 통한 조직효율성 증대, 조직구성원들의 자기발전과 자아실현욕구의 충족시킬 수 있다. 경력개발은 유능한 인적자원의 확보 및 배분과 종업원의 성취동기를 유발시키며, 종업원 자질향상과 후계자 확보 및 이직방지를 할 수 있다.

경력개발 평가단계는 개인평가, 조직평가가 있다. 개인평가에는 종업원 개인의 직무정성이 무엇이고, 강점과 약점에 초점을 두며, 업무기술의 성취도, 숙련도, 선호도 파악 할 수 있다. 조직평가에는 평가센터법, 성과평가 승진예측가능법, 승계계획법 등이 있다.

경력관리상의 문제점에는 인사담당자의 자질부족, 경력관리제도의 이해 부족, 이론 및 이해 부족이다. 경력관리 지원제도에는 사내공모제도, 멘토제도, 경력상담제도 등이 있다.

4) 직원훈육과 이지관리

(1) 훈육

보건의료조직에서도 간호직원들의 업무수행이 항상 바람직한 수준에 있는 것은 아니다. 대부분의 간호직원들은 별 문제가 없지만 업무를 잘 수행하지 못하는 사람들은 심각한 문제를 야기할 수 있다.

조직이 기대하는 업무나 표준에 따르지 않는 간호직원은 환자, 다른 직원, 간호사, 행정자와 조직에 좋지 않은 결과를 가져올 수 있다. 표준에 미치지 못하는 직원의 수행을 효과적으로 다루기 위한 전략을 개발하기 전에 먼저 문제행위의 원인을 규명해야 한다. 문제행위의 원인을 규명함으로써 적절한 교정을 위한 전략을 세울 수 있기 때문이다. 예를 들면 능력이 부족한데 해고의 위협으로 동기화시키는 것은 부적절할 뿐 아니라 비효과적이다.

표 6-10 경력개발제도 적용 사례

<table>
<tr><th colspan="2">구분</th><th>A병원</th><th>B병원</th></tr>
<tr><td colspan="2">명칭</td><td>경력개발제도
(CLS, clinical ladder system)</td><td>경력단계
(Career Ladder)</td></tr>
<tr><td colspan="2">단계</td><td>4단계(신입, 일반, 전임i, 전임ii)</td><td>4단계(CN I, CN II, CN III, CN IV)</td></tr>
<tr><td colspan="2">시행 결과 및 현황</td><td>준비기간:1999~2000
적용단계
- 2003년 수술장, 중환자실 대상 4단계 시행
- 2004년 응급실 4단계 시행
- 2008년 일반 병동 확대 예정

적용 단계
: 처음부터 4단계 모두 시행

적용 대상
- 현장(병동, ICU, OR, ER) 근무 일반간호사, 4,5급 포함
- 관리자, 전문(담)간호사 제외</td><td>준비기간: 1998~2000
시기별 적용 부서
- 2004년 일부 병동, 수술장, NICU
- 2005년 CN II 전 병동 확대 실시
- 2006년 CN III 실시
- 2007년 CN IV 실시
적용단계
: 1차 년도에는 CNII만 일괄 적용하고 단계적으로 CN III, CN IV로 확대 예정
적용대상
- 5급이상 간호사, 외래, 행정 부서를 제외한 전 부서의 6, 7급 간호사</td></tr>
<tr><td colspan="2">심의기구</td><td>명칭: 간호인사위원회
위원장: 간호부서장

위원: 간호행정, 교육, 업무개발 파트장 및 해당 부서 파트장
주요기능
- portfolio review
- 승급, 유지 심사</td><td>명칭: 간호사 career 인정 위원회
위원장: 인사시스템 개선위원장 (간호팀장 중 1인)
위원: 인사시스템 개선위원회 위원 12명 (간호팀장, UM으로 구성)
주요기능
- portfolio review
- exemplar review(CN III, CN IV)
- 승급, 유지 심사</td></tr>
<tr><td colspan="2">단계별 정원</td><td>부서별로 정원 비율 설정해 운영</td><td>승진비율 제한 없이 개방운영</td></tr>
<tr><td rowspan="3">단계별 운영 특성</td><td>1단계</td><td>명칭: 신입간호사
최소 경력: 입사1년 미만 신입간호사
선수학습*: 신입간호사 예비교육

승급: 예비교육 종료 후 자동 승급</td><td>명칭: CN I
최소경력: 입사 2년 미만 간호사
선수학습*:
공통: 신입간호사 예비교육
간호상황 모범사례 3개
추천학습**: 기본 EKG, 임상생리 I
승급: 입사 시 CN I단계</td></tr>
<tr><td>2단계</td><td>명칭: 일반간호사
최소경력: 입사 1년 이상
선수학습*: BLS

보상: 인센티브 없음</td><td>명칭: CN II
최소경력: 입사 2년 이상
선수학습*: CPCR(공통), ICU 간호과정(ICU), OR 간호과정(OR), 병동별 질환, 검사간호(병동)
추천학습**: 임상생리II, 임상약리, 신체사정(기본)
보상: 인센티브 지급</td></tr>
<tr><td>3단계</td><td>명칭: 전임간호사I
최소경력: 입사 3년 이상
선수학습*:
- 중환자기본+ACLS(ICU)
- Laser안전교육, 수술장 재직교육(OR)
- ACLS or ATLS(ER)
보상 및 인정: badge패용, 인센티브 지급</td><td>명칭: CN III
최소 경력: 입사 4년 이상
선수학습*:
- preceptor 기본과정

추천학습**: 최신간호동향, 간호 질 향상
보상 및 인정: 인센티브 지급</td></tr>
</table>

표 6-10 경력개발제도 적용 사례(계속)

구분		A병원	B병원
단계별 운영 특성	4단계	명칭: 전임간호사 II 최소 경력: 입사 5년 이상 선수학습* - Preceptor과정(공통) - 중환자중급과정 혹은 임상간호대학원 4학기 수료(ICU) 수술간호과정, 수술장 재직교육(OR) 응급간호과정(ER) 보상 및 인정: badge패용, 인센티브 지급	명칭: CN IV 최소 경력: 입사 6년 이상 선수학습* - 교육기법(석사졸업 인정), 조직리더십 추천학습**: 상담요법, 신체사정(고급) 보상 및 인정: 인센티브 지급
승급 지원 및 심의 process		신입간호사 → 일반간호사 입사 1년 이상, BLS 완수 시 자동 승급 일반간호사 → 전임간호사 I 입사 3년 이상, 선수학습 이수 시, 승급지원서 작성(지원자), 지원자 대상 직무시험 실시 (간호본부) 수행평가(관리자) ⇒ TO 및 이상 자료를 종합해서 간호인사위원회에서 심의 후 승급 결정. 전임간호사 I → 전임간호사 II 입사 5년 이상, 선수학습 이수 시, 승급 지원서 및 portfolio 제출(지원자), 수행평가(관리자) ⇒ 간호인사위원회에 지원자가 참석해 면접 및 portfolio 프리젠테이션 실시. 간호인사 위원회에서 심의 후 승급 결정. 승급	CN I → CNII 입사 2년 이상, 선수학습 이수 시, 승급지원서 제출(지원자), 수행평가(관리자) ⇒ career 인정위원회 심의 후 승급 결정 CN II → CN III 입사 4년 이상, 선수학습 이수 시, 간호모범사례 작성, 승급지원서 제출(지원자), 수행평가(관리자) CN III → CN IV 입사 6년 이상, 선수학습 이수 시, 간호모범사례 작성, 승급지원서 제출(지원자), 수행평가(관리자) ⇒ career 인정위원회 심의 후 승급 결정.
승급 심사 주기		1년 2회 심사, 탈락 시 6개월 후 재지원 가능	1년 2회 심사, 탈락 시 6개월 후 재지원 가능
유지심사		전임I, II: 6개월 마다 관리자 평가 후 인사위원회에서 심사 전임 II: 1년 마다 portfolio발표 및 인사위원회 심사 심사 시 현장관리자 참여	추후 검토 후 도입여부 결정 예정
프로그램 평가 특징		특수파트 중심 적용 효과 추후 평가 예정 - 간호실무, 병동관리, 교육자, 위원회 활동에 따른 단계별 역할 구분 - portfolio 작성 및 presentation, 업무 실적/계획 중시, exemplar 도입 검토 중	초기 단계로 평가 미실시 한자간호, 질향상 활동 및 연구, 인재개발, 리더십에 따른 단계별 역할 구분 - practice level 별 exemplar작성, 공유, 심사에 반영
간호사들이 보고한 적용 효과		- 간호업무에서의 전문성 확대, 안전간호, CS 등 간호 개선 - 전임간호사 동기 부여 - 전임간호사의 위원회 활동 활성화	QI, 연구에 대한 적극적 참여 증대 - 필수, 추천 교육을 이수하는 과정에서 자기주도적 학습 증가 - 강의, 교육 등 전문성 향상 활동 증가

선수학습*: 해당 등급으로 승급 지원시 사전 이수가 필수적으로 요구되는 교육
추천학습**: 해당 등급에 머무르는 동안 이수가 추천되는 학습

그림 6-4 경력개발제도의 예

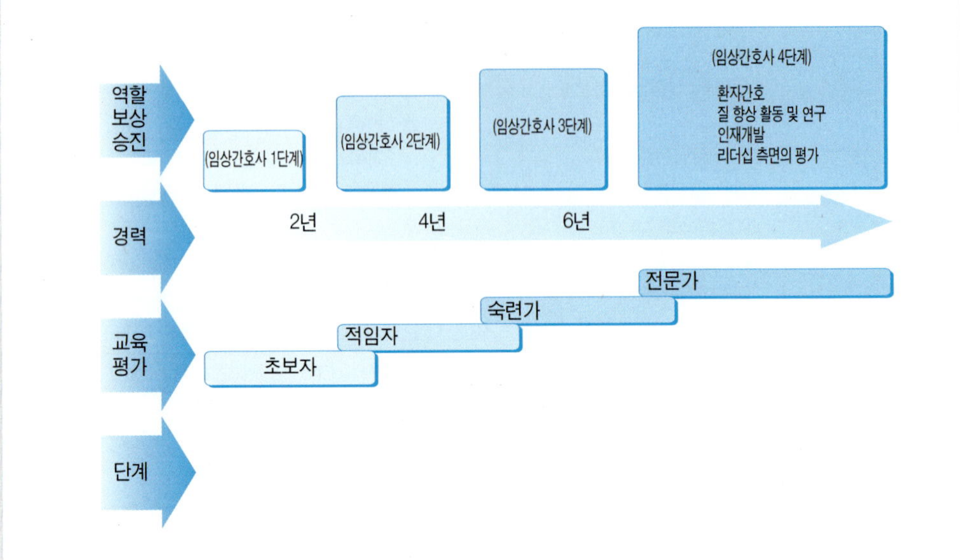

먼저 문제행위의 원인이 규명되면 코칭이나 정식 훈육 행위 같은 전략을 효과적으로 신속하게 이용해야 한다. 간호관리자는 문제행위와 관련된 기관의 정책을 조사해야 한다. 예를 들어 병가에 대한 정책이 잘못 정해지면 지나친 결근을 유도하여 심각한 인력문제를 야기할 수 있다. 기관의 정책변화를 시도하기 위해 최고관리자는 기관내 다른 부서의 최고관리자와 협력해야 한다.

업무수행 모형에 의하면 직무에 관한 개인의 수행은 크게 개인의 동기부여와 능력의 작용임을 알 수 있다. 보건의료기관은 문제행위를 명확히 기술하고 의사소통해야 한다. 한 부서에서 문제로 간주되는 행위가 다른 부서에서는 수용될 수 있다. 어떤 행위는 반복될 경우에만 심각하나 어떤 것은 한 번 일어나는 것도 심각하게 간주된다.

조직내에서 발생하는 대부분의 문제행위의 원인은 직원의 동기부여 결핍에 있다. 동기부여는 조직의 보상체계, 연금계획, 직무설계, 감독스타일, 모집과 선발방법에 의해 영향을 받는다.

업무수행에 기초한 보상체계는 직원의 동기부여에 직접적인 영향을 미친다는 것이 입증되었다. 연금도 직원의 업무수행과 행위에 영향을 미칠 수 있다. 연금프로그램에 다른 형태로 직원자원 프로그램이 있다. 잦은 결근이나 낮은 생산성은 동기부여의 결핍보다는 가족상황, 우울, 알코올이나 약물의존과 같은 직원의 개인적인 문제에 기인한다고 본다.

직무에 대한 도전과 흥미는 직원에게 동기부여가 되므로 이를 활용해서 간호사에게 동기를 부여할 수 있다. 예를 들어 경험이 적은 간호사와 의사에게 숙련된 기술을 공유하도록 격려하면 큰 자부심을 느낄 것이고, 그들이 알고 있는 것을 다른 사람들에게 가르치기 위해 열심히 일할 것이다. 관리자의 감독스타일은 직원의 동기부여에 중요한 영향을 끼칠 수 있다. 간호관리자들은 업무중심의 동기부여 분위기를 만드는 데 중요한 역할을 담당하고 있다. 실무에 영향을 주는 결정에 직원을 참여시키는 것이 동기부여를 높인다는 사실이 입증되었다. Wanous는 현실적인 직무정보를 제공하면 직원만족도를 높이고 이직을 줄일 수 있다는 것을 보여주었다. 직원의 수행은 동기부여에 따라 달라지며 수행부족은 대개 능력부족에 기인한다. 어떤 직원들을 동기부여가 되어도 조직의 기대에 부합하지 못하기도 하다.

동기부여와 마찬가지로 직원능력의 전반적인 수준을 증진시키는 많은 방법들이 있는데 가장 명백하고 효과적인 방법은 모집, 선발, 훈련이다. 우수한 졸업생을 배출하는 프로그램이나 학교에 중점을 두어서 직원 선발을 함으로써 업무 수행능력의 전반적인 수준을 높일 수 있다. 가능성 있는 직원의 능력과 직무책임이 적합한지를 사정하는 동안에 현실적인 정보를 얻을 수 있어야 한다. 선발시 구조화된 방법(예: 구조화된 면담)과 훈련시 구조화된 방법(예: 행동모형)으로 직무요건에 맞는 능력을 지닌 간호사를 채용할 수 있을 것이다.

표준에 미치지 못하는 수행을 유발하는 요인을 이해하는 것은 수행문제의 원인을 정확히 진단하는 데 중요하다. 업무수행문제의 원인을 진단하는 다양한 질문에 답함으로써 특수한 수행문제를 다룰 때 코우칭같은 전략을 제안하게 된다. 문제를 효과적으로 진단하기 위해 수행기준과 현재의 수행에 대한 정보가 필요하다. 기대가 너무 높은 관리자는 직원에게 동기부여시키는 데 어려움이 있을 것이다. 정기적인 수행평가와 주목할 만한 수행에 대한 정확한 기록이 중요하다.

일단 업무수행 문제가 존재한다고 결론을 내렸으면 그 문제가 즉각적인 주의를 요하는지 아닌지를 결정해야 하고, 만일 즉각적인 주의가 요구된다면 관리자는 그 문제가 동기부족에 의한 것인지 능력부족에 의한 것인지를 결정해야만 한다. 기술이 부족한지 훈련을 통해 치유될 수 있는지를 관리자가 결정할 수 있도록 틀을 제공한다. 기술과 관련된 업무수행 문제가 훈련을 통해 해결될 수 없다면 관리자는 직무명세서의 변경, 근무지 이동, 강등, 해고 등의 다른 대안을 고려해야 한다.

만일 업무수행 문제가 능력보다 동기부여에 기인한다면 다른 형태의 질문이 이루어져야 한다. 관리자는 가치있는 결과(예: 원하는 스케쥴)와 수행기준이 일치한다는 것을 직원들이 알 수 있도록 보상체계를 재조정해야 한다. 보상이 효과적이지 않을 때 공식적인 고지나 훈육을 사용하는 것이 필요하다.

능력부족과 동기부족을 구분하려면 과거의 수행을 사정하는 것이 필요하다. 이전의 수행수준이 수용할 만하면 그 문제는 동기부족에 기인하나 간호사가 수용할 만한 수준에서 일을 한 적이 없다면 그 문제는 능력부족에 기인한다. 문제가 동기부족인지 기술부족인지에 따라 다른 중재전략들이 사용되어야 한다.

적절한 중재결정의 목적은 처벌보다는 문제행위의 개선에 있어야 한다. 문제행위 때문에 간호관리자들은 부하직원에게 자주 화가 나거나 분개하게 된다. 그러나 수행부족을 교정시키려 할 때 보복은 적절하지 않다. 많은 관리자들이 잠재적 책임에 대한 걱정으로 문제직원과 맞서기를 꺼린다. 직원의 인권은 항상 존중되어야 하지만 그것 때문에 수행문제에 대해 적절히 반응하지 않을 수는 없다.

훈육은 최고 간호관리자 및 인적자원 관리부서와 밀접하게 일을 해야 하는 감독자의 책임이다. 모든 직원은 공정하게 다루어져야 하며 각 직원에 대해 달리 반응하면 차별대우로 몰릴 수 있다.

마지막으로 직원의 업무수행에서 중요한 주제는 관리자의 신뢰성이다. 관리자에 대해 직원이 신뢰감을 가지는 것은 효과적인 관리에 중요하다. 신뢰를 받지 못하는 관리자는 직원의 동기부여에 영향을 미치지 못한다. 관리자가 신뢰감을 얻을 수 있는 하나의 방법으로 실행에 옮기기 전에 조직 내 관리방향이나 다른 부서(인력)들을 검토하는 것이 있다. 어떤 약속이나 훈육행위를 한 후에 철회를 하는 것보다는 그 조처가 지지될지 아닐지를 미리 결정하는 편이 훨씬 낫다.

5) 문제행위에 대한 관리

수행을 최대화하려면 평균이상의 수행에 대해서 꼭 보상을 해야 한다. 그러나 보상체계나 관리자의 기술 수준에 관계없이 직원의 행위가 기대에 미치지 못할 때가 있으며 이때 코우칭이 요구된다.

(1) 코우칭

관리자의 코우칭은 직원의 수행 정도를 향상시킬 수 있다. 코우칭의 주요 행위는 다음과 같다.

① 행동용어로 문제를 기술한다: 즉시 사람에게 초점을 맞춘다.

② 문제를 조직이나 개인적 결과와 결부시킨다.

③ 그 행위가 일어난 이유를 직원에게 물어본다. 문제의 이유를 개방적으로 끌어내도록 노력한다.

④ 문제해결방법에 관한 제안을 하도록 한다. 편견없이 듣는다.

⑤ 직원의 생각에 관해 토론하거나, 직원이 아무것도 제안하지 않으면 관리자의 해결방법으로 해결해도 괜찮을 것인지 직원에게 물어본 후 따르도록 한다.

⑥ 문제해결을 위해 취할 각 단계에 대해 동의하고 서면화한다. 가능하면 위 단계에 대한 직원의 수행을 요구한다.

(2) 훈육

반복되는 코우칭이 문제를 해결하지 못하고 중요한 규칙과 규정이 위배될 때는 훈육이 필요하게 된다. 훈육의 일차적 기능은 벌을 주는 것이 아니고 앞으로의 적절한 행위를 위해 동기부여를 하는 것이다. 직원훈육이 필요할 때 간호관리자는 최고간호관리자 및 인적자원 관리 부서와 긴밀한 관계를 가지는 것이 중요하다. 이런 관계는 일관성이 있고 공정한 훈육행위에 도움을 준다. 훈육의 공정성을 기하기 위해서는 다음 사항을 유의해야 한다.

① 규칙과 규정을 분명하게 설정한다.

② 각 직원과 규칙 및 규정에 대해 의사소통한다. 직원이 그 규칙과 규정을 읽었다는

것을 진술문에 서명하게 한다.

③ 규칙이나 규정위반에 대해 점진적인 벌칙 형태를 개발한다. 예를 들면 미미한 위반(예: 금연구역에서의 흡연)에 대해서 구두경고, 서면경고, 하루 정지, 3일 정지에서 해고까지 할 수 있다. 심각한 규칙위반(예: 환자에게 가하는 신체적 학대)은 벌칙이 더 심할 것이다(예: 3일 정지나 해고).

④ 훈육과정이 불공정하다고 믿는 사람을 위해 항소과정을 개발한다. 일부 기관에는 항소부(appeals board)가 있으며, 노동조합이 있는 곳에서는 중재를 이용할 수 있다.

다음 지침은 간호관리자에게 더 직접적으로 적용될 수 있다.

① 행동하기 전에 사실에 입각한 정보를 수집하고 가정을 하지 마라. 직원이 자기입장을 표명할 기회를 가지는 것이 중요하다.

② 화가 날 때 행동하지 마라. 화가 날 때는 긍정적인 방향으로 나아가기 어렵다.

③ 다른 사람이 없는 곳에서 훈육하라. 공개적인 비난은 모욕적이고 직원에 대한 존중의 결여로 나타날 수 있다.

④ 위반을 명확히 하고 적절한 수정행위를 구체화하라. 관리자는 수정행위뿐 아니라 문제행위도 분명히 해야 한다. 이 모임에서 감독은 부하 직원에게 반복된 문제행위의 결과에 대해 알려주어야 한다.

⑤ 정책을 갑자기 적용하지 마라. 이전에는 그 규칙이 시행되지 않았다면 시행전에 충분히 경고를 해야 한다. 모든 직원에게 규칙이 시행될 날짜를 알리고 규칙에 대해 설명를 해야 한다.

(3) 해고

간호사의 문제 행위를 기관에서 수용할 수 없다면 해고를 할 수밖에 없다. 그러나 해고에는 심각한 부작용이 많이 따르게 된다(예: 소송이나 불평의 위협, 기관의 실질보상비율의 증가, 정신적 부담과 시간소모 대체비용). 해고과정에 잠재되어 있는 원치 않는 상관관계들이 있으므로 기관에서는 문제있는 직원이 자발적으로 사직하는 것을 더 원한다. 직원의 문제행위를 자세히 기록하고 모든 직원에게 규칙을 일관되게 적용함으로써 보건의료기관은 간호사로 하여금 다른 곳에서 일자리를 찾아보도록 격려할 수도 있다. 그러면 간호직원 개인에게는 해고기록이 남지 않고 기관도 부정적인 결과를 피할 수 있을 것이다. 동시에 그것은 해고에 관련된 부정적 결과를 기관이 피할 수 있게 한다.

대부분의 경우 이러한 해고절차를 이용할 수 있으나 간호직원의 문제행위가 알코올이나 약물의존에 의한 것이라면 이러한 해고절차를 이용해서는 안 된다. 그 문제에 정면대결하지 않고 약물중독된 간호사가 다른 곳에서 일자리를 찾도록 허락하는 것은 단순히 문제를 다른 기관으로 떠넘기는 것이다. 의무적인 보고법이 있다면 결손(impaired)실무를 보고하지 않는 것은 불법이다.

(4) 문서화

직원의 문제에 대해 적절하게 문서화하는 것은 매우 중요하다. 직원의 과거수행에 대한 정확한 기록은 실적(trace record)과 악으로의 수행평가에 기초가 된다. 훈육시 정확한 기록이 필수적이며, 불평이나 소송제기시 근거자료가 된다.

관리자는 문제행위에 대해서 주의깊게 관찰하고 기록하며 코우칭이나 훈육으로 추후관리를 하고 바람직한 행위에 대해서는 격려하는 것이 중요하다. 이러한 문제행위나 바람직한 행위를 문서화하는 절차는 복잡하지 않은 것이 바람직하다.

(5) 고충처리

직원의 불만을 효과적으로 다루는 방법은 다음과 같다.

① 마음을 열고 경청한다.

② 직원 자신이 말할 때까지 기다린다.

③ 감정적으로 반응하지 않는다(방어적으로 반응하지 않는다).

④ 문제해결에 관한 직원 자신의 기대에 대해 질문한다.

⑤ 문제를 해결하기 위해 관리자가 할 수 있고 없는 것을 설명한다.

⑥ 취해진 특수한 단계나 기한에 대해 동의한다.

6) 이직관리

이직에는 자발적 이직 즉, 회사에 불만이 있거나 더 나은 기회를 찾기 위해 전직하는(turnover) 경우와 사직(resignation)하는 경우 그리고 비자발적 이직으로 해고, 정년퇴직 등이 있다. 조직구성원이 이직할 때 퇴직면접과 퇴직 후 질문지를 통해 이직원인을 조사할 수 있다. 즉, 이직관리대책의 개선점을 추구하는 제도적 장치로써 이직원인을 알아내고 인적자원 정책의 개선점을 보완해서 이직을 줄일 수 있는 유용한 관리수단이 될 수 있다.

7. 임금과 복리후생

1) 임금

보상은 임금, 봉급, 보수, 급여, 인건비 등으로 통칭한다. 근로법에는 '임금이란 사용자가 근로의 대상으로 근로자에게 임금, 봉급 또는 기타 여하한 명칭으로든지 지급하는 일체의 금품을 말한다.' 고 규정되어 있다. 기업의 보상정책은 노동력의 수요공급, 기업의 임금 지불능력, 생산성 증가율, 정부정책, 생계비, 노동조합, 종업원의 임금 관, 동종업계 수준 등을 고려하여 책정한다.

- 보상은 근로자와 부양가족의 생계를 유지하게 하는 가장 중요한 수입의 원천이다.
- 보상은 근로자의 사회적 신분, 사회화 지위를 규정하는 한 요소이다.

- 보상은 근로자의 심리적 안정성, 사회적 욕구는 물론 고차원적 욕구인 존경욕구, 자아실현의 욕구까지 충족시켜준다.

보상결정에 관한 내용으로 보상결정 원칙, 보상결정 요인이 중요하다.

(1) 임금결정의 원칙

보상은 특수임금, 즉 집단임금제와 연간보장급제 및 순응 임률제를 제외하고는 노동의 질과 양에 따라야 한다는 원칙이다.

- 보상은 노력과 성과에 대응되어야 한다.
- 보상은 기업의 지급능력 한도내에서 정해져야 한다.
- 보상은 근로자의 생계를 상회하는 수준이어야 한다.

임금은 안정되어야 한다. 임금이 불안정한 상태에 있으면 종업원의 사기를 저하시키며 이동률도 높아진다. 임금은 사회적 균형성이 있어야 한다. 균형을 잃을 때 근로자의 불평, 불만은 높아지기 마련이다.

(2) 임금결정의 요인

기업이 임금으로 지급할 수 있는 가능성으로 최고 지급능력을 말하는 것이 아니라 '정상적 지급허용액'을 의미한다. 보상수준은 물가와 노동자의 표준생계비를 유지할 수 있는 수준에서 결정되어야 한다.

공급상 경직성으로 노동력은 다른 상품과 다소 차이가 있으나, 노동시장에서의 수요공급의 법칙이 적용되며 수요가 많을 때 임금결정도 높아진다.

생산성은 노동생산성을 의미하고 그것은 다시 부가가치 노동생산성을 뜻하며 부가가치 노동생산성을 뜻하며 부가가치 노동생산성이 향상되었을 때 임금수준도 당연히 상승되어야 한다. 보상결정은 노사관계의 힘의 여하와도 관계된다. 타 회사의 동일노동에 대한 동일 임금수준을 비교하여 결정하여야 한다. 임금도 노동력의 가격 이상 노동력 수급관계를 중심으로 결정되나, 노동력은 상품과 달라서 공급이 경직성을 가지고 있으므로, 임금결정은 기업의 지급능력을 최고 한도로 하고, 생계비 수준을 최하 한도로 한 범위 내에서 결정되는 것이다.

(3) 임금제도관리

임금제도란 기업 내 종업원의 개별임금 산출을 위한 기본급 및 기타 제수당의 결정기준과 구성을 말한다. 임금체계는 근로의욕에 미치는 영향을 중시하여 종업원이 적극적으로 공헌을 위한 동기부여, 노동력 재생산을 위한 생활보장이 될 수 있어야 한다. 임금은 크게 기준 임금과 기준 외 임금으로 구성된다. 임금구성 원리의 필요에 대한 지급은 생활급, 결과에 대한 지급-능률성, 능력에 대한 지급-능력급, 시간에 대한 지급-시간급으로 구성된다. 이외에 각종 임시적 특수수당이 추가 지급 되기도 하고 생활급, 능률급, 능력급과 각종의 임시적 특수수당이 종합되어 임금의 내용을 구성한다.

임금체계는 임금의 구성내용을 의미하며, 임금형태는 임금지급 방식을 말하는데, 임금

형태는 시간급제, 성과급제, 추가급 또는 특수임금제 등이 중심이 된다. 시간급은 수행한 작업의 양과 질에는 관계없이 단순히 근로시간을 기준으로 하여 임금을 산정·지불하는 방식이다. 성과급제는 작업수행에 따른 소요시간보다 노동성과에 따라 임금을 산정·지급하는 방식이다.

2) 복지후생 관리

복지후생은 종업원에게 주어지는 임금 이외의 부가적인 성격의 급부,건강 및 생명보험, 유급휴가, 연금, 교육프로그램 등을 의미한다. 장기근속자 우대, 보상체계, 보상요구 등이 있으며, 보상효과에는 인력충원, 인력유지, 업무생산성, 고용관계 등이 있다. 종업원 측면에서 직장생활의 안정, 삶의 질등이 있으며, 조직의 이익에는 생산성 향상이 있다.

복지후생 프로그램의 설계는 프로그램의 일관성, 보상분배의 공정성, 종업원과의 협력성, 보상능력의 적정성 등이 고려되어야 한다. 복지 프로그램의 계획에는 복지후생에 대한 종업원들의 욕구조사, 복지후생비용의 통제, 복지후생의 수혜자 선정 등이 있다.

법정복지후생제도는 사회보장차원에서 근로기준법에 명시되어 있으며, 질병에 대비한 의료보험, 노령에 대비한 연금보험, 산재에 대비한 산재보험, 실업에 대비한 실업보험 등이 있다. 새로운 형태의 복지후생제도에는 카페테리아식 복지후생, 항목을 종업원들에게 우선 제시하는 선택항목 추가형, 몇 개를 집단화 하여 종업원들에게 제시하는 모듈형, 종업원 각자의 선호에 따라 스스로 복지후생을 설계할 수 있는 권한을 갖게 하는 선택적 지출계좌형 등이 있다.

건강복지후생에는 종업원 후원프로그램, 직무스트레스 관리가 있으며, 홀리스틱 복리후생에는 종업원을 전인적 인간으로 육체적, 심리적, 정신적 측면에서 균형된 삶을 추구할 수 있도록 지원하는 복지후생이 있다. 가족친화적 복지후생제도의 종류에는 다양한 근무형태, 상담 및 스트레스 관리서비스, 자녀 양육관련 프로그램 등이 있으며, 휴가제도에는 육아휴직제도, 가족병가휴가 등이 있다. 우리나라 기업의 복지후생의 문제점은 단편적이며, 불연속적적이며, 개선방안으로 실질임금 보장 등이 있다.

8. 노사관계 관리

1) 단체교섭 협상과 노사관계

우리나라에서는 1970년대 이후부터 노동조합을 중심으로 노동조건의 개선, 노동복지후생에 대한 요구가 높아짐에 따라 간호관리자에게도 간호사들의 노동조합운동에 관한 관심과 관리 방안 모색이 요구되고 있다.

현대산업사회에서 노사관계를 성공적으로 유지하기 위해서는 노사가 상호신뢰의 바탕위에서 긴밀한 협조를 통해 공동목표를 달성해 나가야 한다. 협조적인 노사관계를 위한 관리방안의 첫째, 원칙은 노동자를 인간적으로 대우한다는 것이다. 둘째, 의사결정이 민주적으로 이루어지도록 노력한다. 셋째, 자본참가와 이익참가 및 경영참가 등 협의의 경영 참가제도나 노사협의제 등 광범위한 경영참가제도를 다각적으로 검토하여 적정수준의 제도를 도입하고 나아가 이를 확장시켜 나가는 것이다.

2) 노사관계의 개선방향

(1) 경영자측의 노동조합주의 승인

노동조합주의는 사람에 따라, 조합에 따라, 시대에 따라 의미가 다르나 일반적으로 노사대등의 원칙, 산업민주주의의 원칙, 노조의 주체성의 원칙, 노조의 경제투쟁주의의 원칙이라는 네가지 원칙에 따르는 것을 말한다. 간호관리자들은 이러한 노동조합주의를 충분히 인정해야 하며 노조를 적대시하면 발전가능성에 저해를 가져온다는 것을 인식해야 한다.

또한 단체교섭취지의 존중이야말로 노조존중의 제일보이며 단체교섭 절차를 확정해 두는 것이 노사관계를 신의와 성실을 가지고 운영하는 요체이다. 따라서 간호관리자는 노조를 승인하고 단체교섭절차를 통해 건전한 노사관계를 유지하도록 노력해야 한다.

(2) 노조측의 경영권 존중

노동조합은 경영관리측의 경영권을 침해하며 폭력적 행동을 하는 경우가 있는데, 경영층과의 상대적인 관계에서 건전한 노동조합 활동을 해야 할 것이다. 즉 조합원이 노조활동에 책임을 지고 적극적으로 참여하도록 하며 단결력과 통합력이 있는 활동으로 노동자의 지위향상과 노동조건을 착실하게 향상시키며 단체교섭의 능력을 발휘하도록 운영되어야 한다.

(3) 노사의 상호신뢰와 의사소통

노사는 노사협의제, 노동조건, 단체교섭절차 등을 통하여 관리, 노동조건, 후생복지, 교육, 기타 관리기능의 중요한 내용에 대해서 협의를 함으로써 상호신뢰를 쌓으며, 정보교환을 하도록 한다.

(4) 노사의 민주적 교섭과 법률존중

노사관계는 실질적인 단체교섭사항이 교섭에 중점을 두며 증거와 설득력있는 자료에 근거를 두고 요구 → 설명 → 심의 → 협의 → 회답 → 심의 · 협의 · 토의 → 교섭 → 타협의 과정을 거쳐서 종결하는 것이 좋다. 교섭을 할 때에는 단순히 토론이나 토의로는 안되며 항상 구체적인 일상의 노동조건에 한정해서 의사를 진행하는 것이 긴요하다.

(5) 고정의 합리적 해결과 노사 이해의 증진

고정 처리가 노사관계에 영향을 주게 되므로 노동자 전체에서 해당되는 공통적 노동조건 등은 단체교섭을 하고 개개의 직장에서 일어나는 불평 · 불만은 단위부서별 개별교섭으로 해결한다. 일선단위 관리자의 능력이 없는 경우나 권한이 주어지지 않는 경우에 고정사례가 발생될 수 있으므로 노사 간의 이해증진을 위해서는 일선관리자에게 노사문제에 대해 이해를 갖도록 교육할 필요가 있다.

지휘

DIRECTING 07

지휘란 조직의 구성원이 의욕적이고 적극적으로 활동하도록 동기부여시키고 원활한 커뮤니케이션을 통하여 리더십을 발휘하는 관리자의 기능을 말하며 집단 역학 및 기업문화 등의 내용이 포함된다.

1. 동기부여

동기부여는 사람들로 하여금 어떤 방식으로 행동하도록 하는 요소의 집합이다. 즉, 행동 목적과 방향을 제시하는 심리적 과정으로서 인간의 목표 지향적 행동을 불러 일으키고 유지하는 영향력이다. 동기는 개인이 자율적으로 주어진 업무를 수행하는 내재적 동기(intrinsic motives)와 타율적으로 외부적인 자극이 있어야 움직이는 외재적 동기(extrinsic motives)로 나뉜다.

동기부여 이론은 크게 내용이론과 과정이론으로 나뉜다. 내용이론은 동기부여를 일으키는 요인을 밝히는 일에 관심을 가지며 매슬로우(Maslow)의 욕구단계이론, 알더퍼(Alderfer)의 ERG 이론, 허츠버그(Herzberg)의 이요인이론 등이 있다. 과정이론은 개인이 어떠한 과정을 통해 동기 유발이 되는가를 설명하는 이론이며, 인지적 과정에 관심을 갖고 개인의 행동을 설명하며 실제 조직에서도 많이 활용되는 이론이다. 대표적으로 브룸(Vroom)의 기대이론과 아담스(Adams)의 공정성 이론을 들 수 있다.

1) 내용이론

(1) 욕구단계이론

욕구단계이론은 매슬로우(1954)에 의해 제시된 이론이며, 인간의 욕구가 생리적 욕구, 안전 욕구, 사회적 욕구, 존경 욕구 및 자아실현 욕구로 구분되는 계층을 형성하고 있다고 보아서 욕구계층이론이라고도 한다. 또한 이러한 욕구의 충족은 하위욕구에서부터 상위욕구로 순차적으로 일어나서 하위욕구의 충족이 이루어졌을 때 상위욕구가 개인의 행동에 영향을 미치게 된다. 이 이론은 인간의 욕구를 파악하여 단계적으로 충족시켜 주어야 높은 수준의 동기부여가 가능하다는 것을 제시해 준다. 그러나 이 이론이 조직행위에 대한 이해에 많은 공헌을 하였지만 현실적으로 개인이나 상황에 따라 욕구의 우선순위가 달라질 수 있다는 비판을 받고 있으며 실증적 연구에서도 지지를 받고 있지 못하다. 매슬로우의 욕구계층이론을 구체적으로 설명하면 다음과 같다.

① 생리적 욕구

개인이 살아가는데 있어서 생리적 균형을 유지하기 위해 기초적으로 필요한 의식주와 관련된 욕구이다.

② 안전욕구

육체적 안전과 심리적 안정에 대한 욕구로서 신체적 보호와 안정된 직업 그리고 기본적인 생계에 대한 보장 등이 포함된다.

③ 사회적 욕구

대인관계에서 나타나는 욕구로서 어떤 조직이나 집단에 소속되기를 원하거나 상호간의 교제, 친분, 소속감 등 서로 정을 주고 받고 다른 구성원에게 받아들여지고 싶은 욕구이다.

④ 존경욕구

타인으로부터 존경과 인정을 받고 싶어하는 심리적 상태를 말한다. 조직체에서는 개인의 신분이나 지위에 대한 관심에서 나타난다.

⑤ 자아실현 욕구

욕구 수준의 가장 상위 위치에 있으며 자신의 잠재 능력을 최대한 발휘하고 싶은 욕구이다.

매슬로우는 다섯가지 욕구를 다시 하층욕구와 상층욕구로 구분해서 생리적 욕구와 안전 욕구는 하층욕구로 사회적, 존경, 자아실현 욕구는 상층욕구로 구분을 하였다. 각 단계별 욕구 개념은 한 단계의 욕구가 어느 정도 충족될 경우, 다음 단계의 욕구가 강력한 동기부여 요인이 된다(그림 7-1).

그림 7-1 매슬로우의 욕구단계이론

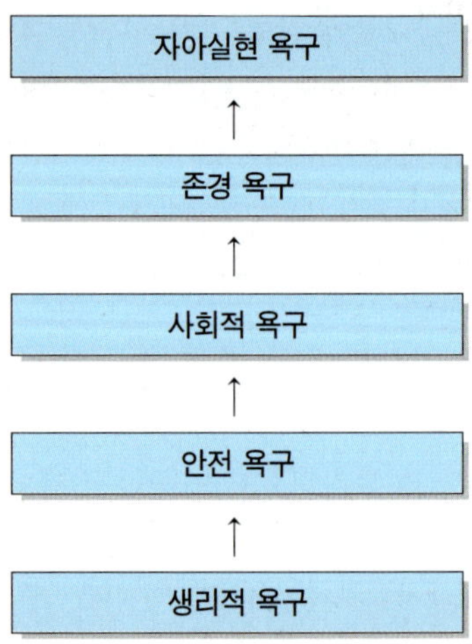

(2) ERG 이론

ERG(existence-relatedness-growth) 이론은 Alderfer(1972)가 매슬로우의 욕구단계이론을 수정하여 조직체 환경 하에서 개인의 욕구동기를 보다 현실적으로 설명하기 위한 것이며, 개인의 욕구를 존재, 관계 그리고 성장의 세 가지로 분류하였다.

① 존재욕구

생리적 및 물질적 욕망을 말하며, 매슬로우의 생리적 욕구와 물질적 측면의 안전 욕구가 여기에 포함된다.

② 관계욕구

만족스러운 대인관계에 대한 욕구이며, 매슬로우의 인간적 측면의 안전욕구와 소속 및 애정 욕구, 사회적 존경 욕구 등이 포함된다.

③ 성장욕구

자신의 지속적인 성장과 발전에 대한 욕구이며, 매슬로우의 자존심에 대한 욕구 및 자아실현 욕구가 이 영역에 속한다.

ERG 이론에서 욕구단계별로 동기부여가 이루어진다고 보는 점은 매슬로우의 주장과 동일하지만 한 차원 이상의 욕구가 동시에 동기부여 요인으로 사용될 수 있다고 보는 측면과, 좌절-퇴행요소가 포함되어서 욕구가 충족되지 않을 경우, 보다 낮은 차원의 욕구로 되돌아가 낮은 차원의 욕구를 다시 추구한다고 보는 것이 차이점이다.

(3) X이론과 Y이론

McGregor에 의해 제시된 이론이며, X이론은 인간을 부정적으로 보는 관점이고 Y이론은 인간을 긍정적으로 보는 시각이다. 매슬로우의 이론에 비추어보면 X이론은 하층욕구가 개인을 지배한다고 보는 시각이고 Y이론은 상층욕구가 인간을 지배한다고 보는 시각이다.

그림 7-2 ERG 이론

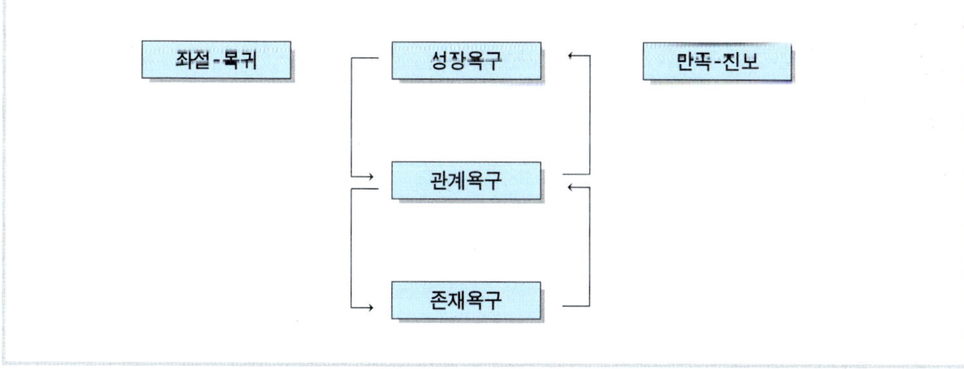

그림 7-3 허츠버그의 동기-위생이론(2요인 이론)

동기요인(만족요인)	위생요인(불만족요인)
직무 자체로부터 도출되며 성장에 대한 개인적 욕구를 충족시켜주는 요인: 성취감, 일에 대한 인정감, 책임감, 성장과 발전, 보람 등	직무 환경에서 생기는 외적·물리적인 요인들이며 제거하면 불만족을 없애주는 요인: 회사정책, 감독, 급여와 지위, 대인관계, 직무환경과 근무조건, 직무의 안정 등

(4) 동기 - 위생이론

매슬로우의 욕구계층이론과 함께 조직행동 분야와 실무에서 가장 많이 이용되고 있는 또 하나의 동기부여이론은 허츠버그에 의해 제시된 동기 - 위생이론이며, 2요인이론(two-factor theory)이라고도 한다. 여기서 동기요인이란 만족요인이며 위생요인은 불만족요인이라고도 한다. 즉, 사람들은 위생요인인 불만족요인이 모두 갖추어져도 동기부여가 되지 않으므로 동기부여를 시키기 위해서는 위생요인에 신경을 쓰기보다는 동기요인에 중점을 두어서 관리 할 필요가 있다는 것이다.

2) 과정이론

(1) 기대이론

기대이론은 대표적으로 브룸(Vroom)에 의해 발전이 이루어졌으며, 여러 행동대안이 있을 때 어떤 심리적 과정을 통해서 특정 행동을 하는가를 연구하였다. 한 개인의 어떤 행동에 대한 동기부여 정도는 그 행동이 성과를 가져올 것이라는 주관적 가능성인 기대감, 성과가 보상이나 결과와 연결될 확률을 의미하는 수단성 그리고 행위가 가져다주는 결과가 자신에게 얼마나 가치있는 것인가를 나타내는 보상의 가치인 유의성에 의해 결정이 된다는 이론이다. 따라서 동기부여정도=기대감×수단성×보상의 가치로 나타낼 수 있다.

그러므로 조직이 아무리 큰 보상을 주더라도 시간이나 자원이 부족하다면 직원은 보상에 대한 기대를 하지 않게 되므로 동기유발이 낮아진다. 기대이론에 근거해서 보면 경영자가 직원에게 동기부여를 하기 위해서는 기대감, 수단성, 보상의 가치를 최대한 높일 수 있도록 해야 한다.

(2) 공정성 이론

아담스(Adams)가 주장한 이론이며, 사람의 행동은 타인과의 관계에서 공정성을 유지하는 쪽으로 동기부여가 된다는 것이다. 즉, 인간은 자신의 투입과 산출 비율을 상대방의 것과 비교해서 보상이 공정하다고 느끼는 쪽으로 동기부여가 된다. 사람은 자신의 노력에 대한 보상과 타인이 받는 보상과의 상대적 관계에서 볼 때, 자신의 투입 - 산출의 비율과 상대방의 비율간에 불균형을 인식하게 되면 긴장을 하게 되고, 이 불공정성을 줄이기 위해 노력을 하게 되는데, 이 불공정성의 판단은 주관적인 경우가 많으며 이에 대한 반응과 행동양식도 다양하다.

조직 입장에서는 비록 직원 개인에게 많은 보상을 제공했다고 해도 그것이 공정하게 배분되지 않았다면 동기 유발이 어려우므로 보상이 공정하게 이루어지도록 주의를 기울여야 한다. 이처럼 직원의 노력이나 성과에 따라서 공정한 보상이 이루어질 수 있도록 해야만 동기 유발이 이루어진다는 것이 공정성 이론이다. 공정성 이론은 인지부조화이론에 기반을 두고 있으며 사회적 비교이론, 균형이론, 교환이론이라고도 한다.

2. 리더십

리더십은 흔히 조직의 목적을 달성하기 위해서 구성원이 자발적으로 참여할 수 있도록 구성원에게 영향력을 행사하는 과정이나 능력을 의미한다. 리더십은 지위여하를 막론하고 조직 및 사회 각 부분에서 발휘되며, 학자에 따라 다양한 정의를 내리고 있다.

리더십은 리더의 목표나 집단의 목적을 달성하고자 하는 목적 지향적인 행동이므로 영향과정의 형태와 이에 작용하는 요소는 리더십의 결과와 밀접한 관계를 맺고 있으며, 특히 권력(power)에 대한 이해가 필요하다. 권력은 다른 사람의 의사결정이나 행동에 영향을 미칠 수 있는 리더의 힘 즉, 무엇인가를 이루어 내기 위해서 인적, 정보적, 물적 자원을 배분할 수 있는 능력이며 권력의 양과 유형이 조직 구성원의 의사결정, 행동 그리고 작업 환경에 미치는 리더십의 유효성을 결정하는 핵심 요소이다. 이러한 권력은 보상적 권력, 강압적 권력, 합법적 권력과 같은 지위에 부여된 권력(position power)과 전문적 권력, 준거적 권력과 같이 리더 개인이 가진 특성으로 인해 생기는 개인적 권력(personal power)으로 나눌 수 있다. 이러한 리더십의 이론은 어느 측면에 관점을 두느냐에 따라서 크게 특성이론(trait theory), 행위이론(behavioral theory), 상황이론(contingency theory) 그리고 그 이후의 현대적 이론으로 나뉜다.

1) 특성이론(1940-1950년대)

리더십 연구의 초기 단계에서는 리더가 만들어지는 것이 아니고, 처음부터 리더로서의 특성을 지니고 태어나는 것이라고 보았다. 이러한 이론을 특성이론 또는 기질이론이라고 한다. 즉, 특성이론은 유능한 리더의 특성이 무엇인지를 규명하는데 관심을 가진 이론이다. 리더의 개인적 자질에 의해 리더십의 성공이 좌우된다고 보며 유능한 리더의 개인적, 심리적, 육체적 특성을 분석하는 접근방법이었다.

그러나 특성이론은 리더십의 특성과 리더십 유효성의 상관관계가 크지않고 일관성이 없다는 비판을 많이 받았으며 상황을 고려하지 않았다는 비판을 받아왔다.

2) 행위이론 (1950-1960년대)

리더의 개인적 특성에 대한 연구 결과, 일치된 견해를 찾기가 어렵게 됨에 따라 리더가 자신의 역할 수행을 하기 위해 구성원에게 어떠한 행위를 보여주느냐에 따라 리더십의 유효성이

그림 7-4 리더십 연구의 발전

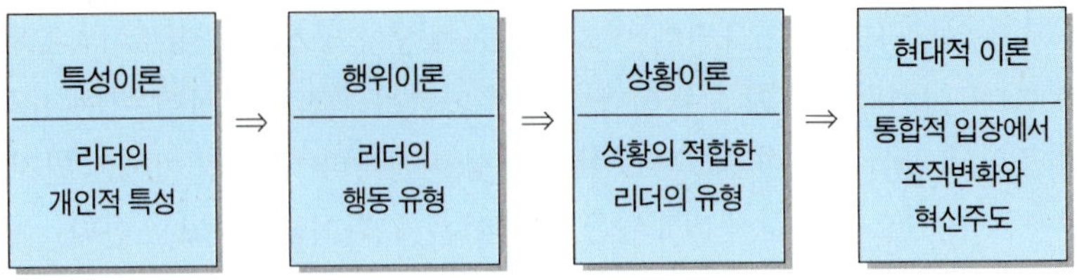

결정된다는 이론이다. 행위이론에는 아이오와 대학의 Lewin을 중심으로 제시된 권위형-민주형-자유방임형 리더십, 오하이오 대학의 고려적-구조주도적 리더십 그리고 리더십의 관리격자이론 등을 들 수 있다.

(1) 권위형-민주형-자유방임형 리더십

이 리더십 이론은 의사결정과정에서 나타나는 리더의 행동을 권위형, 민주형, 자유방임형 리더십의 세 유형으로 제시하였다. 의사결정과정에서 리더가 부하를 많이 참여시키고 리더 자신보다 부하에 대한 고려를 많이 반영할수록 민주형 리더십 스타일로 분류되며, 리더가 남의 의견을 잘 듣지 않고 단독으로 의사결정을 하며 개인적 견해를 많이 반영할수록 권위형 리더십 스타일로 분류가 된다.

자유방임형 리더십은 리더가 부하에게 최대의 자유를 허용하는 것으로서 민주적 스타일이나 독재적 스타일보다 모든 업적 기준에서 비효과적인 것으로 알려져 있다. 그러나 독재형과 민주형 스타일은 동일한 성과를 거두지만, 작업의 질과 직원의 만족은 민주형 스타일에서 높은 것으로 나타났다.

권위형은 리더가 모든 권한과 책임을 갖게 되는 것이며 주로 하향적 커뮤니케이션을 하게 된다. 신속성, 질서, 예측 가능한 성과 등이 강점이며 개인의 독창성이 무시되는 점이 단점이다.

민주형은 부하에게 권한을 상당부분 위양하며 참여적 의사결정을 기초로 작업을 분할한다. 활발한 쌍방향 커뮤니케이션이 가능하며 참여를 통한 개인적 헌신을 높일 수 있다는 것이 장점이고, 시간이 많이 소요된다는 점이 단점이다.

자유방임형은 책임과 권한을 리더가 갖는 것이 아니고 집단에 부여하는 것이다. 따라서 집단 구성원 스스로 작업을 수행하게 되며 주로 수평적 커뮤니케이션을 많이 한다.

(2) 고려적-구조주도적 리더십

이 이론은 미국 오하이오 주립대학 Stogdill과 Fleish에 의해 주장되었으며, 리더십을 고려(consideration)와 구조주도(initiating structure)의 두 축으로 나타내었다(그림 7-5). 고려적 리더십은 리더와 구성원 사이의 관계를 중시하고 우정, 상호신뢰, 친밀감, 존중, 상호협조를 조성하는데 주력하는 리더 행동을 뜻한다. 구조주도적 리더십은 구성원의 역할과 직무수행의 절차를 정하거나 지시하는 성향을 가진다. 구성원 간의 커뮤니케이션 유형과 절

그림 7-5 오하이오 주립대학의 리더십연구(고려와 구조주도적 리더십 행위유형)

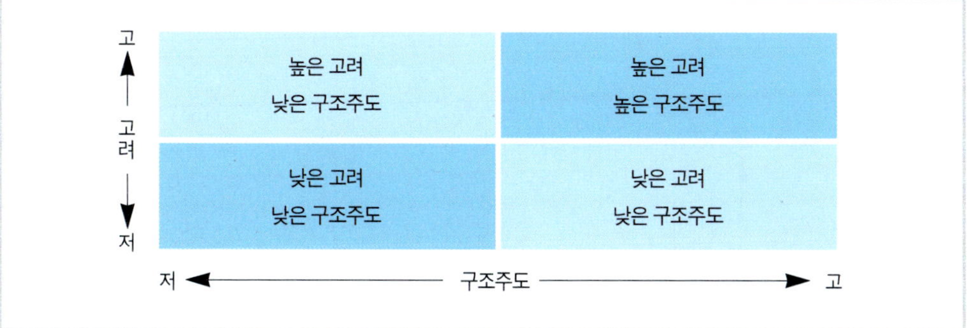

차 등을 명백하게 하는 한편, 성과도 구체적으로 평가하는 행동유형을 말한다. 이들 고려와 구조주도 이론은 고려와 구조를 별개의 차원으로 두고 네가지의 리더행동 유형으로 분류한다. 연구결과 구조적 성향도 높고 고려적 성향도 높은 리더십 유형이 가장 효과적인 것으로 나타났다.

그러나 리더의 행위를 설명하는데 체계적인 기여를 하였지만 실제로 고려와 구조주도의 양쪽 차원에서 높은 성향을 보인 리더가 조직 효율성 측면에서 가장 낮을 수도 있고 일부에서는 조직체의 상황적 요소들이 연구변수로 포함되지 않은 취약점을 지니고 있다는 비판을 받아왔다.

(3) 관리격자 이론

관리격자 이론은 Blake와 Mouton이 오하이오 주립대학의 연구를 발전시켜서 리더의 행동유형을 더 구체화하였다. 리더십의 생산에 대한 관심 측면을 횡축으로, 인간에 대한 관심 측면을 종축으로 놓고 각각을 9등급으로 분류한 후 이를 그리드로 계량화해서 행동 경향을 설명하였다(그림 7-6).

- (1,1)형: 무관심형으로 생산과 인간에 대한 관심이 모두 낮은 유형이다.
- (9,1)형: 과업지향형으로 구성원의 개발이나 사기와 같은 인간에 대한 관심이 적고 생산에 대해서는 많은 관심을 보이는 유형이다
- (1,9)형: 인간관계형으로 컨트리 클럽형이라고도 하며 생산에 대한 관심은 낮으나 인간에 대한 관심은 매우 높은 유형이다.
- (9,9)형: 이상형으로 팀 지향형이라고도 하며 개인적 헌신과 상호신뢰 팀워크 등을 활용할 수 있도록 생산과 인간에 대해 모두 깊은 관심을 갖는 유형이다.
- (5,5)형: 중간형으로 생산과 인간적 관심이 모두 중간 정도인 유형이다.

Blake와 Mouton은 팀 지향형(9,9)이 리더십의 유효성 측면에서 볼 때 가장 이상적이며, 이에 접근할 수 있도록 리더를 훈련시켜야 한다고 하였다.

그림 7-6 관리격자 이론의 행동유형

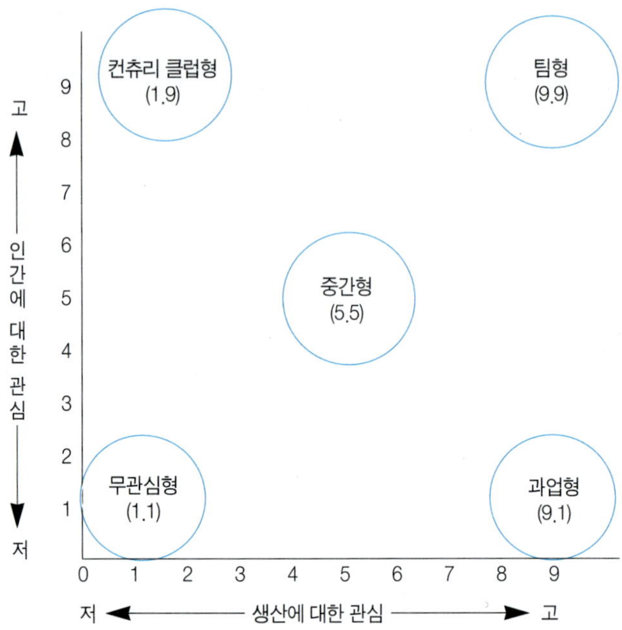

3) 상황이론

리더십의 특성이론과 행위이론에 대한 문제점이 제기됨에 따라서 리더십 과정에서 작용하는 여러 가지 상황을 연구하는 상황이론이 대두되었다. 상황이론은 리더십의 여러 상황적 요소들을 구체화하고 상황적 조건에 따른 리더십 행동과 효과를 집단성과와 구성원의 만족감을 중심으로 분석한다. 즉, 리더의 특성이나 행동이 조직 성과에 미치는 영향을 조절해주는 변수와의 적합성 관계를 설명하는 이론이다. 대표적인 상황이론에는 피들러의 상황적합성 이론, 허시와 블랜챠드의 상황적 리더십 이론, 하우스의 경로-목표이론 등이 있다.

(1) 피들러의 상황적합성 이론

상황적합성 이론은 리더의 유형을 분류할 때 LPC(Least Preferred Co-worker) 점수를 사용하며, 이는 리더들이 자기가 가장 싫어하는 동료를 어떻게 평가하느냐에 대한 점수로서 리더의 과업지향성 또는 관계지향성을 나타낸다. 이러한 유형의 분류와 함께 리더십의 중요 상황요소들을 구체화하고, 이를 토대로 리더십의 상황을 유형화한다. 상황적합성 이론에서는 과업의 구조화, 리더와 구성원의 관계, 리더의 지위권력 등 상황적 요소를 고려한다.

- 과업의 구조화: 과업이 어느 정도 명확하게 규정되어 있는가, 즉 과업목표의 명백성, 목표달성 과정의 복잡성, 의사결정의 변동성 그리고 의사결정의 구체성에 의하여 리더십 방향이 결정된다. 구조화가 될수록 성과통제가 용이하고 리더에게 호의적 상황이 된다.

- 리더와 구성원의 관계: 리더와 구성원 사이의 신뢰성, 친밀감, 신용과 존경 등이 포함되며, 좋은 관계가 리더에게 호의적 상황이 된다고 본다.
- 리더의 지위 권력: 리더의 지위 권력은 리더가 구성원의 행동에 영향을 줄 수 있는 능력을 말하며 공식적, 합법적, 강압적 권력 등이 포함된다. 이러한 영향력이 많을수록 지위 권력이 강하며 지위 권력이 강할수록 리더에게 호의적 상황이 된다.

LPG 점수에 따라 리더십 스타일을 과업 지향성과 관계 지향형으로 나눈뒤, 위의 세가지 상황변수와 리더십유형의 결합방법에 따라 상황이 리더에게 가장 호의적인 경우부터 가장 비호의적인 경우까지 8가지 조합의 생성이 가능하다.

이러한 세가지 상황변수를 중심으로 볼 때, 리더에 대한 가장 호의적 상황은 강력한 지위권력, 높은 과업구조, 좋은 리더와 구성원의 관계일 때이다.

이러한 피들러의 상황이론은 최초로 리더십 이론에 상황변수를 도입해서 리더십의 유효성과 상황과의 중요성을 밝혔다는 점에서 유용성을 인정받았지만 리더의 행위를 구분하는데 LPC 측정 방법의 신뢰성, 리더와 구성원관의 관계는 상호작용 과정에서 달라질 수 있다는 점 등 몇 가지 문제점을 가지고 있다.

(2) 허시와 블랜차드의 상황적 리더십 이론

허시와 블랜차드의 상황이론은 고려와 구조주의 모형에 기반을 두고 리더의 행위를 과업지향적 행위와 인간관계 지향적 행위로 나누었고, 상황변수로서 구성원의 성숙도를 도입하였다. 구성원에게 초점을 두고 있는 이론으로 폭 넓게 인정을 받고 있는 리더십 모델 중의 하나이며, 효과적 리더가 되기 위해서는 과업을 수행하는 구성원의 성숙도에 맞추어서 과업지향적 행위와 관계지향적 행위의 비중을 조정해야 한다고 주장하였다. 그런데 이 모형은 성숙도의 개념이 모호하다는 지적과 상황변수가 한가지여서 지나치게 단순하다는 지적을 받고 있다.

(3) 하우스의 경로 - 목표 이론

House(1974)는 리더십의 행동이 구성원의 직무 만족과 동기 부여에 어떠한 영향을 미치는가를 설명하기 위해 미국 오하이오 주립대학의 리더십 연구와 동기부여의 기대이론을 중심으로 연구하였다. 리더의 직무는 구성원이 목표를 달성할 수 있도록 작업 목표를 명확히 해주며 목표와 보상이 어떻게 성취될 수 있는지를 설명함으로써 부하에게 동기를 부여한다는 의미에서 경로-목표라는 용어를 사용하였다(그림 7-7).

- 상황변수와 리더십의 유형

  경로-목표 이론은 구성원의 특성과 작업환경의 특성을 상황변수로 도입해서 수단적 리더십, 후원적 리더십, 참여적 리더십, 성취 지향적 리더십의 4가지 리더십 유형을 제시하였다.

  - 수단적 리더십은 구성원에게 무엇을 기대하며 작업 일정표와 어떻게 과업을 성취할 것인가에 대한 지침을 제시하는 등 공식적 활동을 강조하는 유형이다.

그림 7-7 경로-목표 이론

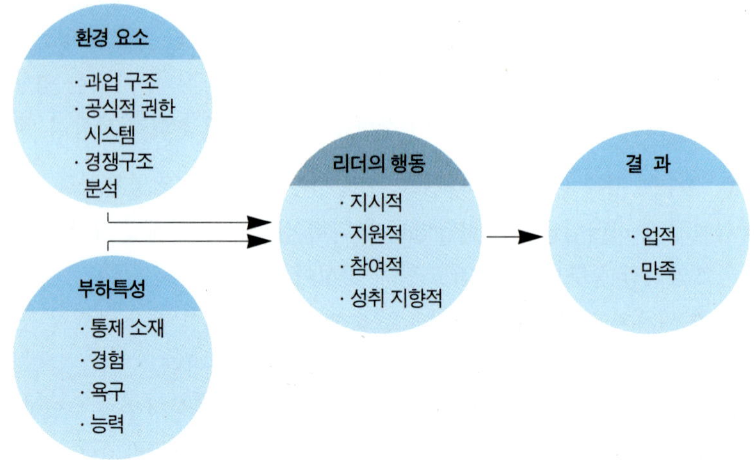

- 후원적 리더십은 구성원의 복지와 욕구에 관심을 보이며 우호적 근무 분위기를 조성하는 유형이다.
- 참여적 리더십은 구성원과 정보를 교환하고 상담을 강조하며, 제안을 유도하는 유형이다.
- 성취 지향적 리더는 도전적 목표를 제시하고, 구성원의 능력을 신뢰하며, 높은 기대를 설정하는 유형이다.

• 상황의 적합성

경로-목표 이론은 리더의 행동과 성과간의 관계에 영향을 미치는 상황변수로서 환경상황요소와 구성원의 개인적 특성을 제시한다. 환경상황요소에는 과업구조, 공식적 권한 시스템 그리고 작업 집단이 이에 속한다. 구성원의 개인적 특성 변수에는 경험, 통제 위치(locus of control), 욕구, 능력이 포함된다.

관리자는 구성원의 개인적 특성변수에 영향을 미치기가 어렵지만 보상을 제공하거나 과업을 조직화해서 구성원의 개인적 특성을 효과적으로 이용할 수 있도록 환경을 조성할 수 있다.

경로 목표 이론은 피들러의 모형보다 더 합리적이며 무리가 없고 다양한 리더십 스타일을 전제로 하였지만, 기대이론에 근거하므로 기대이론의 한계를 벗어날 수 없고 리더행동의 범주가 너무 포괄적이고 변수에 대한 정의와 그들 간의 인과관계가 명확하지 않다는 지적을 받는다.

4) 현대적 리더십 이론

기존에 연구된 여러 가지 리더십 이론을 새로운 상황 변화에 따라 재조명한 것이 현대적 리더십 이론으로 카리스마 리더십, 변혁적 리더십, 거래적 리더십 등이 있다. 카리스마 리더십이란 카리스마적 권위에 기초하는 리더십으로 구성원이 리더가 갖는 어떤 특성을 실제보다 큰 것처럼 느끼게 함으로써 리더를 믿고 따르게 하는 것을 말한다. 즉, 구성원으로 하여금 비전과 공유가치에 관심을 갖고 몰입할 수 있도록 동기를 자극시키는 리더십을 말하며 1970년대부터 관심이 증가되었다. 카리스마적 리더의 공통된 특성으로는 비전과 가치 공유, 일체감 조성, 모범행동, 역량발휘 등을 들 수 있다. 카리스마 리더십은 변혁적 리더십 이론의 모태가 되며, 변혁적 리더십의 중요한 일부분이다. 그러나 양자가 반드시 동의어는 아니며, 변혁적 리더십이 꼭 카리스마를 필요로 하는 것은 아니다.

변혁적 리더십은 Burns(1978)에 의해 제기되었으며 변혁적 리더란 이성적이고 합리적인 것을 강조하기보다는 추종자의 감정과 정신적인 면에 호소하는 감성적 리더로서 추종자의 자발적 동기유발을 위해 비전을 제시하고, 보다 카리스마적이며 변화를 추구한다고 하였다. 그 후 Bass(1990)는 이것을 발전시켜서 변혁적 리더십이란 '부하로 하여금 리더에 대한 신뢰를 바탕으로 충성심과 존경심을 일으켜 기대 이상의 노력을 기울이게 하는 과정' 이라고 정의하였다. 변혁적 리더십은 부하의 의식구조, 가치체계, 신념, 욕구 등을 변화시켜 더 높은 목적을 성취할 수 있는 새로운 기회를 창출하도록 하는 진취적인 리더십으로서 조직구성원의 태도나 가치관, 공유과정을 변화시키고 조직의 사명이나 목표, 전략을 위한 조직구성원의 몰입을 추구하는데 초점을 둔다.

변혁적 리더십과 거래적 리더십의 차이를 살펴보면 변혁적 리더십은 부하의 높은 가치체계에 호소하여 그들의 의식을 고양시키며, 스스로 할 수 있는 힘과 권한을 부여함(empowering)으로써 자발적 참여와 조직몰입을 이끌어내는데 반해, 거래적 리더십은 리더가 원하는 결과와 구성원이 원하는 보상 간에 교환(또는 거래)이 효율적으로 달성되도록 하는 것으로 성과와 보상 체계를 강조하는 리더십이다.

많은 연구에서 변혁적 리더십이 거래적 리더십보다 훨씬 더 효과적이었음을 증명해주고 있지만 거래적 행위와 변혁적 행위가 간단하게 이분관계를 갖는 것은 아니며, 상호배타적이 아니다. 변혁적 리더십과 거래적 리더십, 양자 모두를 적절하게 사용할 줄 알아야 훌륭한 리더가 될 수 있으며, 일부 학자들은 거래적 행위 없이는 변혁적 리더십의 효과를 극대화 할 수 없다는 주장도 제기되고 있다. 즉, 변혁적 리더란 부하의 높은 차원의 욕구를 자극하여 거래적 리더십의 영향력을 통합하고 증대시켜 높은 성과를 얻도록 하는 것이라는 주장이다.

변혁적 리더십의 구성요인은 카리스마, 영감, 개별적 배려, 지적 자극의 네가지이다. 카리스마란 리더의 초자연적 능력, 신성한 속성, 리더의 개성적 자질 등을 의미해 왔으며, 구성원에게 미래에 대한 비전을 제공하고 자부심을 심어주고, 존경과 신뢰를 얻는 것이다. 영감은 카리스마적 리더십 내부에 존재하는 하위요인이다. 개별적 배려란 리더가 자신의 영역 속에 있는 구성원에게 개별적인 관심을 보여줌으로써 구성원의 자기 존중감과 자아 정체성을 높일 수 있도록 도움을 주어서 리더가 카리스마적 속성을 보유할 수 있도록 만들고, 부하들로 하여금 리더를 변혁적 인물로 지각하도록 한다. 지적 자극은 리더에 대한 강한 복종이나 신뢰를 갖게 하는 카리스마와는 달리, 부하의 자율성을 보장하고 의존 성향을 제거해서 그들을 변혁적이고 새로운 시도에 도전하도록 하며, 스스로 문제 해결책을 찾도록 격려하고 자극을 한다.

이러한 카리스마, 개별적 배려, 지적 자극은 궁극적으로 부하의 행동을 조직 성과에 연결시킴을 목적으로 하고 있다. 그러나 '카리스마'와 '개별적 배려'가 리더에 대한 구성원의 자아개념, 인식전환에 초점을 두는 반면에 '지적 자극'은 인식 전환을 통한 부하들의 직접적 행동변화에 더욱 중요성을 두고 있다.

3. 집단 행동

조직은 많은 부서와 집단으로 구성되며, 상호작용을 통해 각기 맡은 업무를 수행하며 조직의 목적을 달성시킨다. 집단 역학이란 직무 성과와 구성원의 만족에 영향을 주는 집단 내의 힘을 의미하며, 집단에서의 구성원의 행위와 집단 전체로서의 기능과 동태를 결정하는 것이 무엇인가를 해명하려는 사회 심리학의 한 연구 분야이다.

조직이 큰 규모로 성장을 하면 조직 전체가 하나로 움직일 수 없게 되고 전체적인 목표 달성을 위한 업무를 분할하여 수행하게 된다. 분할된 업무는 하위 부서나 집단에 의해 수행된다. 그러므로 조직을 구성하는 집단의 효율성은 조직의 목표 달성을 좌우하는 중요한 요소이다.

1) 집단의 정의

집단이란 공통의 정체성을 갖고 공통 목적을 성취하기 위해 영향을 주고 받는 상호의존적인 둘 또는 그 이상의 개인을 의미한다. 이 집단은 상호의존적 관계를 갖는 둘 또는 그 이상의 사람으로 구성되어 있으며, 상호작용을 통해 영향력을 주고 받고, 구성원 자신들이 집단의 일원임을 인정하는 정체성을 갖고 있으며, 구성원이 헌신하고자 하는 공통의 목적을 갖고 있어야 한다.

2) 집단의 형성과 발전

집단은 공식 집단과 비공식 집단으로 분류가 된다. 공식 집단은 조직의 목표를 달성하기 위한 생산적인 일을 수행할 목적으로 만들어지는 작업집단을 말하며, 비공식 집단은 작업환경에서 자연스럽게 자발적으로 발생하는 집단을 말한다.

일단, 집단이 형성되고 난 다음에는 일정한 단계와 과정을 거쳐서 발전을 하는데 구성원 사이의 상호관계에 초점을 두는 상호수용 단계, 집단의 과업 달성에 관련된 의사결정 활동에 대한 개인간의 관계에 초점을 두는 의사결정 단계, 구성원의 관심이 과업달성을 위한 동기와 몰입으로 전환되는 단계, 성숙하고 효율적인 단위로 이어지는 통제와 제재 단계를 거친다.

3) 팀의 구성 및 활용

최근 팀 활동에 대한 관심이 증가되고 있는데, 팀은 집단의 특수한 형태이며 과업지향적인 작업 집단이다. 이것은 공식적으로 설계될 수도 있고 비공식적으로 나타날 수도 있으며, 조직이 변화되는 환경에 적응할 수 있도록 신축성과 신속한 대응성을 확보하기 위하여 고안된 구조의 한 형태라고 할 수 있다.

이러한 팀제를 많은 조직에서 채택하는 이유는 팀이 고객만족, 제품과 서비스의 품질, 제품 개발의 속도와 효율, 직원의 직무 만족을 증가시키기 때문이다.

(1) 팀의 강점

팀제는 단체정신 즉, 심리적 친밀성을 창출해서 협동을 촉진하고 사기를 진작시킨다. 팀제는 통합적 참여가 가능하게 한다. 통합적 참여는 과업과 활동을 통해 얻을 수 있는 친근감을 말한다. 이처럼 팀은 구성원이 심리적 친밀성과 통합적 참여가 가능하도록 과업기능과 유지기능을 수행한다. 과업기능은 팀의 업무를 효율적으로 달성하는 것과 직접 관련된 활동이며, 유지기능은 팀 내에서 만족스러운 개인관계에 필수적인 활동이다.

(2) 팀의 단점

팀은 상호직무감시와 같은 것을 이유로 발생하는 초기의 높은 탈퇴율과 팀 구성원이 빈둥대거나 일을 분담하여 수행하기가 어려운 점이 단점이다.

4) 성공적인 팀의 활용

팀은 여러 가지 어려운 상황에서도 조직의 우수성과 업무생활의 질을 현저하게 개선할 수 있는 효과적인 수단이다. 이러한 팀의 유효성을 증진시키기 위해서는 인간관련 요소, 조직관련 요소, 과업관련 요소의 세 영역별 요소가 상호적 기능을 해야 한다.

(1) 인간관련 요소

인간관련 요소에는 상호신뢰, 양호한 의사소통, 적합한 기능 보유, 통일된 헌신 등이 포함된다.

(2) 조직관련 요소

조직관련 요소에는 조직의 지원, 적절한 보상 등이 포함된다.

(3) 과업관련 요소

과업관련 요소에는 명확한 목표와 적합한 리더십이 포함된다. 유능한 리더는 목표를 정확히 하고 타성을 극복해서 변화를 도모한다.

효과적으로 활동하는 집단은 집단 내 분위기가 편안하고 비공식적이며, 집단의 과업이 구성원에 의해 잘 이해되고 수용되며, 구성원 상호간에 의견을 청취하고 대부분의 사람들은 업무와 관련된 토론에 자주 참여한다. 또한 사람들은 자신의 감정과 생각을 잘 표현하며 갈등과 불일치의 발생은 성격이나 사람이 아니라 생각이나 방법을 둘러싸고 나타난다. 집단은 자신의 활동과 기능을 잘 인식하고 있다. 의사결정은 일반적으로 다수결이 아니라 합의에 기초해서 하게 되며, 행동이 결정되면 분명한 업무 분담이 이루어지고 집단 구성원이 이를 받아들인다.

4. 갈등관리

갈등이란 일차적으로 개인이나 집단의 가치가 충돌되거나 신념, 태도, 기대의 차이에서 비롯되며, 어떤 개인이나 집단의 기대나 목표 지향적 행위가 다른 사람이나 집단에 의해 좌절되거나 그렇게 될 것으로 지각하는 것을 말한다. 특히 간호사들은 다양한 부서가 함께 일하는 보건의료 조직에서 업무를 조정하고 처리하는 과정에서 직무 자체로 인한 갈등이나 소진 이외에도 대상자와의 갈등, 업무의 과중함에서 오는 갈등 등 많은 갈등을 경험하고 있다.

이러한 갈등은 개인의 갈등과 개인 간 갈등 그리고 조직의 갈등으로 크게 나누어서 볼 수 있다. 개인의 갈등은 개인 내부에서 발생하며, 개인 간 갈등은 사람 간의 갈등으로서 보건의료 조직 내에서의 환자, 간호사, 의사, 가족, 병원 직원 등 여러 사람들 간에 발생한다. 조직의 갈등이란 집단 간 갈등을 의미하며 정책이나 절차 간의 불일치 등 여러 요인에 의해 발생한다.

1) 갈등의 순기능과 역기능

갈등은 흔히 생각하는 조직 성과의 부정적 영향이나 혁신과 변화를 어렵게 하는 측면 등의 역기능만 있는 것이 아니고, 조직의 유효성과 능률성 향상 및 조직의 학습과 창의성, 능력 향상 등과 같은 긍정적 형태의 순기능도 함께 가지고 있다. 따라서 적절하게 잘 관리된 갈등은 개인과 조직을 성장시키므로 갈등을 효과적으로 관리할 줄 아는 학습이 필요하다.

2) 갈등의 해소 방안

갈등의 해소 방안으로는 회피, 적응, 강요, 타협이나 협상, 제휴 등의 방법을 사용한다(그림 7-8).

(1) 회피

회피는 자신의 요구나 의견을 주장하지도 않고 타인에게 관심도 없기 때문에 자기주장이 거의 없으며 비협조적인 방법이다. 이 방법은 시기가 좋아질 때 까지 문제를 의도적으로 피하거나 연기하는데 이용이 되며, 기피 행동도 상황에 따라 효과적인 이용이 필요하다.

(2) 적응

적응은 자기희생, 명령에 대한 복종, 타인에 대한 봉사 등의 예를 들 수 있으며, 상대방의 욕구와 관심사를 우선적으로 두어서 갈등을 해소하고 원만한 관계를 유지하고자 하는 것이다.

그림 7-8 갈등 해소 모형

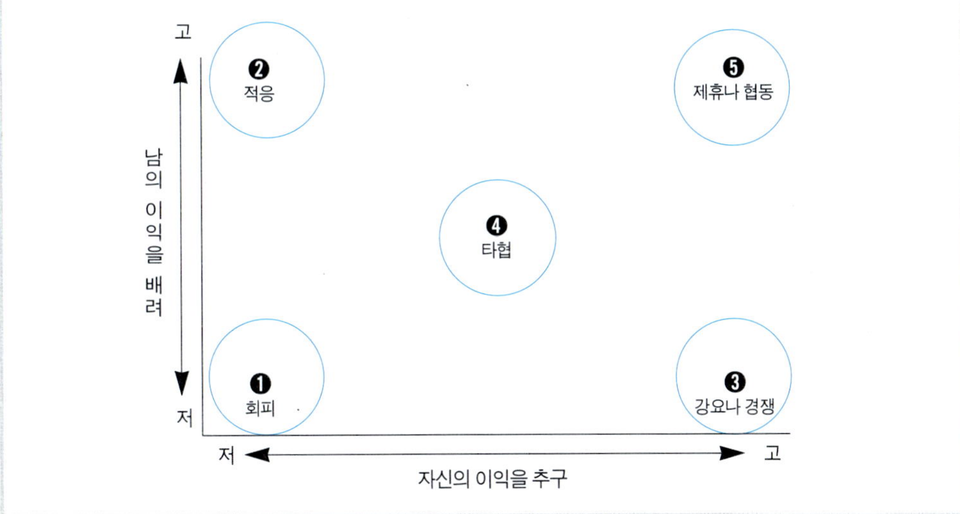

(3) 강요 또는 경쟁

다른 사람을 희생하여 자신의 욕구를 충족시키고자 하는 경우이며, 자신의 권리를 위해서 권력, 전략 등 공식적 권한을 통한 갈등 해소의 방식이다.

(4) 타협

각 갈등관계에 있는 당사자들이 서로 주장하는 내용의 일부분을 포기하는 것으로서 노사 협약 체결 과정 등에서 볼 수 있다. 많은 사람들이 빈번하게 사용하는 방법이며 양측을 어느 정도 진정시키는 효과가 있다. 타협을 통해서 자신의 입장에서 모든 것을 얻을 수는 없지만, 상호간에 필요한 부분을 얻음으로써 중요한 힘의 균형을 갖게 한다.

(5) 제휴 또는 협동

제휴란 갈등 관계의 당사자들을 모두 승자로 이끄는 가장 창조적인 방법이며, 회피나 경쟁과는 다른 해결 방법이다.

5. 커뮤니케이션

조직의 구성원은 조직 내·외간의 지속적인 커뮤니케이션을 통해서 원하는 조직의 목적을 달성할 수 있다. 오늘날 세분화되고 다양한 분야별 업무 부서가 존재하는 상황에서 원활한 커뮤니케이션 없이는 효과적인 조직 관리를 할 수 없는 것이다.

그리하여 조직 구성원은 커뮤니케이션에 많은 시간을 보내며 특히 Mintzberg(1980)에 의하면 관리자는 70~90%의 업무시간을 각종 커뮤니케이션에 할애하는 것으로 알려져 있다. 커뮤니케이션은 집단 구성원 사이를 연결해 주며 상호작용에 중요한 영향을 미치고 집단의 유효성에 중요한 영향을 미치는 요소이다. 이러한 커뮤니케이션은 직접적인 대화, 회의 및 전화, 메모 그리고 최근 들어와서 정보 통신기술의 증가와 함께 늘어난 컴퓨터 관련 커뮤니케이션 등 그 종류도 다양하다.

1) 커뮤니케이션의 개념

커뮤니케이션은 한 사람에게서 다른 사람에게로 의미 있는 정보를 전달하는 과정, 즉 의미 있는 기호를 통한 정보의 이전과 이해를 뜻하는 과정으로 둘 또는 그 이상의 사람들이 포함되는 사회적 과정이다. 커뮤니케이션은 대인적 커뮤니케이션과 조직적 커뮤니케이션으로 나눌 수 있는데, 그 중에서 대인적 커뮤니케이션은 두 사람 이상의 사이에서 이루어지며, 조직적 커뮤니케이션은 다양한 경로와 네트워크를 통해서 조직 내 관련 당사자 사이에 이루어지는 정보흐름 체계를 말한다.

2) 커뮤니케이션의 과정

조직의 구성원은 커뮤니케이션을 통해 다양한 정보와 의견의 교류를 해나간다. 이러한 커뮤니케이션 과정은 크게 전달자와 수신자 간에 일정한 과정으로 구성되어 있으며, 먼저 송신자의 메시지를 상황에 적합한 형태로 기호화(coding) 하여 정보 메시지를 구성한다. 기호화가 이루어진 메시지는 적합한 커뮤니케이션 경로와 매체를 통해 송신자로부터 수신자에게 전달이 된다. 이때 매체는 구두나 서신, 컴퓨터나 네트워크, 전화, 사진 등 다양한 매체가 활용된다. 이렇게 전달된 메시지는 수신자가 이해할 수 있는 형태로 변화시키는 해독(decode) 과정을 거치게 된다. 커뮤니케이션의 마지막 단계는 피드백의 과정이다.

3) 커뮤니케이션의 형태

커뮤니케이션의 형태는 언어적, 비언적, 서면, 전자매체 등의 방법이 있으며 조직 내에서는 수직적, 수평적 커뮤니케이션이 있다. 수직적 커뮤니케이션은 공식적인 조직체계 안에서 상·하 계층간에 이루어지는 커뮤니케이션이다. 수평적 커뮤니케이션은 조직의 동일계층에 있는 동료들 간에 이루어지는 커뮤니케이션이며, 다양한 조직의 사람들 간에도 이루어진다. 커뮤니케이션 부서간의 조정을 촉진시키고, 연합된 문제를 해결하기 위해서도 사용이 된다.

이 밖에 커뮤니케이션 네트워크는 집단의 구성원이 커뮤니케이션하는 형태로서 3~5명으로 구성된 집단에서 나타나는 다양한 커뮤니케이션 네트워크는 수레바퀴형, Y형, 체인형, 원형, 완전 연결형 등 다섯 가지로 살펴볼 수 있다(그림 7-9).

(1) 수레바퀴형(X형) 네트워크

이 유형은 집단 내에 강력한 리더가 있어서 모든 커뮤니케이션이 리더에게 모이는 집권화된 형태이다. 파워가 한 곳에 집중이 되어 있으므로 구성원간의 정보 공유가 어려운 것이 단점이다.

(2) Y형 네트워크

Y형은 두 사람이 중앙에 위치하여 집권화가 다소 느슨한 형태이다. 조정 역할을 하는 사람을 통해야만 전체 커뮤니케이션이 가능하다. 조정 역할을 필요로 할 때 사용이 가능하다.

(3) 체인형(연쇄형) 네트워크

이 유형은 양 극단의 두 사람인 경우, 단지 한 사람에게만 모이는 형태이다. 이것은 보통 집단이나 직위의 차이에 따라서 커뮤니케이션의 경로가 엄격하게 정해져 있는 경우에 나타나게 되며, 구성원은 자신의 직속 상급자와 직속 하급자에게만 의사를 전달하게 된다. 여기서 체인의 길이가 길수록 정보의 왜곡 가능성이 많아진다.

(4) 원형 네트워크

원형은 구성원의 서열이나 지위가 비슷하여 서로 동등한 입장에서 커뮤니케이션이 이루어지는 경우이다. 위원회라든지 TFT처럼 힘의 집중이 없이 특정 문제해결을 위해 구성된 조직에서 볼 수 있다.

(5) 완전연결형 네트워크

이 유형은 모든 구성원이 서로 자유롭게 의견교환이 가능한 네크워크이며, 가장 분권화된

그림 7-9 커뮤니케이션 네트워크 유형

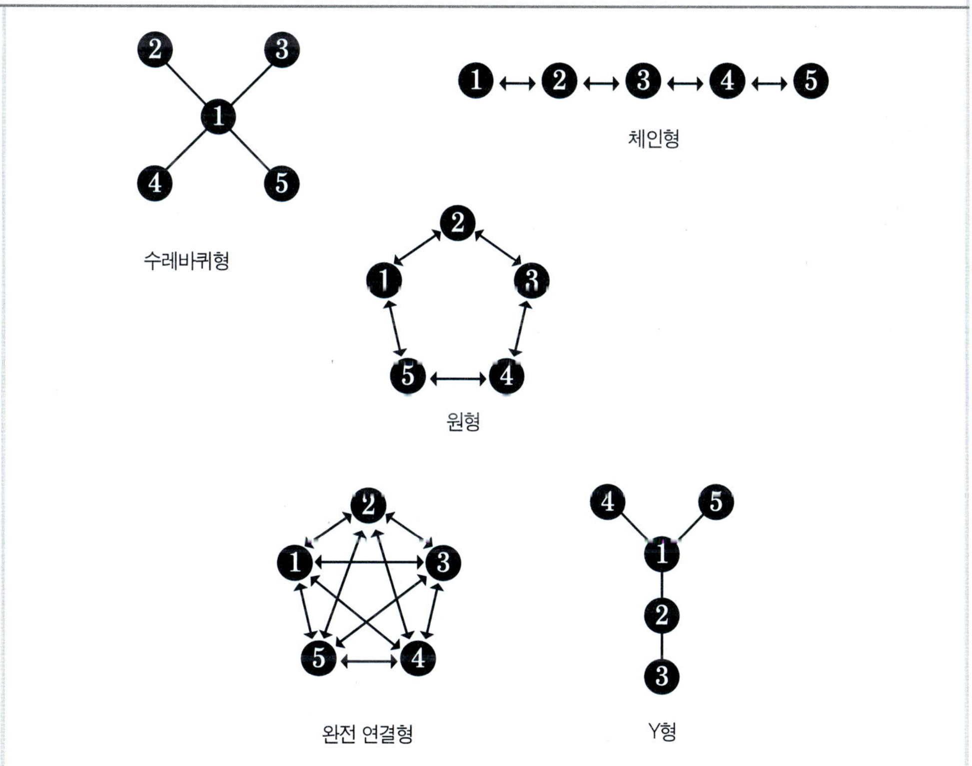

커뮤니케이션의 형태로 본다. 구성원 모두가 서로의 의견이나 정보를 자유롭게 교환하는 형태로서 창의적이고 참신한 아이디어의 창출이 가능하다.

4) 커뮤니케이션의 장애 및 개선

커뮤니케이션의 장애는 그 원인에 따라 송신자측, 수신자측, 매체 자체, 상황에 의한 문제 등 여러 가지 요인을 들 수 있다. 이러한 장애를 극복하기 위해서는 몇가지 고려해야 할 사항이 있다.

(1) 송신자측 문제

송신자는 수신자측 입장에서 상대방에게 적합한 언어와 메시지 내용을 구상하고 적합한 전달방법을 강구해야 한다. 전달 매체의 선정에서도 다각적인 방법을 사용해서 정확하게 메시지가 전달되도록 해야 한다.

(2) 수신자측 문제

수신자는 상대방의 메시지를 경청해서 정확하게 이해하도록 노력하는 자세가 필요하다. 수신자는 나름대로의 판단을 배제하고 전달자의 입장에서 생각해봄으로써 정확한 이해를 할 수 있다. 그렇게 되면 정보의 선택과 오류, 왜곡 등을 줄이는데 많은 도움이 된다.

(3) 조직 분위기의 개선 및 커뮤니케이션 방법의 보완

시간적 압박이나 기타 왜곡이나 장애의 가능성을 줄이기 위해서 커뮤니케이션의 시간 설정 및 기타 상호작용을 증진시킬 수 있는 방법을 강구하는 것이 좋다.

(4) 피드백의 활용

커뮤니케이션에서 피드백을 활용하면, 오해나 부정확한 이해를 줄여주므로 개선이 가능하다.

6. 협상

협상이란 서로 다른 견해를 갖고 있는 둘 또는 그 이상의 당사자들이 문제나 갈등을 해결하기 위해 합의를 도출해내는 교섭과정이다. 즉, 협상이란 개인과 개인, 개인과 조직, 조직과 조직, 국가와 국가 등 두 당사자 간에 상호작용을 통하여 자신이 원하는 무엇인가를 얻어내는 과정을 의미한다. 우리가 살고 있는 세상은 거대한 협상 테이블이며, 거미줄처럼 얽혀 있는 긴장과 대립속에서 자신에게 유리한 결과를 얻기 위해 정보와 힘을 사용하는 것을 협상이라고 한다.

협상전략은 조직 내 갈등을 방지하거나 현재의 불필요한 갈등해소를 하기 위한 기법으로서 널리 활용이 되고 있다. 이러한 협상은 성격에 따라 크게 분배적 협상(distributive negotiation)과 통합적 협상(integrative negotiation)으로 나누어 진다.

1) 협상의 종류

(1) 분배적 협상

분배적 협상은 노사 간의 임금 교섭, 공급자와 구매자 간의 가격 교섭 그리고 고객과의 판매가격 교섭 등에서 볼 수 있는 협상으로서 고정된 자원을 분배하기 위한 협상이며, 전통적으로 가장 보편적인 협상 유형이다. 이 협상에서는 한 쪽이 이익을 보면 다른 한 쪽이 손해를 보게 되므로 나와 상대방과의 관계는 승자와 패자 관계가 되며, 내가 받는 만큼 상대방의 몫이 그만큼 줄어들게 되므로 상대방과는 경쟁과 갈등의 관계에 놓이게 된다. 그러므로 협상 당사자들은 각기 성취하고자 하는 목표점과 수용 가능한 최저점의 저항점을 설정하고 교섭에 임하게 된다.

분배적 협상은 일반적으로 협상 당사자들의 관계를 장기적이고 지속적으로 유지하기 보다는 단기적인 것으로 끝나는 경우가 많다. 최상의 협상 결과는 서로가 승자라고 생각할 수 있는 결과에 이르는 것이며 그러기 위해서 양보는 협상에서 중요한 요소이며 유능한 협상가일수록 교섭 범위 내에서 충분한 여지를 남겨 놓은 채 협상을 시작하여 많은 것을 양보하고도 원하는 목표에 도달하게 된다.

(2) 통합적 협상

통합적 협상은 당사자의 이해를 조화시켜서 보다 큰 공통의 이익을 도출해 내려는 협상 전략이며, 어느 한 쪽의 이득이 다른 협상 대상자의 손해를 가져오지 않는 윈-윈 상황으로 이끌 수 있다. 협상 당사자 간에 나누어 가질 수 있는 자원의 크기는 변동 가능하다. 그리하여 통합적 협상은 새로운 대안을 발견해 나가는 문제 해결 과정의 하나라고 볼 수 있으며, 서로의 목표를 절충하고자 하는 노력이 있어야 하고, 공동의 이익을 위해 문제를 풀어가며 노력하는 과정이므로 양측의 차이점 보다는 공통점에 초점을 두고 양측의 필요와 관심을 강조하며 정보와 아이디어 교환을 한다.

일반적으로 통합적 교섭이 분배적 교섭보다 선호되는 성향이 있는데, 그 까닭은 통합적 교섭이 장기적 관계를 설정하고 미래 지향적 협동 작업을 촉진시키며 협상자들을 결속시키고 각자가 승리했다는 생각을 갖도록 하기 때문이다.

2) 협상의 요소

세상의 모든 협상은 정보, 시간, 힘의 세 가지 요소가 항상 포함되며, 이 세가지 요소가 협상을 좌우하는 주요 요소이다. 힘은 자신이 원하는대로 상황을 만들어 갈 수 있는 자질이나 능력을 말하는데 사람, 임무, 상황 그리고 자기 자신에 대해 통제를 가해서 일을 처리하게 된다. 시간은 양 쪽 모두에게 똑같이 제공되고 개인이 조정할 수 없다. 정보는 성공으로 이끄는 중요한 요소로서 현실에 대한 평가와 우리들이 내리는 결정에 영향을 미친다.

3) 협상의 과정

협상의 과정은 먼저 협상의 목표 파악 및 전략개발, 협상의 기본 규칙 설정, 협상 제안의 명확화, 합의 및 실행으로 이어진다.

먼저 협상의 목표 파악 및 전략개발은 협상 당사자의 목표가 무엇이며, 이에 적절한 전략은 무엇인가를 개발하는 일이다. 협상의 기본 규칙 설정 단계는 상대편 협상 당사자와 정하는 것으로서 누가 협상을 담당하는가, 장소와 시간 그리고 협상 이슈와 절차 등을 준비하는 것이다. 다음 협상 제안의 명확화는 협상 당사자들이 제시한 초기 제안을 중심으로 자신들의 이슈를 설명하는 기회이다. 마지막으로 합의 및 실행이라 함은 합의를 공식화하고, 이 합의를 실행하고 감시하는데 필요한 절차를 개발하는 것이다.

7. 임파워먼트

임파워먼트(empowerment)는 '권한 부여' 또는 '권한 위임' 의 의미로 정의되며, 구성원의 파워를 구축, 개발, 증대시켜서 구성원에게 업무수행 방법을 스스로 관리할 수 있는 기회를 주는 것이다. 즉, 권한 위임을 통한 자율역량 개발을 하는 것이며 의미, 자기결정, 자아효능감, 영향력의 네 가지로 구성된 개념이다.

임파워먼트는 수동적이고 상황적응적인 관리에서 능동적이고 상황주도적인 관리를 추구하면서 구성원의 자율역량 강화를 통한 조직성과를 증진시키는 것이다. 그리고 과업 지식과 기술적 능력의 향상, 의사소통과 갈등 조정 등의 인간관계능력의 향상, 계획 수립과 통제 및 조정 등의 관리기법의 향상 등에 대한 지속적인 교육과 학습이 병행되어야 한다.

임파워먼트는 개인 수준에서부터 집단 및 조직 수준까지 함께 이루어지는 것이 바람직하다. 개인 수준에서는 사고와 역량의 변화를 목표로 하며 자기효능감과 책임감 증가, 원활한 의사소통, 직무의 전문성 증진, 창의적 문제 해결 능력 증가 등의 실행 효과를 기대할 수 있다. 집단 수준에서는 관계의 변화를 통해 참여와 협력의 팀워크 증진, 상호신뢰와 개방적인 의사소통, 집단 활력의 증진 등을 기대할 수 있다. 조직 수준에서도 구조의 변화를 통해 조직 학습문화와 학습체계의 발전, 평가 및 보상체계의 발전, 개인/집단 능력 개발 촉진 문화, 균형적인 권한 구조 등이 가능하다.

통제

CONTROL 08

1. 통제의 정의와 필요성

간호조직에서 통제기능은 간호사들이 간호목표 달성을 위해 행동하고 있는가를 확인하는 시스템으로 정의될 수 있다.

통제기능이 필요한 이유로, 첫째는 목표의 불일치를 들 수 있다. 즉, 어떤 조직이나 조직구성원은 조직과 개인 목표를 각각 가지고 있으며 개인목표와 조직목표가 일치되는 부분은 공식적인 통제가 필요 없는 영역이나 조직구성원이 조직목표와 관계없이 행동할 가능성이 있고 조직구성원 목표와 조직목표의 불일치 정도가 클수록 공식적인 통제의 필요성은 커진다고 할 수 있다. 또한 모든 조직구성원들은 자신의 일에 대한 가치와 중요성을 인식할수록 개인의 목표와 일치하지 않아도 조직의 목표를 위해 기여하려고 노력할 수도 있다. 예를 들면 응급실 책임자나 일차간호사(primary nurse)는 정상 근무 시간뿐 아니라 근무시간 외에도 비상근무를 할 수 있는데 이때 개인은 조직목표를 위해 기여하는 대신 보상(incentive)이 필요하다. 이러한 조직구성원과 고용자 사이의 유인은 계약이나 합의에 의해 이루어지지만 고용기간 중에도 수시로 확인할 수 있는 통제장치가 필요한 것이다.

둘째로, 통제가 필요한 이유는 간호사들로 하여금 효과적인 조직행태를 유지하게 하기 위함이다. 간호사들은 간호조직에 참여해서 간호사로서의 역할을 이행할 뿐 아니라 적절한 시기에 혁신적으로 자발적, 적극적인 간호업무를 수행함으로써 간호업무의 질을 향상시키고 성숙한 자기통제를 통해서 간호목표를 완수하도록 기대되는데 이와 같은 자기통제를 외부적 통제가 대신해서 간호목표에 대한 진전도를 측정하고 목표와 비교한 편차를 수정, 조치하는 기능을 수행하는 것이 공식적인 통제기능인 것이다.

2. 통제과정과 통제시스템의 설계

1) 통제과정

통제기능의 과정은 크게 표준의 설정, 측정, 교정조치의 세 단계로 이루어진다.

① 표준의 설정은 간호조직의 목적이나 목표로부터 꼭 성취해야 할 내용과 성취가능한 목표를 확인해서 간호사의 행위방향을 제시해 주는 것이다. 만일 표준이 타당성

이 결여된 것이라면 이는 간호행위의 지침이 될 수 없기 때문에 효과적인 통제가 될 수 없을 것이다.

② 행동과 성과를 측정하는 단계에서는 활동자체의 결과를 측정함으로써 도달하고자 하는 목표와 비교할 자료를 얻는 것이다. 이때 행동측정은 성과측정보다 더욱 객관성이 요구되며 반드시 적시에 적절한 방법으로 측정되어야 할 필요성이 있다.

③ 행동과 성과를 측정한 후에는 표준과 비교해서 행동을 수정하거나 표준을 조정하는 단계가 잇따르게 된다. 표준에 못미치거나 표준보다 상위에 있을 때 이유를 확인하고 바람직한 결과로 강화시키는 것이 통제기능의 궁극적인 목적을 수행하는 중요한 단계인 것이다.

이상과 같은 통제과정을 수행할 때 주의할 점으로써 첫째는 경직된 관료적 행동으로 인해 비효과적인 통제시스템의 문제를 야기시킬 수 있다는 것이다. 즉 경직된 관료제에서는 모든 상황에 규칙을 만들고 이 규칙으로부터의 이탈은 나쁜 것이라는 잘못된 가정에 의해서 적절한 행위로부터의 이탈을 교정하게 되는데, 이상적인 관료제에 대한 조건은 거의 충족되기 어려우므로 효과적인 업무수행에 지장을 주게 되는 것이다. 예를 들면 병원 응급실에 안과환자가 왔을 때 안과의사가 없는 경우, 이물질 제거만 하면 금방 환자가 편안하게 될 경우에도 안과의사가 올 때까지 고통을 받게 되는 경우가 있다. 이 경우 안과환자는 안과의사가 진료해야 된다는 규칙을 지키는 경직된 관료적 행동으로 인한 환자관리의 질적 저하현상으로 볼 수 있다.

비효과적인 통제시스템의 문제로서 두번째는 간호사들이 자신이 중요하다고 생각하는 것에 관심을 쏟고 노력함으로써 표준에 대한 선택적 주의집중을 하게 되는 경우이다. 예를 들면 수간호사나 간호과장이 간호사들의 업무 중 의사의 지시를 얼마나 정확하게 수행했는가를 강조하면 간호사들은 자연히 그들의 업무 중 의사지시를 수행하는 데 집중하게 될 것이다. 반면에 간호기록에 간호계획을 수립하는 것을 체크하고 직접적인 환자간호 제공을 강조하는 경우 간호사들은 간호과정을 중요하다고 받아들이고 관심을 가지고 노력하게 될 것이다. 따라서 통제과정에서 주의할 것은 하나의 단일 표준만이 일차적인 것이 되고 장기적인 유효성에 영향을 주는 기타의 활동이 배제되지 않도록 표준이 설정되고 적용되어야 한다는 점이다.

셋째로, 통제과정에서 문제가 될 수 있는 것은 간호사 자신들의 성과수치에 관심을 기울임으로써 숫자를 조작할 가능성이 있다는 것이다. 전문직에게 자율성이 부여되는 것은 자기통제를 인정하기 때문이지만 자기평가 결과를 보고할 때 타당도를 강조하는 통제일 경우, 통제과정에서 전략적으로 측정치를 조작하는 부정확한 평가가 되지 않도록 주의해야 할 것이다.

2) 효과적인 통제시스템의 설계

(1) 행동통제와 성과통제

간호행위와 간호성과에 대한 통제는 간호사의 간호행위를 관찰하고 간호의 결과를 간호대상자로부터 측정함으로써 간호목표의 달성여부를 평가하는 것을 근거로 하는 것이다. 간호행위와 결과가 인과관계에 있는 경우 한가지만 통제해도 되겠지만 과업 불확실성이 클수록 성과통제의 비중은 커지게 될 것이다. 또한 간호 상황은 간호결과를 달성하기 위해 간호사에게 자유재량권이 주어지게 되므로 결과통제가 중요하다. 이와 같은 행동통제와 성과통제의 기준이 되는 내용은 양, 질, 비용, 시간적 요소를 충족시켜야 할 것이다. 즉 적시에 또는 융통성있게 경제적으로 목표달성을 했는가를 측정할 수 있는 기준에 의해서 행동통제와 성과통제를 할 수 있어야 한다.

(2) 통제의 범위

다원적인 기준에 의해 통제의 수와 통제범위가 클수록 관리비용이 증가되고 통제의 유효성은 감소될 수 있다. 개인의 수준에서도 통제의 범위가 크면 역할갈등이 크고 양적, 질적 통제간의 갈등이 있을 수 있다. 따라서 간단한 직무에서는 기준이 적은 것이 좋고 혁신이 필요한 직무에서는 다원적 기준이 필요하다.

(3) 단위의 규모

통제의 대상은 개인별 행동이나 성과가 되지만 상호의존성이 높은 조직에서는 개인의 기여분 측정이 어렵고 단위나 부서가 통제단위가 될 수 있다. 간호단위에서 간호업무는 협동이 필요한 업무이므로 간호단위가 통제단위가 되는 경우가 많다. 이런 경우 협조적 분위기를 육성하는 장점은 있지만 놀면서도 보상받으려는 심리작용이 작용하는 단점도 있다.

(4) 측정의 시간간격

측정간격이 커질수록 표준으로부터 벗어날 위험이 커지고 측정간격이 적을수록 표준으로부터 벗어날 위험은 적으나 통제비용이 증가하므로 불확실성이 큰 작업, 비일상적인 업무일수록 자주 측정하는 것이 효과적이며 일상적 업무인 경우는 측정빈도를 줄여야 한다.

(5) 보상과 벌

일반적으로 행위를 강화할 목적으로 상을 주고 행위를 소멸시킬 목적으로 벌을 주지만 보상과 벌을 가능한 한 행위가 끝난 즉시 주어져야 하고 신뢰, 존경심이 있는 사람에 의해 상벌이 주어질 때 효과적이다. 특히 벌은 부작용에 초래하게 되므로 모든 상벌은 모든 간호사에게 일관되게 적용되어야 하며 상벌과 함께 반드시 부수적인 설명이 필요하다.

3. 통제기법

관리에서 통제수단으로 이용되고 있는 통제기법으로는 비용효과분석, 예산평가, 관리감사제도, 인적 자원회계 등이 있다.

1) 비용효과분석

비용효과분석은 관리에 투입되는 비용과 그 효과를 분석하는 것인데 간호사업과 같이 투입되는 단위는 화폐단위이고 산출부분은 비화폐 단위인 경우와 투입, 산출 모두 화폐단위로 분석하는 경우를 구분해서 전자를 비용효과분석(cost-effectiveness analysis)으로, 후자를 비용편익분석(cost-benefit analysis)으로 칭한다.

관리과정을 시스템으로 설명하고 투입과 산출을 비교, 분석하는데 있어서 관리과정이 유효하였는가를 평가하는 것은 효과성(effectiveness) 즉, 목적달성 정도(수, %, 비율)로 나타낼 수 있다. 그리고 그러한 목적달성을 일정한 자원내에서 얼마나 성취했는가를 평가하는 것은 효율성(efficiency)으로 나타낸다.

2) 예산평가

목표에 의한 관리(management by objectives, MBO)를 할 때는 목적달성에 따라 예산을 배정하게 된다. 즉 여러 가지 목표 중에 가장 중요한 우선순위에 따라 그 목표를 달성할 계획과 프로그램이 설정되고 그에 맞는 예산배정이 되는 이른바 PPBS(planing-programming-budgeting-system)가 되는데, 이러한 시스템에 대한 통제는 투입과 효과를 비교분석함으로써 계획대로 목적달성을 했는가를 평가할 수 있다. 전통적으로 예산안을 설정할 때는 기존의 예산안을 참고로 하게 되는데 기존예산안에 부가되는 활동과 물가상승률을 고려해서 일반적으로 전통적인 예산안 설정은 해마다 증가되는 것이 상례이다. 그러므로 이와 같은 예산의 단점을 예방하기 위한 방법으로 각 부서활동을 대안으로 서술하고 각 대안에 대한 비용효과분석을 통해서 과잉되거나 우선순위가 낮은 활동은 삭제하고 우선순위가 높은 활동에 예산편성을 하는 제도를 ZBB(zero-base-budgeting)라고 한다. ZBB는 그 자체에 예산소모가 큰 제도이므로 공공조직에만 적용되는 경향이 있다.

3) 관리감사제도

관리감사제도는 전체시스템과 하위시스템을 검토함으로써 조직의 목적성취도, 능률성, 공익성을 평가하는 제도이다.

4) 인적 자원회계

조직 구성원을 인적 자원으로 보는 관점에서 직원들의 기술, 능력, 사기 등을 재산으로 고려하는 것이다. 만일 기술과 경험이 없는 직원이 있을 경우는 그들에게 훈련비용이 들 것이며 기술과 경험이 있는 직원이 사직할 경우 대치비용과 신규직원의 훈련비용이 요구되고 잠재능력이 많은 직원은 인적 자원으로서의 가치가 큰 것으로 평가될 수 있을 것이다.

조직측면에서 인력정책은 조직의 목표에 따라 필요한 직무를 설정하고 이 직무에 맞는 자격을 갖춘 종업원을 선발, 채용, 배치함으로써 직무와 인간을 결합시키는 것이 되는데 조직에서 인력을 확보, 개발, 보상, 유지하는 데 주안점을 두는 접근법을 인적 자원 접근법이라고 한다.

4. 간호표준과 간호의 질 평가

1) 간호표준

간호업무 표준은 간호실무, 서비스 또는 교육의 질 등을 판단할 수 있는 권위있는 전문가에 의해 일반적으로 인정되고 동의받을 수 있는 간호의 수준을 말한다. 표준은 기획과 통제과정에 연관된다. 간호표준은 기준과 규범이 통합되어 나온 성과모델로 간호목표, 간호사정과 진단, 간호중재 등의 질을 판단하는데 이용된다.

미국간호협회(ANA)는 1991년에 임상간호실무의 표준을 설정하였고 이 표준은 간호의 표준과 전문직 수행의 표준 두 부분으로 구성되어 있다. 우리나라는 대한간호협회에서 2003년에 구성된 간호직무 표준위원회에서 간호표준을 설정하였으며 6가지의 간호실무 표준과 8가지의 전문직 수행표준으로 구성되어 있다. 또한 2006년 병원간호사회에서는 종양, 당뇨, 노인, 소아 등 13개 영역별 간호표준과 입원, 외래, 수술실 등 7개의 부문별 간호표준을 설정하였다. 간호표준(nursing standard)은 수행한 간호의 결과를 측정하는 척도이며, 통제의 방법이다. 간호실무표준(nursing practice standard)은 환자에게 제공된 간호를 평가하는 데 필요한 간호의 질에 대한 서술적 진술이며, 기획과 통제와 관련되어 사용된다. 목적은 간호의 질 향상, 간호비용 경감, 간호과오를 판단하는 기초가 된다. 간호표준은 업무수행 모델을 포함하는 우수한 수준이나 기본조건을 의미한다. 그러나 표준지체가 평가도구는 아니며 질을 측정하기 위한 표준 척도를 제공하는 것이다.

(1) 간호표준과 관련된 용어 정의

① 간호 표준: 간호의 구조, 과정 및 결과적 측면의 질을 평가할 수 있는 간호에 대한 기대수준으로 달성가능한 질의 정도, 목표를 말한다.

② 기준: 표준의 달성정도를 측정 또는 관찰하여 지표를 평가할 수 있도록 객관적으로 기설정된 기준 문항이다. 환자의 질을 측정하는 변수로 가치를 포함하지 않는다.

③ 지표: 특정 기준의 하위문항으로 기준을 달성하기 위한 구체적이고 측정 가능한 요소이다.

④ 지침: 지침은 일정한 행동방법을 제시하는 것으로 전문적인 행동에 도움을 주는 것이다.

⑤ 목표: 목표는 목적보다 더 구체적인 진술로 노력을 기울여야 할 표적이다.

⑥ 규범: 규범은 표적 모집단을 대상으로 한 서술연구 결과 나타난 특정기준에 대한 현재의 수준을 말한다.

(2) 간호표준 개발에 필요한 요소

① 간호 표준은 측정대상과 업무의 수행수준 그리고 소요시간이 명확해야 한다.

② 간호직의 많은 차이를 구별할 수 있어야 한다.

③ 조직은 기준 측정에 필요한 기술을 소유하고 있어야 한다.

④ 간호표준 측정은 비용 효과적이어야 한다.

(3) 실무표준의 예

표 8-1 임상실무표준

임상간호실무표준

표준 1 간호사정: 환자의 건강정보를 수집한다.
표준 2 간호진단: 간호진단을 내리기 위해서 사정된 자료를 분석한다.
표준 3 결과규명: 각 환자에 있어서 기대하는 결과를 규명한다.
표준 4 간호계획: 기대하는 결과를 얻기 위해서 간호 및 치료중재를 계획한다.
표준 5 간호수행: 간호계획에서 설정한 간호중재를 수행한다.
표준 6 간호평가: 기대하는 결과를 얻었는지를 알기 위해 환자의 간호과정을 평가한다.

전문직 수행평가 기준

표준 1 간호의 질: 간호사는 간호의 질과 효과를 체계적으로 평가한다.
표준 2 평가: 간호사는 관련 규칙과 규정에 근거하여 자신의 업무수행을 평가한다.
표준 3 교육: 간호사는 업무수행과 관련된 최신의 지식을 획득하고 유지한다.
표준 4 단체활동: 간호사는 동료의 전문직 발전을 위해 기여한다.
표준 5 간호윤리: 간호사의 의사결정과 행동은 환자의 윤리적 권리를 보장하는데 있다.
표준 6 협동: 간호사는 환자를 간호하는데 있어서 환자 및 환자가족, 그리고 동료 의료인과 협동한다.
표준 7 연구: 간호사는 임상간호연구의 결과를 이용한다.
표준 8 자원이용: 간호사는 안전성, 효과성, 비용을 고려하여 간호계획을 세우고 수행한다.

표 8-2 병원간호표준

영역별 간호표준: 당뇨간호표준

표준 1 자료수집: 간호사는 대상자의 건강과 관련된 자료를 수집한다.
표준 2 진단: 간호사는 수집된 자료를 분석하여 간호진단을 한다.
표준 3 목표설정: 간호사는 대상자마다 개별화된 간호목표를 설정한다.
표준 4 계획: 간호사는 대상자의 목표달성을 위한 간호계획을 수립한다.
표준 5 수행: 간호사는 간호계호기에 따라 간호중재를 수행한다.
표준 6 평가: 간호사는 수행한 간호중재를 평가한다.
표준 7 윤리: 간호사는 대상자의 입장에서 모든 간호행위와 의사결정을 윤리적으로 수행한다.
표준 8 전문직 업무수행평가: 간호사는 전문직 실무표준과 관련법규에 준하여 간호업무수행을 평가한다.
표준 9 교육: 간호사는 최신지식과 능력으로 습득하고 유지한다.
표준 10 연구: 간호사는 연구를 수행하고 그 결과를 실무에 활용한다.
표준 11 협동: 간호사는 동료를 지지하고 의료팀과 협동한다.
표준 12 자원활용: 간호사는 간호계획과 간호중재에 있어서 안전, 효과, 비용을 고려한다.
표준 13 간호의 질 관리: 간호사는 간호실무의 질과 효과를 체계적으로 평가한다.

부문별 간호표준: 입원간호표준

Ⅰ. 입원시 환자간호
  1. 간호사정
  2. 입원간호
    입원수속절차
    병실준비
    입원관련업무
    입원환자 생활안내
Ⅱ. 입원중 환자간호
  간호사정
  간호진단
  간호계획
  간호수행
  간호평가
  간호 재계획
  구체적 간호수행 내용
Ⅲ. 퇴원 시 환자간호
  1.퇴원계획 수립과 교육
  2.퇴원간호

(4) 간호표준의 목적

간호의 질을 향상시키고, 간호비용을 감소시키며, 간호태만을 확인함으로써 간호서비스를 향상시키기 위함이다.

① 간호의 질 향상

간호표준은 간호사의 노력을 적절한 목표에 집중시키고 목표달성에 대한 동기부여를 높이게 함으로써 간호의 질을 향상시키는데 적용된다.

② 비용절감

간호표준은 간호사들이 환자의 바람직한 결과를 위해 하지 않아도 좋을 것은 무엇이며, 환자회복과 재활에 필요한 것은 무엇인가를 결정하도록 기획된다.

③ 간호태만의 확인

간호사가 관계기준을 충족시키지 못하였음을 입증하거나 그 기준을 충족시키지 못한 간호사의 실수가 환자에게 해를 끼쳤는가를 결정하는 일 등이 요이해지므로 간호태만을 확인 할 수 있다.

2) 간호의 질 평가

(1) 간호의 질 평가 필요성

간호의 질 평가가 필요한 이유는 간호는 전문직으로서 활동에 책임을 지며 새로운 연구기법을 적용하여 간호의 효과를 평가할 책임을 갖고 있고, 간호대상자는 양질의 간호를 받을 권리가 있으며 보건의료 서비스 제공자인 간호사는 적정수준의 간호를 제공할 의무가 있다. 간호사는 간호수행에 소요되는 자원을 이용할 때 효율적인 관리기법으로 비용 절감을 하면서 양질의 간호를 제공할 수 있는 방법을 모색해야 하기 때문이다.

(2) 간호의 질 평가 방법

간호의 질관리 평가방법에는 구조적 방법, 과정적 방법, 결과적 방법이 있다.

① 구조적인 질 평가 방법

구조적인 질 평가 방법은 간호가 수행되는 환경이나 구조, 전달체계에 해당되는 것으로 필수조건에 대한 표준을 정하고 기준에 따라 평가할 수 있는 요소들을 포함한다. 정책절차, 직무기술서, 실무교육계획, 재정, 컴퓨터 시스템의 이용, 응급벨 설치여부, 자격면허, 직원비율, 소화기 설치 등의 요소 등이 포함된다. 구조적 평가 요소는 비교적 안정적이어서 자주 측정할 필요는 없으며 과정적, 결과적 측면과 같이 측정하는 것이 바람직하다.

② 과정적인 질 평가 방법

과정적인 질 평가 방법은 간호실무의 과정을 측정하거나 간호사의 활동에 대한 간호과정을 측정하는 방법이다. 의사소통, 환자간호계획 절차편람, 간호기록, 환자에 대한 태도, 환자교육 실시, 혈압과 태아심음 청취 등의 업무수행에 대한 모든 요소가 포함된다.

③ 결과적인 질 평가 방법

결과적인 질 평가 방법은 환자의 건강상태가 간호중재에 의해 얼마나 변화되었는지에 따른 최종결과를 평가하는 방법으로 간호의 질을 정확히 측정할 수 있다. 사망률, 이환률, 만족도, 건강상태, 자가간호 등이 있는데 최근에는 좀더 민감한 요소로서 낙상률, 감염률, 욕창발생률, 신체억제법의 사용율 등을 포함하고 있다. 그러나 이러한 결과들이 가장 타당한 기준이나 많은 변수가 있고 간호의 질을 완전히 측정할 수는 없어서 구조적평가, 과정적 평가, 결과적 평가의 세가지 평가방법을 모두 포함하여 측정하는 것이 바람직하다.

3) 위험관리

위험관리는 후에 일어날 문제를 피하기 위한 것으로 예방약과 비교할 때 예방법이라 할 수 있다. 임상적 사고는 경영적 사고나 문제로 돌아올 수 있고 그때 법적 문제도 나타날 수 있다. 그러므로 위험관리는 여러 분야를 점검하여 환자의 상해를 예방하고 소송의 가능성과 소송비용을 감소함으로써 기관의 자산을 보호하기 위한 전력의 수행과 발달을 포함한다. 간호관리자는 위험관리에서 적극적인 역량을 함으로써 질을 증진하고 비용을 감소시켜 기관과 환자에게 기여를 할 수 있다. 위험관리의 과정은 위험확인, 분석, 처치, 평가 및 추후관리로 이루어지며 위험관리 프로그램은 실무 관련 위험관리와 안전프로그램 등을 포함한다.

간호사들은 임상적 오류를 피하기 위하여 간호의 표준을 유지해야 한다. 표준유지를 위해서는 교재와 참고 서적, 전문잡지, 동료, 계속교육 등과 같은 정보처를 이용한다.

위험관리 프로그램의 활동에는 모든 부서의 사고 상해 재정손상에 대한 잠재적 위험을 규명한다. 현재의 사건보고 처리체계를 검토한다. 환자에게 부정적 결과를 일으키는 특정사건의 원인과 유형빈도 등을 분석하여 중재전략을 계획한다. 간호절차와 새로운 계획의 안전성을 검토, 평가한다. 환자안전, 동의, 간호에 관련된 법과 규칙을 모니터 한다. 가능한 많은 위험을 제거하고 줄인다. 간호외의 타분야의 업무를 검토하여 잠재적 책임을 결정하고 예방 수정활동을 검토, 권유한다.

위험관리자의 기본적 책임은 위험관리 위원회의 모임을 계획하고 의사일정을 준비한다. 매일 사전보고서를 검토하고 즉시 조사한다. 사건에 관한 자료 수집을 모니터 한다. 사건발생 가능성이 있는 환자와 가족을 정기적으로 방문한다. 월별로 사건보고서를 통계내고 기록하며, 직원교육 프로그램을 개발한다.

안전프로그램은 환자, 가족 및 방문객 그리고 직원의 안전을 제공한다. 습관적 태만으로부터의 위험은 통제되어야 하며 자연재해나 화제, 감전 등에 대한 계획이 있어야 하고 설비유지 프로그램이 준비되어야 한다.

4) 총체적 질관리

총체적 질관리는 현재 일반 산업장에서 활발히 시행하고 있는 질관리 개념으로 최근 들어 보건 의료분야에서도 이를 도입하고 있다. 무엇보다 환자만족을 우선으로 하고, 질이 낮은 특정 서비스를 지목하여 향상시키기보다 병원전체의 체계와 업무 흐름을 개혁하는데 중점을 두는 관리기법이다. 지속적질향상(Continuous Quality Improvement, C.Q.I.)은 총체적 질관리와 유사한 개념으로 쓰이는 용어로 질평가와 질향상이 일시적인 활동이 아니라 지속적으로 이루어져야 함을 강조하며 직접적인 업무수행을 향상하는데 목표를 두고 있다.

① 질관리와 관련된 용어 정의

- 질(quality): 특별한 서비스, 치료절차, 진단, 임상문제에 따른 예기된 결과에 대하여 현재 수용 가능한 성취정도
- 세부기준(criteria): 현재 지식과 경험을 토대로 평가할 수 있는 객관적으로 설정된 준거.
- 표준(standard): 설정된 세부기준을 준거로 한 달성가능하고 적절한 서비스 수준.
- 평가지표(indicator): 서비스가 표준에 부응하는지 여부를 평가하고 관찰 할 수 있는 측정 가능한 시표로 활동, 결과 및 서비스 양상 등과 관계가 있는 객관적인 변수.
- QC(Quality Control): 산업장에서 품질 관리 초기에 많이 사용하던 용어로, 질의 일정수준을 표준으로 정한 후, 의료계에서는 QC라는 용어를 거의 사용하지 않고 있으며 중립적인 의미로서 질평가라는 용어를 쓰고 있다.
- QA(Quality Assurance): 초기에는 질보장, 적정 진료보장이란 용어로 사용되어 왔으며 최근 QA를 질 관리 라는 용어로 친숙하게 사용하고 있다. 의료를 향상시키는 관리기법을 말한다. 1990년 이후 미국에서는 QA라는 용어를 거의 사용하지 않고 있으며 QI(Quality Improvement)라는 용어를 많이 사용

② 총체적 질관리의 특징

총체적질관리의 특징은 지속적인 향상에 초점을 둔다. 목적이 아니라 수단이다. 가치관, 임무 및 목표를 달성하는 것이 조직의 목적이며 TQM은 목적 달성을 도와주는 접근과 방법을 제공한다. 패러다임의 전환의 필요하다. 변화의 필요성을 인정하고 먼저 행동을 바꿈으로서 변화를 이끌어 내는 것이 보건의료의 리더쉽이다. 사소한 변화로는 인식의 변화를 가져오기 어려우며 진료, 경영, 재정 등 총체적으로 새로운 패러다임을 추구한다.

③ 총체적질관리의 방법

팀 조직의 구성원 수는 6~7명 정도가 적절하며, 문제해결을 위해서 브레인스토밍, 투표, 명목집단기법 등의 집단적 의사결정 방법을 도입한다. 자료의 활용은 현재의 과정에 대한 신중하고도 과학적인 분석을 시행하고, 동시에 결과 변이를 이해한다. 문제해결 활용도구는 인과관계, 파레토 도표, 흐름도, 런차트, 관리도 등이다. 실천지침은 다른 의료기관에서 이루어졌던 TQM의 사례를 문헌고찰, 비디오테이프 등을 통해 활용, 최고경영진이 개인 차원에서 적극적으로 참여한다.

5. 간호업무 성과 측정

1) 간호업무 평가의 필요성

미국 간호계에서 1970년대 이후 보건관리의 위기를 맞고 그 여파로 간호체계가 긴장되었던 것처럼 우리나라는 1977년 의료보험이 실시된 후 1980년대에 접어들면서 의료수가문제, 병상이나 의사분포의 문제 등으로 인한 국민의 건강권문제가 대두되었고 자연적인 인구증가와 생활수준 향상으로 보건수요가 증대됨에 따라 보건관리의 수요와 공급, 효과성 등에 관한 국가와 국민의 관심이 고조되고 있다. 국민에게 건강을 기본권으로 보장하려는 노력으로서 국가가 보건의료체제를 통제하기 시작하였으며 그 결과 보건관리체제의 한 요소로서 간호체제도 긴장되고 간호의 유용성에 대한 관심이 전문직내외에서 집중되었다.

1980년도부터 대한병원협회에서 실시하는 병원표준화심사의 일환으로 구조적인 측면의 평가가 이루어진 것도 이러한 통제의 한 방법이며 간호도 전문직으로서의 책임을 다하기 위한 방안으로 이에 참여하고 있다.

우리나라의 보건의료체제는 지금까지 보건의료대상자가 보건의료기관이나 보건의료기관을 자유롭게 선택할 수 있고 또한 보건의료인도 기업으로 보건의료사업을 해왔기 때문에 자본주의 시장형 수요, 공급원칙에 따라 보건의료 수요가 결정되어 왔다. 따라서 보건의료 수요가 증가하면 공급이 병행해서 증가되지 않는 한 의료수가는 상승될 수밖에 없었다. 인구의 도시집중, 산업화, 국민생활수준 향상, 인구의 고령화 등의 보건의료수요의 증가요인을 고려하지 않더라도 의료보험 확대만으로도 보건의료 수요는 증가하므로 국가가 국민의 건강권을 충족시킬 수 있도록 보건의료체제를 통제하는 방안으로 의료수가의 통제와 보건의료전달 체계의 도입, 실시 등을 적용하고 있다.

보건의료 전달체계 중 대부분을 차지하는 병원은 그 운영비가 매우 많이 드는 조직이다. 전체병원 운영비 중 많은 부분은 인력에 소모되는데 병원인력의 많은 비중을 간호인력이 차지하고 있다. 이러한 점을 볼 때 병원이라는 전체조직의 효율성을 높이는 데 간호조직관리가 얼마나 중요한가를 실감할 수 있다. 즉, 간호관리를 잘 함으로써 간호사들이 제공하는 간호의 질을 높이고 효율성을 향상시킬 수 있으며 그 효과는 병원전체 조직의 효율성에 영향을 미치게 되는 것이다. 이와 같은 논리는 보건의료체계내의 다른 보건조직이나 지역사회에서도 마찬가지이다. 따라서 간호관리에 관한 많은 연구가 거듭됨으로써 간호관리의 지식과 기법이 확장될 것이고 간호업무의 효과와 전체 보건의료에 대한 기여도를 인정받게 될 것이며 나아가서 간호전문직의 발전을 가져올 수 있다고 본다.

대한간호협회 학술부에서 실시한 한국 간호교육실태보고(1981~1984)에 의하면 우리나라의 간호교육을 받은 졸업생 중 80% 이상이 병원에 취업하는 것으로 나타났다. 병원은 많은 보건의료 전문직과 행정직이 공존하는 복잡한 조직인데 이와 같은 다양한 보건의료팀의 활동 중에서 간호의 효과를 객관적이고 타당하게 증명하고 확인하는 것은 간호관리의 매우 중요한 과제가 될 수 밖에 없는 것이다.

2) 간호평가의 종류

간호평가는 간호 효과에 영향을 주는 요인으로서 구조적 측면, 과정적 측면, 결과적 측면의 기준을 포함하는데 구조적 측면의 평가는 물리적 시설, 행정과정, 직원의 자격, 의사소통, 인력개발 과정에 대한 기준을 포함하며 과정적 측면의 평가는 간호업무, 기능, 활동이며 결과적 측면의 평가는 자기간호기술 등에 대한 내용을 포함한다.

(1) 구조적 평가

구조적 평가는 간호를 제공하는 필수조건에 대한 것을 기준(criteria)으로 정하고 기준에 따라 그 정도를 점수화할 수 있도록 표준(standard)을 서면화시켜서 적용한다. 다음은 미국병원심의회 J.C.A.H(Joint Commission on Acceditation of Hopsitals)의 간호부서에 대한 표준의 예이다.

① 법적으로 자격을 갖춘 간호사에 의해 지휘감독을 받아야 한다. 전문간호사의 판단과 기술이 요구되는 환자간호를 하기에 충분한 수의 간호사와 간호사업을 계획, 배치, 감독, 평가할 수 있는 충분한 수의 간호사가 있어야 한다.

② 간호부서는 기획과 의사결정에 필요한 서면화된 조직안을 갖는다.

③ 간호부서는 서면화된 간호업무 및 간호행정 정책과 절차를 가진다(간호직원의 책임, 직무분석).

④ 각 환자의 간호를 계획, 수행한 증거가 있어야 한다.

⑤ 간호직원의 발전을 도모하는 계속교육 및 기타 교육프로그램이 있어야 한다.

(2) 과정적 평가

과정적 측면의 평가는 간호과정의 운영을 측정하는 기준을 설정해서 그에 대한 평가 결과를 반영시킴으로써 통제효과를 높일 수 있다는 장점이 있다.

① 간호사는 환자가 입원한 지 12시간 내에 환자의 문제를 사정했는가?

② 정맥주사(I.V).나 기타 삽관(tube)을 가지고 있는 환자가 침상을 떠날 때 주의할 점을 교육받았는가?

③ 환자가 동통, 오심, 구토 등을 호소할 때 간호사가 주의집중을 했는가?

④ 환자 흡인(suction)이 바르게 되는가?

⑤ 간호직원은 금기사항이 아닌 경우 환자에게 침상에서 다리 운동하는 방법을 교육했는가?

⑥ 간호계획을 환자와 의논하는가?

(3) 결과적 평가

결과적 평가는 간호를 받은 결과로서 나타나는 현상을 평가하는 것이다.

① 수술 2일에 환자의 장음(bowel sound)이 들린다.

② 수술 후 36시간 내의 환자는 중등 정도의 통증은 있으나 다리를 흔들 수 있고 스스로 식사를 할 수 있다.

③ 수술 7일까지 질 출혈(vaginal bleeding)이 그친다.

④ 환자는 자신의 성생활, 육체적 활동, 신체적 변화에 대해 안다.

이상의 구조적, 과정적, 결과적인 세 가지 측면의 평가방법을 제시한 이후 여러가지 형태의 평가방법이 속출되고 있다. 각 평가방법에 따라 그 특징이 나타나지만 Aydelotte.은 평가하는 특정시간을 강조한 방법을 제안했으며 J.C.A.H.에서는 회원기준을 진단별로 제한해서 발표하였다. Zimmer는 결과적 평가기준을 정도별로 점수화한 방법을 적용하였다.

이와 같은 과정적, 결과적 평가방법은 간호진단별로 예측한 기준에 따라 종류별 환자 간호의 질적 수준을 평가하는 것이다. 과정적, 결과적 평가의 적용 시기는 입원시, 입원중, 퇴원시 간호에 적용되며, 결과적 평가는 입원중, 퇴원시에 적용할 수 있겠다. 또 진단별로 적용되므로 진단을 내리기 전의 환자는 개별적으로 과정적, 결과적 평가기준을 적용해야 한다.

3) 간호평가 방법

간호평가는 평가하는 시기에 따라 실제 간호행위가 끝난 이후에 하는 경우(소급평가)와 간호행위를 하는 중에 하는 경우(동시평가)가 있으나 두가지가 모두 종합적인 평가에 반영되어야 한다.

(1) 소급평가

소급평가 방법으로는 퇴원환자 기록감사, 환자면담, 간호직원 집담회, 환자설문지 방법 등이 있다. 퇴원환자 기록감사는 퇴원환자의 병록을 검토함으로써 잘못된 점을 지적하는 방법이나 기왕의 잘못된 점이 있을 때 그 환자에게는 이미 수정될 가능성이 없지만 다른 경우에라도 같은 잘못을 되풀이하지 않도록 통제할 수 있는 수단이 된다고 볼 수 있다.

환자면담은 퇴원 후 환자를 면담해서 간호결과를 파악하는 방법으로서 이는 간호활동에서 가장 중요한 인물이 환자라는 점을 고려할 때 매우 바람직한 방법이라고 할 수 있다.

간호직원 집담회는 환자간호를 담당한 간호사들이 참석하는 것이지만 모든 보건의료팀이 같이 참석하는 것이 이상적이며 이때 환자기록과 간호계획을 고찰하고 환자간호와 관계되는 여러 보건의료요원의 측면을 고려할 수 있다는 장점이 있다. 환자설문지는 퇴원시 환자에게 환자가 받은 간호에 관련된 내용을 질문 형식으로 알아보는 방법이다. 이상과 같은 소급평가 방법은 환자가 일단 간호를 받은 후에 평가하는 것이므로 해당 환자에게는 수정의 여지가 없다는 단점이 있다.

(2) 동시평가

동시평가 방법으로는 입원환자 기록감사, 환자면담 및 관찰, 직원면담 및 관찰, 집담회 등이 있다. 입원환자 기록검사는 환자가 간호를 받고 있는 동안 환자기록을 검토해서 잘못된 점을 수정, 보완하도록 하는 방법이다. 환자면담 및 관찰은 일명 병상감사라고도 하는데 입원해서 간호를 받고 있는 환자의 상태를 관찰하므로써 평가하는 방법이다. 직원면담 및 관찰법은 이미 정해진 기준을 가지고 간호직원을 면담해서 간호과정을 사정하는 방법이다.

집담회는 환자와 환자가족을 함께 참여시켜서 환자의 만족을 돕기 위한 여러 가지 사항을 검토하기도 하고 환자를 참여시키지 않고 직원들만 간호내용을 검토하기도 한다.

이상과 같은 동시평가 방법은 환자가 입원하고 있는 동안 환자의 편의를 위해 환자간호를 분석하고 그 결과를 반영시킬 수 있으므로 환자의 만족도를 높이고 간호의 질을 높일 수 있는 방법이라 하겠다. 다만 각각의 장·단점이 있는 평가방법을 몇 가지 복합시킴으로써 여러 가지 측면을 고르게 평가할 수 있다는 점을 고려해서 경제적이며 정확하며 효율적인 평가를 할 수 있도록 유의해야 할 것이다. 또한 모든 방법에서 기본이 되는 것은 정확한 기준을 작성해서 이를 적용, 분석하고 수정, 보완하는 일련의 순환작용이라 하겠다.

(3) 간호평가 기준설정 지침

객관적이고 타당도, 신뢰도가 높은 간호평가를 하기 위해서는 측정 가능한 평가기준을 설정하는 것이 가장 중요하다. 측정 가능한 기준은 어떤 것이며 어떻게 설정하는 것인지 지침을 제시하면 다음과 같다.

① 기대하는 행위를 측정 가능한 용어로 표현한다.

측정 가능한 용어란 행동용어로서 객관적으로 표현하는 용어이다. 예를 들면 '환자는 수술전에 섭취할 음식을 안다' 라는 기준을 설정한 경우 안다라는 용어는 안다는 사실을 밝혀낼 수 없기 때문에 객관적이지 못하다. 따라서 이러한 객관적이지 못한 기준으로 측정할 경우는 측정자에 따라서 각각 다른 내용으로 평가를 하게 될 오류를 범하기 쉽다.

'환자는 수술 전 12시간 동안 금식하는 이유를 설명한다' 라는 기준은 측정자로 하여금 객관적으로 측정할 수 있도록 하는 기준이다. 이와 같이 동사를 정확하고 객관적으로 표현함으로써 측정하고자 하는 행위를 객관적으로 측정하는 것이 중요하다.

② 기대하는 내용을 구체적으로 열거한다.

과학적인 평가를 하려면 평가자의 주관적 해석은 될수록 배제하고 객관적이며 명확한 평가가 되도록 해야 한다. 예를 들면 '환자가 수술의 결과를 이해한다' 라는 기준을 설정한 경우 '이해한다' 라는 상태는 개인의 해석에 따라 달라질 수 있다. 좀 더 구체적으로 '환자는 난관 절제수술로 인해 임신하지 못한다는 사실을 진술한다.' 라는 기준은 환자에게 기대하는 행위를 구체적으로 진술한 것으로서 평가자의 주관적 해석에 따라 달라질 수 있는 평가의 오류를 줄일 수 있다. 구체적인 내용을 진술하려면 막연한 표현을 하지 말고 명확하게 그 내용을 지적해야 한다. 예를 들면 '환자는 장루간호에 대한 관주법(irrigation technique)을 배운다.' 라는 기준은 관주법이 여러 가지 있을 경우 어떤 방법을 배우는 것인지 구체적으로 명시하는 것이 좋다.

③ 기준설정은 관련내용만 간략하게 서술한다.

'환자는 퇴원시 의사가 처방한 약의 용량을 기술한다' 라는 기준을 설정한 경우보다는 '환자는 가정에서 투약할 정확한 용량을 기술한다.' 는 기준이 더 명료하다. 불필요한 내용은 되도록 줄이고 간략하고 명료하게 관련내용만 서술하는 것이 좋다.

④ 한가지 기준에는 한가지 행위만 기술한다.

하나의 평가기준에 여러 가지 행위를 모두 함께 기술하는 경우 그 목적달성을 다 못할 경우 평가를 정확하게 할 수 없으므로 따로따로 기준을 설정하는 것이 좋다. 예를 들면 '환자는 수술 전에 심호흡, 기침, 체위변경 방법을 배운다.' 라는 기준은 심호흡, 기침, 체위변경 방법 중 어느 한가지를 성취하지 못할 경우 어떻게 평가할 것인지 정확하게 평가하기 어렵게 된다. 따라서 '환자는 수술 전날까지 적절한 체위변경 방법을 시범해 보인다.' 로 한가지씩 평가기준을 설정해야 각각에 대한 평가가 가능해지는 것이다.

⑤ 기준을 설정할 때는 통용되는 약자만을 쓴다.

흔히 보건의료 전문직내에서 통용되는 약자 외에 본인이 편의상 Tid, B.R. 등 통용되는 약자가 아닌 약자를 임의로 쓸 경우 다른 사람이 알 수 없으므로 기준설정을 할 때 사용하지 않아야 한다.

⑥ 행위에 대한 주어를 기술한다.

'PRN으로 드레싱을 교환한다' 라는 기준을 설정한 경우 누가 드레싱을 교환할 것인지 행위의 주체가 분명치 않다. '간호사는 PRN으로 드레싱을 교환한다.' 라고 밝힘으로써 책임소재가 분명해질 수 있다. 일반적으로 우리나라에서는 대화를 할 때 주어를 생략하는데, 그 행위를 누가 할 것인지에 대한 책임소재가 불분명해질 수 있으므로 주어를 분명히 기술하는 것이 좋다.

⑦ 현실적이고 성취가능한 기준을 설정한다.

구조적 평가기준으로 '회복실내 5병상마다 심장모니터 한대를 갖춘다' 라는 기준은 이상적이기는 하지만 현실적으로 불가능한 경우가 많으므로 이와 같은 기준을 적용해서 평가하는 경우 항상 좋은 평가결과를 기대할 수 없게 된다. 오히려 현실적으로 성취가능한 기준을 설정함으로써 적어도 그 기준에 의한 수행은 할 수 있도록 유도하는 것이 좋다.

⑧ 기준은 긍정적인 형태로 기술한다.

평가를 할 때 흔히 '-이 없다' 라는 부정적 형태의 기준을 설정해야 적용하는 것이 평가에 편리한 경우가 있다. 그러나 부정의 부정은 긍정상태이므로 혼돈을 가져올 우려가 있으며 부정적 측면을 강조하면 피평가자가 은폐나 조작할 가능성이 커지므로 비효과적 통제가 될 우려가 있다. 예를 들면 '환자의 피부에 욕창이 발생되지 않는다.' 라는 기준은 한가지 합병증만 명시했으며 욕창이 발생되지 않는다고 해서 정상적인 피부상태일 수는 없다.

'환자의 피부상태가 정상이다.' 라는 것은 욕창뿐 아니라 색깔, 부종들의 건강한 상태를 의미하며 더 긍정적인 방향으로 생각할 수 있는 것이다.

⑨ 독특한 경우보다 비슷한 문제를 가진 많은 대상자에게 적용할 수 있어야 한다.
한 둘의 예외를 고려한 특수집단에서 적용되는 기준보다는 적용범위가 넓은 기준이 유효하다. 모든 간호사는 정확하고 객관적인 간호평가를 위해 이상과 같은 간호평가기준 설정지침을 잘 알고 적용함으로써 양질의 간호를 도모할 수 있겠다.

6. 의료서비스의 질관리 형태

의료서비스의 질 관리란 국가, 보험자 혹은 전문가협회가 주체가 되어 의료시스템 전반에 걸친 질 향상을 목적으로 수행하는 거시적 질 관리와 개별 의료인이나 의료기관이 자신이 제공하는 의료서비스 질을 자치적으로 관리하는 미시적 질 관리로 구분된다.
국가가 지원하는 각종 의료보장 및 의료보험제도가 등장하면서 의료서비스의 적정화를 보장하려는 정책적 시도가 불가피하게 되고 이에 따라 의료의 질 관리도 점차 거시적 틀에 의해 다루어지게 된다. 의료서비스의 질 관리를 크게 4가지 형태인 규제·허가·신임제도, 적정성 평가, 임상진료지침서 개발, 고객만족도 및 서비스평가로 구성된다.

1) 규제·허가·신임제도

의료서비스와 관련된 각종 규제·허가·신임제도는 의료서비스의 최소한의 질을 보장하여 국민 건강을 보호하기 위한 목적으로 주로 사용되는 방법으로서, 국가가 주관하는 질 관리의 대표적인 유형이라 하겠다. 한정된 의료자원으로 많은 사람들이 양질의 의료서비스 혜택을 고루 받기 위해서는 의료의 질 관리를 민간부분의 자율에만 전적으로 일임할 수 없기 때문에 국가는 이러한 기전을 통해 의료의 질을 일정 수준으로 유지하기 위해 노력한다.

의사, 간호사, 약사 등 각종 의료인력에게 자격증을 발급함으로써 최소한의 자격기준을 설정한다는가, 의료기관 설립인가 기준 설정, 연간 특정 시술 건수가 일정량 이상인 의료기관 대해서만 해당 시술에 대한 보험금여를 지불하는 등이 국가가 행하는 질 관리의 일부 예이다. 또한 병원협회에서 주관하는 병원 표준화심사와 같은 의료기관 신임제도 역시 관리 주체는 다르지만 거시적 질 관리의 한 예이다. 국가차원에서 행해지는 이러한 정책 및 규제는 전통적으로 사용되어 온 질 향상 전력 중의 하나로서, 의료의 질 관리의 가장 전통적인 목표이자 보편적인 목표이고 또한 가장 진부하고 비효율적인 방법으로 평가되기도 한다. 이러한 규제에 의한 질 관리는 의료서비스, 요양기관 등에 대하여 받아들일 수 있는 최소한도의 질 수준을 구체적으로 설정함으로써, 국가 전체적으로 최소한도의 질을 유지할 수 있게 한다.

2) 적정성 평가

의료서비스의 지불주체인 정부나 민간보험자가 주관하는 의료서비스의 적정성 평가이다. 이는 제공된 의료서비스의 적정성을 의약학적 기준에 의해 심사하여 명백하게 질 수준이 떨어지는 의료제공자 혹은 의료서비스 제공패턴에 잠정적 문제가 있는 것으로 판단되는 의료제공자를 가려내어, 그들의 제공패턴을 교정함으로써 의료의 과다사용(overuse), 과소사용(underuse) 혹은 오사용(misuse)을 방지하여 불필요한 의료비 지출을 방지하고자 하는 의도에서 행해지는 질 관리기법이다. 미국 메디케어(Medicare) 프로그램은 65세 이상 노인인구 및 일부 장애인을 대상으로 연방정부가 주관하는 공공의료보험의 동료심사기구(peer review organization)에 의한 약제이용 평가(drug utilization review), 우리 나라 심사평가원에서 수행하는 일부 의료서비스에 대한 적정성 평가가 이에 해당된다.

이러한 적정성 평가 프로그램이 효과적으로 평가를 수행하고 그 근본 목적인 질 개선을 달성하기 위해서는 두 가지 전제조건이 충족되어져야 하는데, 첫째는 적용된 평가기준이 과학적이며 의약학적으로 타당하고 합리적일 것, 둘째는 평가결과에 대한 피드백 방법이 적절해야 하며, 부적정한 진료유형을 변화시키기 위한 개입방법이 효과적이어야 한다. 일반적으로 진료유형 변화를 위해 시도되는 개입은 그 접근방법에 따라 긍정적 개입과 부정적 개입으로 구분될 수 있다. 긍정적 개입으로는 대상 의료제공자에게 교육용 인쇄물 제공, 강의 및 세미나 참여 권유, 일대일 교육을 시도하거나, 본인의 진료형태와 다른 의사나 기관과의 비교치, 표준값과의 비교치 등을 제시함으로써 진료형태의 변화를 유도하는 방법이 있다.

이에 반해 부정적 개입방법으로는 의료제공자의 처방권 및 조제권 제한, 보험급여 지불거부, 보험급여 삭감 등이 있다.

3) 임상진료 지침서 개발

국가나 전문가협회가 주관하여 임상진료지침서를 개발하고 보급하는 것이다. 이는 심사는 규제와 같은 강제적인 방법보다는 의료제공자에게 과학적이고 실용적인 정보를 제공하고 교육함으로써 의료제공자가 자발적으로 의료행위패턴을 변화시킬 때 더 효과적으로 질 개선을 할 수 있다는 기본원리에 입각한 방법이다. 미국의 경우 과거에는 동료심사나 구제에 의존하여 질 관리를 하던 것이 오늘날에는 의료제공자들을 객관적 증거에 근거한 표준의료행위(evidence-based medicine)를 하도록 유도하는 방식으로 질 관리 접근법이 바뀌고 있다.

미국의 연방정부 산하기구인 '의료연구 및 질 관리 기구(Agency for Healthcare Research and Quality, AHRQ)' 에서는 의료서비스와 기술에 대한 객관적이고 과학적인 증거와 정보를 축적하고 제공함으로써 의료서비스의 이해 당사자들 즉 의료인, 환자, 보험자 등이 보다 정확한 의료이용 결정을 내릴 수 있도록 도와줌으로써 궁극적으로 적정성, 비용, 접근도, 치료결과를 향상시키는 것을 목적으로 하고 있다. 대한의사협회, 대한병원협회와 공동으로 다양한 질병치료 분야에 대해 지속적으로 임상진료지침을 개발·보급함으로써의료의 표준화를 통한 전반적인 질 향상을 꾀하고 있다.

네덜란드 역시, 정부 규제를 바탕으로 한 일괄적인 의료서비스 질 관리 형태를 벗어나, 최근에는 의료제공자의 자발적이고 자체 규제적인 형태, 또한 전문영역별로 개별적인 기준과 평가 체계를 적용하는 방향으로 질 관리 접근법이 바뀌기 시작하였다. 특히, 의료서비스의 표준화를 이루려는 노력의 일환으로 네덜란드는 전문과 학회별로 자체적으로 표준지침을 개발해 오고 있다.

미국의 AHRQ와 같이 지침서 개발을 주도하는 정부기구는 없어나, 전국 병원 질 관리 기구(National organization for Healthcare Research and Quality Assurance in hospitals, CBO)가 중심이 되어 각 전문분야의 임상의사들의 동의를 도출하여 지속적으로 지침서를 개발, 보급하고 있다.

7. 고객만족도

각 의료기관이 제공한 의서비스의 질적수준 평가자료나 환자만족도 조사자료를 공개 배포함으로써 의료기관이 자체적으로 질을 향상시키려는 노력을 유도하는 방법이 있다.

1) 고객만족도 개념

고객만족이란 소비자들이 제품이나 서비스를 구매, 비교, 평가, 선택하는 과정에서 그들이 얼마나 호의적인 감정을 경험하느냐 하는 것으로 사용 전의 기대와 사용 후에 느끼는 제품간의 지각된 불일치에 대한 소비자의 평가과정이다.

2) 의료서비스의 고객만족도

의료서비스란 전문서비스로서 고도의 전문교육을 거쳐 일정한 자격 또는 면허를 취득한 전문가들이 행하는 진료행위의 과정과 시스템을 말한다.

의료서비스는 다른 소비재 서비스와는 달리 독특하고 복합적인 특성을 가진다. 즉 의료서비스는 인간의 생명과 건강을 다루는 것으로 공익성이 강하며 의료진의 기분과 숙련도에 따라 의료서비스의 질이 달라질 수 있고 환자가 의료서비스의 구성요소로 서비스과정에의 적극적인 참여여부에 따라 그 결과가 크게 달라진다. 또한 의료서비스는 기대와 실제 결과간의 불일치가 더욱 크다. 즉 의료서비스는 형태가 보이지 않고 환자들의 병이 복잡하며 진료에 대한 환자들의 반응도 제각기 달라 상대적인 결과를 측정할 수 없다. 구매자들인 환자들은 육체적, 정신적으로 비정상적인 상태로 질병으로부터 해방에 높은 불확실성으로 인해 심리적 불안감을 겪게되므로 의료서비스평가에 있어 구매전후에 불일치감정이 강하다.

의료기관에서의 고객만족은 일반기업에서의 고객만족과는 많은 차이점을 지닌다.

친절과 적극적인 대응으로써 환자를 고객의 입장에서 모셔야한다는 전제에서는 동일하다 할 수 있지만, 의료에서의 기본주체 즉 의사의 진료부분은 아직까지 환자의 무조건적인 신뢰와 처방에 의한 일방적 명령체제의 하달과 시행이라는 측면에서 다르다고 할 수 있다.

그림 8-1 국가고객만족도(NCSI) 모델

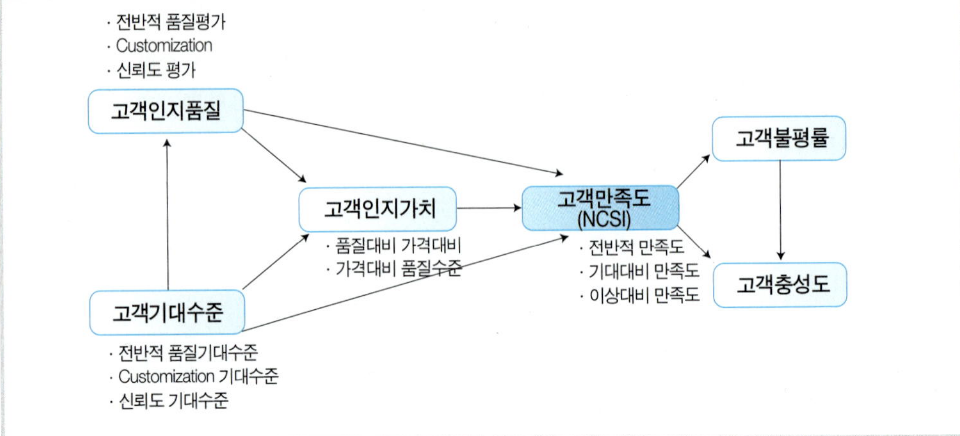

※ 한국생산성본부(KPC) www.kpc.or.kr

표 8-3 국가고객만족지수(NCSI) 설문항목 구성

잠재변수	측정변수	평가시기
고객기대수준	전반적 품질에 대한 기대수준 고객의 개인적 요구구충족도 기대수준 제품의 예상고장 및 문제발생빈도 기대수준	구입전 평가
고객인지품질	전반적 서비스품질 평가 고객의 개인적 서비스 욕구 충족도 평가 서비스상의 문제발생빈도 평가	구입후 평가
고객인지가치	가격대비 품질수준 품질대비 가격수준	구입후 평가
고객만족도	전반적 만족도 기대 대비 만족도 이상적인 제품/서비스 대비 만족도	구입후 평가
고객불평률	고객의 공식/비공식적인 제품 및 서비스에 대한 불평	구입후 평가
고객충성도	재구매 의향 충성도가 높은 고객층의 가격인상시 인상허용율 충성도가 낮은 고객층의 가격인하 희망률	구입후 평가

그러나 환자의 만족은 의료서비스의 결과로 의료기관에 대한 환자의 욕구와 기대가 충족된 정도를 전달해주는 것으로 인식되므로 의료기관은 고객의 욕구에 부응하는 서비스를 제공해야한다.

표 8-4 기획재정부 고객만족도 평가문항

만족요인	평가요소
전반적 만족	절대만족/상대만족/감정만족
요소 만족	서비스 내용 이용절차 및 직원응대태도 시설 및 이용환경
사회적 만족	사회적 책임과 역할수행 - 선진의료시스템을 구축하기 위해 노력한다. - 고객을 위한 새로운 제도를 도입하기 위해 노력한다. - 공정한 의료서비스를 제공한다. - 병원의 제반 업무는 투명하게 이루어진다. - 각종 질병연구 및 치료발전에 기여한다. - 대한민국 의료시스템 향상에 기여한다. - 병원의 위상에 걸 맞는 사회봉사활동을 하고 있다. - 소외계층의 질병예방과 치료를 위해 노력하고 있다.

3) 조사방법

(1) 국가고객만족지수(National Customer Satisfaction Index, NCSI)

한국 생산성본부에서 품질경쟁력을 측정할수있는 국가경제지표개발이라는 측면과 기업의 보다 정확한 고객마족도 측정과 활용이라는 두가지 측면에서 국가고객만족지수 측정모델을 미국 미시건대학의 국가품질연구소와 공동으로 개발하여 품질에 관한 기업, 산업, 경제부분, 국가단위의 유용한 정보를 제공할 목적으로 1998년도에 국내에 도입되었다.

NCSI의 선행변수는 지각된 품질(제품과 서비스에 대한 구입 후 평가로서 전반적인 품질에 대한 평가, 고객의 개인적인 욕구를 충족시키는 정도, 제품이나 서비스의 불량정도 즉 신뢰도를 측정), 지각된 가치(지불한 가격에 비해서 제공받은 품질의 지각된 수준을 의미, 가격대비 품질이나 품질대비 가격을 평가), 기대(지각된 품질과 달리 제품과 서비스에 대한 구입전 평가를 가리킨다. 지각된 품질과 마찬가지로 고객의 개인적인 욕구를 충족시키는 정도, 제품이나 서비스의 불량정도, 즉 신뢰도를 측정) 이다.

결과변수는 고객불평(제품과 서비스에 대한 고객의 공식적, 비공식적 불평)의 감소와 충성도(재 구매 가능성, 재 구매시 가격 허용률, 재 구매율을 위한 가격 허용률)의 증가로 측정된다.

이외에도 기획재정부에서는 2007년도부터 국내 공공기관을 대상으로 고객만족도를 조사하고 있다.

8. 6시그마와 임상경로

1) 6시그마

6시그마는 기업에서 전략적으로 완벽에 가까운 제품이나 서비스를 개발하고 제공하려는 목적으로 정립된 품질경영 기법 또는 철학으로서, 기업 또는 조직 내의 다양한 문제를 구체적으로 정의하고 현재 수준을 계량화하고 평가한 다음 개선하고 이를 유지 관리하는 경영 기법이다. 원래 모토로라에서 개발된 일련의 품질 개선 방법이었으며 품질 불량의 원인을 찾아 해결해 내고자 하는 체계적인 방법론이였다. 이후 제너럴 일렉트릭 등 여러 기업에서 도입되어 발전하였으며 특히 1990년대와 2000년대 동안 많은 인기를 얻은 기업내 혁신을 위한 방법이다.

다른 품질경영관리기법인 종합품질 관리(Total Quality Management)의 경우에는 생산품질자체에 집중하지만 6시그마는 회사의 모든 부서의 업무에 적용할 수 있으며 각자의 상황에 알맞는 고유한 방법론을 개발하고 적용하여 정량적 기법과 통계학적 기법으로 향상시킬 수 있다.

6시그마는 1986년 모토로라의 엔지니어인 빌 스미스가 정립하였다. 이전에 많이 쓰이던 불량율 제로 운동, 총체적 품질경영기법 등의 다양한 품질관리 기법에서 많은 영향을 받아 만들어졌다. 6시그마는 1995년 잭 웰치가 제너럴 일렉트리에 도입하면서 한층 더 알려지고 발전하였다.

6시그마에는 두가지 주요한 방법론이 있는데 DMAIC(define, measure, analyze, improve, control)과 DMADV(define, measure, analyse, design, verify)이다. 이 두가지는 원래 에드워드 데밍의 계획-실행-점검-행동 싸이클 이론에서 영향을 받은 것이다. DMAIC은 주로 기존의 프로세스를 향상시키기 위해 쓰이고 DMADV는 새로운 제품을 만들거나 예측가능하고 결함이 없는 성능을 내는 디자인을 만들기 위한 목적으로 쓰인다.

DMAIC는 다음의 5단계를 거치는 기본적인 6시그마의 방법론이다.

① 정의: 프로세스의 향상을 위한 목적을 정의를 한다. 이는 반드시 기업 전략과 소비자 요구사항과 일치해야 한다.

② 측정: 현재 프로세스를 측정하고 미래의 비교를 위한 연관된 데이터를 모은다.

③ 분석: 각각의 요소들의 관련성과 인과관계를 밝혀낸다. 어떤 관련성을 가지는지 정하고 모든 요소들이 충분히 고려되었는지를 확인해야한다.

④ 향상: 프로세스를 향상시키거나 혹은 최적화시키는 과정이다.

⑤ 관리: 결함에 영향을 미치는 모든 변수들이 적절하게 관리되고 있는지를 확인하는 것이다. 시험 프로세스를 통해 프로세스 능력을 측정하고 실제 생산으로의 전화과 이후의 프로세스에 대한 계속적인 측정과 관리 체제를 구축하도록 한다.

DMADV는 다음의 5단계를 거치는 기본적인 6시그마의 방법론이다.

① 정의: 기업 전략과 소비자 요구사항과 일치하는 디자인 활동의 목표를 정한다.

② 측정: 현재의 프로세스 능력, 제품의 수준, 위험 수준을 측정하고 어떤 것이 품질에 결정적 영향을 끼치는 요소(CTQs, Criticals to qualities)를 밝혀낸다.

③ 분석: 디자인 대안, 상위 수준의 디자인을 만들기 그리고 최고의 디자인을 선택하기 위한 디자인 가능성을 평가하는 것을 개발하는 과정이다.

④ 디자인: 세부사항, 디자인의 최적화, 디자인 검증을 위한 계획을 하는 단계를 말한다. 여기서 시뮬레이션 과정이 필요하다.

⑤ 검증: 디자인, 시험 작동, 제품개발 프로세스의 적용과 프로세스 담당자로의 이관 등에 관련된 단계이다.

이외에 GE의 DMADOV(Define, Measure, Analyze, Design, Optimize and Verify)등 적절하게 변형된 프로세스 방법론 들이 있다.

6시그마는 측정할 수 있는 것만을 고려하기 때문에 측정 가능한 것 혹은 추정 가능하여 측정한 것만을 다루는 한계가 있다. 이러한 이유로 전체 문제에서 부분적인 것만을 고려하게 되는 경우가 있으며 근본적인 해결 방법이 되지 못한다.

6시그마는 프로젝트를 운영하는 특성상 장기적인 고려가 되지 못하고 단기적이며 가시적인 부분에만 집중하는 해결 방법을 택할 가능성이 크다. 따라서 역시 근본적 문제를 해결하지 못해 원래의 문제가 재발하거나 다른 문제가 생기는 것을 방지하지 못한다.

보다 큰 그림을 보는 시각을 갖지 못한다. 따라서 미래의 전략을 결정하는 데 오히려 보수적이며 항상 위험요소를 피하는 방향을 선택하게 되는 근시안적인 해결방법에만 집착할 수 있다.

2) 임상경로(clinical pathway, CP)

임상경로는 산업공학과 경영학 분야에서 프로젝트 진행과 물류공급의 효율성을 관리하는 기법이다. 이 분석기법은 최단거리를 찾아내는 경로분석기법이라고 할 수 있다. 의료기관에서의 임상경로는 진료의 지연과 자원소모량의 최소화, 의료의 질 향상 목적으로 도입되고 있는데, 병원에서 의사, 간호사 등 의료진의 특정진단, 의료행위 절차를 가장 적합하게 순서화하는 시간계획표를 작성하는 기법으로 사용되고 있다.

이 임상경로는 1985년 미국 보스턴의 뉴잉글랜드병원에서 이용하여 성공을 거둔 후 미국 의료계에 빠르게 확산되었다. 미국 의료계에서 임상경로는 신료제공자, 의료기관 및 보험자들에게 환자진료결과를 향상시켜 진료비 비용을 절감하는 도구로 각광을 받으면서 확대, 보급되기 시작하였다.

일본에서는 1990년대 중반 이후 표준진료 가이드라인, 질병관리 및 재원일수 단축의 목적으로 많이 이용하고 있다. 미국의 미시건 의료원에서는 특수진단검사와 의료행위에 관련된 비용, 재원일수를 줄이기 위하여 이 임상경로가 개발되었다.

이 임상경로는 치료과정의 어떤 질병을 가진 환자를 위해 제공하는 가이드라인이다.

모든 환자는 독특하므로, 모든 사람의 치료는 가이드라인을 유지하는 동안 환자의 요구를 들어준다. 임상경로는 임상적 표준을 서술하고 수행하기 위하여 사용된다. 또한 효과적인 환자치료와 질을 제공하기 위하여 사용된다.

임상경로는 진단별 또는 절차별로 의사, 간호사 그리고 여러 건강팀들이 최적의 순서에 따라 최적의 시기에 업무를 수행하도록 조직화한 것으로 간호를 계획하고 수행 감시하고, 기록함과 동시에 검토하기 위해 사용하는 도구로써 일종의 표준화된 치료활동 지침이다. 특별한 환자집단을 위해 다학제간 팀에 의해 개발된 실무지침서이며, 정해진 기간 내에 기대되는 환자결과에 도달하기 위해 일정한 시간에 일어나야 할 예측 가능한 주요하고 핵심적인 사건들을 보여주는 요약된 양상을 의미한다.

다음은 측후방융합술을 시행한 요추관협착증 환자의 임상경로의 예이다.

〈임상경로의 예〉

	수술전 1일	수술당일: 수술전	수술당일: 수술후	수술 후 1일
1. 측정 및 관찰	V/S q 8hr 통증관찰(back, leg) 자신 문제에 대한 이해 정도 V/S=Vital Sign	V/S q 8hr	V/S q 4hr op wd oozing 여부 Pain of Op wd, leg sensory, motor, circulation	V/S q 4hr op wd oozing 여부 Pain of Op wd, leg(SMC)
2. 식이	NRD→MNNPO	NPO	NPO→SOW	연식→상식
3. 투약	5% D/S 1000ml with traumeel 2AIV Dick	H/S 1000mL Cetrazole 1g IV AST Pre-medication	5% D/S 1000ml with Traumeel 2A IV Cetrazole 2g q 12hr Netromycin 150mg in NS q 12hr Bisolvon 4mg q 12hr Curan 100mg q 12hr prn meds	5% D/S 1000ml with Traumeel 2A IV Cetrazole 2g q 12hr Netromycin 150mg in NS q 12hr Curan 100mg q 12hr prn meds
4. 검사 및 예약	OP site clip marking LS spine AP CBC, electrolytes, LFT, UA, PT/aPTT, ABO, RH, x-matching	L-spine AP x 2 L-spine Lat x 2 (portable at OR)	CBC&Diff count at OR electrolytes at OR& ward(9pm) ABGA prn) Chest AP for old age	CBC eletrolyte admission panel
5. 처치	skin preparation Brace Adjustment (TLSO) inspirometer 연습 Blood preparation	Foley catfeter insertion at OR OP : PLF HEmo-vac x 2	cold humidification jugular cath 삽입 PCA(IV Baxter) Mobility exercise	Bladder training cold humadification Ankle pumping exercise
6. 배액			foley cath. drainage Hemo-vac drainage	Foley cath. drainage Hemo-vac양 관찰
7. 교육	병실 및 OP일정 안내 OP permission 수술전 교육 운동, 보조기착용 안내 가능하면 shampoo		Deep breathing&active coughing 수술 후 자세(supine, log-roll urning technique) Hemo-vac 관리	Deep breathing & active coughing Bladder training 교육 Ankle pumping exercise
8. 활동	BR(Bed Rest)	BR	BR with supine postion	semi fowler's position ABR/Log-rolling
9. 평가	V/S WNL 수술 전 Lab : WNL 병실& OP안내 이해 수술전 교육 이해 협의진료 해결		v/s WNL op wd bleeding(-) SMC(+) I/O balance(+) s-alb＜3.0, albumin 20% Effective breathing pattern coping	stable V/S SMC(+) Clean wound I/O balance(+) Coping Gas passing(+) & bowel sound(+)

〈임상경로의 예〉

	수술후 2일	수술후 3일	수술후 4일	수술 후 5일	수술후 6일
1. 측정 및 관찰	수술후 2일 V/S q 8hr Pain of Op wd, leg(SMC)	수술후 3일 V/S q 8hr op wd 상태 Pain of Op wd, leg(SMC)	수술후 4일 V/S q 8hr	수술후 5일 V/S q 8hr op wd 상태 퇴원기준에 의거 사정	수술후 6일 V/S q 8hr
2. 식이	상식	상식	상식	상식	상식
3. 투약	5% D/S 1000ml with traumeel 2A IV Cetrazole 2g q 12hr Netromycin 150mg in NS q 12hr prn) tridil 1A IM	5% D/S 1000ml with traumeel 2A IV Cetrazole 2g q 12hr Netromycin 150mg in NS q 12hr prn tridil 1A IM	5% D/S 1000ml with Traumeel 2A IV Cetrazole 2g q 12hr Netromycin 150mg in NS q 12hr prn) tridil 1A IM	5% D/S 1000ml with Traumeel 2A IV Cetrazole 2g q 12hr Netromycin 150mg in NS q 12hr prn) tridil 1A IM	Somalgen 1T tid Combizyme 1T tid Rinlaxer 1T tid Prepulsid 1T bid
4. 검사 및 예약		CBC eletrolyte		CBC	
5. 처치	Bladder training Ankle pumping exercise Both leg SLR exercise	Simple dressing Brace 착용 Ankle pumping exercise Both leg SLR exercise	PCA 제거 Brace 착용	Simple dressing Brace 착용	Brace 착용 stitch-out at POD #14
6. 배액	Hemo-vac양 관찰	Hemo-vac양 관찰 drain〈100ml: 제거			
7. 교육	deep breathing & active coughing	퇴원교육시작	Home exercise, activities of daily living 교육	퇴원과정 외래 방문 및 검사에 대한 교육 보조기 착용기간 및 운동교육	퇴원: 수술 6-7일 외래방문: 퇴원 후 5일 3-4주간: walking tolerance 증가하기 전에는 물리치료 안 함
8. 활동	semi-Fowler' s & sitting position ankle pumping exercise both leg SLR	semi-Fowler' s & sitting position ankle pumping exercise both leg SLR	ward ambulation with brace	ward ambulation with brace	ward ambulation with brace
9. 평가	stable V/S Infection sign(-) wound discharge(-) Albumin check Pain evaluation	stable V/S SMC(+) Infection sign(-) wound discharge(-) Brace 착용상태 self-voiding 확인	stable V/S Brace 착용 피부 상태 배변상태 확인 활동량 증가 및 활동에따른 통증 증가 여부	stable V/S Infection sign(-) wound discharge(-) Pain(-) 활동량 증가(+)	퇴원 절차 숙지 외래방문 및 검사에 대한 이해 퇴원 약 복용에 대한 이해 응급시 병원 연락이나 방문 숙지

〈임상경로의 예〉

진료내용	입원당일(수술전날)	수술당일
활동 및 식사	통증이 없는 한 자유롭게 일반식사	침상안정 및 침상내 자세변경 금식
검사	수술시 수혈에 대비한 혈액검사 및 소변검사	수술 직후 수술부위 촬영 수술 시 출혈정도를 확인할 혈액검사
처치 및 시술	수술부위 면도 및 소독 보조기 맞춤	소변줄과 혈액배액관 삽입 수술 후 가습기 틀기 십호흡 및 기침 (자세) 똑바로 눕기와 통나무 굴리기 등을 2~3시간마다 시행
투약	항생제 반응검사 실시 수술전에 예방적으로 항생제 투여시작 필요한 경우 진통제 투여	항생제, 진통제 투여 정맥수액 공급 기타
교육	병실 생활안내 입원기간의 일정안내 수술전 교육 보조기 착용에 대한 안내 자정부터 금식	

진료내용	입원 후 1일	입원 후 2~6일
활동 및 식사	침상안정 및 자세변경 자세: 똑바로 눕기, 머리쪽 30도 올리기, 통나무 굴리듯 옆으로 돌아눕기 다리 관절 및 발목 운동 물-죽-밥	침상안정 및 자세변경 자세: 똑바로 눕기, 머리쪽 30도 올리기, 앉아있기 다리 들어올리기 및 발목운동 상체 배액
검사	혈액검사	이틀에 한번씩 혈액검사
처치 및 시술	섭취 및 배설량 조사 수술상처 관리 및 혈액 배액관 관찰 방광훈련	혈액배액량이 줄어들며 관 제거 및 수술상처 관리 소변줄 제거 후 스스로 소변보기 배변 양상 관찰 및 변비예방 보조기 착용하고 걷기 운동 시작
투약	항생제, 진통제 투여 정맥수액 주입	항생제 투여 정맥수액 준비 통증이 심할 때 진통제 주사
교육	수술상처 회복에 중요한 자세와 운동 보조기 착용 이유 및 기간	회복을 위한 운동방법과 시간 허리에 부담주지 않는 자세 유지

〈임상경로의 예〉

〈환자를 위한 안내서〉

수술 전의 준비사항

1. 수술 후 며칠 동안 누워서 지내게 되므로 다음 몇 가지 사항을 미리 익혀두거나 연습하여 회복을 돕도록 하는 것이 좋습니다.
   (1) 수술전날 저녁이나 당일 아침에 대변을 보는 것이 좋으며, 변비가 심한 경우에는 미리 담당간호사와 상의하시기 바랍니다.
   (2) 수술 후 목욕이나 샤워를 할 수 없으므로 수술전날 하는 것이 좋습니다. 다만 감기에 걸리지 않도록 주의하십시오.
   (3) 누워있는 동안 다리 근육의 위축을 예방하도록 대퇴사두근 운동과 발목 운동, 근육수축운동 등을 꾸준히 하십시오.
   (4) 수술하고 나면 수술상처가 잘 아물도록 상처배액관을 달게 됩니다 이 배액관을 제거할 때까지는 침대안에서 수술부위에 부담을 주지 않는 자세를 유지하면서 움직이는 것이 중요하므로 다음과 같이 연습합니다.
      - 수술 직후부터 다음날까지: 똑바로 누운 자세- 통나무 굴리기 식으로 옆으로 돌아눕기
      - 수술 다음날부터: 머리는 30도 정도 세우는 반좌위가 가능함

      역시 통나무 굴리기 식으로 옆으로 돌아눕기
   (5) 수술 동안 전신마취로 배출되지 못하고 폐속에 고여있는 가래를 뱉어내기 위해 심호흡과 기침을 하여 가래를 뱉어내는 연습을 합니다.
      - 심호흡: 배가 앞으로 나오는 것을 느낄 정도로 코를 통해 숨을 깊이 마시고, 근육을 수축하여 입을 오므리고 천천히 숨을 내쉽니다.
      - 이와 같은 심호흡을 1시간에 5회 이상 실시하고, 이렇게 심호흡을 한 다음에는 복근을 이용하여 3회씩 크고 짧게 기침합니다(이것은 마취 후의 폐렴같은 폐합병증을 예방하기 위한 것이므로 수술 후 회복을 위해 필수적입니다).
2. 수술 후 수술부위가 완전히 회복되어 정상적인 활동을 하기 전까지 수술부위에 부담을 주지 않도록 보호하는 보조기를 착용하게 됩니다. 수술전에 몸에 맞는 보조기 제작을 위해 체형 측정을 하고, 수술 후 혈액배액관 제거 후에 활동할 때마다(누워 있을 경우를 제외하고는) 계속 착용합니다.
3. 전신 마취에 대한 준비로서 수술 전날 밤 12시부터는 금식을 하게 되는데 물, 우유 등 입으로는 전혀 드시지 않아야 합니다.
4. 수술전날 저녁에 허리방사선 촬영을 하며, 수술하는 날 아침에 정맥주사가 있습니다. 이전에 미리 속옷을 벗고 환의만 입고 계십시오.

9. 간호생산성의 측정과 제고 전략

1) 조직 유효성

조직효과에 대한 수용할 만한 정의나 이를 판단할 공식은 없다. 보건의료조직과 생산조직은 존재이유가 다르기 때문에 보편적인 방법으로 유효성을 측정할 수는 없다.

Cummings에 의하면 조직 유효성은 직원들의 요구만족도와 상관관계가 있다고 하였으며, Etzioni는 조직유효성에서 목표달성을 강조하였다. Yuchtman과 Seashore는 조직의 성공에서 주위환경에서의 자원이용도를 강조하였다. Georgopoulos와 Tannenbaum, Pfeffer는 조직이 효과적이기 위해서는 각 직원간 및 각 부서의 목표와 목적이 상치되는 데서 비롯되는 대립과 자원에 대한 요구를 성공적으로 처리해야 함을 강조했다. 체계이론적인 관점에서 본 조직 유효성에 대한 모형은 그림 8-2와 같다.

2) 조직 유효성의 측정

Campbell은 표 8-5와 같이 조직의 유효성을 측정하는 여러 기준을 제시하였다. 이 기준들은 출근, 생산성, 태도, 전략, 관리의 다섯 가지 주요 유효성표준으로 나눌 수 있다.

출근은 직원이 조직의 구성원이 되기 위해 시간에 맞게 출근하는 행동으로 측정한다.

그림 8-2 조직유효성에 대한 체계모형

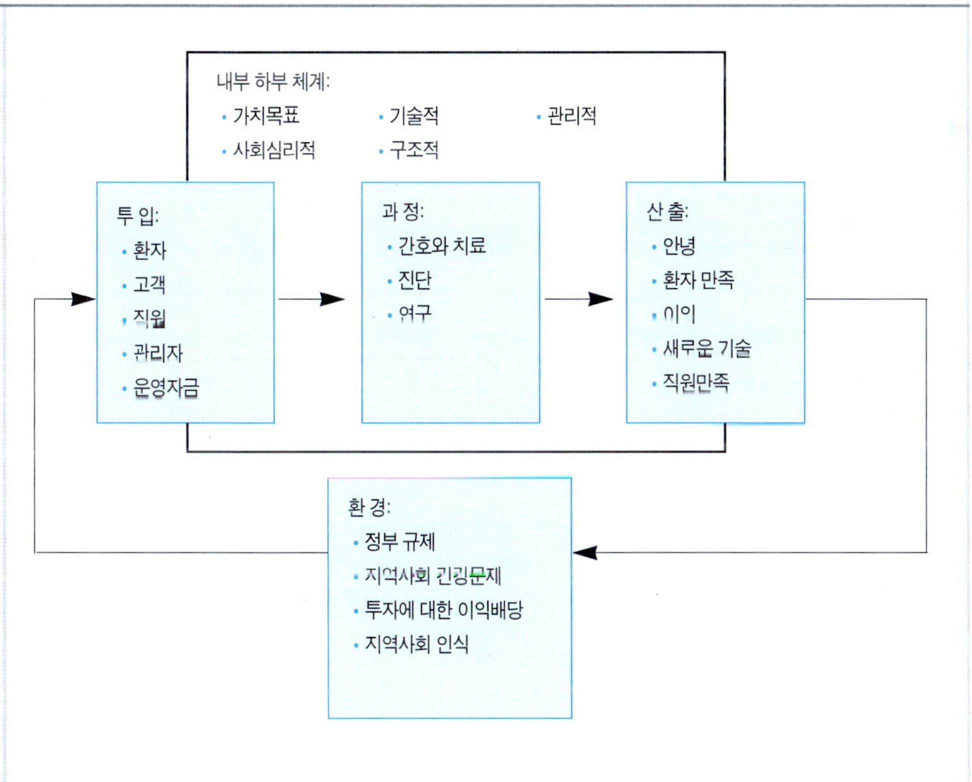

표 8-5 조직 효과성의 측정

기 준	표 준
출근	결근, 사직
생산성	효율성, 적절성, 질, 인적자원의 가치
태도	직무만족, 동기화, 사기, 안정성, 외부고객의 평가
전략적행위	계획과 목표 설정, 유연성 · 적응, 준비성, 자원의 이용, 성장
관리행위	조직목표와의 일치, 역할과 규범의 일치, 리더십 참여도와 영향력, 성취도, 통제, 대인관계 기술, 업무성취기술, 정보관리, 교육과 개발, 갈등과 응집

생산성은 조직이 제공할 산출물 및 서비스의 양과 관계가 있으며 수행성 대 비용과의 비교(효율성), 총수입량과 자본으로 재투자되는 양(이윤), 고객이 평가하는 산출물이나 서비스의 질로 측정한다. 태도는 조직, 직무, 동료, 관리와 관련된 직원의 감정 및 신념과 관계가 있다. 전략은 성장, 안정, 외부고객의 평가 등으로 조직이 방향을 가지고 목표를 달성하며 개개인들이 주주, 공급자와 매도인, 고객, 더 큰 집단을 포함한 조직에 대한 기득권으로 만족하는 정도이다. 관리는 직원들의 수행정도를 보완하고 발전시키는 데 위해 중요하며 관리자의 대인관계 및 기술적 자질의 효과적인 사용을 의미한다. 조직이 모든 유효성표준을 최대로 만족시키거나 하나의 표준에만 기초를 둔 유효성평가로 제한시키는 것은 불가능하다. 그러므로 조직의 목표와 전략, 내부 및 외부집단의 기대, 환경의 영향에 기초를 둔 다각적 표준을 선택해야 한다.

3) 간호 생산성

생산성은 경제학에서 유래된 개념으로 자원이나 노동 등의 투입요소를 이용하여 이에 대한 산출량과의 관계를 말한다. 즉 투입 대 산출의 비율로 정의되며 이 비율이 클수록 조직 생산성이 높다고 평가된다. 그러므로 간호 생산성은 간호의 투입요소와 산출요소와의 관계로서 간호대상자 개개인의 간호목표를 달성하는데 간호사들이 간호과정을 통해 성취된 간호의 목표달성 정도를 계량화한 접근이며 넓게는 간호대상자를 위한 간호조직내에서 간호의 생산자인 간호사와 간호관리자들이 공동의 노력으로 목표를 설정하고 간호과정이나 간호관리 과정을 통해 얻어진 간호생산의 결과를 측정하는 일련의 과정이다. 그러나 보건의료서비스에서 투입과 산출을 정의하고 측정하는 것은 어렵다. 공급품, 비품, 자본, 직원 등을 어느 정도까지는 화폐단위로 가치화할 수 있으나 직급과 직무 범위내에서 간호사들의 유효성과 효율성은 매우 다양하며 간호단위의 전반적인 생산성에 영향을 주는 것으로 알려져 있다. 보건의료서비스의 질이나 유효성의 지표는 간호의 안전성, 적절성, 우수성과 건강상태의 변화, 환자건강의 개선, 환자만족도 등이다. 생산성 평가에서 환자간호의 질에 대한 정의상, 측정상의 문제는 주관성이 높고 오류를 범하기 쉬우므로 객관성과 타당성이 요구된다.

4) 간호 생산성 측정방법

앞에서 간호생산성을 측정하는 방법에 있어 문제점에 대해 언급하였는데 예를 들어 환자 재원 일수당 간호시간과 간호사들에 대한 임금의 비율로만 생산성을 측정하고 환자가 입원해 있는 동안 제공된 간호의 질에 대해 평가해 보지 않는다면 이는 거의 가치가 없는 것이다. 따라서 환자의 유형과 결과를 기준으로 동질성을 유지하면서 재원일수를 표준화하려는 노력이 필요하다. 이에 대해 활용할 수 있는 여러 방법이 있는데 그 중에서도 재원일수를 진단명 기준 환자군(DRGs)이나 간호진단그룹으로 나눔으로써 특정 유형의 재원일수에 요구되는 자원의 수를 알 수 있다. 그 그룹들이 중증도에 따라 조정된다면 재원일수당 간호시간과 간호임금비용을 비교하는 데 타당성이 있다고 볼 수 있다. 그외 사용되는 생산성 측정 방법은 실제로 제공된 간호시간과 요구되는 간호시간(환자분류체계로 측정되는)을 비교하는 것이다. 조직이 제공하기를 원하는 간호서비스의 양과 질을 요구되는 시간 안에 제공할 수 있도록 한다면 투입당 산출로 생산성을 평가할 수 있다.

간호에서 투입비용 중 인력에 소모되는 비용이 가장 많기 때문에 간호인력에 대한 생산성을 개선시키기 위한 모형은 상당한 관심을 끌고 있다. 가장 간단한 접근법은 직원을 혼합배치하는 기술이나 직원수를 감소시킴으로써 모든 투입요소의 비용을 감소시키는 것이다. 그러나 서비스의 양과 질의 결과에 대한 주의 깊은 평가가 함께 이루어져야 한다.

효과성은 조직의 발전목표의 달성도 즉, 목표달성의 정도(degree of goal achievement)를 의미한다. 따라서 목표 중심적이고 최종적·변화지향적이며 질적인 이념이다.

효율성은 투입(input)에 대한 산출(output)의 비율을 말한다. 때문에 생산 활동의 기술적 유효성을 나타내는 지표가 된다. 최소의 비용과 노력으로 최대의 산출을 얻고자 하는 것이 바로 효율성 의의이다.

효과성과 효율성의 가장 큰 차이는 비용, 투입의 관념이 들어가 있느냐 들어가 있지 않느냐이다. 효과성의 개념 속에는 효율성의 개념과는 달리 비용, 투입의 개념이 들어가 있지 않다. 즉, 효과성의 개념에서는 비용이 얼마가 드느냐 하는 투입의 문제(목표달성에 사용된 자원의 크기)에 관심을 갖는 것이 아니라, 조직이 정한 목표를 얼마나 달성했느냐, 목표달성을 위해 적절하고 타당하게 일을 수행했는가에 대해서만 관심을 갖는다. 따라서, 효율적인 것이 꼭 효과적인 것이라고 말할 수는 없다.

5) 생산성과 효율성의 차이

생산성과 효율성은 경제학에서 엄밀하게 정의되고 측정되지만 보건의료 분야에서는 간혹 혼동되어 사용되는 경향이 있다. 생산성은 '산출량/투입량'의 비(ratio)로 정의되고 실물단위로 측정되는 반면 효율성은 '비용/산출량'의 비(ratio)에 의해 측정되는 화폐적 개념이다. 즉, 생산성은 투입요소 한 단위당 산출량으로 정의되는 반면 효율성은 산출량 한 단위당 최소의 투입비용으로 정의된다.

예를 들어, 어떤 병원의 3개 병동에 대해 간호인력수, 입원환자수, 간호인력 관련 총비용이

표 8-6 생산성과 효율성의 비교

	병동1	병동2	병동3
A. 간호인력(명)	10	5	20
B. 총비용(원/월)	20,000,000	15,000,000	60,000,000
C. 입원환자 연인원(명/월)	5,400	3,000	9,000
D. 생산성=C/A	540	600	450
E. 효율성=B/C	3,704	5,000	6,667

표 8-6과 같이 주어져 있다고 가정하자. 각 병동별로 간호인력의 생산성과 효율성을 산출해보면 생산성은 병동2가 600으로서 제일 높은 반면, 효율성 측면에서는 병동1이 입원환자 1인당 비용이 3,704원으로 가장 효율적이다. 병동3은 생산성과 효율성 모든 측면에서 가장 열등한 것으로 나타나고 있다. 병동2의 간호인력은 1인당 생산성이 다른 병동에 비해 가장 높지만 1인당 비용이 상대적으로 더 많이 소요되기 때문에 효율성 측면에서 병동1보다 비효율적이다.

효율성(efficiency)과 유사한 개념으로 능률성(efficiency)이란 용어가 있다. 두 가지 용어는 영어 표기가 동일하고 교과서적 정의도 동일하다. 그런데 한국에 이 용어가 소개될 때 경제학에서는 효율성으로 번역되었고, 초기의 행정학에서는 능률성으로 번역되어 사용되었기 때문에 마치 두 가지 용어가 다른 개념인 것처럼 오해되고 있다. 최근에는 행정학에서도 효율성이란 용어가 더 널리 사용되고 있다.

다음은 간호인력의 생산성을 향상시키기 위한 접근법에 대한 설명이다.

(1) 환자 분류

질을 저하시키지 않고 효율성을 개선시키기 위해 우선 직원의 업무부담을 측정해야 한다. 간호직원배치를 위한 환자분류체계는 가장 자주 사용되는 업무량 측정방법이다. 이에는 특정유형의 환자의 특성을 폭넓게 기술하여 분류하는 원형체계(prototype system)와 환자의 등급을 분류하는 중요한 지표로 사용하는 요인평가체계(factor evaluation system), 환자에게 요구되는 주요 활동목록에 근거를 두어 분류하는 직무할당체계(tasking system)가 있다. 환자분류체계의 사용여부와 관계없이 조직의 유효성에 영향을 주는 정보의 신뢰도와 타당도를 유지하는 것도 중요하다. 환자분류체계의 신뢰도가 유지된다면 연속되는 근무의 업무량을 예측하고 예산을 감독, 발전시키기 위해 이를 업무량 정보로 이용할 수 있다.

(2) 인간관계 원리의 이용

간호단위의 생산성이 각 간호사들의 생산성을 합한 기능이라고 생각하는 이 개념은 집단의 업무가 각 직원의 업무의 합 이상이라는 가정과 상치된다. 더구나 개인의 생산성에만 초점을 두는 것은 복합적인 조직에서 개인의 생산성이 다른 사람들의 수행과 관계가 있다는 것을 인식하지 못한 것이다. 그러므로 합리적인 대안은 수행이 생산성과 동의어가 아니라는 것을 이해하면서 개인의 수행에 초점을 두는 것이다. 따라서 각 간호사의 수행은

표 8-7 의료서비스 평가 부문의 구성 변화

평가영역	평가부문			
	2005	2006	2007	2009
Ⅰ. 진료 및 운영체제	1.1 환자의 권리와 편의	1.1 환자의 권리와 편의	1.1 환자의 권리와 편의	1.1 환자의 권리와 편의
	1.2 인력관리	1.2 인력관리	1.2 인력관리	1.2 인력관리
	1.3 진료체제	1.3 진료체제	1.3 진료체제	1.3 진료체제
	1.4 감염관리	1.4 감염관리	1.4 감염관리	1.4 감염관리
	1.5 시설관리와 안전		1.5 시설환경관리	1.5 시설환경관리
	1.6 안전관리	1.5 안전관리		
	1.7 질 향상 체계	1.6 질 향상 체계	1.6 질 향상과 환자안전	1.6 질 향상과 환자안전
Ⅱ. 부문별 업무싱과	2.1 병동	2.1 입원생활	2.1 환자진료	2.1 환자진료
	2.2 외래			
	2.3 의료정보/의무기록	2.2 의료정보/의무기록	2.2 의료정보/의무기록	2.2 의료정보/의무기록
	2.4 영양		2.4 영양	2.4 영양
	2.5 응급	2.3 응급	2.4 응급	2.4 응급
	2.6 수술관리체계		2.5 수술관리체계	2.5 수술관리체계
	2.7 검사	2.4 검사	2.6 검사	2.6 검사
	2.8 방사선검사			
	2.9 약제	2.5 약제	2.7 약제	2.7 약제
	2.10 중환자	2.6 중환자	2.8 중환자	2.8 중환자
	2.11 모성과 신생아		2.9 모성과 신생아	2.9 모성과 신생아

간호단위의 생산성에 영향을 주는 요인으로 볼 수 있다. 이는 인력관리 외에 인간 동기화 이론 및 기술을 도입함으로써 최상의 생산성을 도모하는 논리적 기초를 제공한다.

10. 의료기관 평가제도

1) 배경 및 목적

의료기관평가제도는 1994년 의료보장개혁위원회에서 개혁과제의 일환으로 제기되었을 당시 '의료기관 서비스 평가제도' 라는 명칭이었으나 2002년 3월 의료법 47조의 2 '보건복지부장관은 의료의 질 향상을 촉신시키기 위하여 대통령령이 정하는 바에 따라 의료기관에 대한 평가를 실시하여야 한다' 라는 법제화과정에서 '의료기관평가' 라는 명칭으로 변경되었다.

의료기관평가제도의 도입배경은 보건의료기관 이용자의 경우 전문적인 지식부족으로 의료서비스에 대한 평가를 할 수 없는 문제점을 보완하고 의료인이 최선을 다하여 환자를 치료하도록 함으로써 진료과정에서 부작용발생 등 의료사고를 사전에 예방하며 진료비에 상응하는 수준의 보건의료서비스가 제공되도록 유도하여 보건의료서비스 향상 도모하고 수익위주에서 환자

위주로의 보건의료 제공행태의 변화가 필요하다는 인식과 함께 보건의료기관간의 서비스 격차를 해소하고, 일정수준의 의료서비스를 국민들에게 보장할 수 있도록 의료 기관의 수준을 객관적, 전문적으로 보장하여 보건의료 서비스의 질적 수준을 보장하기 위함이었다. 또한 의료서비스에 대한 국민의 관심이 질적 측면으로 전환되고, 의료관련 분쟁 및 불만 증가 등 의료에 대한 권리의식이 신장되어 양질의 서비스를 요구하므로 의료기관의 시설, 인력, 장비, 서비스수준 등의 사후관리를 강화할 필요가 있기 때문이었다.

2) 진행과정

1995년 3차 의료기관 39개 병원을 대상으로 시험평가를 시작으로 2002년 의료기관 평가관련 의료법 제 47조 2를 신설하여 공표하였고 2004년 종합전문요양기관 및 500병상 종합병원 78개를 대상으로 본 평가 실시를 시작으로 2005년 260이상 500병상 미만 종합병원 79개 대상으로 평가를 실시 및 결과 공표, 2006년 260병상미만 종합병원 및 300병상 이상 병원 118개 대상으로 평가실시 및 공표, 2007년 종합전문요양기관 및 500병상 종합병원 86개 대상의 2주기 평가실시 및 공표, 2008년 260~500병상 종합병원 76개 대상 실시 등 꾸준한 평가활동을 지속해오고 있다.

3) 쟁점과 대안

이 의료기관 평가제도는 의료기관의 시설, 인력, 장비 등 외형적인 평가항목이 많은 반면, 환자가 필요로 하는 각종 질환치료의 수준을 나타내는 의료서비스의 질 평가가 미흡하다는 구조적인 한계와 의료기관평가를 전담하는 기구가 없어 평가의 독립성, 전문성 및 객관성을 확보하는데 미흡하다는 문제가 제기되었고 교대근무간호사들의 전일근무로 전환하거나 임시직, 용역업체 직원의 단기간 고용 등 병원의 편법 대응과 병원계의 소모적 경쟁 등이 문제점으로 지적되어 오던 중 2010년 의료기관평가제를 인증제로 전환하는 내용을 담은 의료법 일부 개정 법률안이 국회를 통과하였다. 이 개정안은 의료기관인증제 전담기관 위탁, 인증위원회의 설치·심의, 요양·정신병원의 인증 의무화 및 비용 지원 등의 내용을 담고 있어 2011년 이후 의료기관 평가의 형태 및 내용에 있어 변화를 예고하고 있다.

4) 서비스평가제도의 방향

의료의 질 향상과 관련한 핵심정책은 의료기관서비스 평가제도라고 할 수 있다. 의료기관서비스 평가제도는 의료기관으로 하여금 쾌적한 진료환경을 조성하도록 하여 환자의 불편을 최소화하고 서비스 수준의 질적 향상을 도모하도록 유도하는 것이다. 그 결과 국민들은 의료기관 이용 편의도를 제고할 수 있고, 양질의 서비스에 대한 욕구를 충족시킬 수 있다.

의료기관서비스 평가제도는 이러한 이점 때문에 선진국에서는 일반화된 제도로 우리나라에서도 제도도입의 충분한 정책적 의의와 필요성이 있는 제도이다. 그러나 우리나라의 경우 의료기관서비스 평가제도의 제도자체가 갖는 중요성에도 불구하고 시행근거가 미약하고, 병원계는 제도 도입단계에서 부터 이를 정부의 규제로 인식하고 강력하게 반발하여 아직 제대로 정착되지 못하고 있다.

2011년 시행되는 의료기관 평가인증제는 기존의 의료기관 평가제도를 보완, 발전시킨것이라고는 하나 의무적 평가에서 자율적 인증제로 전환되고, 평가결과에 대한 인센티브 부족, 인증기구의 거버넌스가 정부기구에서 민간기구로 전환되어 정부의 책임성이 약화되고 민주적 의사결정 및 운영이 담보되지 못하며, 평가인증 결과의 공개가 불투명하여 국민의 알권리와 의료기관 선택권이 보장되지 못한다는 비판을 받고 있다.

의료기관서비스 평가 제도를 성공적으로 정착시키기 위해 양질의 의료서비스를 받고자 하는 국민의 일반적인 의료욕구를 토대로 서비스 평가제도에 대한 다양한 의견과 비판을 수렴한 합리적인 방안을 수립하여 추진해 나가야 한다.

5) 의료기관 인증제도

- 의료기관 평가제도의 문제점
- 의료기관간 경쟁의 과열
- 일시적 수동적 대응이 가능
- 전담조직인력 부재로 전문성 객관성 미흡
- 각종평가 중복으로 의료기관의 불만 야기
- 강제평가에 따른 자발적 서비스 질 향상 동기 부족
- 대형 종합병원 위주의 평가로 의료질 관리의 사각지대 상존
- 중소병원은 평가대상에서 제외, 정신병원 요양병원은 평가기준 미비 등으로 평가를 실시하지 못하고 있는 실정

11.임상 질 지표

1) 임상 질 지표 평가 개요도입 배경

의료의 질적 수준을 직접적으로 측정하는 지표를 도입하여 의료기관의 자율적인 질 개선 유도 병원간 또는 지역 간 의료의 질을 연속적으로 비교를 가능 하게 하고, 향후 의료관련 정책 추진 시 합리적 근거로 활용 가능하다.

2) 기대효과

- 실제적인 환자진료에 대한 평가
- 개선되어야 할 문제점이 명료해지며, 구체적인 개선 목표 설정 가능
- 임상질지표 평가 준비, 자체점검 등을 통해 지속적인 개선

표 8-8 임상 질 지표 평가(2008)

부문	지표명
폐렴 (30건)	병원도착 후 24시간 이내 혈중산소포화도 검사시행 비율
	혈액배양검사 시행 환자 중 첫 항생제 투여 전 검사시행 비율
	병원도착 후 8시간 이내에 첫 항생제를 투여 받은 폐렴환자 비율
	입원 전 1개월 이내 흡연력이 있는 환자 대상 금연 상담 시행 비율
수술감염 예방적 항생제 (각10건)	수술 절개전 1시간 이내 항생제 투여비율
	수술 완료 후 항생제 투여 중단 시간 (시범문항)
	'피해야 할' 수술 감염 예방적 항생제 사용 비율 대상수술 : 심장수술, 고관절 전지환술, 슬관절 전치환술, 대장수술, 자궁적출술, 위절제술
중환자실 부문 (각10건)	기계호흡 환자의 상체 거상 체위 시행비율
	기계호흡 환자의 스트레스성 궤양 -예방치료비율 (시범문항)
	기계호흡 환자의 심부정맥혈전 예방치료비율 (시범문항)
	환자의 통증 상태 점검
	환자의 진정 상태 점검
모성 및 신생아 (각10건)	분만 후 시간대별 최초 모유수유 시도 비율(시범문항)
질식분만/제왕절개분만	입원기간 동안 공급된 음식물 내용과 방법(시범문항)

12. 의료인증제도의 예; JCI (Joint Commission International)

1) 발족

1998년 The Joint Commission 의 해외사업부 TJC는 미국 의료기관(16,000)의 의료수준을 평가하는 미국내 최대의료기관 인증기구 비영리법인, 비정부기관

2) 사명

의료서비스의 안전과 의료의 질을 국제적으로 향상

- 교육(education)
- 출판물(publications)
- 컨설팅consultation)
- 인증평가(accreditation services)

3) 인증의 장점

- 환자안전과 진료의 질을 위해 노력하고 있음에 대한 공공 신뢰 강화
- 근무자의 만족도에 기여하는 안전하고 효율적인 근무환경을 제공
- 진료의 질에 대한 데이터를 활용하여 진료수가 협상
- 환자와 가족의 의견을 청취하고 권리를 존중하며 동료로서 진료과정에 참여토록 유도

표 8-9 국제환자안전목표(IPSG: International Patient Safety Goals) - 6개 목표(ME21개)

영역	장(chapter)	기준(standard)
환자중심 (Patient Centered Standards)	1. 진료의 접근성과 연속성(AOC)	21
	2. 환자와 가족의 권리(PFR)	30
	3. 환자평가(AOP)	42
	4. 환자진료(COP)	23
	5. 마취와 수술(ASC)	14
	6. 약물관리와 사용(MMU)	21
	7. 환자와 가족의 교육(PFE)	7
병원관리(Healthcare Orgarnization Management Standards)	8. 질향상과 환자안전(QPS)	38
	9. 감염예방과 관리(PCI)	23
	10.조직운영 및 관리, 리더십(GLD)	26
	11. 시설안전관리(FMS)	27
	12. 직원의 자격관리와 교육(SQE)	23
	13. 의사소통과 정보관리(MCI)	28
합계	Measurable Elements:1,193개	323

위해 사건과 안전문제의 적시보고를 통해 배우는 문화창조

- 모든 단계에서 환자안전과 질에 우선권을 주는 지속적인 지도력을 구성하는 포괄적 관리구조 수립

4) JCI 3rd Ed. 주 내용

- 국제안전목표(International Patient Safety Goals): 6개
- 환자중심평가 기준(Patient- Centered Standards): 7개
- 의료기관조직과 관리에 대한 평가기준(Healthcare-Organization Management Standards): 6개

5) 국제안전목표

목표1: 환자를 정확하게 확인한다(Identify patients correctly) 환자확인의 정확도 개선을 위한 접근법을 개발한다.

〈평가항목〉

- 환자확인을 위해 규정과 절차에서 2가지 확인 방법이 명시된다.
- 환자 ID(환자 고유번호), 성별, 나이, 이름과 생년월일 확인

(약물투여, 혈액 및 혈액제재 투여, 임상검사를 위한 혈액 및 검체물 채취 전 치료와 시술이 제공되기 전에 환자확인이 이루어진다)

목표2: 효과적인 의사소통 향상한다(Improve effective communication) 의료자간 의사소통의 효과를 개선하기 위한 접근법을 개발한다.

〈평가항목〉

- 구두(유선) 의사소통 정확성에 대한 규정과 절차가 있어야 한다.
  구두처방(Verbal order), 전화처방(Telephone order) 연필로 받아 적고, 내용을 반복해서 말한다.

목표3: 고위험 약물에 대한 안전을 향상 한다(Improve the safety of high-alert medications)
고위험 약물의 안전 개선을 위한 접근법을 개발한다.

〈평가항목〉

- 고농축 전해질의 위치, 라벨 표기,보관에 대한 규정 및 절차가 수립된다.
- 병동에 비치 되지 않으며 규정에 허용하는 경우 투약오류를 위한 방지조치가 취해진다.
  (고농축 전해질 - Kcl, Nacl, Mgso4 , Potassium phosphate)

목표4: 정확한 시술부위, 정확한 시술, 정확한 시술 환자 확인을 확실히 한다.
(Ensure correct-site, correct-procedure, correct-patient surgery)
정확한 시술부위, 시술명, 시술 환자 확인을 위한 접근법을 개발한다.

〈평가항목〉

- 규정과 절차가 개발되고 수술장 이외의 시술도 포함한다.
- 명확한 표시가 사용되며 표시과정에 환자가 참여한다.
- 필요 기록과 장비가 준비 되고 정확하게 작동하는지 절차가 사용된다.
  (수술전 확인표와 " time out"을 시행한다. 수술실, 외래검사(시술)실에서 수술직전, 시술직전에)

목표5 : 의료감염 위험위험을 감소한다(Reduce the risk of health care-associated infection) 감염의 위험을 저감하기 위한 접근법을 개발 한다.

〈평가항목〉

- 규정 또는 절차가 협업을 통해 개발된다.
- 일반적으로 승인된 손위생 지침을 채택한다.
- 효과적인 손위생 프로그램을 시행한다(손씻기 캠페인, 교육, 행사, 모니터링)

목표6: 낙상으로 인한 환자 위해 위험을 감소한다(Reduce the risk of patient harm resulting from falls)

위해 위험을 저감하는 접근법을 개발한다.

〈평가항목〉

- 규정 또는 절차가 협업을 통해 개발된다.
- 낙상위험의 초기평가, 재평가를 실시한다.
- 위험군으로 평가된 환자의 위험을 줄이기 위한 조치가 이행된다.

간호관리의 실제

PRACTICES IN NURSING MANAGEMENT 09

1. 간호단위관리의 의의

간호단위는 최적의 간호를 수행하기 위한 간호목표를 달성하는 간호관리의 기본단위로서 일정수의 간호대상자와 지원, 시설의 범위를 포함한다. 3차 의료기관인 병원에서는 간호부 조직 내에 하위조직으로서 여러 개의 간호단위, 예를 들어 내과 간호단위, 외과 간호단위 등과 같은 입원실 간호단위와 수술실, 분만실, 외래진료실, 중환자실 등 특수간호단위 등이 간호관리의 기본단위가 되고, 이와 같은 간호단위는 간호직원이 공동으로 간호에 참여하는 조직체로서 운영되고 있다.

간호단위에서 상위조직인 간호부의 목표인 간호업무를 수행하기 위해 간호대상자에게 직접간호를 제공하는 기능과 간호를 제공하기 위해 필요한 지원기능 그리고 보건의료팀에서 커뮤니케이션과 인간관계를 하는 기능을 담당하게 된다. 이와같은 기능들은 간호대상자와 개인간호사 간의 1:1의 관계로 이루어지는 경우도 있지만, 그와 같은 간호과정의 결과는 곧 간호단위에 영향을 주게 되고 간호단위내 다른 인력의 업무에도 관계가 되므로 간호단위 전체의 차원에서 관리되어야 할 경우가 많다. 따라서 간호단위는 일반적으로 관리의 책임에 따라 조직구조와 관리체계를 갖추어 수간호사, 책임간호사, 일반간호사 등의 수직적 구조를 갖는다. 지역사회도 마찬가지로 양호교사나 의무실 관리자, 보건진료원 등의 역할과 기능이 다양해짐에 따라 병원 간호단위와 같은 조직체계로 발전시킬 수 있다.

2. 간호단위관리의 기능과 목표

1) 간호단위관리의 기능

간호단위는 다음과 같이 기능을 수행하기 위한 구체적 간호관리 목표를 가진다.

(1) 간호제공 기능

간호단위는 간호업무의 수행에 가장 기본이 되는 단위이므로 궁극의 목적인 간호를 제공하는 기능은 가장 우선시되고 중요한 기능이다. 간호대상자에게 제공하는 간호의 내용은 간호전문직 고유의 활동 즉, 독자적이며 전문적인 간호활동과 전통적이며 진료를 보조하는 활동으로 나누어질 수 있다.

① 독자적 간호활동

독자적 간호활동은 간호대상자의 개별적 간호요구에 따른 간호과정, 즉 간호진단, 간호계획, 간호수행, 간호평가과정과 간호과정을 수행하는 간호인력에 대한 지휘 및 통제 활동을 포함한다. 이는 간호전문직의 고유활동으로서 전문직 간호사가 아닌 다른 인력으로 대치될 수 없는 활동이다.

② 비독자적 간호활동

비독자적 간호활동은 진료와 치료를 위한 의사의 처방에 따른 간호수행과 행정위임 업무수행을 포함한다. 이는 전통적인 간호의 내용으로서 보건의료팀 내에서 다른 전문직과 협조하여 보건의료조직의 목표를 수행하기 위해 위임된 활동이다.

간호사는 간호대상자에게 간호를 제공하는데 있어서 간호요구에 따라 독자적, 비독자적 간호활동을 병행해서 수행하게 된다. 따라서 전문직 간호인력의 시간을 낭비하지 않도록 업무를 잘 조직화함으로써 독자적·비독자적 업무를 조정할 수 있어야 한다. 일반적으로 비독자적 간호업무는 법적으로 규정되어 있으나 법적통제를 받고 있지 않으므로 간호사들이 간호업무로 받아들이지 않으려는 경향이 있다.

(2) 간호지원 기능

간호지원의 기능은 간호단위에서 간호를 제공하는데 필요한 물리적 환경조사, 안전관리 그리고 물품의 확보 및 관리를 포함한다. 간호단위는 보건의료팀들이 대상자들에게 전문적 기능을 수행하는 공간이므로 병실, 간호사실, 처치실, 소독물실, 비소독물실, 린넨실, 배선실, 화장실, 샤워실 등의 시설이 안전하게 관리되어야 한다. 또한 간호관리자는 필요한 물품의 배치나 순환, 공급이 적절히 이루어지도록 해야 한다.

(3) 커뮤니케이션과 인간관계기능

간호단위에서 여러 보건의료전문직들이 공존하고 있으므로 같은 대상자에게 각 전문직 기능을 제공할 때 상호의존적인 업무를 하게 되는 경우가 많다. 따라서 대상자를 중심으로 업무상 타 부서와 협력하고 좋은 인간관계를 유지함으로써 상호 도움을 주고 받아야 한다. 만일 각각의 전문직이 타 전문직 기능을 고려하지 않고 업무를 추진할 경우, 결국은 대상자에게 중복되거나 일관성 없는 업무로 인한 혼동과 비효과적인 결과를 초래하게 되므로 대상자의 요구를 중심으로 보건의료 관리기능이 조정될 필요가 있게 된다. 따라서 이와 같은 업무의 조정 및 협력관계를 위한 의사소통 기능은 간호단위관리의 궁극의 목표를 달성하는데 매우 중요하고 필수적인 기능이다.

2) 간호단위의 관리의 목표

간호단위의 관리목표는 다음과 같다.

① 입원환자에게 쾌적하고, 안전한 환경을 조성한다.

② 간호에 필요한 인력, 시설과 물품의 적정 수와 상태를 확보한다.

③ 수립된 간호실무표준과 환자의 개별적 간호요구에 부합되도록 간호를 계획하고 수행한다.

④ 환자의 건강회복을 위해서 필요한 의사의 진단과 치료활동을 적극적으로 돕는다.

⑤ 의사의 처방에 의한 투약과 처치를 정확하게 실시한다.

⑥ 환자와 가족이 자가간호 기술과 지식을 갖도록 건강교육을 실시한다.

⑦ 환자와 가족 및 친구와의 유쾌하고 좋은 인간관계를 수립한다.

⑧ 병원내의 다른 부서 직원들과의 긴밀한 의사소통과 협조체계를 수립한다.

⑨ 간호단위에서 일하는 직원들의 건강, 복지와 만족을 도모한다.

⑩ 간호직원과 학생의 교육적 욕구를 충족시킨다.

⑪ 간호실무의 향상을 도모하기 위해서 계속적인 간호연구를 시행한다.

⑫ 최소의 비용으로써 최대의 효과와 생산성을 얻을 수 있도록 간호단위를 운영한다.

3. 간호단위 관리자의 간호단위 관리책임

1) 간호단위 관리자의 위치

3차 보건의료기관에서 간호단위 관리책임자인 간호단위 관리자는 병원 간호업무의 중요한 부분을 담당하고 있고, 병원 서비스의 중심이 되는 위치에 있으며, 간호부 조직의 중간관리자 역할을 수행하는 위치에 있다. 종적으로는 즉, 간호부의 최고관리자인 간호(본)부장, 간호과장으로 부터 간호관관리의 책임을 위임받아 수행하고 일선간호사에게서 기능 수행상의 문제섬늘 보고 받는 중간계층의 간호관리자이지만 병원운영의 가장 기본이 되는 단위인 간호단위에서 하루 24시간동안의 간호실무를 통해 계획하고 조직하며 통제하는 일에 책임을 지는 전문적인 간호사로서 역할을 하기 때문에 병원 전체조직 구조상 간호단위 관리자는 하위관리자 역할을 수행하는 위치에 있게된다. 횡적으로는 진료 각과와 행정부서, 진료지원부서인 영양과, 약제과 등과 협조관계를 갖고 있어 간호단위 관리자가 속한 조직의 범위에 따라 간호단위 관리자의 관리 책임도 달라지게 되는데, 관리계층상 고위관리자인수록 정책 결정에 참여하는 역할이 커지게 되므로 간호단위 관리자의 간호단위 관리책임은 관호관리상 중간관리자로서 병원관리상 하위관리자로서의 기능을 수행하게 되는 것이다.

또한 간호단위에서는 간호단위 관리자가 환자들에게 만족스러운 간호를 제공하고 간호단위의 관리업무를 얼마나 성공적으로 잘 수행하느냐 하는 점은 병원목표 성취의 성패를 좌우하는 중요한 요인이 된다. 즉 간호단위 관리자는 간호단위를 운영·관리함에 있어서 간호단위의 기능인 간호제공, 간호지원기능을 효율적으로 수행하도록 계획, 수행, 평가할 책임이 있는데 그 중에서도 간호전문직의 고유활동인 간호제공 기능에 대한 중간관리자로서의 역할은 매우 중요한 것이다.

2) 간호단위 관리자의 역할

간호단위 관리자는 행정관리, 감독, 교육, 임상간호전문가로서의 책임을 가지며, 이에 따른 역할은 시대에 따라 변화되고 있다.

1960년대에는 간호업무활동, 인적자원 관리활동 및 조정활동으로 1980년대에는 병원 운영관리, 직접간호 및 인적자원관리 역할로 구분하고 있으며 1990년대에는 직접 환자간호, 환자간호관리, 간호직원관리, 운용관리, 교육 및 연구 역할로 구분하거나 관리자, 임상간호전문가, 교육자와 지도자로 구분되어 역할이 점차 세분화되고 확대되어 왔다. 간호단위 관리자의 역할에 따른 구체적인 업무는 환자간호관리, 병동유지관리와 병동직원들의 인사관리, 교육, 감독, 평가와 간호 직원 관리의 물품관리 및 공급 등이며 이 중 가장 중요한 것은 간호제공과 관리이다. 간호단위 관리자는 양질의 간호를 제공하기 위해서 환자의 입원에서부터 퇴원할 때까지의 간호사정, 진단, 계획, 수행, 평가에 이르는 간호과정을 지도하고 감독해야 한다.

간호단위 관리자의 관리책임은 다음과 같다.

- 환자간호의 관리
- 간호직원의 관리
- 간호부서 정책 집행 등의 실무행정
- 간호환경과 물품설비의 관리책임

구체적인 간호단위 관리자의 업무 수행 내용은 다음과 같다.

- 병실 순회를 하면서 간호상황을 관찰하고 간호가 계획대로 이행되는지, 치료는 의사의 처방대로 시행되는지 확인한다.
- 간호업무수행에 필요한 전문지식, 기술 및 간호방법을 간호사와 간호조무사들에게 교육하고 훈련시킨다.
- 담당 병동의 계획을 작성하며 간호사 및 간호조무사의 업무수행을 지도, 감독, 평가한다.
- 환자간호를 위한 간호계획서를 작성하고 간호방법을 지도, 감독한다.
- 담당 병동에 비치된 약품, 비품, 공급품 및 시설을 관리하고 운영한다.
- 간호사 근무표를 작성하여 24시간 간호를 원활히 하도록 조정한다.
- 환자상태와 간호사 능력을 파악하여 업무를 분담시킨다.
- 밤번간호사로부터 환자의 보고를 받아 환자 상태를 파악하고 환자간호를 계획하고, 수

행하며 초번간호사에게 필요한 사항을 인계한다.

- 투약, 식이 및 기록 현황을 점검하여 정확히 하도록 교육한다.
- 환자를 위한 안전한 환경을 유지하고 관리한다.
- 병동 운영과 간호방법 개선점 및 진료상의 문제점 해결을 위해 간호단위 관리자 모임을 통해 토의한다.
- 신규직원에게 업무 내용, 시설, 병동직원 소개, 마약 관리 등의 예비교육을 시킨다.
- 간호의 문제점을 해결하기 위해 다른 의료진과 협조하고 연구한다. 병동내 문제발생시(의료사고, 안전사고, 탈원환자) 즉시 간호부로 보고하여 적절한 해결을 돕는다.
- 변경된 시설, 특수기계에 대한 사용법과 운영을 간호사 및 소속직원에게 교육하고 훈련시킨다.
- 필요시 소속직원 및 보호자와 면담하여 문제점을 파악한다.
- 업무에 관한 모든 사항(직원, 환자, 시설 등 포함)에 대한 변경 및 고려할 문제는 간호부에 보고한다.
- 입·퇴원간호가 잘 시행되도록 확인한다.
- 담당병동의 정기적인 모임을 주관한다.
- 간호학생의 임상실습 교육을 지도하고 평가한다.

간호단위 관리자는 전문직 간호기능을 제공하는 일반간호사들의 간호업무를 통해서 간호단위의 목표가 성취되도록 하기 위한 능력, 즉 간호관리 능력과 간호실무 경험이 있어야 한다. 일반적으로 임상실무 경력에 의해 간호단위 관리자로 승진된 경우, 실제로 개인적인 간호능력과 간호단위 관리능력은 별개이므로 간호단위 관리자의 관리능력 부족으로 인해 간호단위관리에 비효율성을 초래하는 경우도 있다. 따라서 간호단위 관리자는 반드시 간호관리에 대한 지식과 기술을 교육받은 후 승진되어야 할 것이다.

4. 근무계획

근무계획이 가장 효과적일 때 환자간호 요구와 간호자원의 유용성이 균형을 이루므로 관리자의 기본적 의무는 기관의 요구를 만족시키는 한편, 직원의 요구를 최대한으로 고려하도록 한다. 모든 기관이나 모든 간호단위의 근무계획 과정이 똑같을 필요는 없다.

실제 근무계획은 간호서비스의 철학을 반영하여야 하며 간호전달체계에서 환자의 평균 재원일수를 반영해야 한다. 근무계획은 중앙화방법이나 분산화방법이 있다. 중앙화방법에서는 자원의 유용성에 대한 지식이 최대한으로 전문화될 것이다. 단점으로는 직원이나 간호단위관리자에 의해 업무스케줄이 조절되는 것이 부족하다고 느끼며 업무량이 다소 증가될 수도 있다.

중앙화된 근무계획 시스템을 이용하기 위해서는 임시직 간호사를 고용한다. 분산화된 체계에서는 모든 관리자가 근무계획 과정에 대해 올바른 이해를 하는지를 확인해야 하며 변수들을 점검해야 한다. 근무계획은 기관의 전체 인력정책에 영향을 받으며, 근무표 작성은 직원과 환자의 요구가 평형을 이루는 근무계획을 작성하도록 해야 한다.

1) 근무표 작성 기준

근무표를 공정하고 일관성있게 작성하기 위해서는 다음과 같은 일정한 기준이나 절차가 있어야 한다.

- 각 단위별 근무표 작성자
- 주당 근무시간 수
- 근무표 작성의 적절한 시기
- 각 근무조의 업무시작 시간 및 끝나는 교대시간
- 교대근무의 빈도수
- 다른 단위로 이동배치의 필요성 및 이동의 빈도
- 각 단위 근무자의 주말비번의 빈도
- 야간 근무자에 대한 주말비번의 필요성
- 최대한의 연속근무 허용 일수
- 근무자에게 주어지는 연중 유급 휴가일수 및 공휴일 수
- 특별 공휴일 비번요구 절차
- 각 근무자의 휴가계획에 따라 사전통보기간
- 특별휴가 신청절차
- 각 단위별 같은 시간에 휴가 또는 비번을 받을 수 있는 인원 수
- 휴가, 공휴일에 비번요구에 대한 근무자들의 갈등을 해소할 수 있는 방침
- 긴급으로 근무표 조정 요구에 대한 절차
- 연장근무 인정에 대한 신청 절차

2) 근무표 모형

(1) 작성자에 따른 근무표 모형

① 중앙화된 계획표

근무표 작성을 중앙의 간호부 인력관리자가 하는 것으로, 각 간호단위에 배치되는 인력배치가 평형을 이룬다.

- 장점 - 정책이 일관성 있고 객관적이며 공평하다.
  - 인력자원을 효과적으로 활용할 수 있어 비용절감 효과가 있다.

- 간호단위 관리자의 시간 소모를 덜어주고 인사관리상황의 전반적인 모습을 보여줄 수 있는 이점이 있다.

• 단점 - 직원 개개인의 사정에 대한 배려가 부족하고 특수한 시간요청이 삭제되는 경향이 있으며 잠재적으로 조직적, 관리적 문제가 발생할 수 있다.

② 컴퓨터를 이용한 중앙화 방법

먼저 스케줄 특성 즉 고정근무, 교대근무여부, 근무기간(길이), 주말비번계획, 파트타임 사용여부등 기관의 정책과 절차를 고려하여야 한다. 컴퓨터를 이용한 중앙화 방법의 장점은 행정 인원을 줄여 비용 효과적이고, 전문간호인력을 환자간호가 아닌 타 업무로부터 벗어나게 하며 편중되지 않고 일관된 스케줄링이 가능하고 공정하며 자신의 스케줄을 미리 알 수 있어 개인적인 계획을 세울 수 있고 직원 수 및 구성, 간호사서비스의 질, 비용 등의 효과를 모니터할 수 있는 자료로 이용가능하다.

③ 분산된 계획표

간호단위 관리자(주로 수간호사)가 자신의 담당부서 스케줄에 대한 책임을 가지고 작성하는 계획표이다.

• 장점 - 간호 인력들의 스케줄링에 관한 개인적 관심이 커지고 적은 부서에서는 스케줄조정이 쉽고 덜 복잡하며 관리자가 스케줄에 대한 책임감을 가지게 된다.

- 상호신뢰를 바탕으로 관리자는 고질적인 인력문제를 함께 해결할 수 있다. 관리자들 간의 정보교류와 지지체계형성이 가능하여 인력조정에 대한 책임감을 줄일 수 있다.

- 간호과는 각 간호단위의 응급이나 직원의 결원시 이에 대한 보조를 위해 비축인원을 보유하고 있어야한다.

• 단점 - 근무계획을 처벌-보상의 체계로 악용할 수 있다.

- 수간호사의 주관성을 배제하기 어려우며 이로 인한 각 간호단위에서 수간호사에 대한 불만감이 생길 수 있다.

수간호사의 시간낭비가 커 인력관리면에서 비경제적이다.

④ 자가근무표작성

간호사들이 상호 조정하여 직접 스케줄을 계획하는 방법이다. 2주간 자신이 원하는 스케줄을 제시하고, 다음 2주간 서로 협상을 통해 개인의 요구와 병동의 요구를 가장 잘 반영할 수 있는 스케줄을 완성한다. 이 방법의 특징은 관리자는 상당한 시간을 절감할 수 있고, 감독의 역할에서 코치역할로 전환된다. 간호사들이 스케줄에 상당한 시간을 소요하게 되고 간호사들끼리 상호 협력하는 능력이 증진되고 책임감 있고 전문적인 인력으로 발전할 수 있도록 한다. 자율성과 직무 만족도, 협동적 분위기, 연대의식, 사기를 증진시키고 결근률,이직률을 감소시킨다. 또한 직원 모집과 보유에도 효과적이다.

(2) 일반 근무표 모형

① 순환번표

낮번, 초번, 밤번 또는 3가지 전체의 번표가 교대로 바뀌는 것이다.

② 주기적 계획표

일정기간(2주, 4주 또는 6주 이상)을 미리 짜여진 동일한 근무표 틀에 의해 되풀이하는 방법으로, 연속 5일 일한 후 2일 이상 쉬거나 그 외 여러 가지 쉬는 기간(block)이 가능하다. 연속해서 여러 날 동안 일하지 않기 때문에 병가가 감소된다. 한 번에 한 명씩 휴가를 주고 휴일은 근무자들끼리 교대로 쉬게 하여 블록을 바꾸지 않는다. 장점으로 자신의 스케줄을 미리 알 수 있어 계획을 세울 수 있고, 사회생활로 인한 결근이 감소하며 원하는 스케줄을 둘러싼 갈등이 감소하며 공평하고 한번 적정 인원수가 도출되면 계속 반복할 수 있으므로 안정되고 동요가 없어 팀원들 간 연대의식이 향상되고 간호의 연속성이 보장된다. 그러나 융통성이 없으며 규제받는다는 느낌이 있다.

③ 고정근무법

간호사 개인의 생활에 가장 알맞은 근무번을 선택하여 근무함으로써, 자신이 원하는 사회적 활동에 참여할 수 있다.

④ 통제된 가변성 근무배치

환자의 요구에 따라 인력 수와 구성비를 결정하는 것으로 환자분류체계를 이용하여 각 분류군에 속하는 환자 수에 따라 직·간접환자 간호에 드는 시간을 결정한다. 즉 업무량의 증감에 따라 직원 수를 조정한다. 간호인력공급원(pools), 유동인력, 파트타임 등을 보조 인력으로 활용할 수 있어 근무가 아닌 간호사를 호출할 필요가 거의 없다.

교대근무는 불규칙한 근무시간을 갖게 함으로써 교대 근무자에게 생체리듬의 부조화와 신체적인 건강과 정신적 건강에 나쁜 영향을 줄 뿐 아니라, 교대근무를 하는 가족구성원의 근무시간에 따라 가족의 적응과정이 필요하고 결속력이 감소한다. 또한 밤근무때는 집중력이 감소하여 안전사고 발생도가 높고 교대근무자의 직무만족도와 근무의욕이 감소하여 간호사들의 이직 원인이 된다는 연구들이 나오면서 사용자 및 근로자의 요구를 고려하여 근무시간 및 고용형태를 자유롭게 선택할 수 있는 탄력적 근무형태를 적용하는 병원들이 생겨나고 있다.

■ 12시간 근무교대(12 hour shift)

오전 7시나 7시 30분에 시작해서 오후 7시나 7시30분까지 12시간 일하는 방법으로 필요한 간호사 수가 줄어들기 때문에 결과적으로 입원일 당 드는 비용이 감소된다. 환자와 많은 시간을 보내고 차트를 자주 보게되어 환자에 대해 더 잘 알고 새로 입원한 환자에 대해서도 파악할 시간이 충분하며 환자교육도 여유있게 할 수 있다. 결과적으로 간호사-환자간 관계가 좋아지고 직무만족도나 사기가 진작된다. 같은 그룹원들과 일하기 때문에 팀발전이 가능하다. 마찰이 적고 인계횟수가 줄어들기 때문에 의사의 오더나 처방변경에 대해 혼동할 가능성도 적다. 스케줄링하는데 시간이 적게 들어 감독자 또는 수간호사가 다른 업무를 할 수 있다. 총 비번일이 증가하기 때문에 시간을 유용하게 보낼 수 있다. 출·퇴근시간이 줄어들고 육아나 가스, 식비 등 개인적 비용이 줄어든다. 유연성 있는 개인생활로 간호사의 사기가 진작된다. 초과 근무수당이 지불문제, 누적된 피로로 인해 사소한 사고나 투약에러가 증가했다는 보고도 있다.

- Baylor plan
  주말 12시간 2일 근무하고, day shift로 36시간 근무하는 것 또는 밤번근무 40시간 일한 것과 동일한 금액을 받거나 월요일부터 금요일 까지 8시간씩 5일간 일하는 것 중 간호사가 선택하여 근무하게 한다. 이 방법은 간호사 수가 많아야 가능하지만, 주말근무자를 확보할 수 있어 이직률이 감소된다.

〈탄력적 근무형태를 실시하는 기관의 사례: 미국 UWMC*〉

주간 근무시간	100%- 40시간/주, 90%- 36시간/주, 80%- 32 시간/주, 50%- 20시간/주
고용 형태	80%- Full time 기준 20%- Part time 기준
근무 형태	8hr shift: 주로 가정이 있고 나이가 있는 full time으로 일하는 간호사들이 주로 선택 낮번- 07:00-15:30(8시간30분) 초번- 15:00-23:30(8시간 30분) 밤번- 23:00-07:30(8시간 30분)
	12hr shift: 주로 젊거나 학교에 다니거나 part time RN, two job 을 가진 간호사들이 선택 100% 40시간/주: 3일 12시간 근무+4시간 근무 90% 36시간/주, 60% 24시간/주 낮번- 07:00-19:30 밤번- 19:00-07:30
	10hr shift: 일정하게 정해져있지는 않고 주로 part time RN 50%- 20시간/주 들이 하루에 10시간씩 07:00-17:30 또는 12시간 하루+8시간 하루로 근무
	PRN번의 시간 PRN 간호사를 per dium이라고 부르는데, 간호사가 12/8 근무시간을 선택할 수 있고 근무날도 사신이 스스로 정해서 먼저 제출하면 관리자들이 이 간호사들의 요구를 먼저 정한다음 일반간호사들에게 넘긴다. employee benefit이 없는 대신 프리미엄이 있어 보통 간호사보다 4~5달러 더 받는다.
	Floating RN= resourse RN 병동의 빈자리를 메워주는 역할을 한다
	Travel RN 타주에서 온 간호사로서 일정기간(6개월이나 1년) 각 병동 관리자들과 계약을 맺은 다음, 일을 하는데 임금이 시간당 40~50달러로 비싸서 관리자들이 신중하게 고용한다.

※ UWMC: University of Washington Medical Center

3) 근무계획의 게시

일단 스케줄이 작성되면 게시하기 전에 간호사들을 포함시켜 검토해야 한다. 작성된 근무계획도 역시 데이터베이스이므로 시간이 흐름에 따라 변화된다. 근무계획 시작 14~21일전에 게시함으로써 직원들이 자신들의 시간을 효과적으로 계획하게 한다.

4) 결근

결근의 이유로는 질병과 부상 등이 있으며, 관리자의 통제 밖이지만 이런 상황에서도 작업환경이 스트레스를 만들지 않았는지를 확인하기 위해 점검해야 한다. 관리자의 통제하에 있는 상황에서 결근을 조장하는 것은 근무계획이다. 원인이 밝혀졌을 때 관리자가 사용하는 동기적 방법은 출근에 대한 칭찬이다 보장을 말하며 처벌적 방법은 결근은 하기 어렵도록 하는 것을 말한다.

사직하는 직원과의 면담에서 근무처를 바꾸는 가장 중요한 이유가 근무계획에 대한 불만족인 것으로 나타났다. 비효율적인 근무계획은 주로 인력에 대한 계획을 만족시키지 못하는 시간 중심의 스케줄이 될 수 있다. 따라서 관리자는 교대유형이 명확한지를 신중하게 검토해야 한다. 만일 기본시간패턴이 바뀔 수 없다면, 업무량이 가장 많은 시간에 비전통적 근무교대를 할 필요가 있다. 기관에 따라서는 미리 비번시간을 계획해서 사용하도록 허용하는 보상비번제도를 채택하기도 한다.

5) 재조정 과정

간호단위에서 부적절하거나 적당치 못한 인력계획이 확인되었을 때 재조정이 필요하다. 해결책이 선택되면 직원이 부족한 것에 대한 법적 위험, 환자간호의 질과 연속성 및 선택된 해결책에 의한 스트레스 등이 고려되어야 한다. 직원이 이동되면 그들에게는 가능한 한 미리 훈련이 되어야한다. 재조정에 대한 정보는 근무에 들어가기 전에 직원들에게 명확히 해주어야 한다.

간호단위의 간호제공 기능과 간호지원기능 10

DIRECT AND INDIRECT NURSING CARE IN UNIT MANAGEMENT

1. 독자적 간호활동과 비독자적 간호활동

1) 독자적 간호활동

독자적 간호기능은 직접적인 간호과정을 통한 관리기능을 포함한다. 예를 들면, 전문직 간호사로서 개별적으로 간호대상자에게 간호를 제공하는 과정인 간호사정, 계획, 수행, 평가를 직접 수행하는 것 뿐만 아니라 간호팀이 공동으로 간호목표를 성취하도록 하기 위한 일련의 간호관리과정, 즉 간호업무에 대한 계획, 조직인사관리, 지휘, 통제활동에 참여하는 기능은 전문직 간호기능으로서의 간호사가 아닌 다른 인력으로 대치될 수 없는 활동이다.

(1) 간호과정

간호과정은 1973년 미국간호협회에서 간호실무의 표준을 설정하면서 간호사정, 계획, 수행, 평가의 단계를 거쳐 간호대상자의 문제를 해결하도록 돕는 과정으로 받아들인 후 우리나라의 대한간호협회에서 간호과정을 체계적이고 과학적인 간호제공 과정으로 인정하고 간호교육과 간호실무에 적용해 오고 있다.

① 간호사정

간호사정은 간호과정의 첫 단계로서 간호대상자의 간호요구에 관한 자료를 수집하고 분석하는 매우 중요한 단계이다. 사정단계에서 불충분하고 부정확한 자료가 수집되는 경우에는 이를 근거로 계속되는 간호계획, 수행이 타당하지 못하게 되기 때문이다. 대한간호협회에서는 간호를 개인, 가정, 지역사회를 대상으로 한 건강의 유지, 증진, 회복에 필요한 지식과 기력, 의지, 자원을 갖추도록 직접 도와주는 활동으로 정의하였다. 따라서 간호사정은 건강의 유지, 증진, 회복에 필요한 간호활동이 무엇인지 진단을 내리는 과정이 될 것이다

간호전문직 내에서 최근에 간호진단에 관한 연구와 관심이 활발하게 진행되어 왔는데, 이는 간호과정을 더욱 체계화시키는 작업으로서 그동안 적용해오던 간호사정을 좀 더 일관성 있고 타당하게 적용할 수 있도록 합의하는 간호전문직 활동이다.

과거 진단이란 의사만이 내리는 것으로 알았으나 간호영역을 비롯한 서비스를 제공하는 전문직업에 있어서 가장 중요한 것으로 알려졌고 정확한 진단을 내리기

위해서는 지식과 더불어 계통적이고 분석적인 시도가 요구된다. 간호진단은 환자들의 요구를 그것의 성질과 본질을 비판적으로 인지하고 확인하여 환자 개인에게 적절한 간호를 시도하는 것을 내포하고 있다. 간호진단과 사정을 분리시켜서 간호과정의 단계로 고려할수도 있겠으나, 간호사정단계에서 부터 간호요구에 관한 자료를 간호진단에 의해서 수집, 분석하는 것으로 볼 때 간호사정단계에 포함시켜서 생각해 보기로 한다.

■ 간호사정지침

간호사정지침은 간호대상자에게 도움을 주는 간호활동의 내용이 되므로 간호사의 주관적 판단 뿐만 아니라 간호전문직 내에서 합의되고 조직내에서 일관성 있게 적용되는 것으로 받아들여져야 한다. 예를 들면 간호진단에 의한 자료수집과 간호사 개개인이 한 자료수집의 내용이 다르다면, 간호사정은 일관성 있는 간호계획의 근거자료가 될 수 없을 것이다. 또한 최근 간호교육을 받은 신규 간호사들은 간호진단에 의한 간호사정을 하고, 졸업한지 오래된 간호사들은 간호진단을 적용하지 않을 경우, 간호사정에 의한 간호계획은 서로 달라지게 될것이다. 따라서 간호사정 지침은 병원전체, 간호부, 간호단위에서 일관성 있게 정책으로 받아들여진 지침을 적용할 수 있어야 한다.

■ 자료수집방법

간호대상자에 관한 자료는 간호사가 직접 대상자를 면담, 관찰해서 수집할 수도 있고 타인으로부터 정보를 얻거나 기록을 통해 정보를 수집할 수도 있다. 직접적이든 간접적이든 간호사는 간호대상자에 관한 정확하고 타당한 자료를 수집하도록 노력해야 한다.

간호대상자에 관한 자료는 주관적 자료, 객관적 자료로 분류할 수 있는데 주관적 자료는 간호대상자가 호소하는 내용을 기록하는 것이며 객관적 자료는 간호사가 측정, 관찰한 내용을 기록한다. 예를 들면 주관적 자료로 "입안이 화끈하고 입이 말라요" 라는 환자의 호소내용을 기록하고 객관적 자료로는 구강점막과 혓바닥이 붉게 헐어있는 상태를 간호사가 관찰한 경우이다. 간호사는 충분한 면담과 집중관찰을 통해 주관적, 객관적 자료를 모두 이용하여 간호진단을 내리고 간호계획에 반영시켜야 한다. 간호사의 전문경험, 전문직에 대한 열의와 사명의식에 따라 간호대상자의 간호요구에 관한 자료수집에 차이가 생길 수 있고, 이를 토대로 간호계획 내용도 달라질 수 있으므로 중요한 간호문제를 간과하지 않도록 주의해야 한다.

■ 간호진단의 진술

간호진단은 간호대상자에 관한 자료를 사정한 결과에 실제적 문제, 잠재적 문제, 가능한 문제에 입각해서 진술하게 된다. 실제적 문제는 간호대상자에게 임상적으로 나타난 건강문제나 삶의 과정에 대한 개인, 가족, 지역사회의 반응을 서술하는 것으로서 특성, 징후, 증상, 임상적 단서로 표현된다. 예를 들면, '신체구조 및 기능의 변화로 인한 성기능 장애' 라는 진단이 될 수 있다.

잠재적 문제는 취약한 개인, 가족, 지역사회에서 나타날 수 있는 인간 반응을 기술하고 있다. 현존하는 문제가 아니므로 고위험요인을 확인함으로써 그와 같은 고위험요인을 예방하거나 건강증진을 위한 중재의 필요성을 기술하게 되는 경우이다.

- 진단명: 잠재적 가스교환 장애
- 관련요인: 마취 후 기면
- 객담 배출을 하기 위한 기침을 못함(통증)

가능한 문제에 대한 간호진단은 문제 확인을 위해 근거자료가 필요한 경우로써 다음과 같다.

- 진단명: 복부회음절제술로 초래된 발기부전으로 인한 성기능 장애 가능성
- 관련요인: 복부회음절제술을 받음

따라서 초기의 간호사정과 간호계획, 수행, 평가과정을 거친 후 간호사정은 간호대상자에 관한 자료의 구체적 내용에 따라 간호진단이 보완되는 것이므로 가설의 검증결과에 따른 내용 근거로 좀 더 확실한 간호진단이 될 수 있다.

② 간호계획

간호대상자에게 도움을 주기 위한 간호행위를 서면화해서 구상하는 과정이다. 간호사가 간호대상자를 돕기 위해서 어떤 간호행위를 할 것인지를 결정하는 것은 간호사의 의사결정을 포함하여 간호사의 전문적 지식, 경험, 간호대상자 및 가족의 요구, 타전문직의 계획 등에 의해 영향을 받게 된다. 간호계획의 내용은 우선순위의 결정, 간호목표설정, 간호지시로 이루어진다.

■ 우선순위의 결정

간호대상자는 여러 가지의 간호진단을 가질 수 있다. 이때 간호사는 가장 중요한 간호진단이 무엇인지 순위를 정하고 각각의 간호진단에 따르는 간호활동도 여러 가지 대안 중 어떤 것을 선택할 것인지 결정해야 한다.

우선순위를 결정하는 지침은 개인대상자에 대한 계획과 집단에 대한 계획의 경우가 다를 수 있는데, 예를 들면 개인 대상자에 대한 계획에서는 생명을 위협하는 문제가 가장 우선순위가 높은 문제이며 잠재적 문제보다는 실재적 문제를 우선으로 한다. 분만통증이 있는 산모에게는 가족계획에 대한 요구보다는 분만통증을 완화하고 출산과정을 순조롭게 진행하도록 요구하는 문제가 우선순위가 높을 것이다. 집단이나 지역사회를 대상으로 우선순위를 결정할 때에는 전체를 대상으로 가장 취약한 부분을 고려해야 한다. 이는 형평성에 입각해서 가장 취약한 부분을 도와줌으로써 전체에 미치는 예후를 고려하는 것이다.

예를 들면 결핵환자를 관리하는 경우, 지역사회 전체의 관점에서 관리할 때에는 전염원이 되는 환자를 치유시킴으로써 다른 건강한 지역사회 전체 주민의 예방사업이 되는 것이다. 따라서 개인 결핵환자의 치료 자체보다는 지역사회 전체 중 취약부분이라는 관점에서 결핵환자를 치료하게 되며, 그와 같은 관점은 다른 기준이 동일하다면 예후나 효과성을 고려해야 되는 것이다. 다시 말하면 비용-효과분석에서 효율성이 높고 시간적으로 경제적인 방법이 우선순위가 높은 문제가 될 것이다. 물론 개인을

대상으로 할 경우에도 효율성과 경제성을 고려하지만 그와 같은 고려를 전체적인 차원에서 하는 것과 개인적인 차원에서 하는 것은 전혀 다른 결정이 될 수 있는 것이다.

- 목표설정

간호진단의 우선순위가 결정되면 각 진단에 의한 간호행위의 최종결과를 일반적 목표와 구체적 목표로 서술한다. 일반적 목표는 비교적 장기이며 전체적인 것인데 비해, 구체적 목표는 비교적 단기적이며 구체적인 것이다. 따라서 구체적 목표는 간호평가의 결과를 평가할 때 근거가 되는 결과적 기준을 포함해야 하며, 관찰이 가능한 행동용어로 서술되어야 한다.

예를 들면, '환자 수술 후 3일 이내에 스스로 침상에서 일어날 수 있다' 와 같은 목표를 설정했을 때, 수술 후 간호의 결과를 평가할 수 있는 기준이 포함되었으므로 간호중재 후 그 결과를 평가할 때 근거가 되는 것이다. 일반적 목표만 서술되는 경우나 행동용어로 서술되지 않은 목표를 설정하며 평가에 근거가 될 수 없기 때문에 간호과정을 연속적으로 보완하는 간호평가가 될 수 없다. 예를 들면 '안다, 이해한다' 등의 용어는 평가 가능한 행동용어가 아니기 때문에 간호사가 관찰을 통해 평가할 수 있는 용어를 서술함으로써 간호팀에 속한 모든 간호사가 같은 방향으로 간호중재를 하고 평가할 수 있도록 해야 한다.

- 간호지시

간호사가 대상자에게 간호과정을 제공하는 것은 일대 일의 관계지만, 간호사는 간호단위의 간호팀 내에서 3교대로 업무를 하게 되며 또한 같은 근무시간 내에서도 간호목적을 공동으로 달성하기 위해 간호사들 간에 업무에 관한 정보교환, 인수, 인계 등 수평적, 수직적 커뮤니케이션을 하게 된다. 특히 간호단위가 공동으로 운영되기 위해서는 각 간호사가 물품, 시설관리와 간호과정의 절차 등에 협조해야 하므로 간호팀의 리더는 팀 구성원들에게 간호목표 달성을 위한 구체적 내용을 지시하고 수행된 내용을 보고받게 된다. 따라서 간호지시는 팀리더의 책임을 위임하는 수단이 되며 팀 리더는 팀 구성원의 능력, 간호자원, 시간 등을 고려해서 가장 효율적인 목표달성방법에 관한 대안을 선택할 수 있어야 한다.

간호지시의 가장 중요한 목적은 구체적 목적을 누가, 언제, 어떻게 수행할 것인지를 명시하는 데 있다. 실제로 간호단위에서 팀 방법으로 간호를 제공할 때 팀리더와 팀을 구성하는 간호인력이 부족할 경우에 간호단위 관리자가 각 팀의 리더역할을 하거나 수직적 간호지시의 기능은 없고 다만 수평적 커뮤니케이션으로써 간호지시가 이용되므로 간호사간의 인수, 인계의 내용이 된다.

간호지시는 공동의 목표를 조직적으로 달성하기위한 방안이므로 팀 리더는 간호팀 구성원 모두가 그 이론적 근거나 합리성으로 받아들이도록 커뮤니케이션을 효과적으로 해야 한다. 따라서 반드시 인수, 인계 내용으로 간호계획을 다루어야하며 서면화시켜야 하는 것이 원칙이다. 일반적으로 카덱스에 간호지시를 기록하는 데 계속 수정, 보완할 수 있도록 기록하고 간호지시는 날짜를 표시하고 간호사서명을 함으로써 지시를 받은 간호사의 책임을 분명히 한다. 간호단위 관리자는 간호단위에서 간호지시상의 문제점이 발생할 때는 수시로 또는 정기적으로 간호팀의 토의과정을 거쳐 개선방안을 모색해 나가도록 관리해야 한다.

③ 간호수행

간호수행은 간호사정을 통하여 환자문제를 확인한 간호진단에 의해 세워진 간호계획을 간호대상자에게 직접 수행하거나 또는 간호대상자 스스로 수행하도록 돕는 단계이다. 계획은 미래지향적인 것이기 때문에 아무리 좋은 계획을 수립했다 하더라도 실제로 수행되지 않으면 좋은 간호가 이루어지지 않는다. 따라서 간호수행 단계에서 무엇보다도 간호사의 지식, 기술, 태도, 열의가 중요한 영향을 미치는 단계이다. 전문직 간호사로서 간호사에게 능숙하고 안전한 간호절차를 수행하고 간호대상자의 반응을 관찰하며 적극적인 청취와 설명을 하는 간호수행과정은 직접 간호의 핵심이 되는 것이다.

간호수행과정에서 간호사 개인에 따라 간호의 질이 달라질 수 있으므로 간호관리자는 모든 간호사가 간호표준에 맞추어 간호수행을 할 수 있도록 업무를 조직화하여 간호단위의 다른 기능을 융통성있게 운영해야한다. 특히 간호사의 간호과정을 지원하는 물품, 시설, 환경관리와 보건의료팀의 인간관계 및 의사소통기능을 원활하게 함으로써 간호수행에 장애를 받지않도록 해야 한다.

간호수행단계에서 간호를 제공한 후, 간호사는 반드시 그 내용을 기록하게 된다. 전통적인 간호기록은 의사의 지시를 수행한 내용과 그 반응 및 관찰 내용을 기록했으나 간호전문직 고유의 간호과정을 제공하는 경우라면 당연히 기록의 형태도 간호과정을 반영하는 내용이 되어야 할 것이다. 즉 주관적, 객관적 자료를 사정한 내용과 간호문제의 우선순위, 간호계획에 따른 간호중재의 내용과 그 결과를 평가한 내용을 기록해야 한다.

④ 간호평가

간호평가는 간호수행의 결과를 설정된 목표와 비교, 분석하는 단계로 간호평가의 결과는 다시 간호과정에 피드백되어 반영된다. 간호과정은 일련의 연속적인 과정이므로 언제 평가를 하는가하는 평가시기에 따라 평가내용이 달라지게 된다. 또 무엇을 어떻게 평가하는가 하는 내용과 평가방법의 타당성, 신뢰성이 매우 중요하다.

예를 들면 부동으로 인한 피부손상이라는 간호진단 하에 입원후 3일 이내에 입원시의 욕창악화 방지 및 치유를 간호목적으로 했을 때, 간호수행으로 미골부위의 욕창이 없어질 때까지 측위로 2시간마다 체위변경을 실시한 결과, 간호평가는 2일 후 미골부위의 욕창의 발적 상태, 크기 등을 관찰하여 입원시와 비교하게 될 것이다. 이때 만일 호전이 되었다면 2시간마다 체위변경을 얼마나 계속할 것인지 아니면 중단할 것인지 판단하고 그에 따라 같은 진단 및 목적하의 간호수행의 여부가 결정될 것이다. 이때 간호수행의 결과가 나타나는 간호대상자는 간호전문직의 대상자일 뿐만 아니라 타전문직, 예를 들면 의사, 약사, 영양사 등도 각각의 전문직 보건의료행위를 수행하므로 간호평가는 간호 전문직 고유의 활동의 결과로서 측정할 수 있어야 한다. 즉 간호의 과학적 지식을 근거로 객관적이고 과학적인 측정방법을 적용해서 간호의 결과를 증명할 수 있어야 하는 것이다. 따라서 간호관리자는 객관적이고 타당한 평가도구의 개발 및 적용에 관심을 가지고 과학적인 간호평가를 한 후 간호과정에 계속 반영되도록 노력해야 할 것이다.

또한 간호목표에 제대로 도달하지 못한 저해요인을 발견하고 앞으로의 문제해결을 위하여 다른 방향으로 재계획한다. 이는 간호기록, 간호순회, 간호집담회를 통해 파악한다.

(2) 간호과정과 간호관리

간호단위에서 간호과정이 효율적으로 적용되려면, 미시적 측면에서는 간호사 개개인이 간호과정의 단계를 과학적이고 합리적으로 수행하도록 해야 하며, 거시적인 측면에서는 간호단위나 간호부의 조직적 관리체계가 간호과정의 적용에 초점을 두고 효율적으로 관리되어야할 것이다.

간호관리 과정은 결국 간호사 개인으로 하여금 간호목적을 효율적으로 수행하는데 그 목적이 있는 것이며 간호단위 관리자를 중심으로 운영되는 간호단위의 간호관리기능 중에서 가장 주요한 내용은 간호사들이 수행하는 간호과정에 대한 교육, 감독, 평가활동이라고 할 수 있다. 그러므로 환자문제 해결을 위한 기술을 습득하기 위하여 간호과정 이론과 실제 응용 및 기록에 관한 실무교육을 강화하고 신규간호사의 오리엔테이션이나 기존 간호사들의 교육내용에서 간호과정의 적용상 문제점과 그에 대한 개선방안에 초점이 맞추어져 다루어짐으로써 간호사들의 업무향상을 도모할 수 있도록 해야 한다. 또한 상급자에 의한 하급자의 업무지시, 보고, 감독 내용은 당연히 간호과정에 관한 것이 되어야 하며 매일 매일의 간호업무에 대한 관찰, 평가, 상담의 내용도 간호과정을 개선하는데 초점을 두어야 할 것이다. 간호사의 승진에 반영되는 평가에도 간호과정에 대한 평가가 반영됨으로써 간호사 개인의 업무를 향상시킬 수 있을 것이다.

전문직 간호업무내용은 간호과정이 주요 골자가 되는 것이므로 당연히 간호단위와 간호부서의 관리내용은 간호과정이 효율적으로 적용되도록 도모하는 것이 되어야 함은 말할 나위도 없다. 간호단위 관리자는 간호단위관리책임자로서 모든 간호사로 하여금 간호과정을 효율적으로 수행하도록 교육, 지도, 상담역할을 해야 하며 주기적 또는 수시로 간호과정의 적용상의 문제점과 개선안을 집담회를 통하여 토의하도록 주도해야 한다. 또한 간호과정을 실제로 적용하기 위해서는 무엇보다도 환자중심의 체계적 기록제도를 이용하여 간호사정 도구로서 간호력 기록, 간호문제를 기록하는 간호문제 기록, 간호수행의 계획수행을 기록하는 간호과정 기록, 환자문제를 사정, 계획, 수행한 결과를 평가하는 기록 등을 만들어 간호기록제도를 개선해야 한다.

간호감사제도를 이용하여 수술 전 기록, 매 8시간마다 간호기록, 간호과정을 적용했는지, 환자교육이 적절하였는지 등에 대하여 검토함으로써 환자간호의 질을 평가할 필요가 있다.

2) 비독자적 간호활동

비독자적 간호활동은 전문직 간호사의 고유한 간호활동은 아니지만, 전통적인 간호사의 활동으로 간주되어 왔던 의사의 진료에 협조하는 업무와 행정위임업무를 간호사가 수행하는 내용이다.

예를 들면, 3차의료기관에 환자가 입원해서부터 퇴원할 때까지 행정적 절차에 관한 설명, 병실, 병동안내, 소개 등을 담당간호사가 친절히 도와줌으로써 환자와 간호사간의 신뢰관계를 형성하고 유지하는데 중요한 계기가 될 수 있다. 비독자적 간호활동은 전문직 고유의 활동이 아니기 때문에 그 활동의 일부를 간호조무사나 보조원에게 위임할 수도 있지만, 간호사는 환자와 가장 가깝게 업무를 수행하는 인력이며 도움이 절실하게 요구되는 스트레스 상황에서 불안과 걱정을 덜어줄 수 있는 간호의 계기를 마련할 수 있으므로 비독자적 간호기능을 간과해서는 안 된다. 간호사가 업무를 조직화할 때 독자적 간호활동과 비독자적 간호활동을 분리해서 제공하는 것이 아니라 업무의 책임을 분석하기위한 분류의 근거가 되는 것이며 간호사는 업무수행과정에서 독자적, 비독자적 간호활동을 동시에 수행하는 경우가 대부분이다. 따라서 간호대상자의 입장에서 필요로 하는 요구내용이 비독자적 간호활동인 경우라도 간호사는 성심껏 친절하게 대응해야하며 필요한 경우, 다른 인력에게 위임할 경우에도 충분한 설명과 함께 이해시키도록 해야 한다.

2. 환자 간호관리

환자 간호관리는 환자 개개인에게 제공되는 간호의 질을 관리하는 활동으로 병원간호사업의 성패를 좌우하는 중요한 업무이므로 환자 간호관리에 대한 간호단위 관리자의 책임은 매우 크다. 환자간호의 관리는 입원에서부터 퇴원 때까지 계속되는 활동으로 환자사정에서부터 간호진단, 계획, 수행, 평가에 이르는 일체의 활동과 이를 위한 모든 업무를 관리하는 것이다. 환자간호 관리업무는 간호과정이 체계적이고 과학적으로 실시되도록 하여 양질의 간호를 제공하고 계속적으로 간호의 질이 향상되도록 통제하는 활동이다. 그러므로 간호의 표준 또는 기준을 설정하고 실시된 간호의 결과와 표준을 비교 · 평가하고 그 결과를 분석하여 간호업무에 반영하는 질 보장 활동이라고 볼 수 있다.

1) 입원 시 간호관리

처음으로 입원하는 환자나 자주 입원하는 환자에게 있어서나 병원에 입원한다는 경험은 매우 심각한 스트레스를 느끼게 한다. 또한 첫 만남에서의 인상이 추후 인간관계에 미치는 영향이 큰 것과 같이 입원 시의 간호사의 태도와 행위는 환자들에게 인상적으로 남아 바람직한 치료적 관계를 수립하는데 매우 큰 영향을 미치게 된다. 따라서 낯선 환경과 직원들, 환자들과 접하는 스트레스 상황속에서 자신의 질병에 대한 불안과 여러 가지 걱정과 두려움을 느끼는 환자를 이해하고 수용하면서 따뜻하고 친절하게 맞이하여 환자가 안심하고 간호를 받을 수 있도록 해야 한다. 입원 시의 환자간호를 성공적으로 수행하여 환자가 담당간호사를 신뢰하는 마음을 갖게 되었다면 벌써 환자-간호사의 치료적 관계는 바람직하게 수립되었다고 보아도 과언이 아니다. 그러므로 바쁜 업무 중에서도 환자가 입원할 때 정성스럽고 친절하게 안내하고 질문에 대답해 주어야 한다. 그리고 입원실이 깨끗하게 청소되고 침대, 침구, 환의, 필요한 준비물품 등이 깨끗하고 완전하게 준비되었는지, 병실의 가구류와 블라인드, 커튼 등이 고장난 것이 없는지 확인하여 이러한 것으로 인해 환자의 기분이 상하지 않게 만반의 준비를 해놓아야 한다. 간호사들의 입장에서 보면 이러한 입원준비는 다른 간호보다 사소한 일로 생각되기 쉬우나 환자들에게 있어서 병실이라는 공간과 집기, 환의, 침구 등은 매우 중요하다.

따라서 환자들은 이것들에 대하여 불만족한 경우 간호사를 비롯한 모든 병원직원과 병원에 대해 불신감을 갖게 되기 쉬우므로 환자가 퇴원한 후에 다음 환자를 위해 소독과 청소, 물품확인과 준비를 할 수 있는 것은 미리 준비해 두는 것이 좋다.

환자의 입원수속이 끝난 후 입원을 담당하는 부서(원무과 입·퇴원계)의 직원이 병실에 연락하므로 환자가 병실에 도착하기 전에 필요한 방 준비를 끝내야 한다. 환자의 방을 정하는 것은 입퇴원 담당부서에서 정하기도 하지만 특수한 환자의 간호, 격리와 안정, 편의 등을 고려하기 위해서 간호단위 관리자가 병실을 결정하는 것이 바람직하다. 간호단위 관리자는 환자의 입원 직전에 방의 청결, 정돈, 환기상태, 조명, 전화기, 수도시설, 샤워, 냉장고, TV 등의 시설과 기구, 침대, 침상옆 탁자 등의 청결상태와 기능, 정비 상태를 확인해야 한다.

환자가 병실에 도착하면 담당간호사는 입원생활안내서를 주고 입원생활을 안내하며 화장실, 배선실 등 구조와 식사시간, 회진시간, 면회시간 등 매일의 일과와 침상사용법, 간호사 호출법 등을 알려준다. 그리고 환자의 귀중품, 현금은 보호자에게 돌려주는 것이 좋은데 부득이한 경우 봉투에 넣어 환자의 서명을 받아 보관했다가 보호자에게 즉시 돌려주는 것이 좋다.

담당간호사에 의해 입원간호가 시행되는 동안 간호단위 관리자는 가능한 한 속히 환자를 방문해서 자기소개를 하고 간호사들을 감독하고 병동의 관리를 담당하고 있다는 사실을 알려서 환자가 안심하도록 한다. 간호사는 담당의사가 환자의 입원을 알고 있는지 확인해야한다.

2) 퇴원시의 간호관리

퇴원 후 정상생활로의 복귀하기위한 계획이 있어야한다. 장기입원했거나 수술을 받은 환자의 경우는 물론이고 단기 입원한 환자라도 퇴원 후에 속히 정상적인 생활을 할 수 있도록 환자를 격려하고 신체적인 훈련과 일상생활로의 복귀를 위한 준비를 도와주어야 한다. 계속적인 간호나 치료가 필요한 부분은 미리 환자에게 교육하고 가족들에게도 환자의 건강관리에 대하여 미리 설명해주며 특별한 가정간호법등은 실연을 해서 가르친다. 특수한 증상에 따라서 재활치료(물리요법, 작업요법, 심리상담)가 필요할 경우는 그 분야의 전문가들의 참여가 필요하게 될 것이다.

퇴원후 약을 복용할 때에는 그 약의 목적과 효과, 정확한 용량, 복용기간, 복용방법, 보관법, 장기복용시 나타날 수 있는 부작용이나 특이 증상 등을 알려준다. 그 외에 식사나 배설문제, 운동과 휴식문제등도 자세하게 설명해주고 불규칙한 생활로 인한 병의 재발이 없도록 교육한다. 산모나 신생아의 경우 회음부청결과 유방관리, 젖먹이는 법, 목욕시키는 법 등을 가르친다.

장기치료환자의 가족들에게는 환자를 일으키고 눕히는 방법이나 욕창 방지를 위한 간호, 침상목욕법, 머리감기는 법 등을 교육하는 것이 필요하다. 환자들에게도 스스로 건강회복과 유지를 할 수 있도록 자가간호에 필요한 지식과 기술을 가르치고 환자와 유사한 건강문제를 가진 모임을 소개해 주는 것도 퇴원계획에 포함되어야한다.

퇴원 후 계속적인 치료가 필요한 경우에는 외래방문 날짜와 절차를 알려주며 지역사회에서 이용할 수 있는 의료기관이 있으면 소개해준다. 간호단위 관리자는 퇴원 전에 미리 관심을 가지고 퇴원준비가 잘 진행되고 있는지 살피고 환자와 가족들을 접촉하는 것이 효과적이다. 퇴원당일에는 대개 흥분하고 분주해서 교육의 효과가 없으며 잊어버리기 쉽기 때문이다.

퇴원후의 연락처를 알아두는 것이 좋으며 적당한 수송방법으로 환자가 집까지 무사히 갈 준비를 도와준다. 담당간호사와 간호단위 관리자는 환자와 가족에게 친절하게 인사하고 끝까지 병원이 최선을 다한다는 인상을 주도록 한다. 퇴원 후 환자기록에 누락된 점이 없는지 확인하고 서류는 의무기록실에 보낸다.

3. 간호특수부서 업무

입원 간호단위 외에 중환자실, 수술실, 분만실(장), 신생아실, 인공신실, 외래 등 특수부서가 있으며 간호부서 외에도 가정간호팀, 장기이식 전문간호팀, 고객서비스 관리부서, 보험심사팀, 중앙공급실, 통합물류팀, 감염관리실, QA팀 등이 운영된다. 다음은 해당 업무내용이다.

(1) 중환자실

- 중환자실 내 환자상태, 간호문제 및 제반 사항 관리
- 수술, 특수검사 및 특수치료와 관련된 적정간호 업무
- 각종 의료기기의 작동상태나 삽관된 튜브의 상태를 점검, 숙지, 교육

(2) 수술실

- 수술환자 간호를 담당하며 수술을 위한 준비와 제반관리 업무(순회, 소독, 수술환자의 안위도모) 수행

(3) 분만실(장)

- 분만장 내 임산부의 진통 및 상태를 파악하여 임부의 간호 및 태아 감시를 실시하고 분만과정에 참여
- 분만 직후 신생아를 간호
- 분만이나 수술 후 산모의 상태를 사정하고 의사지시를 확인, 간호수행

(4) 신생아실

- 신생아의 상태 파악, 목욕 및 피부간호, 수유 실시
- 신생아에게 필요한 검사 및 치료와 관련된 적정 간호 업무
- 수유 및 신생아 간호에 관한 산모 교육

(5) 인공신실

- 혈액투석환자와 복막투석환자에게 적절한 투석치료와 간호업무 수행

(6) 외래

- 외래진료와 관련된 간호업무 관리
- 외래환자 간호, 진료 진행상황 파악
- 외래 환경관리
- 진료치료목적 및 방법, 병원 규칙과 절차에 대한 설명
- 진료가 끝난 후 추가 설명이 요구되는 환자에 대한 설명

(7) 가정간호팀

- 퇴원 후에도 계속적인 치료와 간호가 필요할 때, 가정전문간호사가 대상자의 가정을 방문하여 대상자의 상태와 가정환경사정, 처방에 따른 필요한 치료와 간호 제공
- 가정에서의 간호방법과 필요한 기술 교육

(8) 장기이식 전문간호팀

- 장기이식의 전과정이 원활하게 이루어지도록 기증자와 수혜자 및 가족에게 정보와 직접적인

간호 및 교육, 상담, 지지를 제공하고 이식에 관한 제반 절차를 중재, 조정하는 역할을 수행

(9) 고객서비스 관리부서

- 고객관련 전반적 사항, 고객상담실 운영 사항

(10) 보험심사팀

- 건강보험. 의료급여, 자동차보험 진료비 등의 심사, 조정 및 청구에 관한 사항
- 보험삭감분석 및 관리, 이의신청
- 수가관리: 진료수가, 약제의 조정 및 관리
- 수진내역 확인 및 진료비 민원처리

(11) 기타: 중앙공급실, 통합물류팀, 감염관리실, QA팀

4. 간호지원기능

간호단위에서 간호를 제공하는 목적을 달성하려면 물리적 환경과 시설 및 장비관리, 안전관리 그리고 물품의 확보 및 관리 그리고 약품관리 등의 지원기능이 요구된다.

즉 간호단위는 보건의료팀 요원들이 대상자들에게 전문적 기능을 수행하는 공간이므로 입원실, 간호사실, 치료실, 다용도실, 린넨실, 주방, 화장실, 목욕실, 창고 등의 시설이 안전하게 관리되어야 한다.

또한 약품을 비롯한 필요한 물품의 공급, 순환, 배치가 적절히 이루어져야 간호대상자에게 간호를 적시에 효과적으로 제공할 수 있으므로 간호단위 관리자는 이와 같은 간호지원기능을 수행하는 데 방해를 받지 않도록 해야 한다. 또한 이러한 간호지원기능이 원활하게 이루어지지 않으면 일차적 목적인 간호제공에 지장을 주게 되므로 간호사들은 간호지원기능의 관리에도 적극적으로 참여해야한다.

일반적인 물품의 확보 및 관리부분, 물리적 시설, 환경조성, 안전관리 그리고 약품 관리에 대해서는 인무관리 및 자원관리 부분에서 언급하였으므로 본 장에서는 실제 간호단위의 구성과 설비부분과 간호단위에서의 물품관리에 관해 정리하였다.

1) 간호단위의 구성과 설비

(1) 간호단위의 병상수와 구조

간호단위의 병상수는 환자의 수와 간호요구 간호사 1인에 대한 환자수와 간호단위 관리사의 관리범위에 따라 적정수가 정해져야한다. 또한 병상수는 설계, 간호전달체계 등에 의해서 달라지는데 일반적으로 간호인력을 많이 요구할수록 병상 수는 적어진다.

대체로 한 개의 간호단위에는 30~40명의 환자를 수용할 수 있는 시설과 환자들의 편의시설, 간호와 치료의 준비를 위한 공간과 가구, 기구, 의약품들을 저장 관리할 수 있는 공간이 포함된다. 우리나라 병원의 경우 30내지 40병상으로 구성되는 것이 일반적이며, 만성질

환이나 장기입원환자의 간호단위의 병상 수는 이보다 많아 60병상으로 구성되어있는 경우도 있고 소아병동이나 특수간호단위는 이보다 적은 20개 또는 그 이하의 병상수로 구성되어있는 경우도 있다.

최근 병원이 대형화되면서 간호단위의 규모가 커지고 있는데 간호단위의 규모가 커지면 간호사들의 업무활동영역이 넓어지고 그만큼 동선이 길어져 노력이 많이 들고 간호단위 관리자가 관리해야할 간호사 수와 환자 수가 증가하므로 관리상의 어려움이 따르고 비능률적이다. 그러나 간호단위의 병상수가 지나치게 적을 경우 관리상의 자원낭비가 있어 비효율적이므로 적정수의 병상수를 유지하는 것이 바람직하다. 간호단위의 동선은 짧을수록 능률적이므로 간호단위의 구조는 정사각형, 원형이 이상적이다. 일반적인 간호단위의 구조는 직사각형이나 T자형, Y자형, E형 등이 있다.

(2) 병실

① 병실의 종류

1859년 나이팅게일이 병원에 관한 소견이라는 저서에서 최초로 병실의 일조, 환기, 청결 등 위생상의 문제를 제시하고 약 40명의 환자를 한 개 병실의 간호단위로 설정하여 병상을 직각으로 배치한 총실(large open ward) 방식의 병동을 시도한 후 20세기 초반까지 간호단위인 병동의 표준형으로 전해져 왔다.

이와 같은 개방된 형태의 대형병동은 사생활침해, 교차 감염, 공기오염, 소음 등의 문제로 인해 점차 감소되어 소규모의 병실로 대치되었다. 병실에는 1인실, 2~3인실 또는 4인 이상의 다인실 등이 있으나 한 방에 병상 4개 이상은 바람직하지 못하다. 우리나라 대부분의 종합병원에서는 다인실의 기준병실로 6인 병실을 채택하고 있다. 그러나 6인 병실의 경우 심리적으로 자신의 영역을 확보할 수가 없고 환자보호자의 공간확보가 어려워진다. 최근일부이기는 하나 5인 병실 혹은 4인 병실로 계획되고 여기에 화장실을 설치하는 병원도 있어 병실의 모듈이 변화되는 경향을 보이고 있다.

다인용 병실이 많을 경우 동선이 짧아 능률적이므로 간호단위간에 업무분담의 균형을 유지하고 환자의 상태와 요구에 맞춰 입원시키기 위해 하나의 간호단위에 1인용, 2~3인용, 다인용 병실을 적당한 비율로 배분 설치하는 것이 좋다.

② 병실 면적과 병상 간 배치

우리나라의 의료법 시행규칙에 의하면 병실의 최소 면적기준으로 1인실은 6.3m²이상, 2인실 이상의 병실일 경우 1인당 4.3m²이상(중심선기준)의 면적을 확보할 것을 규정하고 있다. 면적을 산정하는 방법도 벽 또는 기둥중심선을 기준으로 하고 있지만 안목치수를 기준으로 하고 있는 경우도 있다.

우리나라 환자 1인당 면적은 침대를 배치하고 나면 간호사가 침대사이로 이동하는 공간이 부족하다. 병실문은 침대가 그대로 드나들 수 있도록 넓어야한다. 1인실은 중환자, 격리환자, 사생활 보장을 원하는 환자 등을 수용한다. 1인실이나 소인실이 많을수록 간호 인력이 많이 필요하다. 다인실은 간호나 설비 면에서 유리하지만 환자의 사생활유지가 곤란하며 병원감염의 위험과 소음, 악취 및 질서유지 등에 어려움이 있다. 다인실은 내부에 칸막이를 하여 사생활이 방해받지 않도록 하는 것이 좋다.

병실내의 병상배치는 병실의 건축 설계시부터 고려되는데, 창에 직각이 되게 하는 것과 평행되게 하는 것으로 나눌 수 있다. 직각배치는 과거 유럽에서 전통적으로 시행된 방법으로 창문을 작게 내고 하나의 창문에 하나의 병상을 직각으로 배치하는 것이다. 평행배치는 창문이 크고 광선을 받기 쉬운 병실에서 창문과 평행되게 배치하는 것이다. 병상의 방향은 환자의 눈에 직사광선이 닿지 않고 병실외부와 내부를 잘 볼 수 있으며 간호와 처치시 불편이 없도록 배치하는 것이 좋다. 병상사이의 공간은 장비와 침대의 움직임 및 비말감염예방을 위해 최소 1m이상 되어야 한다.

다인실에서 병상간격을 충분히 확보할 수 없을 경우 커튼이나 칸막이를 하면 좋다. 칸막이는 너무 높게 하거나 복잡하게 하면 간호에 불편하고 미관상 보기도 좋지 않다.

③ 병실의 가구류와 비품 및 설비

- 침대

  환자가 입원하고 있는 동안 대부분의 시간을 침대에 누워서 생활하게 되므로 침대는 안락해야한다. 환자를 침대에서 침대로 이동하는 편의와 미관을 위해 침대규격은 일정한 것이 좋다. 폭은 약 90cm, 길이는 2m, 높이는 70cm가 적당하다. 침대와 침요는 너무 푹신하지 않은 것이 좋으며 환자의 체위가 바르게 유지될 수 있는 것이어야 한다.

- 기타 가구류와 기구

  침상옆 테이블(bedside table), 오버베드테이블, 옷장, 휴지통 등이 필요하다. 냉장고와 텔레비전 수신기 등을 구비하면 환자의 간식이나 음료수를 보관하고 환자의 무료함을 어느 정도 덜어줄 수 있다.

- 설비

  침대마다 간호사 호출용 벨과 인터폰을 설치하여 간호사들과 언제든지 직접 통화할 수 있게 하고 개별조명이 필요하다. 1인실인 경우 화장실 겸 욕실을 설치하고 다인실인 경우 병실내의 세면기와 거울을 달아 간단하게 세면할 수 있도록 하고 별도로 목욕실과 화장실시설을 설치할 수 있다. 간호사실 가까운 다인실과 몇 개의 병실에 산소와 흡인을 위한 중앙집중장치(central piping system)를 설치하면 산소공급과 흡인이 필요한 중환자를 간호하는 데 편리하다.

(3) 간호사실(Nurse's station)

간호사실은 환자와 방문객의 관찰이 용이하고 환자병실, 처치실, 린넨실 등을 고려하여 간호사들의 동선이 가장 짧은 곳에 있어야한다. 간호사실에는 차트와 각종 기록, 보고서가 비치될 선반과 장소가 필요하며 약장과 기구장이 비치되고 전화와 환자병실과의 연락장치가 설치되어 있어야 한다. 간호단위 관리자방은 간호사실 옆에 별도로 설치하는 것이 좋다.

(4) 준비실(비소독물실)과 치료실

준비실은 필요한 기구와 공급품을 준비해 놓으며 기구를 세척할 수 있는 싱크대와 1차 소독을 할 수 있는 시설이 되어있어야 한다. 준비실 한편으로는 변기를 세척, 소독할 수 있는 변기세척기와 오물세척기 시설을 설치할 수 있으며 얼음을 보관할 수 있는 시설도 필요하다. 치료실은 병실에서 하기 어려운 치료나 검사를 실시하기 위해 설치한다.

(5) 보관시설(린넨실)

시트, 환의, 베게잇 등 린넨과 각종 기구를 정리 보관할 수 있는 보관시설이 있어야한다. 보관해야하는 숫자와 종류를 쉽게 알아볼 수 있도록 분류 보관하기위해서 선반을 설치한다.

(6) 면회실, 휴게실

회복기 환자의 휴양에 이용되며 독서, 담화, 오락에도 사용된다. 소아병동에서는 놀이방으로, 정신병동에서는 작업요법이나 오락요법시 사용될 수 있다. 면회실은 공간이 충분하면 별도로 설치하여 다인용 환자의 면회객이 있을 때 사용하면 편리하다.

(7) 의사실, 회의실

의사실은 진료기록이나 처방 등을 하며 환자나 가족을 면담하는 데 사용하는 방이다. 의사실은 간호사실과 인접하여 상호연락하기 좋도록 해야 한다. 때로 의사실이 숙직실로 사용되는 경우가 있는데 이와 같이 의사실이 숙직실로 사용되는 경우 간호사실과 떨어진 곳에 위치하는 것이 바람직하다. 회의실은 간호집담회(conference)나 교육을 하는데 사용되며 반드시 간호단위마다 설치되어있지 않아도 되며 2~3개 간호단위가 공동으로 사용하도록 해도 된다.

(8) 배선실(kitchen)

배선실은 모든 환자의 식사배선이 중앙화되어 있으면 규모가 작아도 된다. 냄새나 소리가 나지 않도록 하고 환자의 식사나 간식, 치료식을 데울 수 있는 시설과 보관할 수 있는 냉장고가 있어야한다. 보호자의 취사는 금하는 것이 좋으나 과일 등을 씻을 수 있는 싱크대 시설이 되어있으면 편리하다.

(9) 공동화장실, 욕실

화장실은 직원용과 환자용으로 구분하며 남자용과 여자용으로 구분한다. 화장실은 최소한 환자 10인마다 대화장실 1개, 남자 20인마다 소화장실 1개가 필요하나 많을수록 편리하다.

화장실내에는 간호사실과 비상연락장치가 되어있어야 하며 수액을 맞는 환자의 수액병을 걸 수 있도록 고리가 설치되어야 한다. 욕실은 남녀로 구분하여 설치하면 좋고 샤워와 통목욕을 할 수 있는 시설이 되어있어야 한다. 정신병동은 안에서 잠글 수 없도록 하고 기타 환자의 경우에도 사고발생을 대비해서 밖에서 열 수 있도록 해야 한다. 욕실 내에서도 비상연락장치가 있어야한다. 화장실과 욕실의 문은 휠체어가 드나들 수 있도록 충분히 넓어야한다.

2) 수간호사의 물품관리

물품은 환자간호와 간호단위의 운영을 위한 도구이므로 없어서는 안 될 필수품이다. 간호사가 염두에 두어야 할 것은 병원의 진료기구나 간호용품이 생각보다 매우 비싸고 병원용품의 많은 분량이 간호사에 의해 사용되고 소비된다는 것이다. 병원에 필요한 전체비품과 물자의 시장조사, 구매, 수집, 보관, 분배, 장부관리, 재고조사등은 병원구매과와 관리부서의 책임이다. 그러나 수간호사는 병동에서 사용되는 간호물품 뿐만 아니라 진료기구, 가구, 사무용품 등에도 물품의 규격, 물품의 질, 새로 나온 물품의 추천, 필요량 등에 대해 사용자의 입장에서 구매자와 긴밀한 연락과 협조관계를 가져야한다. 또한 비품과 물자확보는 연도별 예산에 반영되므로 재정을 관리하는 부서와 깊은 관련이 있다.

(1) 간호단위 물품의 종류

① 간호부서 관리물품

- 의료기기: Defibrillator, EKG monitor, Infusion pump
- 의료비품: 침대, 상두대, suction, O2 gauge, wheelchair, walker
- 일반비품: 의자, 물품장, 장의자, 냉장고
- 의료부외: 혈압계, 가습기, IV stand
- 기타부외: 스크린
- 의료소모품: 청진기, 혈압계, 체온계

② 중앙공급과 물품

- 위생재료: Medicut, I.V. set, 반창고, 카테터류
- 기타진료재료 : 나무 설압자, 약컵, 일회용 장갑, hot bag, 주사기, 입원물품세트, 소독물품, 린넨류

③ 경리과 관재계 물품

- 사무, 청소용품: 볼펜, 연필, 클립, 복사지
- 인쇄물: 각종 기록지, 간호일지, 진단서, 타과 의뢰서

(2) 자산의 구분

① 고정자산

통상 내용연수가 1년 이상이고 취득금액이 10만원 이상인 품목으로 병원이 계속적으로 점유하는 자산을 말한다. 다만, 10만원 미만의 품목이라도 그 자산의 성질에 따라 고정자산으로 관리할 수 있으며 10만 원 이하라도 포함이 안 될 수도 있다. 5년 이상 되어야 폐기할 수 있으며 침대, 상두대, 오버베드 테이블, 장의자, 냉장고, 휠체어, 워커 등이 포함된다.

② 재고자산

약품, 진료재료, 위생재료, 급식재료와 사무용품, 수선용품, 소모성 비품 등 일반저장품으로서 소모성인 자산을 말한다.

③ 부외자산

내용연수가 1년 이상이고 취득금액이 3만원 이상 10만원 미만인 품목으로 장부상으로는 비용 처리되나 장부 외로 관리하는 자산을 말한다. 10만원 이상이거나 3만원 미만이라도 자산의 성질에 따라 부외자산으로 관리할 수 있다. 사용기간이 명시되어 있지 않다(예: 포터블 체중계, 혈압계, 드라이어 등).

3) 중앙공급과 물품

중앙공급과 기능

- 멸균물품 공급
- 진료재료 공급
- 린넨 공급

(1) 멸균물품 관리

환자진료에 필요한 모든 물품을 적절한 방법을 이용하여 세척, 소독, 멸균하여 환자에게 안전하게 사용할 수 있도록 하며 필요시 즉시 공급할 수 있도록 한다.

① 멸균물품의 종류

의료기구, 세트류, 멸균소모품, 재사용품 (자체, 각과 의뢰품)

② 멸균방법

- 스팀멸균
- EOgas 멸균
- 건열멸균

③ 멸균확인체계

- 기계적 방법
- 화학적 방법
- 생물학적 방법

④ 멸균품의 포장재

- 스팀 멸균: 면직물(방포), 크라프트지(종이), 부직포, 밀봉멸균봉투
- EOgas 멸균: 폴리에스터 포, 밀봉멸균봉투

⑤ 멸균품의 유효 기간

멸균방법과 포장재에 따라 다르다.

- 스팀 멸균: 4주간
- EOgas 멸균: 폴리에스터 포(4주), 밀봉 멸균봉투(6개월)

⑥ 멸균품의 보관

- 멸균품은 문이 있는 보관장이나, 덮개를 씌운 카트에 보관한다.
- 적절한 온도와 습도를 유지한다.
- 더운 곳에 장시간 보관할 경우 멸균품 내에서 응축현상을 일으켜 습기가 발생하며, 미생물이 포장재를 통과하여 번식할 수 있다.

⑦ 사용부서의 협조사항

- 적정재고를 유지하며, 분실이나 파손이 없도록 관리한다.
- 유효기간을 확인하여 재멸균 의뢰물품이 없도록 한다.
- 사용 후에는 즉시 물로 1차 세척 후 보관하여야 오염물 제거가 용이하고, 기구의 손상이 적다.
- 분실이나 파손이 발생한 경우 즉시 처리한다.
- 감염관리절차에 맞게 관리한다.

(2) 린넨관리

① 린넨류의 구매, 세탁, 수선, 불출, 재고 관리를 담당한다.

② 병원에 따라 다르나 매일 청구한 후 당일 오전 중에 신청부서에 전달한다.

③ 년간 1회 모든 린넨류를 실사하여 분실수량을 파악한다.

④ 간호단위에서의 린넨관리

- 적정재고를 보유한다.
- 다른 용도로 사용하여 린넨이 훼손되지 않도록 한다.
- 오염된 린넨은 구분된 햄퍼에 따로 모은다.
- 햄퍼에 기구나 주사바늘 등이 들어가지 않도록 한다.
- 수선품은 구분하여 보낸다.

(3) 진료재료 관리

① 진료재료는 다음의 과정을 거쳐 공급된다.

- 신청: 심의위원회를 구성하여 필요성, 품질, 가격, 보험인정여부 등을 검토
- 구매: 계약업무는 외부용역업체가 대행함. 경쟁입찰방식 유도
- 불출: 전산으로 청구한 물품을 정해진 요일에 따라 전달
- 재고관리: 적정 재고량을 최소화하여 재고비용 감소(2주~3주분)

② 물품분류

- 위생재료
- 기타진료재료
- 특수진료재료

(4) 간호단위에서의 진료재료관리

- 적정재고를 유지한다.
- 오용이나 남용되지 않도록 한다.
- 수가발행을 정확히 한다.
- 신규재료 신청 시 비용 효과 측면을 고려한다.

그림 10-1 간호단위의 구조와 시설

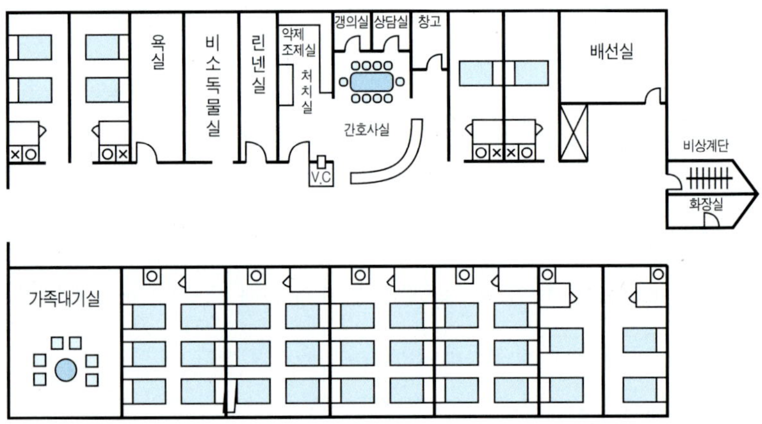

표 10-1 중환자실의 시설 · 장비기준 (의료법 시행규칙 일부개정령안 제28조의 8)

구분	중환자실	신생아중환자실
시설	300병상 이상의 종합병원 병상수의 100분의 5이상을 중환자실 병상으로 구비하여야한다.	
	출입통제가 가능한 별도단위로 독립되어야하며 무정전 시스템을 갖추어야한다. 중환자실의 의사 당직실은 중환자실내 또는 그 인접한 곳에 있어야한다.	
	개방병상당* 면적은 10m²이상이어야 한다.	개방병상당 면적은 5m²이상이어야 한다.
장비	병상당 중앙공급식 의료가스시설, 심전도모니터, 침습적 동맥혈압모니터(병상수의 10% 이상), 맥박산소계측기, 지속적 수액주입기, 인공호흡기(병상수의 30% 이상)를 갖추어야 한다.	병상당 중앙공급식 의료가스시설, 심전도모니터, 침습적 동맥혈압모니터(병상수의 10% 이상), 맥박산소계측기, 지속적 수액주입기, 인공호흡기(병상수의 30% 이상), 보육기(병상수의 70% 이상)를 갖추어야 한다.
	단위(unit)당 후두경, 앰부백(마스크포함), 심전도기록기, 제세동기를 갖추어야 한다.	단위(unit)당 후두경, 앰부백(마스크포함), 심전도기록기, 광선기, 집중치료기를 갖추어야 한다.

※ 개방병상당 면적이란 중환자실내 간호사실, 당직실, 청소실, 기기창고, 청결실, 오물실, 린넨보관실을 제외한 환자점유공간을 병상수로 나눈 면적임(중환자실내 간호사 스테이션(station) 및 복도는 개방병상면적에 포함됨)

〈부록1_간호진단을 위한 사정 양식〉

1. 건강지각-건강조절양상(Health perception-Health management pattern)

평소의 건강상태는?	□ 좋다	□ 보통이다	□ 나쁘다
현재의 건강상태는?	□ 좋다	□ 보통이다	□ 나쁘다
질병예방 및 건강유지를 위해 시도해 온 내용은?			
자신을 위해:	□ 적절한 영양	□ 체중조절	
	□ 자가검사(유방, 고환)		
	□ 검사(부인과, 치과)		□ 운동
	□ 예방접종		
입원한 이유는 무엇이라고 생각하나?			
그 질병의 원인은 무엇이라고 생각하나?			
그 질병의 발생시기는 언제라고 생각하나?			
입원을 통한 앞으로의 환자의 기대(구체적으로)			
입원 전까지의 치료는?	□ 안정	□ 식사	□ 수술
	□ 투약	□ 운동	□ 금연
	□ 기타	□ 체중조절	□ 검사
지시사항의 이행여부는?	□ 완전이행	□ 부분적 이행	□ 불이행
	□ 이행의 난점		
자신과 가족의 건강관리상의 문제는?	□ 기동성문제	□ 재정적문제	
감각결손:	□ 청력	□ 시력	
주거환경			
유 형:	□ 전세	□ 월세	□ 자가
	□ 아파트	□ 연립주택	□ 단독주택
	□ 양옥	□ 한옥	□ 기타
	□ 좁은문	□ 침대	□ 온돌방
	□ 전세	□ 온돌방	□ 계단
화장실:	□ 수세식	□ 재래식	□ 바닥이 미끄러움
	□ 채광	□ 조명이 어두움	□ 거리가 멀다

2. 영양-대사양상(Nutritional-Metabolic pattern)

평소에 섭취하는 음식의 종류는?	□ 식사	□ 간식	
식욕은?	□ 좋다	□ 보통이다	□ 나쁘다
나쁘다면, 이유는?	□ 소화불량	□ 구토 □ 오심	□ 구강궤양
기호식품은?	________		
제한식품은?	________		
비타민 등 영양제나 건강식품 사용은?	________		
지난 6개월간 체중변화 유무는?	□ 무	□ 유	
체중증가는?	________	알 수 있다면 그 이유는	
체중감소는?	________	알 수 있다면 그 이유는	
음식섭취상의 문제는?	□ 액체연하곤란	□ 저작운동 장애	
	□ 고체연하곤란	□ 상지의 활동장애	
	□ 조리불능		

3. 배설-양상(Elimination pattern)

정상배뇨에 문제나 불편이 있는가?
□ 핍뇨 □ 다뇨 □ 배뇨곤란 □ 적하
□ 요정체 □ 작열감 □ 실금 □ 긴급요의
□ hesistancy □ 이급후증

보조기구 사용 여부는? □ 간헐적 도뇨 □ 유치도뇨 □ 방광루

대변: 평상시 습관은? □ 배변시기___ □ 색깔____ □ 굳기____
□ 형태____ □ 횟수____

보조기구 및 약제의 종류와 횟수는? □ 회장루 □ 결장루 □ 관장
□ 하제 □ 완화제 □ 좌약

회음부: 피부상태는 어떠한가? □ 발적 □ 소양증 □ 부종
□ 표피박리 □ 항문열상 □ 치루

4. 활동-운동양상(Activity-Exercise pattern)

일상활동은? □ 직업____ □ 운동종류___ □ 운동빈도__
□ 레저활동 종류____ □ 빈도/월_______

활동에 제한이 있는가?

기동: □ 자세____ □ 몸무게지탱___ □ 균형____
□ 옷입기____ □ 몸치장____ □ 구강청결__

대소변보기: □ 화장실___ □ 이동식변기___ □ 침상변기__

목욕: □ 샤워____ □ 통목욕____

호흡곤란이나 피로가 있는가?

5. 수면-휴식양상(Sleep-Rest pattern)

평소의 수면상태는? □취침시간__시 □수면시간___시간
□ 취침준비_______________

수면을 돕는 투약이나 음식은? ____________________

현재의 수면상의 문제는?
□ 수면시작의 어려움 □ 수면후에도 피로감이 있음
□ 수면도중 자주 깨어남 □ 밤잠이 없음
□ 조기각성 □ 가면(drowsy) 상태

6. 인지-수용 양상(Cognitive-Perceptual pattern)

감각수용(청각, 시각, 촉각)에 문제가 있는가?

시각: □ 안경 □ 렌즈
□ 근시 □ 원시 □ 난시

청각: □ 보청기 □ 현운 □ 노안

촉각: □ 표재성 자극에 대한 무감각
□ 온·냉에 대한 무감각

7. 인지-수용양상(Self-Perception pattern)

현재 가장 관심을 갖는것은?

현재 건강의 목표는?

많은 주위사람들이 당신을 어떻게 표현했는가?

당신은 다음중 어디에 속하는가?

□ 건강이 악화되는 상태 □ 건강을 유지하는 상태

□ 건강이 증진되는 상태

8. 인지-수용양상(Role-Relation pattern)

의사소통: 지역방언 ______

말이 분명하고 적절한가? ______

자신을 표현하고 타인을 이해하는 능력은(인어직, 비언어적)

관계형성: 같이 사는 사람은? ______명 관계

도움이 필요할때 도움을 청할 사람은?

필요하다면 이름: ______ 전화번호: ______

주소: ______

가족생활: 구성원 ______ 교육수준 ______ 직업 ______

의사결정방법 ______

주 의사결정자 ______

활동(단독, 그룹) ______

역할 구분 ______ 수입원 ______

가정생활에 문제가 있는가?

결혼생활: 자신 ______ 누구와 ______

자녀양육 ______ ______ ______

친척간의 관계(시댁, 처가부모) ______

학대(신체적, 언어적, 물질적) ______ ______ ______

과잉보호 ______ ______ ______

9. 성생활-성적기능(Sexuality-Sexual Fuctioning)

당신의 건강상태로 인한 성관계의 변화는?

(현재는○, 미래의 가능성은 △)

□ 불임 □ 임신 □ 성욕 □ 피임

□ 발기 □ 과거력 □ 월경

10. 대처 스트레스 처리양식(Coping-Stress-Management pattern)

의사결정은 어떻게 하는가? □ 혼자서 □ 도움을 받아서

누구의 도움을 받는가? □ 식구 □ 친구

□ 직장 동료와 상사 □ 종교지도자

지난 몇해 동안 의미있는 사람의 죽음, 이사, 직업, 건강 등의 변화가 있었는가?

□ 가족 □ 친척 □ 친구 □ 직장동료

자신의 어떤점을 좋아하는가?

생활의 어떤점을 변화시키고 싶은가?

당신에게 스트레스가 있을 때 무엇을 하는가?

□ 음식섭취 □ 수면 □ 투약을 함 □ 도움을 청함

□ 흡연 □ 음주 □ 기타

입원하는 동안 편안함과 안전을 위해 간호사에게 원하는 것은?

11. 가치-신앙양상(Value-Belief pattern)
당신에게 힘과 의미를 주는것은? ______
종교나 신이 당신에게 중요한가? ______
최근에 도전을 받은 가치나 신념이 있는가? ______
있는경우 기술하시오.
입원하는 동안 당신은 종교의식, 종교서적 및 성직자의 방문을 원하는가?
종교와 관련된 금기사항은?
* 입원환자에게 시행
* 없는 항: 급성환자는 연기하고 무해당자는 빈칸으로 둘것

부록2_NANDA 간호진단(2006)

영역 1. 건강증진(Health-Promotion)
치료요법의 효율적 이행(Effective therapeutic regimen management)
치료요법의 비효율적 이행(Ineffective therapeutic regimen management)
치료요법의 비효율적 이행(Ineffective family therapeutic regimen management): 가족
치료요법의 비효율적 이행(Ineffective community therapeutic regimen management): 지역사회
건강추구 행위(특수영역을 명시할 것)(Health seeking behaviors(specify))
비효율적 건강관리(Ineffective health management)
비효율적 가정관리(Ineffective home maintenance)
치료요법이행의 증진가능성(Readiness for enhanced management of therapeutic regimen)
영양 강화 가능성(Readiness for enhanced nutrition)
영역 2. 영양(Nutrition)
비효율적 수유(Ineffective infant feeding pattern)
연하장애(Impaired swallowing)
영양부족(Altered nutrition: Less than body requirements)
영양과다 위험성(Altered nutrition: Potential for more than body requirements)
체액부족(Fluid volume deficit)
체액부족 위험성(Risk for fluid volume deficit)
체액과다(Fluid volume excess)
체액불균형 위험성(Risk for fluid volume imbalance)
체액균형 증진가능성(Readiness for enhanced fluid balance)
영역 3. 배설(Elimination)
배뇨장애(Altered urinary elimination)
소변정체(Urinary retention)

전 요실금(Total urinary incontinence)

기능적 요실금(Functional urinary incontinence)

복압성 요실금(Stress urinary incontinence)

긴박성 요실금(Urge urinary incontinence)

신경인성 요실금(Reflex urinary incontinence)

긴박성 요실금 위험성(Risk for urge urinary incontinence)

요배설 증진가능성(Readiness for enhanced urinary elimination)

변실금(Bowel incontinence)

설사(Diarrhea)

변비(Constipation)

변비위험성(Risk for constipation)

상상변비(Perceived constipation)

가스교환장애(Impaired gas exchange)

영역 4. 활동/휴식(Activity/Rest)

수면장애(Disturbed sleep pattern)

수면부족(Sleep derivation)

수면 증진가능성(Readiness for enhanced sleep)

비사용 증후군 위험성(Risk for disuse syndrome)

운동장애(Impaired physical mobility)

침상 체위이동장애(Impaired bed mobility)

휠체어 사용장애(Impaired wheelchair mobility)

이동능력장애(Impaired transfer ability)

보행장애(Impaired walking)

여가활동부족(Diversional activity deficit)

자가간호결핍: 옷입기/몸치장(Dressing/grooming self-care deficit)

자가간호결핍: 목욕/위생(Bathing/hygiene self-care deficit)

자가간호결핍: 식사하기(Feeding self-care deficit)

자가간호결핍: 화장실사용(Toileting self-care deficit)

수술후 회복지연(Delayed surgical recovery)

에너지교류장애(Disturbed energy field)

피로(Fatigue)

심박출량 감소(Decreased cardiac output)

호흡기능장애(Inability to sustain spontaneous ventilation)

비효율적 호흡양상(Ineffective breathing pattern)

활동의 지속적 장애(Risk for activity intolerance)

활동의 지속적 장애 위험성(Risk for activity intolerance)

호흡기제거에 대한 부적응(Dysfunctional ventilatory weaning response)

비효율적 조직관류(신장, 뇌, 심폐, 위장, 말초)(Ineffective tissue perfusion)

영역 5. 지각/인지(Perception/Cognition)

편측성 지각장애(Unilateral neglect)

환경인지장애 증후군(Impaired environment interpretation syndrome)

배회(Wandering)

감각지각장애: 시각, 청각, 운동감각, 미각, 촉각, 후각(Disturbed sensory perception)

지식부족(특정영역을 명시할 것)(Deficient knowledge(specify))

지식향상가능성(Readiness for enhanced knowledge(specify))

급성혼동(Acute confusion)

만성혼동(Chronic confusion)

기억장애(Impaired memory)

사고과정장애(Disturbed thought process)

언어소통장애(Impaired verbal communication)

의사소통 강화가능성(Readiness for enhanced communication)

영역 6. 자아인식(Self-perception)

자아정체성장애(Disturbed personal identity)

무력감(Powerlessness)

무력감 위험성(Risk for powerlessness)

절망감(Hopelessness)

외로움 위험성(Risk for loneliness)

자아개념 강화가능성(Readiness for enhanced self concept)

만성적 자긍심 저하(Chronic low self-esteem)

상황적 자긍심 저하(Situational low self-esteem)

상황적 자긍심 저하가능성(Risk for situational low self-esteem)

신체상 장애(Disturbed body image)

영역 7. 역할관계(Role Relationships)

보호자 역할부담감(Caregiver role strain)

보호자 역할부담감 위험성(Risk for caregiver role strain)

부모역할장애(Altered parenting)

보호자 역할 강화가능성(Interrupted family processes)

가족기능장애(Altered family processes)

가족기능 증진가능성(Readiness for enhanced family processes)

역기능적 가족: 알코올 의존(Dysfunctional family processes: Alcoholism)

부모자녀 애착장애 위험성(Risk for impaired parent/infant/child attachment)

효과적 모유수유(Effective breastfeeding)

비효과적 모유수유(Ineffective breastfeeding)

모유수유중단(Interrupted breastfeeding)

역할수행 장애(Altered role performance)

부모역할갈등(Parental role conflict)

사회적 상호작용장애(Impaired social interaction)

영역 8. 성(Sexuality)

성기능장애(Sexual dysfunction)

성문제호소(Altered sexuality patterns)

영역 9. 대응/스트레스 내성(Coping/Stress Tolerance)

환경변화 부적응 증후군(Relocation stress syndrome)

환경변화 부적응 증후군 위험성(Relocation stress syndrome)

강간상해증후군(Rape-trauma syndrome)

강간상해증후군: 침묵반응(Rape-trauma syndrome: Silent reaction)

강간상해증후군: 복합반응(Rape-trauma syndrome: Compound reaction)

외상후 반응(Post-trauma response)

외상후 반응 위험성(Risk for post-trauma response)

두려움(Fear)

불안(Anxiety)

죽음에 대한 불안(Death anxiety)

만성적 슬픔(Chronic sorrow)

비효율적 부정(Ineffective denial)

예견된 비탄(Anticipatory grieving)

역기능적 비탄(Dysfunctional grieving)

적응장애(Impaired adjustment)

비효율적 대응(Ineffective coping)

가족의 대응불능(Disabled family coping)

가족의 대응부족(Compromised family coping)

방어적 대응(Defensive coping)

지역사회의 비효율적 대응(Ineffective community coping)

대응증진 가능성(Readiness for enhanced coping)

가족대응의 증진가능성(Readiness for enhanced family coping)

가족대응의 증진가능성(Readiness for enhanced community coping)

자율신경 반사장애(Autonomic dysflexia)

자율신경 반사장애 위험성(Risk for autonomic dysflexia)

영아의 조절불능 행동(Disorganized infant behavior)

영아의 조절불능 행동위험성(Risk for disorganized infant behavior)

영아의 행동조절 증진 가능성(Potential for enhanced organized infant behavior)

두개내 적응력 감소(Decreased intracranial adaptive capacity)

영역 10. 생의 원리(Life Principles)

영적안녕 증진가능성(Readiness for enhanced spiritual well-being)

영적고뇌(Spiritual distress)

영적고뇌 위험성(Risk for spiritual distress)

의사결정갈등(특정영역을 명시할 것)(Decisional conflict(specify))

불이행(특정영역을 명시할 것)(Noncompliance(specify))

영역 11. 안전/보호(Safety/Protection)

감염위험성(Risk for infection)

구강점막손상(Impaired oral mucous membrane)

신체손상위험성(Risk for injury)

수술중 체위관련손상(Risk for perioperative positioning injury)

낙상위험성(Risk for falls)

외상위험성(Risk for trauma)

피부손상(Impaired skin integrity)
피부손상 위험성(Risk for impaired skin integrity)
조직손상(Impaired tissue integrity)
치아손상(Altered dentition)
질식위험성(Risk for suffocation)
기도흡인 위험성(Risk for aspiration)
기도개방 유지불능(Ineffective airway clearance)
말초신경혈관 기능장애 위험성(Risk for peripheral neurovascular dysfuction)
방어능력저하(Ineffective protection)
영아돌연사 증후군 위험성(Risk for sudden infant death syndrome)
자해위험성(Risk for self-mutilation)
자해(Self-mutilation)
폭력위험성: 타인(Risk for other-directed violence)
폭력위험성: 자신(Risk for self-directed violence)
자살위험성(Risk for suicide)
중독위험성(Risk for poisoning)
라텍스알레르기 반응(Latex allergy response)
라텍스알레르기 반응 위험성(Risk for latex allergy response)
체온조절장애 위험성(Risk for imbalanced body temperature)
체온조절장애(Ineffective thermoregulation)
저체온(Hypothermia)
고체온(Hyperthermia)
영역 12. 안위(Comfort)
급성 통증(Acute pain)
만성 통증(Chronic pain)
오심(Nausea)
사회적 고립(Social isolation)
영역 13. 성장/발달(Growth/Development)
성장불균형 위험성(Risk for disproportionate growth)
성인의 성숙부족(Adult failure to thrive)
성장발달지연(Delayed growth and development)
발달지연 위험성(Risk for delayed development)

병원회계와 재무관리

ACCOUNTING AND FINANCIAL MANAGEMENT

11

1. 병원회계의 목적과 유형

1) 병원회계의 목적과 유용성

병원은 의료법상 비영리기관이지만 세법상으로는 영리기관에 준하여 적용을 받고 있으며, 복식부기제도를 채택하여 병원에 부과된, 법률, 행정, 사회 그리고 문화적인 목표의 효율적인 성취를 위하여 자원이 어떻게 쓰였는가를 측정하고 보고하는데 중점이 주어져 있다. 병원회계의 목적은 일반적으로 정보이용자가 경제적 의사결정을 하는데 유용한 정보를 제공하는 것이다. 구체적으로는 한정된 자원의 사용을 위한 의사결정에 유용한 정보를 제공하고, 병원의 인적·물적 자원의 효과적인 지휘와 통제, 자원관리의 유지 및 변동, 병원의 사회적 기능과 통제의 촉진을 위한 정보를 제공하는 것이다. 병원의 재무보고서는 현재 및 잠재적 재무보고서 이용자의 경제적 의사결정에 유용한 정보를 제공하여야 한다. 특히 정부를 포함하여 병원 외부의 정책적 의사결정은 사회전체적인 자원 배분에 영향을 미치므로 이들의 의사결정에 유용한 재무보고서는 자원배분의 효율성 제고에 기여하게 된다.

병원회계의 유용성은 여러 가지가 있으나, 다음의 세 가지로 요약할 수 있다. 첫째, 병원회계는 병원의 재무상태, 경영성 및 현금 흐름의 상황을 기록하여 재무회계(financial accounting)의 기초를 만든다, 즉, 회계에 의하여 병원의 자산·부채·자본의 변화와 수이·비용이 발생을 기록하여 외부의 이해관계자에게 보고를 수행하고, 이해관계자는 회계정보를 이용하여 경제적 의사결정을 할 수 있게 된다. 둘째, 병원회계는 병원의 경영자가 회계정보를 관리적으로 이용할 수 있어서 관리회계(managerial accounting)의 기초가 된다. 경영자는 병원의 목표(이윤극대화)를 달성하고자 경영계획을 수립하고, 경영통제를 수행해야 하는데, 이를 위하여 회계정보를 이용하는 것이다. 셋째, 병원회계는 사회적 차원에서 정부의 보건정책, 규제, 건강보험 수가 결정에 이용되고, 병원의 사회적 역할과 책임을 평가하는데 이용된다.

2) 병원회계의 유형

(1) 재무회계

병원회계는 회계보고의 목적과 대상에 따라 재무회계와 관리회계로 나누어진다. 재무회계는 일반회계(general accounting)라고도 하는데, 재무제표 중심의 회계이다. 이것은 병원의 광범위한 이해관계자인 외부 정보이용자의 경제적 의사결정에 유용한 재무정보를 측정, 보고할 목적으로 이루어지는 외부보고 목적의 회계이다. 재무회계에 의해 작성되는 재무제표는 모든 회계의 기본이 되고 있으며 관리회계, 세무회계, 회계감사의 기초가 된다.

(2) 관리회계

관리회계는 병원의 경영자가 경영의사결정을 하는데 필요한 회계정보를 제공하는 내부보고 목적의 회계이다. 병원경영자는 병원의 내부인으로서 관리목적을 위하여 회계정보를 필요로 한다. 특히 병원의 목표를 위하여 경영계획의 수립과 경영통제가 효과적으로 수행될 수 있도록 재무회계와는 다른 관점에서 회계정보를 수집, 정리, 보고, 해석하여 이들 정보를 관리에 이용한다. 관리회계는 원가자료를 주로 이용하므로 원가회계(cost accounting)와 비슷하다. 그러나 관리회계는 회계정보의 관리적 이용, 경영의사결정을 위한 회계, 관리적 기법을 강조한다는 점에서 차이가 있다.

3) 병원회계의 특성

병원은 진료서비스를 받는 환자에게서 그 대가를 징수하므로 비영리기관 중에서 영리기업의 관리기법이 가장 많이 적용되는 분야이다. 그리고 건강보험 수가결정과 관련하여 병원회계 처리 규칙의 통일성이 요청되고 각종 재무자료와 통계자료를 외부의 이해관계자가 요구하게 됨에 따라 병원회계는 여타 비영리기관 회계 중에서 가장 발전된 형태가 되었다. 우리나라의 병원회계준칙은 미국회계제도보다 우리나라 기업회계원칙을 모체로 하고, 학교법인의 재무회계규칙과 일본의 병원회계준칙을 가미하여 제정된 것이다.

2. 병원의 재무제표

병원이 일정기간(이를 회계기간이라고 부르며, 1년 단위로 정함)이 지난 후 당해기간 동안의 재무상태와 경영성과를 종합적으로 나타내기 위하여 작성하는 회계보고서를 재무제표(financial statements)라고 한다. 재무제표의 종류로는 ① 대차대조표(balance sheet) ② 손익계산서(income statement) ③ 기본금변동명세서 ④ 현금흐름표(cash flow)가 있다.

재무제표 중에서 중요시되는 것은 주로 대차대조표와 손익계산서이다. 이것은 두 재무제표가 병원의 경제적 상황을 가장 잘 요약하여 나타내기 때문인데, 대차대조표는 일정 시점에서 병원의 재무상태를 나타내고, 손익계산서는 일정기간동안 병원의 경영성과를 나타낸다. 병원의 재무상태와 경영성과에 대한 파악은 병원의 경제적 상태를 파악하는데 핵심요소이므로, 이 두 보고서는 재무제표 중에서 가장 중요시 되고 있다.

재무제표의 작성은 회계정보의 비교가능성을 제고하기 위하여 특별한 사유가 없는 한, 의료기관회계기준에서 정한 과목을 사용하여야 한다. 다만, 계정과목을 정하지 아니한 것은 그

성질이나 금액이 유사한 계정과목으로 통합하여 사용하거나 그 내용을 나타낼 수 있는 적절한 계정과목을 신설하여 사용할 수 있기 때문이다. 병원장은 매 회계연도 종료일부터 3개월 이내에 재무제표와 부속명세서를 첨부한 결산서를 보건복지부장관에게 제출하여야 한다.

1) 대차대조표

(1) 대차대조표의 구성요소

대차대조표는 일정시점에서 병원의 재무상태를 보여주는 보고서(정태적 보고서)로써 크게 자산, 부채, 자본의 세 가지로 구성된다. 재무상태란 재정상태, 재산상태와 비슷한 용어로 일정시점에서 병원의 부(wealth), 경제적 상태를 나타낸다.

자산(assets)은 병원이 소유한 금전, 권리, 물품, 동산, 부동산 등 재산적 가치가 있는 것으로서 병원의 경제적 자원(economic resources)이라고도 한다. 사회적으로 통용되고 있는 용어인 재산(properties)과 자산은 약간 다른 개념이다. 재산은 회계상 자산에서 부채를 차감한 순자산(net assets) 또는 자본과 동일한 개념으로 인식되는 경우가 많으나, 때로는 재산을 자산과 같은 의미로 사용하기도 한다. 이 때문에 회계에서는 재산이라는 용어는 가급적 사용하지 않는다. 병원회계에서는 자산을 유동자산과 고정자산으로 나누고, 고정자산은 다시 투자자산, 유형자산, 무형자산으로 구분하고 있다.

부채(liabilities)는 병원이 다른 개인이나 조직에게 현금 또는 다른 편익을 장래에 제공할 의무를 지는 것으로서 병원의 경제적 의무(economic obligation)라고도 한다. 부채는 빚이므로 병원이 채무자가 되고, 병원이 변제할 대상인 개인이나 조직은 채권자가 된다. 따라서 부채는 채권자의 청구권이라고 말할 수 있으며 타인자본이라고도 한다. 병원회계에서는 부채를 유동부채와 고정부채로 나눈다.

자본(capital)은 소유주의 지분(owner's equity or stockholders' equity)으로서 자산과 부채의 차이가 되며, 순재산(net worth) 또는 순자산(net assets)이라고도 한다. 병원회계에서 자본은 기본금과 잉여금으로 구분된다.

(2) 대차대조표의 구조와 작성 원칙

대차대조표의 구조는 왼쪽(차변)에 자산을 표기하고, 오른쪽(대변)에 부채와 자본을 표기하는데 '자산=부채+자본'의 등식이 항상 성립한다(표 11-1). 작성 원칙으로는 첫째, 자산·부채·자본은 총액을 기재하고, 자산항목과 부채 또는 자본항목을 상계하지 않는다. 둘째, 자산 및 부채는 1년을 기준으로 하여 유동성 분석에 적

표 11-1 대차대조표의 기본구조

차변(debit)	대변(credit)
자산	부채
① 유동자산	① 유동부채
· 당좌자산	② 고정부채
· 재고자산	
② 고정자산	자본
· 투자자산	① 기본금
· 유형자산	② 잉여금
· 무형자산	
자산 합계	부채+자본

합하도록 유동계정과 고정계정으로 구분한다. 셋째, 자산 및 부채의 항목 배열은 유동성이 높은 것부터 먼저 표시하고, 유동성이 낮은 것은 나중에 표시한다. 넷째, 가지급금 또는 가수금 등의 미결산 항목은 그 내용을 나타내는 적절한 과목으로 기재한다.

(3) 대차대조표 계정

① 자산

유동자산	당좌자산	현금 및 현금등가물, 단기금융상품, 단기매매증권, 의료미수금, 단기대여금, 대손충당금, 미수금, 미수수익, 선급금, 선급비용, 선급제세, 기타 당좌자산
	재고자산	약품, 진료재료, 급식재료, 저장품, 의료부대물품
고정자산	투자자산	장기금융상품, 투자유가증권, 장기대여금, 대손충당금, 퇴직보험, 예치금, 보증금, 이연법인세차, 기타 투자자산
	유형자산	토지, 건물, 구축물, 기계장치, 의료장비, 차량운반구, 공기구비품, 건설중인 자산, 기타 유형자산, 감가상각 누계액
	무형자산	영업권, 산업재산권

② 부채

유동부채	매입채무, 단기차입금, 미지급금, 선수금, 예수금, 미지급비용, 미지급제세, 유동성 장기부채, 선수수익, 예수보증금, 단기부채성 충당금, 임직원단기차입금, 기타 유동부채
고정부채	장기차입금, 외화장기차입금, 금융리스미지급금, 장기성 매입채무, 퇴직급여충당금, 이연법인세대, 고유목적사업준비금, 임대보증금

③ 자본

기본금	법인기본금, 기타기본금
잉여금	자본잉여금, 이익잉여금

2) 손익계산서

(1) 손익계산서의 구성요소

손익계산서는 일정기간 병원의 진료활동의 결과로 얻어진 경제적 성과에 대한 정보를 표시하여 주는 회계보고서(동태적 보고서)이다. 손익계산서의 유용성으로는 병원의 경영성과에 대한 정보 제공, 병원의 수익성을 평가하는데 필요한 정보 제공, 병원의 경영계획 수립에 필요한 정보 제공, 법인세 등 세금결정의 기초자료, 성과급 지급을 위한 기초자료, 경영자의 업적 평가를 위한 기초자료를 제공하는 것을 들 수 있다.

손익계산서의 기본요소는 수익, 비용, 순이익(또는 순손실)인데 손익계산서상 수익과 비용의 차이를 당기순이익(또는 당기순손실)이라고 한다. 수익(revenue)은 병원이 일정기간 고객에게 제공한 의료서비스와 기타서비스에 대한 화폐액의 합계액이다. 병원회계에서 수익은 의료수익과 의료외 수익으로 구분된다. 비용(expense)은 병원이 일정기간 수익을 얻기 위하여 소비하고 지출한 원가 또는 비용이다. 병원회계에서 비용은 의료비용과 의료외 비용으로 구분된다.

(2) 손익계산서의 구조와 작성 원칙

손익계산서의 구조는 왼쪽(차변)에 비용을 표기하고, 오른쪽(대변)에 수익을 표기하는데 '수익-비용=순이익' 의 등식이 항상 성립한다. 여기서 비용이 수익보다 많을 경우에는 순손실이 산출된다. 손익계산서의 양식은 계정식과 보고식으로 나눌 수 있다. 표 11-2는 계정식 손익계산서 양식을 보여주고 있으며, 보고식은 수익과 비용을 순서적으로 연속배열하는 방식인데 의료수익, 의료비용, 의료외 수익, 의료외 비용, 특별이익, 특별손실, 법인세, 당기순이익의 순으로 기재한다(표 11-3).

손익계산서의 작성원칙으로는 첫째, 모든 수익과 비용은 발생한 기간에 정당하게 배분되도록 처리하되 수익은 실현시기를 기준으로 계산하고, 미실현 수익은 당기의 손익계산에 산입하지 않는다(실현주의). 둘째, 수익과 비용은 그 발생 원천에 따라 명확하게 분류하고 각 수익항목과 이에 관련되는 비용항목을 대응 표시한다(수익과 비용의 대응 원칙). 셋째, 수익과 비용은 총액으로 기재하는 것을 원칙으로 하고, 수익과 비용항목을 상계하여 그 전부 또는 일부를 손익계산서에서 제외하지 않는다(총액주의). 넷째, 손익계산서는 의료이익(의료손실), 경상이익(경상손실), 법인세차감전순이익(순손실), 법인세비용 및 당기순이익(순손실)으로 구분 표시한다(구분계산의 원칙).

표 11-2 손익계산서의 기본구조(계정식)

차변(debit)	대변(credit)
비용 ① 의료비용 · 인건비 · 재료비 · 관리운영비 ② 의료외 비용 ③ 특별손실 ④ 법인세비용 순이익 ① 당기순이익	수익 ① 의료수익 ② 의료외 수익 ③ 특별이익
비용+당기순이익	수익 합계

표 11-3 손익계산서의 기본구조(보고식)

계정과목	금액
Ⅰ 의료수익	
Ⅱ 의료비용	
Ⅲ 의료이익(Ⅰ-Ⅱ)	
Ⅳ 의료외 수익	
Ⅴ 의료외 비용	
Ⅵ 경상이익(=Ⅲ+Ⅳ-Ⅴ)	
Ⅶ 특별이익	
Ⅷ 특별 손실	
Ⅸ 법인세 차감전 순이익 (=Ⅵ+Ⅶ-Ⅷ)	
Ⅹ 법인세 등	
Ⅺ 당기순이익(=Ⅸ-Ⅹ)	

(3) 손익계산서 계정

① 수익

의료수익	입원수익, 외래수익, 건강진단수익, 수탁검사수익, 직원급식수익, 제증명료수익, 구급차 운영수익, 기타수익
의료외 수익	의료부대수익, 이자수익, 배당금수익, 임대료수익, 단기매매증권처분이익, 단기매매증권평가이익, 외환차익, 외화환산이익, 투자자산처분이익, 유형자산처분이익, 대손충당금환입, 기부금수익, 잡이익
특별이익	자산수증이익, 채무면제이익, 보험차익

② 비용

의료비용	인건비(급여, 제수당, 퇴직급여), 재료비(약품비, 진료재료비, 급식재료비), 관리운영비(복리후생비, 여비교통비, 통신비, 전기수도료, 세금과공과, 보험료, 환경관리비, 지급임차료, 지급수수료, 수선비, 차량유지비, 교육훈련비, 도서인쇄비, 접대비, 행사비, 연료비, 선교비, 의료사회사업비, 소모품비, 연구비, 감가상각비, 무형자산상각비, 임차자산개량상각비, 광고선전비, 대손상각비, 피복침구비, 외주용역비, 잡비)
의료외 비용	의료부대비용, 이자비용, 기타 대손상각비, 기부금, 단기매매증권처분손실, 단기매매증권평가손실, 외환차손, 외화환산손실, 투자자산처분손실, 유형자산처분손실, 재고자산감모손실, 고유목적사업준비금 전입액, 고유목적사업비, 잡손실
특별손실	재해손실
법인세비용	법인세비용

대 차 대 조 표

제 (당)기 년 월 일 현재
제 (전)기 년 월 일 현재

(단위 : 원)

계정과목	제 (당)기		제 (전)기	
	금 액		금 액	
자산				
Ⅰ. 유동자산				
(1) 당좌자산				
1. 현금 및 현금등가물				
2. 단기금융상품				
⋮				
(2) 재고자산				
1. 약품				
2. 진료재료				
⋮				
Ⅱ. 고정자산				
(1) 투자자산				
1. 장기금융상품				
2. 투자유가증권				
⋮				
(2) 유형자산				
1. 토지				
2. 건물				
⋮				
(3) 무형자산				
1. 영업권				
2. 산업재산권				
자산 총계				
부채				
Ⅰ. 유동부채				
1. 매입채무				
2. 단기차입금				
⋮				
Ⅱ. 고정부채				
1. 장기차입금				
2. 외화장기차입금				
⋮				
(부채 합계)				
자본				
Ⅰ. 기본금				
1. 법인기본금				
2. 기타기본금				
Ⅱ. 잉여금				
1. 자본잉여금				
2. 이익잉여금				
자본 총계				
부채와 자본 총계				

손익계산서

제 (당)기 년 월 일부터 년 월 일까지
제 (전)기 년 월 일까지 년 월 일까지

(단위 : 원)

계 정 과 목	제 (당)기		제 (전)기	
	금 액		금 액	
Ⅰ. 의료수익				
1. 입원수익				
2. 외래수익				
⋮				
(의료수익계)				
Ⅱ. 의료비용				
(1) 인건비				
1. 급여				
2. 제수당				
⋮				
(2) 재료비				
1. 약품비				
2. 진료재료비				
⋮				
(3) 관리운영비				
1. 복리후생비				
2. 여비교통비				
⋮				
(의료비용계)				
Ⅲ. 의료이익=Ⅰ-Ⅱ				
Ⅳ. 의료외 수익				
1. 의료부대수익				
2. 이자수익				
⋮				
Ⅴ. 의료외 비용				
1. 의료부대비용				
2. 이자비용				
⋮				
Ⅵ. 경상이익=Ⅲ+Ⅳ-Ⅴ				
Ⅶ. 특별이익				
1. 자산수증이익				
2. 채무면제이익				
⋮				
Ⅷ. 특별손실				
1. 재해손실				
Ⅸ. 법인세차감전순이익=Ⅵ+Ⅶ-Ⅷ				
Ⅹ. 법인세비용				
Ⅺ. 당기순이익=Ⅸ-Ⅹ				

3. 병원경영분석

1) 병원경영분석체계

병원경영분석체계는 병원의 일반현황, 재무제표, 경영정보에 관한 자료를 집계하는 단계에서 부터 시작된다. 경영분석에 필요한 자료가 집계되면, 경영분석지표를 산출하는데 여기에는 재무지표, 생산성지표, 환자진료실적지표, 의료수익지표, 인력지표 및 시설지표가 포함된다. 마지막으로 경영분석지표의 변화를 면밀히 분석하고 경영성과에 대한 해석을 통해 결론을 도출한다.

그림 11-1 병원경영분석체계

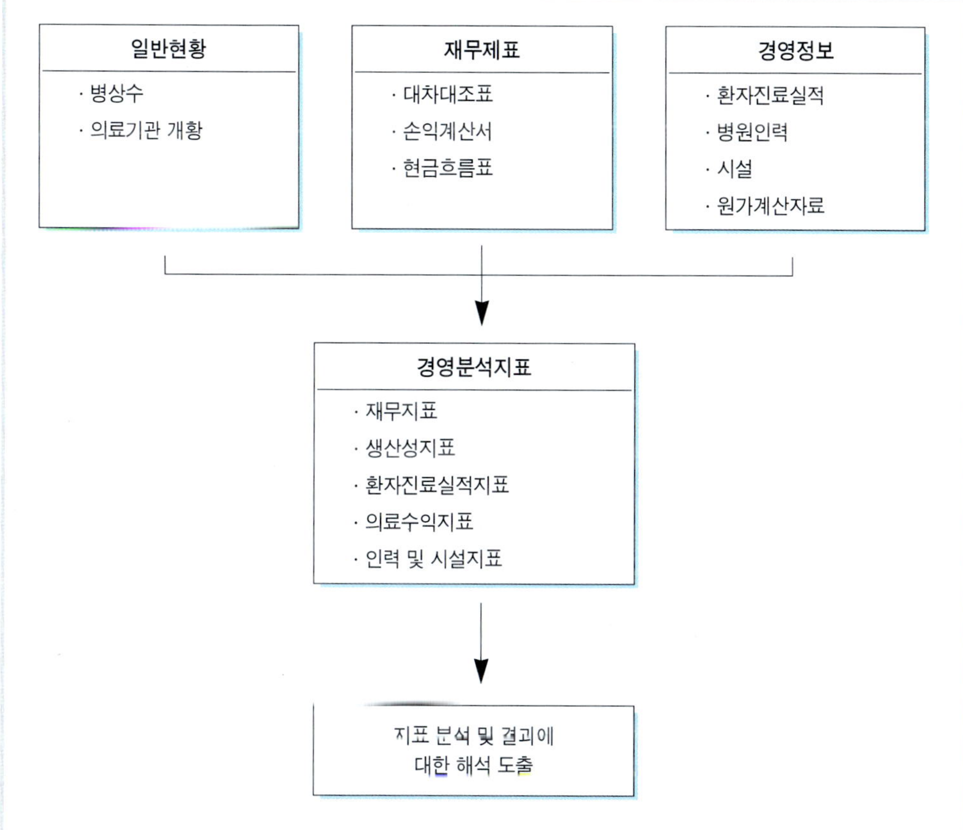

2) 비율분석

전통적으로 병원경영분석은 경영분석지표를 중심으로 수행되어 왔는데, 경영분석지표에서는 주요 항목간 비율(ratio)을 계산하고, 이를 이용하여 병원의 재무상태나 경영성과를 파악하는 비율분석(ratio analysis)이 중요한 위치를 차지하고 있다. 비율분석은 비율지표의 작성이나 해석이 간편하고 자료의 수집과 처리에 소요되는 비용이 저렴하다는 면에서 대표적인 병원경영분석기법으로 활용되고 있다.

3) 재무비율

재무비율은 병원경영분석에서 가장 중심적인 지표로서, 안전성 비율, 수익성 비율, 활동성 비율, 성장성 비율 등이 있다.

(1) 유동성(안전성)

유동성 비율은 경영체로서 병원의 자본구조의 건실성, 지불능력, 부채상환능력, 자금운영의 적절성 여부를 판단하기 위한 지표이다.

- 유동비율(current ratio)=유동자산/유동부채
- 당좌비율(quick ratio)=당좌자산/유동부채
- 레버리지비율(leverage ratio): 부채비율=부채/자본
  자기자본비율=자본/(부채와 자본총계)

(2) 수익성

수익성 비율은 투입된 자본과 이익과의 비율이 적정한가를 판단하기 위한 지표를 말한다. 수익성 지표의 각종 이익률은 높을수록 수익성이 양호하다는 것을 의미한다.

- 총자산순이익률(ROA, ROI)=당기순이익/자산
- 자기자본순이익률(ROE)=당기순이익/자본
- 의료수익의료이익률=의료이익/의료수익

(3) 활동성

활동성 비율은 병원에 투입된 자본이 의료수익의 증대에 얼마나 효과적으로 기여하였는가를 평가하는데 재고자산과 미수채권관리 등 업무활동의 성과를 평가하는 지표이다.

- 매출채권회전율=의료수익/미수금
- 재고자산회전율=의료수익/재고자산

(4) 성장성

성장성 비율은 일정기간 중에 병원의 경영규모 및 성과가 얼마나 증대되었는가를 나타내는 비율로서 일반적으로 재무제표 각 항목에 대한 일정기간 동안의 증가율로 측정된다.

- 의료수익증가율=(당기 의료수익 - 전기 의료수익)/전기 의료수익
- 총자산증가율=(당기 자산총계 - 전기 자산총계)/전기 자산총계

4) 생산성 비율

생산성은 투입에 대한 산출의 비율로서 생산요소를 얼마나 효율적으로 이용하였는가를 나타내는 개념이다. 따라서 적은 양의 생산요소를 이용하여 많은 생산량을 달성하면 생산성이 높다고 말한다. 동시에 적은 비용으로 많은 의료수익을 달성하는 병원은 효율성이 높다고 할 수 있다.

(1) 노동생산성

- 직원(전문의, 의사, 사무직, 간호사, 의료기사 등) 1인당 의료수익
- 직원(전문의, 의사, 사무직, 간호사, 의료기사 등) 1인당 환자수

(2) 자본생산성

- 병상당(의료장비 1개당) 의료수익
- 병상당(의료장비 1개당) 환자수
- 의료기기 1대당 의료수익
- 의료기기 1대당 진료건수

(3) 진료과별 의료원가 생산성

- 내과의료수익/내과의료비용
- 외과의료수익/외과의료비용

(4) 1인당 의료원가 생산성

- 내과의사 1인당 의료수익/내과의사 1인당 의료비용
- 간호사 1인당 의료수익/간호사 1인당 의료비용

5) 환자진료실적비율

환자진료 실적 비율에는 외래환자 수용능력, 병상이용도, 평균재원일수, 입원환자 대비 외래환자 비율, 응급환자율 등이 있다.

(1) 외래환자 수용능력

- 외래환자 초진율=초진환자수/외래환자 연인원
- 외래환자 입원율=입원환자 실인원/외래환자 연인원

(2) 병상이용도

- 병상이용률(병상가동률)=재원환자수/가동병상수
- 병원이용률=조정환자수/가동병상수
- 병상회전율=퇴원실환자수/가동병상수
  = [(퇴원실환자수+실입원환자수)/2]/가동병상수
  = 입원실환자수/가동병상수

(3) 평균재원일수

= 퇴원환자재원일수누계/퇴원실인원

= 총재원일수/[(입원실인원+퇴원실인원)/2]

(4) 입원환자 대비 외래환자비율

= 연외래환자수/총재원일수

(5) 응급환자율

= 응급환자 연인원/외래환자 연인원

4. 손익분기점 분석

일정한 의료수익 하에서 의료이익을 극대화하기 위한 고정자산 투자규모를 결정하거나 일정한 고정자산 규모를 가지고 손익분기점을 달성하기 위한 의료사업 수익을 추정하기 위해서 손익분기점 분석을 한다. 손익분기점(break-even point)은 총수익과 총비용이 일치하는 점으로서 이 때 병원의 영업이익은 0이 된다. 따라서 손익분기점이 높을수록 경영위험이 높다고 판단할 수 있다. 이 손익분기점은 진료량 또는 의료수익으로 나타낼 수 있다. 즉, 몇 명의 환자를 진료해야 손익분기점에 도달하는가, 또는 얼마의 의료수익을 올려야 손익분기점에 도달하는가의 두 가지로 관찰할 수 있다.

1) 손익분기점 산출방법

단순한 모형을 이용하여 손익분기점을 산출해보기로 하자. 병원의 총비용을 C, 고정비를 F, 변동비를 V, 손익분기점에서의 진료건수를 Q*, 총수익을 S라고 하면 각 변수의 관계는 다음과 같다.

$C(Q) = F + V(Q)$

$S = S(Q)$

단, C=총비용

F=고정비

V=변동비

Q*=손익분기점에서의 진료건수

S=총수익

이제 진료건당 변동비를 v, 진료건당 가격을 p로 표시하면, 위의 비용과 수익은 다음과 같이 나타낼 수 있다.

$C(Q) = F + vQ$

$S(Q) = pQ$

단, v=진료건당 변동비

p=진료건당 가격

그림 11-2 손익분기점

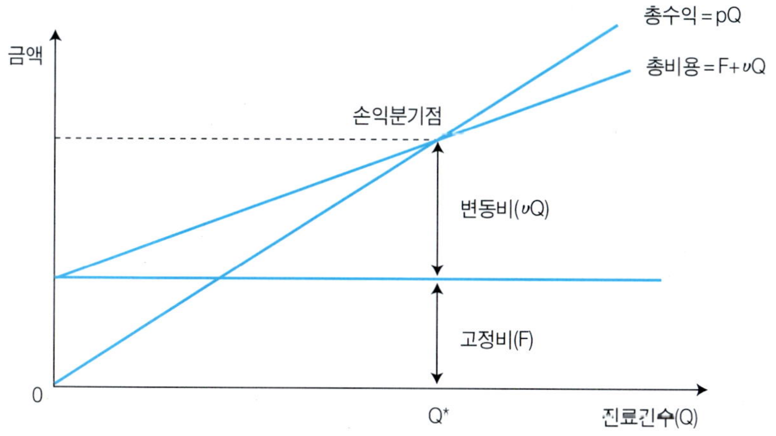

손익분기점 Q*에서는 총수익=총비용이므로 다음 조건이 성립해야 한다.

$$pQ^* = F + \upsilon Q^* \qquad (11\text{-}1)$$

위의 식(11-1)으로부터 손익분기점에서의 진료건수 Q* 는 다음과 같이 도출된다.

$$Q^* = \frac{F}{p-\upsilon} \qquad (11\text{-}2)$$

그리고, 손익분기점에서의 총수익은 아래와 같다.

$$S = pQ^* = \frac{pF}{p-\upsilon} = \frac{F}{1-\frac{\upsilon}{p}} \qquad (11\text{-}3)$$

2) 사례

종합병원 건강검진센터의 검진수요는 계절별로 편중 현상을 보인다. 이 문제를 해결하기 위해 A종합병원에서는 비수기 종합검진에 대해 전략적으로 가격할인을 제시하고자 하였다. 과거의 검진실적과 재무자료에 근거하여 원가분석을 한 결과, 종합검진 원가는 건당 80만원으로 산출되었으며 손익분기점의 수진자수는 10,200명(일평균 34명), 건당 변동비는 30만원, 고정비는 50만원으로 분석되었다. 이 자료를 근거로 A종합병원에서는 계절적으로 편중된 수요를 비수기로 분산시키기 위해 비수기 종합건강검진의 최저수주 단가를 30만원으로 설정하고, 직장 단체 검진을 대상으로 마케팅을 시작하였다.

5. 병상회전율과 재원일수관리

1) 적정 재원일수

병원의 생산성은 입원환자의 재원일수에 많은 영향을 받는다. 평균재원일수는 병상규모, 환자의 보험종류, 지역에 따라 차이가 난다. 입원환자가 별로 없는 병원에서는 병상이용률을 높이기 위해서 가능한 한 환자를 오래 입원시키려 한다. 그러나 대기중인 입원환자가 많아서 병상에 여유가 없는 병원은 병상회전율을 높이기 위해 가능한 빨리 퇴원시키려 한다.

경제적 측면에서만 본다면, 환자가 입원한 후 2~5일 동안에 각종 서비스가 집중적으로 투하되기 때문에 1주일 이내에 퇴원시키면 병원의 이익은 가장 커지게 된다. 이는 1주일 내지 10일이 지나면 제공되는 의료서비스의 종류가 단순해지고 진료량도 적어지나, 고정비는 일정한 수준으로 발생하기 때문이다. 이와 같은 관계를 그림으로 나타내면 그림 11-3과 같다. 곡선의 구체적인 모양은 질병과 환자의 특성에 따라 다르게 나타날 것이다.

그림 11-3에서 보면 입원후 2~5일 동안은 수술, 마취, 검사, 진단, 처치, 투약 등이 집중적으로 이루어지므로 고정비에 변동비를 더한 총비용곡선은 총수입곡선보다 낮게 그려지며, 이 두 곡선의 차이는 순이익이 된다. 그러나 입원후 7~8일이 지나면 총수입곡선이 총비용곡선에 근접하게 되어 1일당 순이익의 크기가 대폭 감소한다. 따라서 위의 경우 적정 재원일수는 8일 이내이다. 전체적으로 연간 이윤을 극대화할 수 있는 재원일수를 구한다면, 적정 재원일수가 될 것이다. 입원대기환자가 많다면 적정 재원일수는 7일보다도 짧을 것이다.

그림 11-3 재원일수별 수입과 비용의 분포

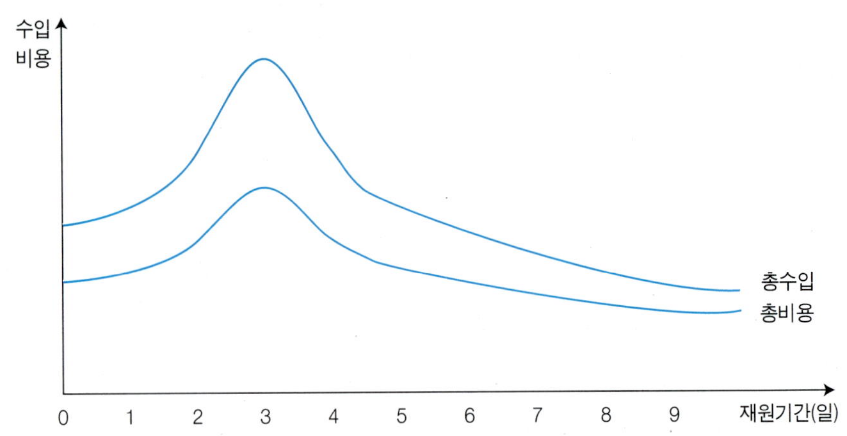

2) 병상회전율과 재원일수의 관계

병상회전율, 평균재원일수, 병상회전기간 등은 상호 밀접하게 연결되어 있는데 구체적인 관계는 다음과 같다(예: 2월, 1개 병상, 3명의 입원환자).

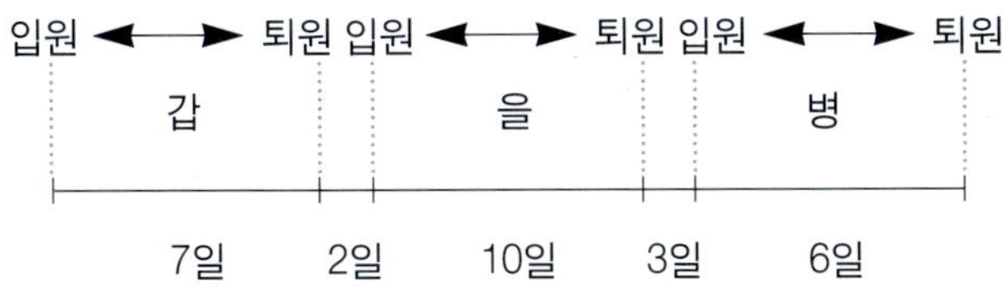

(1) 병상회전율

$$= \frac{\text{입원(또는 퇴원) 실인원수}}{\text{평균 가동병상수}} = \frac{3}{1} = 3\text{(명)}$$

(2) 병상회전기간

$$= \frac{\text{평균 가동병상수}}{\text{입원(또는 퇴원) 실인원수}} \times 28\text{일}$$

$$= \frac{1}{3} \times 28\text{일} = 9.3\text{일}$$

$$\text{또는} \quad \frac{28\text{일}}{\text{병상회전율}} = 9.3\text{일}$$

*병상회전기간 × 병상회전율 = 입원진료일수

(3) 병상회전간격

$$= \frac{\text{연가동병상수 - 총재원일수}}{\text{입원(또는 퇴원)실인원수}}$$

$$= \frac{28\ \ (7+10+6)}{3} = \frac{28 - 23}{3} = \frac{5}{3} = 1.7\text{(일)}$$

(4) 평균재원일수

$$= \frac{7+10+6}{3} = \frac{23}{3} = 7.7\text{(일)}$$

(5) 병상회전기간(일) = 평균재원일수(일) + 병상회전간격(일)

9.3 ≒ 7.7일 + 1.7일

$$(6)\ \textbf{병상회전율} = \frac{\text{병상이용률}}{\text{평균재원일수}} \times \text{달력의 월일수}$$

$$3 = \frac{\frac{23}{28}}{7.7} \times 28 = \frac{23}{7.7} = 3(\text{명})$$

6. 원가분석

1) 병원의 원가분석 흐름도

진료행위에 대한 원가분석이나 진료과별 손익계산서의 추정은 여러 가지 유용한 정보를 제공해준다. 최근에는 성과급의 실시나 경영관리상 목적으로 진료과별 손익계산서의 추정이 보편화되어 있다. 그림 11-4는 진료과별 원가분석을 하고자 할 때 분석 절차를 보여주고 있다. 원가분석의 첫번째 단계에서는 직접비용과 간접비용(공통비용)을 구분하여 분류하고, 두번째 단계는 직접비용을 측정하고, 공통비용의 배분방법을 결정한다. 세번째 단계에서는 공통비용을 미리 주어진 기준에 의해 적절히 배분하여 직접비용과 합산하여 총원가를 산출한다.

그림 11-4 원가분석 흐름도

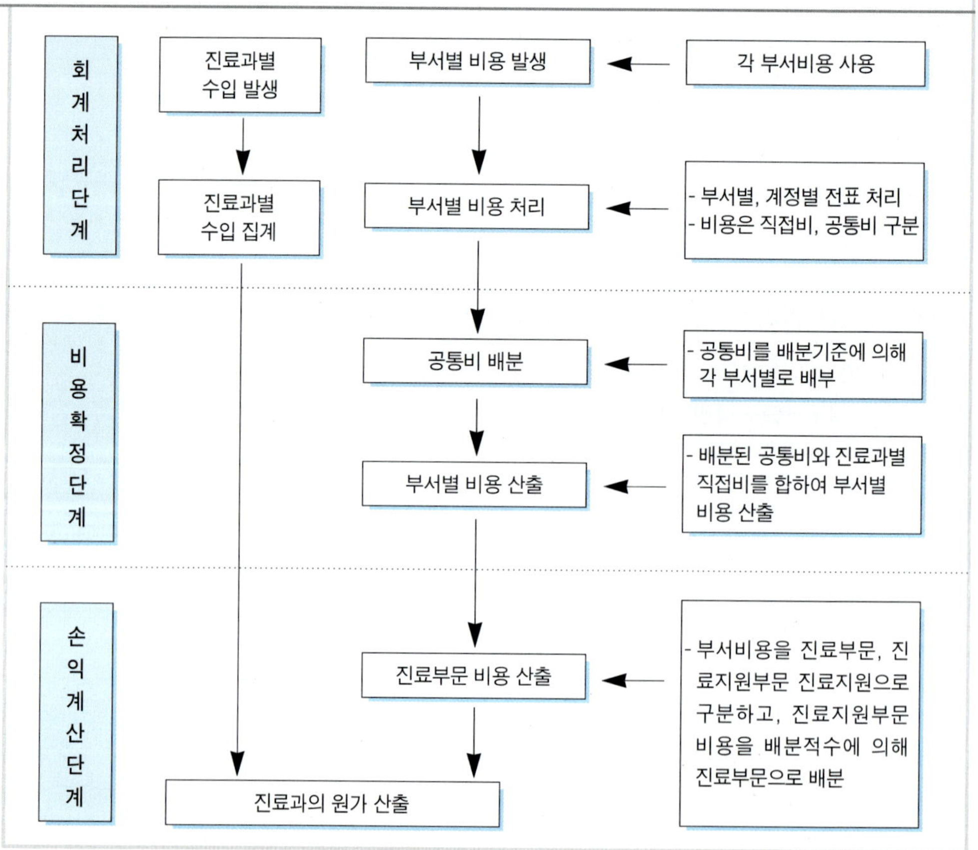

2) 원가분석시 계정분류

원가계산시 계정분류는 보통 인건비(급여, 상여, 퇴직충당금, 복리후생비, 외주용역비, 교육훈련비, 연구비), 재료비(약품비, 진료재료비, 급식재료비), 관리운영비(수선유지비, 수도광열비, 감가상각비, 기타 경비)로 구분하고, 원가계산기준 부서는 환자의 진료를 통해 수익을 창출하는 진료부문과 진료지원부문(검사, 수술, 병동, 중환자, 원무)으로 분류된다.

3) 공통비의 배분방법

공통비용의 배분방법에는 직접법(direct allocation), 계단법(step-down method), 연립방정식법(simultaneous allocation, reciprocal method)이 있다. 비용의 기초자료가 표 11-4과 같이 주어져 있을 때, 내과와 소아과의 원가를 직접법과 계단법에 의해 분석해보자.

표 11-4 비용 자료

구분		직접비용	면적	서비스 소요시간 (직원수+환자수)
지원부서	인건비	200	-	
	관리운영비 등	100	50	50
진료부서	소아과	400	50	300
	내과	600	150	200
계		1,300	250	550

(1) 직접법

지원부서는 수익중심점이 아니라 비용중심점이므로 지원부서의 비용은 공통비용이다. 따라서 이 비용을 소아과와 내과로 직접 배분하는데, 인건비 200은 소아과와 내과의 서비스 소요시간 기준으로 배분하고, 관리운영비 100은 소아과와 내과의 면적 기준으로 배분한다. 공통비용의 배분이 완료된 후에 최종적으로 원가를 산출한 결과, 소아과의 원가는 545, 내과의 원가는 755로 추정되었다(그림 11-5).

그림 11-5 직접법에 의한 공통비 배분

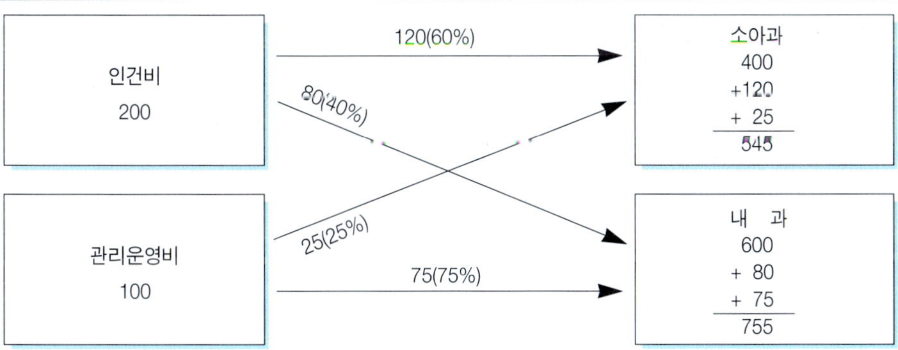

그림 11-6 계단법에 의한 공통비 배분

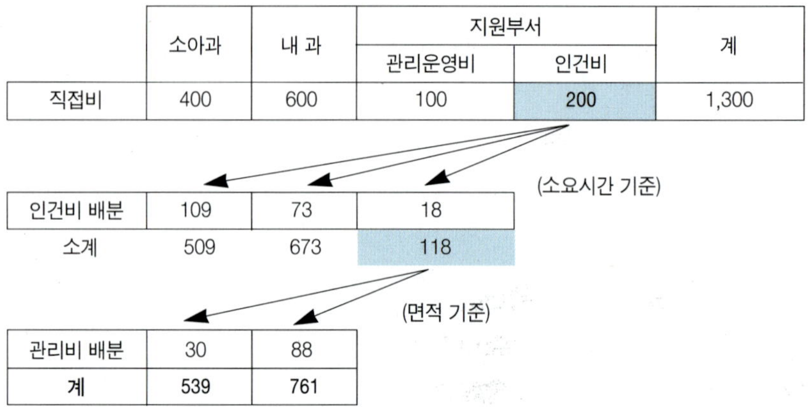

(2) 계단법

계단법은 공통비용을 한꺼번에 배분하지 않고 항목별로 순차적으로 하나씩 제거해나가는 방법이다. 계단법에 의하면 먼저 지원부서의 인건비를 소요시간 기준으로 지원부서의 관리운영비를 소아과, 내과에 배분하고, 다음 단계로 지원부서의 관리운영비를 면적 기준으로 소아과와 내과로 배분한다. 이렇게 하여 최종적으로 산출된 원가는 소아과 539, 내과 761로 되어 직접법과는 차이가 발생함을 알 수 있다(그림 11-6).

(3) 직접법과 계단법의 비교

공통비용 배분에서 직접법과 계단법을 적용한 결과를 비교해보면 소아과의 원가는 직접법을 적용할 경우 더 높게 산출되고, 내과는 계단법을 적용했을 때 더 높게 산출된다. 이러한 차이가 발생하는 이유는 계단법을 적용할 경우, 다른 부문을 통한 간접적인 비용유발 효과가 반영되기 때문이다. 그리고 계단법을 적용할 경우에는 최초의 배분 출발점을 어떤 항목으로 하느냐에 따라 다른 결과가 나타나므로 일반적으로 가장 많은 부서에 서비스를 제공하는 항목부터 배분을 시작하는 것이 적절하다.

표 11-5 직접법과 계단법에 의한 원가 비교

	직접법		계단법	
	소아과	내 과	소아과	내 과
직접비용	400	600	400	600
지원부서 인건비 배분액	120	80	109	73
관리운영비 배분액	25	75	30	88
계	545	755	539	761

7. 감가상각비

1) 감가상각의 계산요소

토지를 제외한 유형고정자산에 대해서는 취득가액 전액을 비용으로 처리하지 않고, 당해연도의 감가상각비(depreciation)만을 비용으로 처리한다. 유형고정자산의 내용년수(service life, useful life)는 자산을 취득하여 폐기할 때까지의 추정사용년수로서 시간, 산출량, 조업량 등으로 측정한다. 세법(법인세 시행규칙 27조)에서는 회계처리의 통일을 위해 내용년수를 자산별로 규정하고 있다. 예를 들어 건물은 30~60년, 차량운반구는 3~15년, 가구 및 비품은 2~15년, 사무용품은(PC 등) 5년, 의료기기는 5년, 고가의료기기는 10년 등으로 규정되어 있다.

2) 감가상각방법

감가상가방법에는 정액법(직선법), 정률법, 복리법(이자법), 비례법(산출량법), 재고법 등이 있다. 여기서는 가장 많이 사용되는 정액법과 정률법에 대해 살펴보고자 한다.

(1) 정액법

정액법(straight-line method)은 매기 일정금액을 상각하는 것으로 감가상각 기초가액을 내용년수동안 균등하게 할당하여 상각하는 방법이다. 연간 감가상각비는 '(취득원가-잔존가액)/내용년수' 로 산출된다. 표 11-6은 취득원가 500,000원, 잔존가액 50,000, 내용년수 5년에 대해 정액법을 적용했을 때의 감가상각비를 보여주고 있다.

표 11-6 정액법에 의한 감가상각비

연도	연초의 장부가액	감가상각비	연말의 장부가액
1	500,000	90,000	410,000
2	410,000	90,000	320,000
3	320,000	90,000	230,000
4	230,000	90,000	140,000
5	140,000	90,000	50,000

(2) 정률법(체감잔액법)

정률법(declining balance method)은 유형고정자산의 장부가액에 일정한 상각률(정률)을 곱하여 각 연도의 감가상각비를 계산하는 방법이다. 취득원가 K, 내용연수 n, 잔존가액 S, 상각률 r이라고 할 때 정률은 아래와 같이 산출된다. 따라서 연간 감가상각비는 미상각잔액에 정률을 곱해주면 된다.

- n년도의 잔존가액(S) = 취득원가 $\times (1-\gamma)^n$
- 상각률(r) = $1 - \sqrt[n]{\frac{잔존가액}{취득원가}} = 1 - \sqrt[n]{\frac{S}{K}}$

표 11-7 정률법에 의한 감가상각비

연도	연초의 장부가액	상각률	감가상각비	연말의 장부가액
1	500,000	36.9%	184,500	315,500
2	315,500	36.9%	116,420	199,080
3	199,080	36.9%	73,461	125,619
4	125,619	36.9%	46,353	79,266
5	79,266	36.9%	29,266	50,000

- 연간감가상각비 = 미상각잔액 × 상각률
  = (취득원가-감가상각누계액) × 상각률

8. 병원의 적정 규모와 설립의 타당성 평가

1) 적정 규모의 추정

(1) 계량적 방법

병원의 규모가 커지게 되면 처음에는 규모의 확대에 따라 평균고정비용이 급속히 감소하므로 평균총비용이 감소하게 된다. 이른 바 규모의 경제(economies of scale)가 나타나고, 곧 이어 평균비용은 최하점에 도달하게 되며, 이후 다시 규모의 불경제(diseconomies of scale) 효과에 의해 상승하게 된다. 따라서 장기적으로 보면 평균비용곡선은 U자형을 나타내게 된다. 여기서 병상당 평균비용이 최소가 되는 규모를 최소적정규모(minimum optimal scale, MOS) 또는 최소효율규모(minimum efficient scale, MES)라고 하는데, 이것이 적합한 병원규모이다.

그림 11-7 병원의 적정 규모

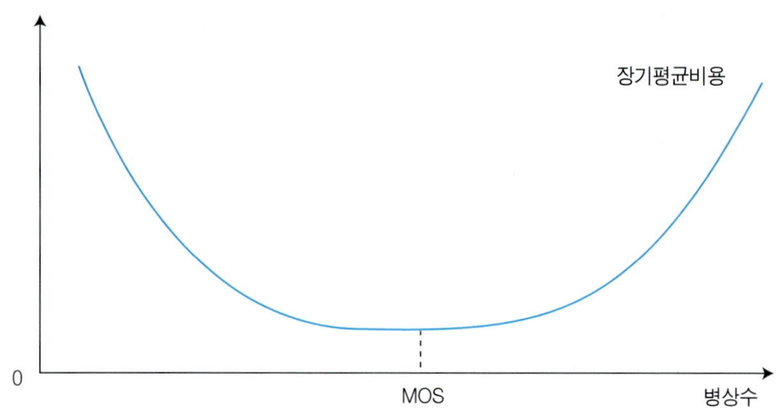

표 11-8 병원규모별 점유율 변화(%)

병상규모	1987	1991	1998	2008	점유율 변화
30~99	63.8	54.2	46.6	44.7	감소
100~199	13.2	15.4	17.9	20.7	증가
200~299	5.8	10.2	13.5	14.1	증가
300~499	11.5	12.0	11.6	10.3	불변
500 이상	5.6	8.3	10.3	10.1	증가

(2) 생존분석

병원의 적정 규모를 찾아내는 또 다른 방법은 생존분석법(survival analysis)이다. 이 방법은 병원산업의 시계열자료를 이용하여 시간의 추이에 따라 병원의 규모별 분포 비율이 어떻게 변동해왔는가를 경험적으로 관찰하여, 점유율이 증가한 규모를 적정 규모로 판단하는 방법이다. 즉, 병원규모별로 비용구조나 의료시장에서 직면한 환경이 다르기 때문에 의료시장에서 생존하기에 부적합한 규모의 병원은 시간이 지남에 따라 그 수가 점차 줄어들 것이고, 반면 생존에 유리한 규모를 가진 병원은 그 수가 지속적으로 늘어날 것이다. 따라서 각 규모별로 분포 비율을 면밀히 관찰하여 시장에서의 점유율이 증가하는 규모를 적합한 규모로 평가하게 된다.

표 11-8은 1987년부터 2008년까지 병원의 규모별 분포 비율의 변화 추이를 보여주고 있다. 100병상 미만의 병원수가 전체 병원수에서 차지하는 비율은 1987년의 63.8%에서 지속적으로 감소하여 2008년에는 44.7% 수준으로 하락하였다. 이것은 100병상 미만의 병원은 우리나라의 의료환경에서 생존에 적합한 규모가 아니라는 사실을 시사하고 있다. 반면 100~199병상을 가진 병원과 200~299병상을 가진 병원이 차지하는 비율은 1987년 이후 지속적으로 증가해 왔다는 사실로부터 우리는 이 규모가 적합한 규모라고 판단할 수 있다.

이처럼 생존분석은 병원의 적정규모를 평가하는데 유용하기는 하나, 해석상에 몇가지 유의할 점이 있다. 그동안 우리나라의 병원산업에서 신규 진입과 퇴출 양상을 보면 병원의 수가 늘어난다고 해서 반드시 그 규모가 효율적인 규모가 아닐 수도 있다는 사실이다. 예컨대, 최근 의료환경의 변화에 따라 중소병원의 경영위기가 쟁점이 되고 있으나, 이는 위의 상황과 정반대의 현상이다. 즉, 중소병원의 경영이 어려움에도 불구하고 그 수가 계속 증가하고 있다는 것은 설명하기 힘든 현상이다.

2) 병원설립의 타당성 평가

(1) 예상 손익의 추정

병원의 신·증설계획에 대한 재무적 타당성은 개원 후 2~3년간의 수입과 비용을 추정한 예상 손익계산서를 작성해 봄으로써 평가할 수 있다. 수입과 비용을 추정하는데 포함시켜야 할 항목은 손익계산서의 주요 수익 항목과 비용 항목이다.

(2) 건립 및 초기운영자금의 조달 가능성 검토

병원의 건립 및 초기운영에 소요되는 자금의 가용 능력을 검토하는 것은 대단히 중요하다. 병원건립에 소요되는 자금을 정확하게 예측하지 못하여 건축단계에서 부도가 나는 경우도 적지 않으며, 개원 후 초기운영자금을 해결하지 못해 도산하는 경우도 있기 때문이다. 자금의 운용과 자금의 조달을 추정하는 데 포함시켜야 할 항목은 다음과 같다(표 11-9).

표 11-9 자금의 용도와 조달방법

자금의 운용 용도	자금의 조달
① 건축시설비 ② 의료기기 및 구입비 ③ 기타 설비비 ④ 개원전 운영비 · 인건비 · 관리비 ⑤ 소요 운전자본 · 재고자산 선구매 · 미수채권 · 초기운영 적자	① 설립자 출연금 ② 외부차입금 ③ 운영이익

원무관리 및 자원관리

12

MANAGEMENT OF HOSPITAL BUSINESS AND RESOURCES

1. 원무관리와 보험심사관리

1) 원무관리

(1) 입 · 퇴원관리

① 입원 및 퇴원시의 간호관리

처음으로 입원하는 환자나 자주 입원하는 환자에게 있어서나 병원에 입원한다는 경험은 매우 심한 스트레스를 느끼게 한다. 또한 첫 만남에서의 인상이 차후 인간관계에 미치는 영향이 큰 것과 같이 입원 시의 태도와 행위는 환자들에게 인상적으로 남아 바람직한 치료적 관계를 수립하는데 매우 큰 영향을 미치게 된다. 따라서 낯선 환경과 직원들, 환자들과 접하는 스트레스 상황 속에서 자신의 질병에 대한 불안과 기타 여러 가지 걱정과 두려움을 느끼는 환자를 이해하고 수용하면서 따뜻하고 친절하게 맞이하여 안심하고 간호를 받을 수 있게 한다. 입원 시의 환자간호를 성공적으로 수행하여 환자가 담당간호사를 신뢰하는 마음을 갖게 되었다면 환자-간호사의 바람직한 치료적 관계는 수립되었다고 보아도 과언이 아니다. 바쁜 업무 중에서도 환자가 입원할 때 정성스럽고 친절하게 안내하고 질문에 대답해 주어야 한다. 입원실이 깨끗하고 청소되고 침대, 침구, 환의, 필요한 물품 등이 깨끗하고 환전한 것으로 준비되고 병실의 가구류와 커튼 등 고장 난 것이 없는가 확인하여 사소한 일로 환자의 기분이 상하지 않도록 준비한다. 환자들은 이러한 병실의 공간, 집기, 환의, 침구 등으로 인해 불신감을 가게 되기 쉬우므로 환자가 퇴원한 다음 환자를 위해 소독과 청소, 물품의 확인과 준비를 할 수 있는 것은 미리 준비해 두는 것이 좋다.

② 입 · 퇴원 수속

입퇴원과 관련된 전반적인 업무흐름은 다음과 같다(그림 12-1).

그림 12-1 입 · 퇴원 업무의 흐름

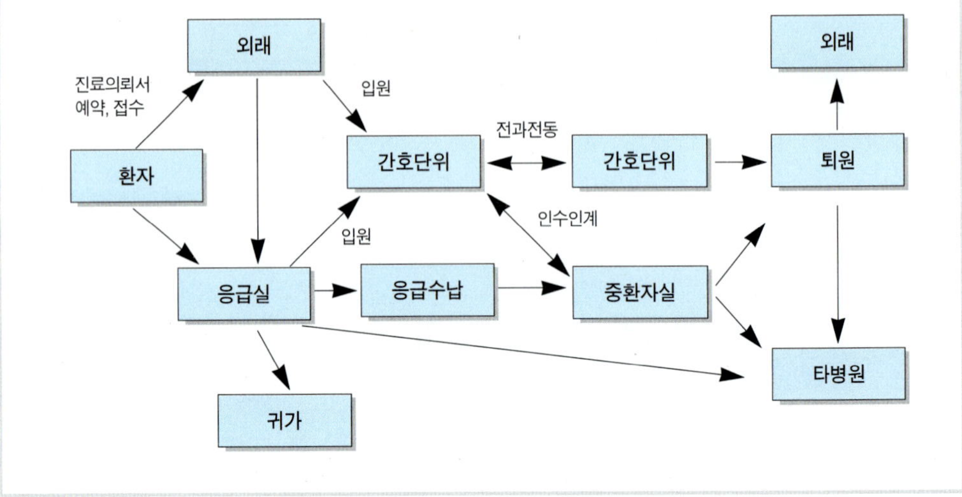

■ 입원수속

그림 12-2 입원수속절차

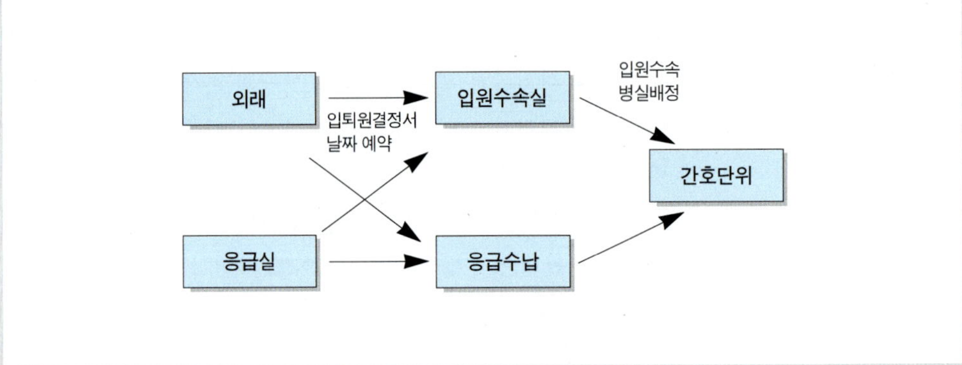

병원의 원무과에서는 입원환자에 대한 입 퇴원수속 및 병상배정 등의 입 퇴원관련 업무를 처리한다. 업무처리의 절차는 병원마다 다를 수 있으나 대개 입원환자의 인적사항과 연대지불보증인을 확인하고 배정된 병실은 설명하고 신청인의 서명을 받게 된다. 환자의 보험 적용 여부에 따라 건강보험, 일반, 보험100%, 의료보호, 자동차보험 등으로 분류하여 수속을 진행하며 외국인 환자의 경우국내 건강보험 미 취득자는 입란수가로 적용하고 국내 건강보험 취득자는 국내인과 동일하게 건강보험으로 수속을 하게 된다(그림 12-2).

■ 퇴원수속

- 퇴원방법

정규퇴원: 원무마감 시간 이전에 퇴원 지시가 나는 경우

가퇴원: 정규, 추가 퇴원 이외의 퇴원

퇴원지시가 오더에 입력되면 원무과에서 퇴원절차를 진행하게 된다.
일반 환자 및 보험 100% 환자의 경우 퇴원시 보험심사를 하지 않으나 건강보험 및 자동차보험 환자는 보험심사를 마친 후 퇴원계산서가 나오면 퇴원비를 수납하게 한다.
환자나 보호자에게 다음 외래 올 날짜를 퇴원간호계획지에 표기하여 퇴원창구에서 퇴원고지서를 받을 때 예약 하도록 설명한다. 앰뷸런스를 이용하는 경우 미리 배차 신청을 한다.

③ 사망 시

사망 후 퇴원절차는 일반퇴원절차나 가퇴원 절차에 준한다.

사망진단서는 주치의가 발급하도록 하며 이때 사망자의 주민등록증이나 신분확인 증명서를 준비하도록 한다.

④ 전동 및 전과

전과: 진료과의 소속을 바꿈

전동: 소속 병동을 바꿈

전실(전동): 병실(등급)을 바꿈

2) 보험심사관리

(1) 건강보험의 목적과 특성

국민의 질병, 부상에 대한 예방진단치료재활과 분만 또는 사망 및 건강증진에 대하여 보험급여를 실시함으로써 국민보건을 향상시키고 사회보장의 증진을 도모함을 목적으로 실시하는 것으로(국민건강보험법 제 1조), 우리나라의 경우 강제성을 띈 사회보험으로 소득수준에 따라 보험료가 차등 부담되는 특성이 있다.

(2) 건강보험급여

① 보험급여의 범위

요양급여에는 가입자 및 피부양자의 질병, 부상, 출산에 대하여 요양급여를 실시하며 진찰 및 검사, 약제 또는 치료 재료의 지급, 처치, 수술, 기타의 치료, 예방 및 재활, 입원, 간호, 이송 등이 이에 포함된다(국민건강보험법 제39조). 요양급여일수에는 입원일수, 외래 진료일수, 투약일수가 포함된다.

② 보험급여의 수급절차

요양기관을 단계별로 이용하는 것으로 다음과 같이 구분된다.

- 1단계 진료 : 종합전문요양기관을 제외한 요양기관에서 진료를 받을 때
- 2단계 진료 : 종합전문요양기관에서 진료를 받을 때로 진료의뢰서가 필요

그러나 종합전문요양기관에서 1단계 진료를 받을 수 있는 경우는 다음과 같다.

- 응급환자
- 분만

- 치과에서 요양급여 받는 경우
- 장애인이 작업치료, 운동치료를 받는 경우
- 가정의학과 진료
- 당해 요양기관에 근무하는 자가 진료를 받을 경우
- 혈우병 환자

(3) 보험심사간호사의 역할

보험심사 간호사는 다음과 같은 역할을 수행한다.

- 적정진료 관리
  - 적정 진료 관리
  - 수가 관리
  - 진료비 심사 및 청구
  - 진료비용 사후관리(이의신청/심사청구/ 소송)
  - 진료비 관련 민원 관리
- 의료의 질 향상
  - 요양급여비용 적정성 평가의 이해
  - 평가 조사표에 맞춘 관리방안 모색
  - 진료과에 평가 관련 정보, 관련 자료 및 평가결과 제공
- 병원 경영에 기여
  - 수가개발
  - 급여비용 관리 및 수익추정
  - 각종 통계 및 자료 생성
- 정부 정책의 파트너
  - 건전한 의료제도 발전을 위한 정책관련 협조 및 제안
  - 변화하는 건강보험 정책의 수행

(4) 청구의 흐름

각 간호단위	진료(오더입력)	본인부담금 수납
보험과	퇴원전심사	
	↓	보험진료비 후불
	진료비 청구 파일생성	
	↓	
자체심사(화면)	자료보완	
	↓	삭감대상 일부감액
	청구	
	↓	
심사평가원	심사	
	진료비지불 / 삭감	
	↓	
보험과	이의신청	심사내역 검토
	↓	보고/삭감사유 진료과 통보
		소명자료보완
심사평가원	심사	
	진료비지불 / 불인정	
	↓	
보험과	심사청구	심사내역 검토
	↓	
		소명자료 보완
보건복지부	진료비지불 / 기각	진료비 결손처리

(5) 간호단위에서 보험관련 간호 관리

- 환자의 급여여부를 확인한다.
- 보험수가, 비급여 수가를 확인하고 전표를 발행한다.
- 전표를 발행할 때 보험인정기준을 확인하여 발행한다.
- 비급여 수가는 code자체가 비급여이므로 코드만 기록한다.
- 전액본인부담(100분의 100 급여) 수가는 진료비의 경우 가능한 급여범위 내에서 산정하고 사용을 자제한다.
- 간호처치 및 기타 처치, 검사 시행 후 입력누락이 되지 않도록 한다.
- 간호처치에 대한 입력 시 1일당 산정여부를 확인하고 입력한다.
  (예: 드레싱 부위당 1일 1회 산정, 산소흡입 1일당/ 재료대 사용량 및 사용시간 산정 등)
- 처치에 대한 간호기록을 반드시 한다.
- 투약기록이 누락되지 않도록 교육한다.

2. 물류관리

1) 정의

물류란 공급자로부터 수요자에 이르는 물자의 흐름을 효율적으로 계획, 실행, 통제하는 프로세스를 물자유통활동과 정보유통활동의 통합으로 물류관리(Logistic management)는 기업의 전략적 목표를 달성하기 위해 "물건의 흐름을 통제하는 시스템"을 설계하고 실행시키는 것으로 정의된다. 물류관리의 흐름은 다음과 같다(그림 12-3).

그림 12-3 입 · 퇴원 업무의 흐름

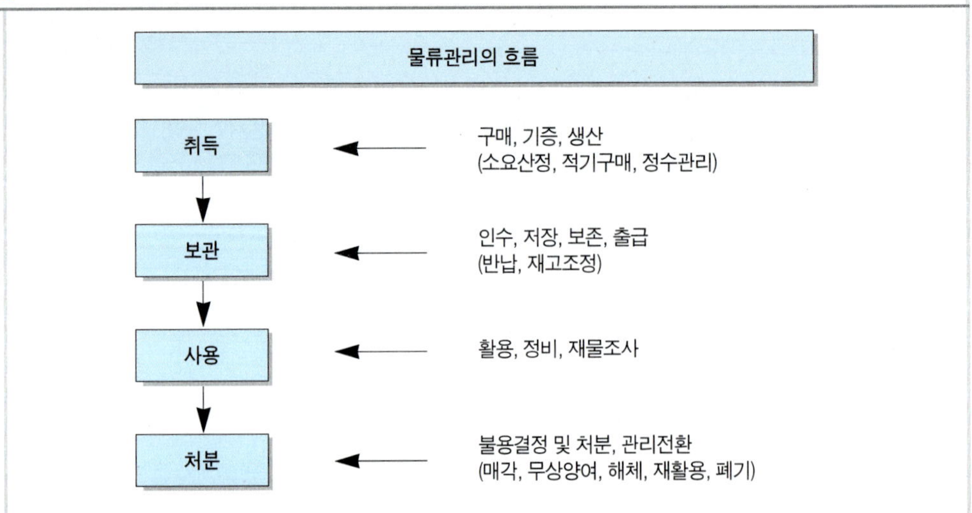

병원에서의 물류란 환자나 직원에게 필요한 물품(material)이 생산자의 공급과 관리부서 및 사용부서간의 유지적인 관계를 통하여 청구, 구매, 사용, 관리, 처분되는 일련의 과정을 말한다.

병원의 물류관리의 주체는 병원경영을 위하여 필요한 제반 재화 및 용역에 대한 선정, 소요판단, 구매취득, 저장, 분배, 운용, 처분 등의 물류흐름을 과학적으로 운용, 물류관리 비용의 최소화를 위한 적시, 적재, 적량의 물자공급과 정확한 이력관리 및 각종 물자관리, 통계관리를 표준화하여 물자관리를 합리적으로 수행할 수 있는 과학적인 관리기술을 말한다. 효율적인 물자에 대한 관리는 가장 낮은 비용으로 적절한 시간과 적절한 장소에 적절한 물자를 공급하여 병원의 경쟁력 제고에 기여할 수 있다. 그러므로 물류란 물자를 공급자로부터 수요자에게 이동시켜 가치를 창출하는 경제활동이다.

따라서 병원의 물류관리란 병원경영에 필요한 물자의 흐름에 관해 차별화, 공동화, 표준화, 스피드화, 연계화, 정보화, 유연화, 전문화를 이루어야한다.

물류관리 시스템은 물적 유통과정에서 발생하는 각종 정보를 컴퓨터 시스템에 의해 체계적으로 수집, 관리, 공급하고 처리하는 종합정보관리 시스템으로 신속하고 정확하게 효율적인 방법으로 교류되어 의료의 질 향상과 기회인력, 기회비용의 창출로 병원 경영의 수익증대로 작용하기 때문에 병원경영에 매우 중요한 요소라 할 수 있다. 보건의료전문가의 업무수행에는 항상 기구나 물품이 필요하므로 물품을 구입하고 공급하는 물품관리를 포함한 물류관리의 실무를 잘 수행할 수 있어야 한다.

물품(material)은 병원내에서 소비되고 있는 모든 유형의 자산을 의미하며 회계학상 재고자산으로 분류되는 약품, 진료재료, 의료소모품, 피복급량, 일반소모품 등의 저장품 및 집기비품, 기계설비, 의료기기 등의 유형고정자산으로 구분된다. Housley(1978)는 물품관리(material management)를 '물품, 재화, 기구의 통제와 관리' 라 묘사하였고, 이는 구입, 수령, 저장, 운송, 살균과정, 세탁, 약품저장, 출판, 통제의 기능을 포함하는 것이다. 즉 물품관리란 조직체가 목적을 달성하기 위한 사업수행에 있어서 소요되는 물품의 원활한 지원과 효율적인 활용을 위한 관리를 말한다. 즉, 물품관리는 이들 물품에 대한 소요량예정, 시장조사, 구매, 저장, 분배, 정비, 수리, 보수 및 처분 등의 기능을 합리적으로 수행할 수 있는 과학적인 관리기술이다.

병원의 자산은 대부분 물자로 구성되어있다. 병원에서는 이들 물자들을 사용하거나 소비함으로 진료활동을 할 수 있다. 따라서 물류관리를 얼마나 효율적으로 하느냐의 여부가 진료활동의 효율성을 좌우하게 된다.

- 협의의 물품: 재고자산(의약품, 진료재료, 의료소모품), 종합재료, 유류, 가스 등의 저장품 및 사무용 소모품
- 광의의 물품: 집기비품, 차량운반구, 기계시설비, 의료기기, 건물 등 유형고정자산까지 포함

2) 물품관리의 중요성

물품관리는 간호사가 간호업무를 하는데 소요되는 물리적 지원과 효율적인 활용을 위한 활동으로서 간호과정과 간호의 결과에 영향을 미치는 투입요소가 되는 것이다. 즉 목적하는 바 간

호성과를 성취하려면 간호사의 간호업무에 필요한 비품, 공급 품이 요구되므로 이에 대한 공급, 순환이 원활하지 못할 경우 간호업무에 지장을 초래하게 되고 그 결과 원하는 간호성과를 기대하기 어렵게 되는 것이다.

간호사가 물품관리에 관심을 가져야할 이유로는 간호사가 공급 품이나 비품을 일선에서 직접 사용하는 인력이므로 가장 효율적으로 물품을 사용하고 관리할 수 있기 때문이다. 병원은 운영하는 데 매우 많은 비용이 드는 조직이므로 효율적인 운영관리방안을 모색해야하는데 병원운영비중 물품에 소비되는 예산의 비중이 인력에 소모되는 부분 다음으로 많은 투입을 하게 된다. 병원은 환자의 진료비, 세금 등으로 운영되므로 공익성을 추구해야하며 자원의 낭비가 없도록 운영의 효율성을 극대화하는 방안으로서 자원을 절감하고 물품의 파손, 낭비, 오용이 없도록 관리할 필요가 있다.

그러나 자원을 어느 정도 절감할 것인가를 결정할 때 간호성과를 고려하지 않고서는 의사결정을 할 수 없는 경우가 많다. 즉 물품을 경제적, 효율적으로 사용하는 것은 간호업무와 간호의 결과를 어느 수준까지 지키면서 절약해야하는 양측면의 고려 없이 이루어질 수 없기 때문에 전문직 간호사가 물품관리에 관여할 필요가 있는 것이다. 예를 들면 간호에 필요한 용품의 가격, 수명, 종류 등이 다양할 때 간호업무의 과정과 간호의 질에 미치는 영향과 물품을 고려해야 하므로 반드시 간호사가 간호업무에 필요한 물품의 양을 결정하는 간호사의 의견이 반영되어야하는 것이다.

물품관리의 중요성을 설명하기위해 물품관리가 잘못되었을 때 환자간호에 미치는 영향을 살펴보면 다음과 같다.

(1) 물품수량이 부족한 경우

간호에 필요한 물품의 절대적인 숫자가 부족한 경우는 간호를 제공하지 못하게 되거나 물품이 공급될 때까지 간호가 지연되므로 목적하는 간호를 수행할 수 없거나 제시간에 간호를 하지 못함으로써 결과적으로 간호의 질이 낮은 간호평가를 받게 된다.

물품이 없어서 간호를 할 수 없거나 시간을 지연할 수 없는 경우 일반적으로 대용물품을 사용할 때가 많다. 예를 들면 면봉대신 거즈를 쓰거나 베갯잇이 없을 때 홑이불을 사용하면 나중에는 대용품 부족현상을 초래할 뿐만 아니라 간호에 투입되는 비용이 상승하게 되므로 비용-효과분석을 하게 되면 당연히 효과성이 저하된다. 또한 간호용품이 없어서 간호를 할 수 없는 상황에서는 간호사의 의욕이 저하되므로 여러 가지 측면에서 양질의 간호평가 결과를 기대할 수 없는 것이다.

(2) 기구가 고장 났을 경우

물품이나 기구가 고장 났을 경우도 물품이 부족한 경우와 마찬가지로 간호가 지연되고 간호대상자나 직원에게 위험한 상황을 초래할 수도 있다.

(3) 물품의 공급과 순환이 원활하지 못한 경우

만일 어떤 간호단위에서는 재고품이 쌓여있는 반면 다른 간호단위에는 그 물품이 부족된 상황이 계속된다면 물품의 공급과 순환과정에 문제가 있는 것이다. 물품의 공급이 원활하지 못한 경우 수간호사가 물품 보관장을 담가놓고 사용하기도 하는데 이때 수간호사가 간호단위에 없는 경우는 물품을 사용할 수 없으므로 효과적인 물품관리방법이라고 볼 수 없다.

(4) 물품의 보관이나 배치가 잘못된 경우

물품을 사용하기 편리하고 변질되지 않는 적절한 위치에 배치함으로써 필요한 경우에 즉시 사용할 수 있게 해야 한다. 예를 들면 소독물품을 보관할 경우 먼저 사용해야 할 물품을 손이 닿기 쉬운 쪽에 두고 소독한 날짜가 최근의 것일수록 뒤쪽에 보관함으로써 소독한 차례대로 물품을 사용하도록 배치해야 한다.

그렇게 함으로써 물품을 잘못 사용하거나 재소독하는 낭비를 줄일 수 있는 것이다. 또한 관리상 습기를 피해야 하거나 특별한 주의사항이 있는 물품을 적절한 장소에 보관, 배치하여 불필요한 손실을 줄이고 경제적 사용을 해야 할 것이다.

3) 물품관리의 내용

(1) 물품의 정확한 분류

물품을 정확히 분류한다는 것은 물품관리에 있어서 가장 기본적인 내용으로 물품분류가 정확하지 않다면 물품을 구분할 수 없으므로 효과적인 관리를 할 수 없다.

(2) 정확한 기록계정

물품의 출납에 관한 기록을 정확하게 유지하는 것으로 어떤 품목에 대한 과거의 수요실적이나 재고출납기록을 통해 재고현황과 그 품목의 수요추세를 판단한다.

(3) 구매단위의 절감

병원은 판매사의 제품생산원가에 대한 비용분석을 할 수 있는 정보를 수집하여야하며 비용절감을 할 수 있는 합리적인 구매예정가격을 책정하여야한다.

적정 재고수준을 유지한다는 것은 재고고갈을 초래하지 않는 최소량의 재고물품의 수준이 어느 정도인가 판단하여 가장 합리적인 저장수준을 유지하는 것을 말한다.

(4) 합리적인 저장

저장비용을 적게 들여서 물자를 효율적으로 간직하여두는 것을 말하며 이를 위하여 저축시간에 있어 품질보존의 문제와 저장된 물자에 관한 관리방안이 합리화되어야한다. 즉 저장위치의 식별이라든지 저장 공간의 활용 또한 포장문제에 이르기까지 합리적이고 효과적인 관리가 이루어져야한다.

(5) 효과적인 분배제도의 확립

구매된 물자를 어떻게 효과적으로 분배하느냐 하는 문제는 병원이 어떠한 분배제도를 채택하고 있는지에 달려있다.

(6) 경제적인 수리

새로 구입하는 것보다 적은 비용을 들여서 수리하여 구품목이 지니고 있는 본래의 기능을 회복시킬 수 있다면 수리해서 사용하는 것이 효과적이다. 그러나 수리대상 품목은 주로 기계류인 경우가 많은데 이때에는 장기적인 관점에서도 수리의 경제적인 타당성이 인정되는가를 검토해야 한다.

(7) 적기의 처분

물품처분의 대상은 폐품 또는 불용품이며 재고자산에 있어서는 잉여품이다. 이와 같은 처분을 적기에 실시한다는 것은 물품사장으로 인한 손실을 미연에 방지할 수 있다는 점에서 중요한 관리내용이 된다.

4) 통합물류 시스템

환자 진료와 환자진료 지원에 사용하는 모든 물품의 선정, 구매, 검수, 공급, 재고관리 및 폐기를 업무적, 공간적으로 한곳에서 통합하여 종합적으로 관리하는 것으로 통합물류라고 한다. 관리물품을 하나의 창고에서 관리하는 것을 의미하지 않고 전산상으로 하나의 창고 개념으로 운영하는 것이다. 이러한 통합물류시스템의 개발로 병원경영의 합리화와 진료부서는 진료에만 전념할 수 있어 업무의 편리성과 질 높은 의료서비스를 제공할 수 있다. 또한 실시간 부서별 통계, 원가, 보험, 경리 시스템 일원화와 부서별 정보를 공유할 수 있으며 정확한 원가분석이 가능하며 전 병원의 물류현황 파악 및 물류량 조정이 용이하며 장비와 관련 재료 및 소모품 연계 검토 및 중앙통제가 용이하다. 그리고 구매력 상승 및 관리비용의 감소로 업무개선 및 일관성 있는 업무추진이 가능하다.

■ 주요 분야별 업무

- 청구업무: 사용부서에서 구매부서에 필요로 하는 물품을 전자청구하는 업무를 말한다.
- 불출업무: 사용부서에서 물품을 공급하기 위한 불출준비과정과 사용부서로의 자산이동을 처리하는 업무를 말한다.
- 구매업무: 승인된 청구내역에 기반을 둔 구입신청, 계약, 발주의 3단계 활동으로 구성되어 처리되는 업무를 말한다.
- 검수 및 입고 업무: 공급처에서 납품된 물품을 확인하고 검수하는 과정과 이를 자산으로 반영하는 과정을 말한다.
- 사용업무: 오더에 의한 처방전 처리결과의 원무전송, 물품사용내역 확인에 의한 연계기록과 사용시점의 기록과 일정 시점 재고조사 후 사용내역을 기록하는 업무를 말한다.

그림 12-4 통합물류관리시스템의 흐름도

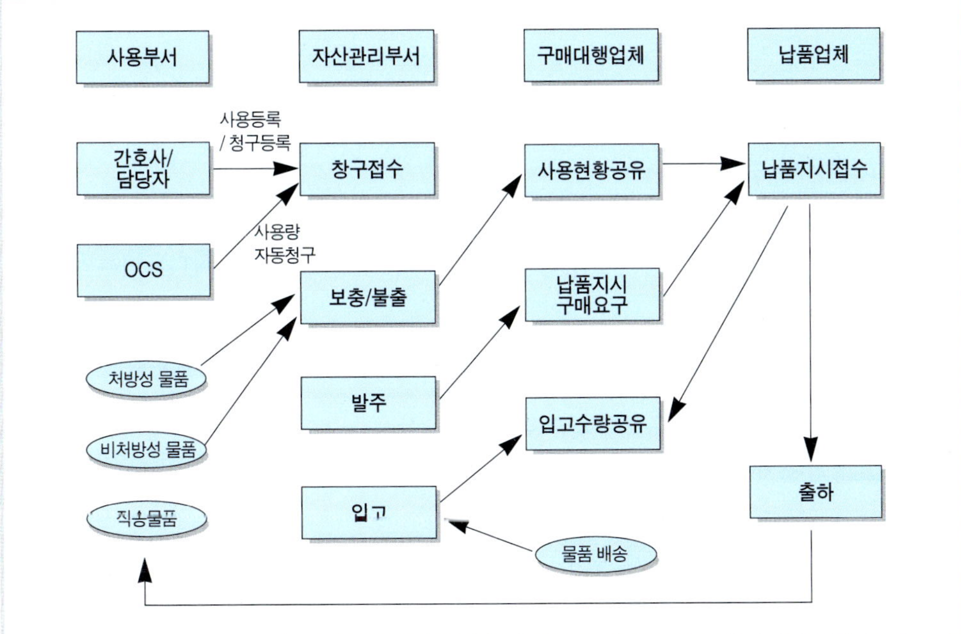

• 재고관리업무: 실 사용부서별 재고자산에 대한 전산 재고관리를 말한다.

분야별 업무를 통합함으로써 시스템의 운영관리가 용이하며 업무개선 및 일관성 있는 업무 추진이 가능해서 물류서비스가 향상되며 저비용이 실현된다.

통합물류관리시스템의 업무프로세스에는 사용부서, 자산관리부서, 구매대행업체, 물품을 공급하는 납품업체가 관여된다(그림 12-4).

5) 물품관리에 의한 비용절감

(1) 적정재고유지

과잉재고로 인한 자본과 인력의 낭비를 줄여야한다. 통상 10억 원의 재고를 유지하고 있는 병원에서 재고수준을 감축하여 8억 원의 재고를 유지할 수 있다면 2억 원은 다른 용도로 활용될 수 있다. 또한 재고의 감축으로 인해 보관시설이나 인력 등 관리비용의 절감을 기대할 수 있다.

(2) 자동구매제도

일상 소비량이 많은 품목에 대해서는 안전재고량, 발주점, 경제적 주문량 등을 설정하여 자동 구매하는 것이 효과적이다. 창고담당 직원은 물품을 불출할 때 카드를 대조하여 발주점에 달한 품목은 카드를 별도로 모아 자동적으로 경제적 주문량만큼 주문하는 것이다. 자동구매 품목에 대해서는 서류결재를 받도록 구매절차를 감소화함으로 많은 시간과 노력을 절감할 수 있다.

(3) 공동구매제도

여러 병원이 공동으로 물품을 구입하게 되면 대량구매의 이점을 살릴 수 있으므로 싼 가격으로 구입할 수 있다. 이때 병원에서 직접 구입하지 않고 공동출자에 의해 구매회사를 별도로 설립할 수도 있다.

(4) 구매물품의 표준화

병원에서 소비하는 물품은 그 기능과 특성잉 유사한 물품이라도 제조회사에 따라 규격과 모양이 다양하다. 위원회 등을 통하여 모든 품목을 표준화시켜두면 보관, 입출고 등 물품관리가 용이해진다.

(5) 가격정보교환

구매가격에 대한 정보를 얻는 것은 쉬운 일은 아니다. 그러나 타병원의 담당자를 통해 가격정보를 수집하는 것으로 알려지고 있으며 따라서 병원간의 정보교환을 통하여 공동이익을 추구할 수 있도록 한다.

(6) 위생재료 등의 재생

재생을 하기위해서는 반납, 세척, 소독 등에 많은 비용이 소모되므로 반드시 경제성 검토를 하여 재생품을 결정한다.

(7) 인센티브제 활용

각 부서별로 비용절감의 성과에 따라 보상을 하는 것이 효과적이다. 이를 위해서 부서별로 표준수량이 결정되어야한다.

(8) 비저장 재고 처리

유효기간이 경과한 것은 빠른 시일 내에 폐기처분하는 것이 좋으나 아직 유효기간이 경과하지 않은 것은 구매처에 반납하거나 타 병원과 교환하여 사용할 수 있는 방법을 모색한다.

(9) 린넨류 등의 교환제한

침대시트 등 린넨류 교환은 기준횟수를 정해놓고 이를 초과할 경우에는 수가에 반영시키는 방법을 모색한다. 너무 빈번한 린넨교환은 간호인력의 낭비와 세탁비의 증가 등을 초래한다.

(10) 가치분석 기법 활용

가치분석은 비용절감의 매우 효과적인 방법으로 물품의 기능을 분석하여 헛된 기능을 제거하고 동일한 효능이나 더 높은 성능을 발휘하는 값싼 재료나 물품이 없는가를 연구하는 방법이다. 이를 위해서 물품의 용도와 기능을 분명히 파악하고 물품의 구입가격이나 원가를 조사분석하여 같은 기능을 발휘하면서 더 싼 물품이 없는가, 이를 규격화 또는 표준화 시킬 수 없는가 등을 분석한다.

이외에도 의료기기 등을 구입할 때 보증수리기간의 연장, 리스품목과 구입품목의 경제성 검토, 전기계약 용량의 검토를 통한 전기료 절감, 복도 등에 자동점멸스위치 설치, 수도 꼭지 등의 구경조정을 통한 수도료 절감 등 비용절감을 위한 방법이 있다.

6) 수간호사의 물품관리

간호단위내에서 물품관리를 효율적으로 하기위해서는 다음과 같은 물품관리방법을 적용한다.

(1) 표준량 설정

각 물품에 따라 표준량을 정하는 것이 우선되어야하는데 표준량은 필요수량을 근거로 정해야한다. 간호단위내의 침상수에 따라 경험을 근거로 공급품과 비품의 필요량이 정해지게 된다. 표준량을 설정할 때에는 환자수, 서비스유형, 대상자의 연력, 성별, 질병상태, 간호요구도, 물품가격, 견고성(파손가능성), 물품청구기간의 간격 등의 참고사항에 따라 표준량을 감안해서 설정한다. 표준량은 주 평균 사용량의 2.2배 정도이다.

(2) 교환체계의 이용

표준량이 설정되면 대부분 비품인 경우 표준량의 범위 내에서 파손된 물품과 새것을 교환하는 방법을 사용한다. 예를 들면 간호단위내의 혈압계의 표준량이 3개인데 1개가 파손되었을 경우 새것과 교환하는 것이다. 이때 파손보고서 또는 분실보고서 등을 쓰게 되는데 이러한 보고서는 파손물품의 원인분석에 유용하다.

고장 시에는 수리하고, 수리 불가 시에는 폐기한다. 기계류인 경우 정기적으로 점검하여 환자간호에 지장을 주지 않도록 하며 기능 이상 시에는 해당 부서에 의뢰하여 수리한다. 사용 중에 불량품이 발견되면 해당 부서에 연락하여 교환한다.

(3) 재고조사

재고조사는 재고목록과 물품명세에 따라 물품에 대한 양과 상태를 확인하는 것이다.

재고조사를 하는 목적은 표준량이 확보되었는가를 파악할 수 있고 불필요한 물품을 반환하는 기회가 될 수 있으며 수선이나 교환, 필요한 물품을 확인하기 위한 것이다. 따라서 공급품이나 비품에 따라 매일, 매주 또는 매월 연중 정기적으로 재고조사를 실시하게 된다. 재고량은 물품청구일 직전에 정확히 파악하고 재고량과 불출량을 기록한 재고표를 비치한다.

(4) 불품정구

물품을 확보하기 위해 다음과 같은 사항을 고려해서 물품청구를 한다.

① 부패성: 물품의 부패성에 따라 소독물품을 매일 혹은 격일로 신청하며 비소독물품은 청구간격을 길게할수있다. 따라서 소독물품의 유효기간을 반드시 확인하여 사용토록 하며, 유효기간이 지난 경우에는 재소독(중앙공급과 물품인 경우) 또는 폐기하도록 한다.

② 보관장소

③ 청구의 접수처리, 운반비용, 편이, 특수지정일자

④ 청구양식: 물품목록, 청구수량, 불출수량

⑤ 재고수량: 청구량 = 표준수량-재고량

정량의 재고를 유지하기 위해 효과적으로 청구한다.

(5) 물품사용에 관한 직원교육

물품관리 분야는 누구나 단시간에 익숙해질 수 있는 것이 아니며 풍부한 기초적 지식과 오랜 시간을 통한 업무숙달에 의해서만 효과적으로 수행될 수 있다. 따라서 물품관리를 위한 교육은 장기적인 안목이 계획되어야한다.

물품관리는 간호단위 내의 모든 직원이 참여하는 것이므로 물품사용에 대한 오리엔테이션이나 시범, 집담회 등을 통해 물품의 사용방법, 절감방안, 기타 전반적인 사항에 대해 교육을 실시함으로써 공급품과 비품사용과 관리에 대한 인식을 높이며 물품관리를 개선할 수 있을 것이다.

(6) 물품관리지침

수간호사가 간호단위 내 물품관리를 잘 하기위해서는 다음과 같은 물품관리지침을 마련해 두는 것이 좋다.

- 물품의 점검지침: 유용성, 청결성, 안전성, 편리성
- 물품사용 방법에 대한 지침서 게시, 지휘, 감독: 새 기구나 장비가 도입된 경우에는 물품 사용법에 대한 교육을 받아 사용법을 익히고 경제적으로 사용하여 낭비가 없도록 한다.
- 사용한 물품에 대해서 처치수가를 반드시 입력한다.
- 물품목록비치
- 물품의 인계, 인수 장비비치: 물품을 철저히 인계인수한다.
- 물품관리의 문제점, 개선방안 모색: 간호단위내 집담회 운영

이상과 같이 간호사는 간호과정에 필요한 물품의 사용과 관리에 관심을 가지고 참여해야하는데 간호단위의 책임자인 수간호사는 특히 간호단위에서 필요한 충분한 물품을 좋은 상태로 확보하고 사용하기에 편리하게 배치, 보관함으로써 직접적인 환자간호에 지장이 없도록 해야 한다. 또한 물품의 낭비나 오용을 방지하고 물품관리에 대한 관찰, 감독 역할을 수행해야하며 경제적으로 물품을 사용하도록 직원을 교육시키는 역할도 해야 한다.

3. 구매 관리

1) 물품의 구입

모든 조직에서 구입기능은 그 조직을 위한 재화나 서비스의 조달에 대해 책임을 지는 기능이다. 구입기능에는 새로운 생산이나 서비스의 평가, 공급자의 평가, 주문, 송부, 고장이나 문제점 등을 발견하고 수리하는 등 다양한 활동으로 나뉘어져있다. 구입과정은 사용부서, 공급부서, 구입부서와 의견일치에 의존하는 상호작용의 과정이며 조직의 정책과 절차는 이 과정을 지도하는

물품청구서

수 신 :　　　　　　　　　　　　　　　　　　　　　　　　발 신 : ______간호단위

종 류	품목명	수량	요구사유	폐기대체여부	검 토
의료비품 Suction(정확한 명칭기재) Wheel chair Dressing Cart V/S Cart, Walker 전자식 체중계…					
의료부외 가습기, 산소통걸이 IV stand				〃	
일반비품 냉장고, 전자렌지 등				〃	
일반부외 등				〃	

새로운 생산물에 대한 평가나 구입처선정, 구입가격선 결정, 주문, 지불 등에 관한 권한을 결정할 수 있다. 또한 각기 다른 전문적 의견들을 인식함으로써 효과적으로 정책과 절차의 기능을 발휘할 수 있다.

(1) 구입체계

① 청구

청구는 간호부서와 구입부서와의 중요한 의사소통으로 구입부서에 대한 기본 지시와 요구들, 즉 상품공급처, 가격, 배달일, 주문부서명, 책임자에 대한 정보, 서명으로 이루어진다(예: 구매요구서, 물품청구서).

② 주문

주문은 병원과 공급처사이의 법적 동의를 말하며 조직과 공급자 사이의 중요한 의사소통이다. 이에는 모든 주문에 관한 질문 예를 들어 조직명과 주소, 주문번호, 주문날짜, 인허는 배달일, 주문부서, 양, 단위, 가격, 배달위치 등에 대답하여야 하며 주문서에는 정확한 어휘와 상태를 표기함으로써 분쟁이 발생하더라도 병원을 보호할 수 있어야 한다.

(2) 병원에서의 물품구입

물품구입은 소모품(공급품), 비품, 용역으로 나누어 볼 수 있다.

① 소모품

1년 이하의 기간 동안 쓰이는 저가(20-40만 원대)의 물품들로서 약품, 진료재료, 위생재료, 급식재료와 사무용품, 수선용품, 소모성 비품들이다. 병원비 지출비 항목으로서 예산항목에 포함되나 병원의 자산기준이 되지는 않는 물품이다.

② 소모품의 평가

물품의 구입행위를 평가하는 사람은 대체로 가격에 초점을 두는 경향이 있다. 그러나 가치, 질, 작업요구도, 조정요구, 공급가능성, 대체물의 수용여부, 유용성 등 비가격적인 요인들이 더욱 중요한 항목이며 이러한 요인들은 문제가 생기기 전까지는 간과하기 쉽다.

환자간호에 사용되는 물품을 평가하는 지식과 전문성은 한 개인에게 속해있는 것은 아니다. 물품관리표준위원회는 새로운 상품들을 평가하고 병원에서 사용할 표준상품을 결정하며 이외에도 신상품의 사용과 많은 청구액의 절감, 폐기물처리 등에 책임을 진다. 따라서 위원회의 대표자는 이러한 지지를 받는 행정가여야 하며 모든 환자간호용품은 물품표준위원회의 평가를 받아야한다.

상품평가 과정은 다음단계를 거치는 것이 보다 효과적이고 정확하다. 첫째, 주 사용자 그룹을 규명한다. 둘째, 공급자들로부터 비슷한 상품을 조사하여 가장 좋은 상품임이 확실시되는 것을 선택한다. 셋째, 평가방법(계속적인 교육계획, 자료수집방법, 검사위치의 규명 등을 포함)을 설정하며 가격과 질적 요소를 기초로 한 결정의 준거를 만든다.

(3) 공개입찰

일반적으로 물품(테이프, 거즈, 장갑, 가운, 매트리스 등)은 구입 시 전문적인 평가를 필요로 하지 않으므로 물품표준위원회가 참여하지 않는 수도 있으나 보통 이러한 물품들의 구입결정은 공개된 경쟁 입찰을 통해 받아들여지고 있다. 공개입찰의 과정은 우선 그 기관에서 연간 상품의 이용량을 예상하고 그 다음으로는 최소 수요량을 결정한 후 공급자들의 상황을 확인하고 마지막에 수용가능한 입찰자를 결정한다.

(4) 비품기구의 평가

보건의료조직들은 환자를 유치하기 위해 새로운 기계의 구입으로 서로 경쟁한다. 간호부서의 간부들은 계속적으로 새로운 기계를 평가하고 추천할 수 있어야 하며 이 활동은 재정에 크게 영향을 미치므로 신중히 결정해야한다.

비품은 화폐로 계산될 수 있으며(보통 20~40만 원 이상) 사용기간이 1년 이상 되는 기구들의 총합을 말한다. 비품들은 건물이나 땅과는 달리 10년 이상 경과하면 대부분 병원에 이득이 되지는 않는다. 구입원칙은 대부분 소모품과 동일하지만 다른 몇 가지를 고려해야한다. 비품의 구입결정에서 실수하는 경우는 대부분 돈을 너무 많이 지불하는 것이 아니라 기대하지 않은 기계를 산다는 것이다. 대부분의 간호 관리자들은 비싸고 사고도 창고 속에 있는 기계들을 쉽게 떠올릴 수 있을 것이다. 이러한 이유로 수많은 시간과 노력을 기계의 평가에 낭비하고 있는 실정이다. 비가격적 요소에서 중요한 것은 정보이다. 병원은 특별한 의료기계가격에 대해 정보를 얻지 못하기 때문에 불리한 위치에서 협상을 하게 된다. 모든 상품에 가격표를 붙여놓고 그들의 정책에 따라 가격을 인하시키기도 하나 이러한 정보를 병원에서는 미리 알 수가 없으며 또 이러한 행위는 덤핑된 상품으로 의심할 수도 있다. 따라서 병원에서는 직접 생산자와 협상하여 가격에 대한 정보를 모아 구입부서와의 협조를 통해야만 협상효과를 증진시킬 수 있을 것이다.

(5) 용역

간호, 의학, 검사, 정보처리와 같은 전문적인 부서에서부터 청소, 세탁유지와 같은 일상적인 일을 하는 부서까지 여러 부서에서 용역을 사용하고 있으며 각각의 다른 시각, 종업원의 고용방법, 지급방법, 책임지불과 보험요구 등을 통해 관리되고 있다.

2) 물품의 통제관리

물품의 구입은 상품이나 서비스의 구입과정에 대해 초점을 맞추었으나 물품의 통제관리는 병원에 들어온 공급물품들의 사용에 대한 체제나 절차에 초점을 맞추어 관리하는 것이다. 이러한 제도와 절차들은 청구, 배달, 분배, 보충, 통제, 환자부담과 비용의 배분과정으로 나눈다. 기관들은 각각 공식적, 비공식적 물품들을 가지고 있는데 공식적 물품들은 재정항목으로 분류되어 계산되며 중앙의 창고나 약제부, 식당 그리고 공급실과 같은 곳에서 사용되고 한번 사용한 것은 비용처리된다. 비공식적 물품들은 사용부서가 직접 주문하고 통제하는 것으로 즉시 지불된다. 물품통제의 또 다른 요소는 직접적으로 환자에게 수가화된다는 것이다. 어떤 것은 병원의 특별부서에서 전담하기도 한다. 이는 환자의 병원비부담을 증가시키고 있고 물품숫자도 증가하고 있다.

물품통제과정의 전체적인 목표는 공급물품을 유지하여 비용을 최소화하며 의사결정을 위한 정보를 제공하는 것이다.

(1) 공급품 재고관리

대부분의 기관들은 환자간호영역에 쓰이는 공식적 공급품 재고관리방법으로 정량보충방법이나 물품차 교환방법 중 한가지를 이용한다.

정량보충방법은 부서에서 사용되는 공식적 물품항목에 대해 최대의 양을 유지하는 것으로 공급실에서 직원이 항상 공급수준을 체크하고 각 수준 이상으로 항목들을 다시 채워넣는 것이다. 이 방법은 공급물품의 항목수가 점차적으로 증가하게 되고 항목들의 사용정보의 제공과 함께 저장공간의 감소를 가지고 온다. 그러나 이 방법은 근무가 집중적이며 중앙화된 저장 공간을 요구하고 있다.

물품차 교환방법은 바퀴달인 물품차를 이용하여 미리 결정된 양의 물품을 싣고 각 부서에 공급한 후 물품차째 교환하는 방법이다. 이전의 물품차는 다시 돌아와 다음 배달 때까지 다시 쌓아놓는다. 이 제도의 이점은 공급인력의 배분에 있어 더욱 효과적이라는 것이다. 즉 사용부서를 한번만 방문하면 되고 요구되는 시간도 최소이다. 그러나 물품차의 저장 공간이 필요하고 물품차에 대한 투자가 필요하다.

(2) 재고관리의 통제

재고를 최소화하려면 적시에 적당한 공급을 유지해야한다. 재고는 비생산적 자산으로서 이전의 재정적 자원들을 묶어놓으며 물품의 낭비를 유발시킬 수 있다.

(3) 재고관리의 수행측정

병원행정가나 물품관리자의 재고관리 수행측정방법에는 여러 가지가 있는데 그중 물품교환비율과 침대당 물품조달비가 있다. 물품교환 비율은 공식적인 물품항목의 전체량을 1년 단위로 나눈 것이다. 이는 중앙공급실로부터 물품교환이 얼마나 잘 되고 있는지를 알게 해준다. 즉 비율이 높을수록 물품관리를 잘 하고 있음을 시사하는 것이다. 침대당 물품비는 각 병원의 비교에 쓰이기도 하는데 1년 단위로 물품의 양을 병원에서 가동되는 침대의 총수로 나눈 것이다. 가동되는 침대의 의미는 인가된 침대수와는 다르며 공급물품을 적게 쓰는 단위(정신과, 신생아실, 재활의학과, 처치실)는 제외된다.

(4) 재고관리의 통제방법

물품관리자가 공급요구와 물품을 적절하게 조화시키는 것은 병원의 재정은 물론 병원의 균형유지에도 의미가 있다. 대부분의 기관들은 중앙공급실에서 500~1200개의 항목을 가지고 있다. 이처럼 많은 수의 항목을 관리하자면 단순화시킬 필요가 있는데 그중 한 가지방법은 ABC로 분류하여 수행하는 것이다. ABC분류는 전체비용을 기준으로 물품을 분류하는 것으로 물품관리자가 각 항목에 대한 병원의 재정적 영향을 보고 전체 공급실 물품비의 70%에 해당하면 A, 20%에 해당하면 B 그리고 나머지는 C로 분류한다. 이러한 절차는 그 외 예산, 물품의 수준, 재주문과 보관방법, 경쟁 입찰, 교환 등에도 이용될 수 있다.

① 공급품 재고조사와 보충

모든 물품의 주문은 두 가지의 기본적인 질문에 의해 나눌 수 있다. 즉, 언제 재주문할것인가와 얼마만큼의 양을 주문할 것인가이다.

- 주문시기

  이 시점의 결정에는 미리 새로운 물품의 도착에 소요되는 시간과 물건의 양에 대한 지식이 요구된다.

- 주문량

  적당한 양을 주문하기위해서는 다음 두가지면에서 조화를 이루어야한다. 즉 적절한 가격과 함께 최대한의 물품교환을 위한 최소한의 양을 사야하는 것이다. 이러한 기술중 주로 사용되는 것이 EOQ(Econimic Order Quantity)인데 이는 어떤 항목을 가장 싼 가격에 적당한 양을 주문하게 하는 방법이다.

(5) 정보관리

물품관리자는 의사결정을 하기위해 많은 정보를 필요로 하게 되었다. 제3지불자들이 환자진료비에 관심을 기울이게 되었고 많은 병원들이 DRG와 같은 진단적 분류에 의한 비용을 보고하는 체제를 사용하게 되었기 때문이다. 따라서 새로운 재고관리체제를 위해서는 예산통제, 자원설정, 재원의 삭감이나 그 밖의 분야에 대한 통합이 요구되며 이는 물품관리자들의 관심을 끌게 될 것이다.

① 재고관리의 전망

대부분의 병원들은 재고를 감소함으로써 재정 상태를 증가시키고자하는 압력을 받고 있다. 재고로 인한 이득은 줄어들고 있으며 병원의 물품관리자들은 재고를 없애는 것과 사용직전에 구입하는 것이 효과적임을 인식하고 납품업자로 하여금 24~48시간 내에 병원에서 필요로 하는 양을 전량 공급해주고 적은양의 물건이라도 배달해주며 기능은 미리 분류해놓도록 하고 있다. 특히 이는 많은 양을 사용하는 항목(테이프, 거즈, 봉합사, 트레이 등)에 가장 적당하다.

재고를 없앰으로써 물품의 정장비용을 감소시키고 필요할 때 구입을 하면 하루 사용량의 파악을 쉽게 하며 주문절차를 능률적으로 할 수 있다.

② 위탁구입

자주 사용하지 않는 물건이거나 값비싼 물건 혹은 짧은 기간만 필요로 하는 물건을 구입할 때는 위탁구입을 하는 경우가 있다. 납품업자는 상품의 전량을 병원에 위탁하고 병원측은 물건을 사용했을 경우에만 비용을 지불한다. 이 제도는 많은 재원을 투자하지 않고 특별한 물품을 사용할 수 있다는 이점은 있으나 위험률이 가산되어 가격이 비싼 편이며, 손상이나 도난시 지불해야하는 단점이 있다.

4. 시설, 장비, 환경관리

1) 물리적 환경과 시설의 개요

병원, 클리닉, 진료소 등의 시설은 의료서비스를 사람들과 함께 조화를 이루어 치료적 환경을 조성한다.

(1) 시설관리

간호관리자는 그들의 고용자나 고객이 사용하는 시설에 대해 엄격한 평가를 시행해야한다. 병원의 서비스에서 외래, 입원실, 간호사실, 약국, 식당, 주차장, 출입구 등 시설전반에 대한 첫인상이 중요하게 작용하고, 이러한 시설에 대한 관리는 의료서비스의 생산성과 환자의 만족에도 큰 영향을 미친다.

(2) 공간과 시설의 평가

소식에서 컴퓨터화된 공간목록들은 병원시설 설계사, 시설담당자, 일선관리자에 매우 유용하다. 이런 목록은 개인컴퓨터를 통해 유지, 관리될 수 있다. 이 기록에는 시설이 있는 각 방들의 방번호, 크기, 유형, 이를 수행하는 주・부기능과 개인적으로 사용하는 사람의 목록 등이 포함된다.

간호관리자들은 정기적으로 시설의 기능평가에 관심을 기울여야한다. 건물 내의 시설과 공간은 미적인 측면의 고려와 함께 기능이 절충되어야한다. 사람과 물건의 불편한 수송유형, 부적절한 조명, 소음과 부적절한 환기 등이 시설의 효과, 효율성에 영향을 미치는 요소가 된다. 원래의 건축과 기술적 디자인이 시설의 장기적 기능에 주요한 영향을 미치는 반면, 특정 공간의 배치나 개인적 활동, 각 시설내의 부서와 기능적으로 관련된 사람들 사이에 공간의 상관관계는 좋은 근무조건을 제공하는 데 주요한 결정적 요소가 된다.

새 시설을 계획하거나 현재 시설을 평가할 때 각기 다른 집단의 사람들의 활동과 공급품 및 쓰레기 등의 움직임을 표시한 기능적 지도를 그리는 것이 유용하다. 이러한 지도는 각기 다른 활동들이 어디에 위치해야하는지에 대한 결정을 도와준다. 시설의 기능성의 다른 측면은 사무실, 진료실 들이 다른 시설과 어떻게 연결되고 기능하는지 평가하는데 있다. 예를 들어 간호사실이 소독물실이나 다용도실과 마찬가지로 환자와 의료진간의 보다 직접적이고 효율적인 관계를 갖는가, 기타 시설들이 공식적·비공식적 상호관계를 도모하는가를 평가하는 것이다.

① 안전성

큰 건물에 인구가 집중됨으로써 환자간호시설, 교육실 등에 안전시스템이 필요하게 되었으며 점차로 주차장이나 주요입구와 복도 등에 감시카메라를 설치하기 시작했다. 이런 일련의 시스템을 통해서 특정기간 또는 특정인만의 개방을 허용할 수 있게 한다. 관리목적에 따른 이런 정보들을 사용가능하게 하기위해 컴퓨터를 사용한다. 내부와 외부의 공간에 적절한 조명을 유지한 것과 마찬가지로 모든 방과 복도에 감시기를 설치함으로써 시설물과 직원 및 방문객의 안전을 도모할 수 있다.

② 온도와 환기

광범위한 문제를 다루어야하는 시설관리자의 온도나 환기조절 등의 문제보다 온도나 환기조절등의 문제보다 더 시간과 에너지가 많이 드는 일은 거의 없다.

건물 내 난방, 환기, 냉방시스템은 한여름 또는 한겨울 날씨상황에 맞게 온도와 습도가 맞춰져야한다. 이러한 시스템의 운영은 복잡하며 건물운영예산의 40%이상 높은 비율을 차지한다. 따라서 이러한 시스템 운영에 대한 냉방효율성과 효과성을 정기적으로 평가하는 것이 중요하며 고도의 기술을 가진 기술자와 기계설비사가 필요하다. 새로운 시설을 계획할 때 시설디자이너나 설치 팀은 이런 시스템운영에서 기대되는 설비수명뿐만 아니라 비용효과면에서도 개방적으로 논의해야한다. 기획과정 중에 수행되는 수명비용평가는 가장 좋은 시스템을 설치하는 데 결정적 요소가 될 수 있다.

③ 공간의 융통성과 적용가능성

특정인이나 특정기술이 모두 지속적일 수는 없으므로 쉽게 변화가 가능한 설계와 광범위한 활동을 제공하는 포괄적인 디자인은 융통성 있고 적용 가능한 시설이 될 수 있게 해준다. 원격통신, 정보과정 영상의학 등이 빠르게 발전되면서 모든 보건의료전문직의 업무와 시설에 대한 요구가 같이 달라지고 있다.

이런 특정기능과 업무를 절충할 수 있고 새롭고 개혁적인 시설에 대한 변화에의 참여와 건설이 중요하며 한편으로 다른 기능으로 지원 가능한 시설디자인과 설치를 하는 것도 비용절감의 방법일 수 있다.

병원과 내원객 시설, 기타 기계적 시스템요구에 있어 가끔 각 층사이의 공간구축을 할 수도 있다.

(3) 시설계획

간호관리자는 시설계획에 참여하게 되는데 재설계나 건설프로젝트의 첫 단계는 프로그램 진술이다. 프로젝트를 정의함으로써 재정지원을 얻고 나중에 이 프로젝트에 대한 오해나 잘못된 부분을 방지해 줄 것이다.

또한 프로그램에서 새로운 시설의 기능과 시설사용자에 대한 자세한 내용이 설명되어야 한다. 보건의료전문직은 시설프로그램에서 그 기능과 운영을 가장 잘 수행할 수 있는 인력이다.

① 과정

잘 고안된 시설은 오랫동안 작업자에게 만족과 생산성에 상당한 이익으로 돌려주게 될 것이다. 프로그램 작성과정에서 새로운 시설을 사용할 주요 집단들이 가능한 한 많이 계획위원회에 참여하는 것이 바람직하겠지만, 최고관리자의 책임 하에 조직의 여러 계층으로부터 투입된 5~7명으로 조직된 프로젝트팀에 의해 종합적인 프로그램을 개발하게 된다. 이들은 객관적인 사고기술, 기관의 조망과 참여의식, 특히 경청과 커뮤니케이션 기술을 잘 인식해야한다. 또한 프로그램의 초안은 조직전체에 배포해서 검토와 조언을 얻되 관리자가 마지막으로 프로그램을 승인해서 인쇄할 수 있도록 분명히 기술해야한다.

② 통합된 디자인팀

통합된 디자인팀은 소유주나 조직의 대표 중 한 사람 또는 그 이상, 프로젝트설계자, 구조기술자, 기계 전기기술자, 전반적 관리자와 디자인을 보조하기위해 고용된 특수 상담자 등으로 구성된다. 통합된 디자인팀 전원은 프로그램을 정확하게 이해하고 통합된 디자인과정에 적극적으로 참여해야하며 프로그램 각 내용에 대한 충분한 의사소통을 통해 최상의 질을 가진 시설을 갖추게 될 뿐만 아니라 과정 중에 모든 팀원에 의해 도출된 유의한 부산물은 다음 프로젝트를 더욱 세련되게 만든다.

2) 환경관리의 실제

(1) 안전관리

간호사들이 근무하는 간호단위의 환경은 간호대상자들에게 안전하게 간호를 제공할 수 있도록 관리되어야 하는데 간호단위의 시설, 환경적 안전성을 위협하는 요소가 많이 있다. 예를 들면 미끄러운 바닥이나 높은 침대, 낮은 장분, 낡은 환자운반용 차, 부실한 가구와 기계, 뜨거운 물, 불, 약물, 가스, 감선, 예리한 칼, 송곳 등 사고요인으로 작용할 수 있는 요건을 제거함으로써 사고를 미연에 방지하도록 관리해야할 것이다. 또한 이러한 환경에서 간호대상자는 건강한 정상인보다 주의집중력이 떨어지는 상태로 간주해야 하므로 각별한 배려가 요구된다. 간호대상자 중 특별히 안전관리에 더 관심을 기울여야 할 대상자의 경우는 다음과 같다.

- 시력, 청력장애가 있는 경우
- 연령, 질병 또는 약물로 인한 무기력한 상태
- 졸도, 경련, 심장마비, 뇌출혈 등 충격적인 급한 상황이 예측되는 경우
- 정신적, 감정적인 변화로 인한 판단력결핍
- 부주의, 무관심, 건망증, 협조거부

보건의료 인력이 사용하는 물품을 적절하게 관리하지 못할 경우 대상자의 안전을 위협할 수가 있다. 예를 들면 무딘 칼, 가위, 무딘 바늘 등이 제 기능을 발휘하지 못한 경우 환자 운반용 휠체어, 운반차 등의 바퀴가 빠지는 경우 등 안전사고의 요인이 될 수 있으므로 물품의 상태를 확인하고 사용하도록 해야 한다.

(2) 화재방지

간호단위에서는 간호사나 다른 보건의료전문직, 간호대상자, 보호자들이 시설물을 이용하기 때문에 화재방지에 각별한 유의하도록 한다. 특히 산소통을 사용하는 경우 보관, 운반 및 사용법을 통제하고 감독해야하며 산소를 사용하는 안전 환경에서는 산소사용과 화재위험을 알리는 표지판을 달고 흡연을 통제해야 한다.

간호단위에서 전열기구를 사용하는 경우에는 지정된 장소를 이용하도록 하며 수간호사나 간호사 등은 전기사용원칙을 제시하고 시범을 보이며 입원환자들에게 안내하도록 한다.

또한 평상시에 화재를 대비한 소방훈련에 전 직원이 적극적으로 참여하도록 하며 화재신고체계와 비상경보, 비상연락망, 직원의 업무분담, 피난층의 위치, 피난시설의 위치와 피난경로등의 피난계획을 공지하며 화재가 발생할 경우에는 우선 산소통을 잠그고 중환자부터 운반하고 보호자를 대피시키는 계획과 절차를 훈련하도록 한다.

소방시설 중 유도등과 대피경로 안내표지판이 설치되어 있어야하며 대피로는 비상시에 조속히 사용할 수 있도록 린넨보관이나 쓰레기통, 의료기기, 스트레쳐(stretcher) 등 불필요한 장애물이 없는지 확인하여야 한다.

(3) 감염관리

병원 간호단위에서는 다양한 대상자에게 다양한 종류의 치료와 간호가 수행되므로 교차감염에 유의해야한다. 보건의료전문직은 대상자에게 업무를 수행하는 과정뿐 아니라 물품관리에서도 철저하게 무균법을 적용하도록 해야 한다. 의사나 간호사는 환자를 접촉하기 전후에 반드시 손을 씻는 습관을 들이도록 해야 하며 비누나 수건에 의한 교차감염이 되지 않도록 한다. 간호단위 관리자는 간호단위내의 입원실, 화장실, 복도, 소독물실, 처치실, 배선실 등의 청결상태를 점검하여(표 참조) 위생적인 환경을 유지할 책임이 있는데 청소를 담당하는 인력의 청소방법, 청소도구 등을 관찰, 감독하여 시설, 환경, 물품을 정리 및 정돈하고 위생적으로 관리하도록 한다. 아울러 바퀴벌레, 쥐, 파리, 모기 등의 곤충이나 매개동물로 인한 감염가능성 여부도 파악하고 관리하도록 한다.

간호단위 청결 상태 점검표

간호단위 :
평 가 자 :
평가일시 :

1. 입원실	양호	보통	미흡	불량	평가지표	비고
출입문 손잡이 조명동, 침대 등 상부 침대 쓰레기통 바닥 TV 받침대, 1인용 TV 냉장고 내부 및 상단 벽, 락커 세면기 창가, 창틀					먼지, 얼룩이 없음 먼지, 얼룩이 없음 먼지, 얼룩이 없음 쓰레기가 넘치지 않고 주변이 깨끗함 먼지, 얼룩이 없음 먼지, 얼룩이 없음 먼지, 얼룩이 없음 먼지, 얼룩이 없음 거울과 보울이 청결함 먼지, 얼룩이 없음	
2. 화장실						
출입문 손잡이 변기 바닥 화장지					먼지, 얼룩이 없음 먼지, 얼룩이 없음 먼지, 얼룩이 없음 항상 걸려있음	
3. 복도						
벽, 락커 스테인리스 가드 액자 비상구등					먼지, 얼룩이 없음 먼지, 얼룩이 없음 먼지, 얼룩이 없음 먼지, 얼룩이 없음	
4. 비소독물실						
폐기물 쓰레기통 벽, 락커 바닥					재활용물품이 치워져 있음 쓰레기가 넘치지 않고 주변이 깨끗함 먼지, 얼룩이 없음 먼지, 얼룩이 없음	
5. 처치실						
쓰레기통 벽, 락커 바닥					쓰레기가 넘치지 않고 주변이 깨끗함 먼지, 얼룩이 없음 먼지, 얼룩이 없음	
6. 배선실						
음수기 싱크대 전자레인지					물이끼가 없고 깨끗함 음식물 찌꺼기가 없이 깨끗함 음식물 찌꺼기가 없이 깨끗함	

(4) 소음관리

병원에 입원하고 있는 환자들은 건강한 사람들보다 신체적, 정신적, 심리적으로 예민한 반응을 하게 되므로 간호단위에서 소음을 줄이도록 관리해야한다. 소음이 인체에 미치는 영향으로는 50-60 dB의 소음이 있는 경우 위액분비의 증가, 혈압상승, 맥박상승, 호흡증가, 근긴장도의 증가, 산화효소증가 등의 생리적 반응으로 나타난다. 그런 소음이 있는 경우 일의 능률이 저하되며 수면방해, 피로도의 증가현상을 보이므로 간호단위에서는 불필요한 소음을 줄일 수 있도록 해야 한다.

소음을 줄이기 위한 방법으로는 방음벽, 방음천정 그리고 소리 안나는 바닥재를 설치하도록 하며 문소리가 안 나도록 도어첵(door check)을 달도록 한다. 또 긴급한 경우에 호출을 할 때에도 조용하게 하도록 하며 전화기소리, 가구에서 나는 소리, 환자운반차, 식사배선차의 바퀴에서 소리가 나지 않도록 윤활유를 바르고 잘 관리한다. 그리고 운반통로와 배선통로는 가급적 거치지 않도록 조정한다. 직원들의 목소리, 신발소리, 일을 하는 동안 나는 시끄러운 소리도 무시할 수 없는 소음원이므로 되도록 조용하게 일하는 습관을 들이도록 해야 한다. 특히 간호단위에서 시끄러운 소리가 나는 작업실, 예를 들면 석고붕대를 절단하는 경우 에는 다른 환자들의 심리적 안정감을 위협하게 되므로 작업실 문을 닫고 최소한으로 소음을 줄이도록 노력해야한다.

(5) 환기

현대식 대형건물은 밀폐식으로 건축되는 경향으로 재래식으로 창문을 열어서 환기시키지 않고 자동공기정화 시스템으로 되어있다. 그러나 에너지 절약목적으로 자동공기정화 시스템을 계속 운영하지 않거나 또는 운영한다 해도 우리나라 음식은 냄새가 강한 것이 매우 많으므로 병실에서 재래식 환기로 냄새를 없애야 할 경우가 많다. 환기가 잘 안되어 있는 경우에는 공기 중 산소량이 부족하고 탄산 가스량이 많아지게 되고 발한이나 체취로 인한 냄새, 습도의 상승, 실내온도의 상승현상을 보이게 된다. 따라서 좁은 공간에 여러 사람이 있게 되는 경우엔 자주 환기를 시킴으로써 신선한 공기에 노출하고 시원한 느낌 그리고 근육의 긴장도를 높이는 효과를 얻을 수 있다. 병실에 입원하고 있는 환자는 건강한 사람들보다 식욕이나 신체적 활동이 저하되어 있으며 냄새는 이러한 환자들에게 식욕과 신체적 활동에 대한 의욕을 저하시키는 작용을 하므로 간호사는 환자들의 목욕, 린넨교환, 구강간호, 드레싱교환, 쓰레기 뚜껑관리에 주의를 기울여 냄새의 근원을 없애도록 해야 한다. 흔히 병실에 계속 있는 환자나 보호자는 환기의 필요성을 느끼지 못하는 경우가 많으므로 간호사가 일정한 간격으로 환기하도록 주지시켜야 한다.

(6) 채광

태양광선은 인체의 성장 및 영양에 중요한 작용을 하며 특히 노인이나 어린이에게 미치는 영향을 크므로 노인이나 소아를 대상으로 하는 간호단위에서는 채광에 유의해야한다. 그러나 강력한 직사광선은 커튼이나 스크린으로 광선을 차단시킬 필요가 있는 경우도 있다. 간호단위는 간호대상자 뿐 아니라 간호직원, 기타 보건의료직원들이 근무하는 곳이므로 직원들의 작업환경으로써 적절한 채광관리가 요구된다. 채광과 관련해서 고려할 것은 벽의 색깔인데 전통적으로 병실 벽은 흰색만을 사용해왔는데 최근에는 안정감을 주는 중간색을 사용하는 경향이 있다. 흰색이나 형광색은 빛을 반사시키므로 되도록 사용하지 않는 것이 좋다.

(7) 위생 및 청결관리

병실이나 간호단위는 각종 병원균을 보유하고 있는 환자와 방문객이 내왕하는 곳이므로 감염방지를 위한 기구, 린넨, 바닥, 벽의 청결이 요구된다. 간호단위의 청결관리는 간호사나 수간호사가 직접 수행하는 업무는 아니지만 청소도구나 청소방법의 지도, 감독을 통하여 간호단위의 청결이 유지되도록 관리해야 할 것이다. 또한 간호단위로 공급되는 식사배선,

관리과정에서 식기를 청결하게 유지하도록 식사배선 인력과 보호자들이 지도, 감독이 필요하다. 간호단위에서 시설물과 비품, 공급품의 청결상태 유지를 위해서 수간호사는 모든 보건의료인력이 협조하도록 주지시킬 필요가 있다. 비품실이나 처치실, 작업실에서 사용되는 공급품과 비품 중 오염된 물품과 소독물품이 구분되어 사용되도록 주의하며 싱크대나 바닥이 오염되지 않도록 처치후 뒷마무리까지 잘 하도록 모든 직원이 함께 관리에 협조하게 한다. 필요한 경우 수간호사는 간호단위에서 협력을 요하는 모든 직원이 문제해결에 관심을 갖도록 집담회를 통해서 간호단위 관리방안을 모색할 수도 있다.

간호단위에서 의사나 간호사, 기타 보건의료인력은 대상자에게 의료나 간호행위를 시행한 후 교차감염을 예방하기위해 수시로 손을 씻게 되는데 이때 비누나 타월을 공동으로 사용하므로 오히려 그로인한 교차감염의 위험이 있는 경우도 있다. 일반적으로 의사나 간호사 등 전문직 인력은 전문직 업무에 집중하므로써 보조 인력에게 위임하는 업무에는 소홀하기 쉬우므로 수시로 점검하도록 해야 한다.

또한 위생시설 중 간호단위 및 복도의 공용 화장실내 비상용 호출기의 설치하고 작동하는지 확인하여야하며 바닥의 미끄럼방지가 되는지 관리하여야 한다.

청결관리와 함께 고려할 것은 정돈상태 유지인데 일반적으로 보호자나 간호 보조인력에게 위임하는 경우가 대부분이므로 간호사들은 환자에게 안락감을 줄 수 있는 환경을 조성하도록 스스로 시범을 보이고 보조 인력을 교육, 감독하도록 한다.

간호단위 관리의 시설, 환경관리에 대한 책임은 일반적으로 병원시설관리과의 책임으로 볼 수 있으나 병실, 처치실, 환자의 인접환경은 간호사가 일차적으로 근무하는 환경이므로 병원시설관과 협조해서 직원과 환자에게 안락한 환경이 될 수 있도록 관심을 가지고 관리해야할 것이다.

5. 약품관리

1) 분배와 통제

미국에서 병원에 입원한 환자는 평균 9.1회 투약을 받는 것으로 알려져 있다. 미국병원약사회에 따르면 두약과 관련된 서비스는 모든 약품의 통제, 분배, 구입과 투약까지를 말하며 약물치료의 질은 약사, 간호사, 의사의 책임과 정확한 약품정보, 평가, 최신정보까지 포함되고 있다. JCAHO의 표준에서도 병원은 잘 훈련된 약사에 의해 운영되는 약제부를 유지하며 저장, 준비, 공급과 투약행정을 감독해야한다고 기술되어있다.

(1) 병원처방체계

지난 몇 년간 보건의료에서 급속한 변화가 이루어지고 있는데 이는 병원의 한 분야인 약제부에서도 마찬가지로 병원에서 근무하는 약사의 역할이 화학자로서가 아닌 임상가로서 변화하고 있다.

약제부에서는 임상적 활동과 함께 약의 안전하고 효과적이고 경제적인 구입과 분배활동을 담당하며 병원의 처방체계에 책임을 지고 있다. 또한 더욱 효과적이고 효율적인 약의 이용을 위해 약의 저장을 담당한다.

병원에 저장된 약의 공급량에는 제한이 있으므로 창고내 저장되지 않은 약의 처방이 흔한 논쟁거리와 법적 위험소재가 될 수 있기 때문에 병원처방체계에 의거해서 의료진들이 활용하도록 하는 것이 좋다. 병원체계가 일단 정해지고 승인되면 약제부와 치료위원회에서는 그것을 계속적으로 평가하고 감사해야한다.

병원처방체계의 이용이 주는 기본적인 장점은 우선 비용효과적인 측면이다. 여러 가지 화학적으로 치료적으로 동등한 약을 창고에 쌓아놓기보다는 필요한 한 가지만을 더 많이 구입함으로써 비용이 절감될 수 있는 것이다. 이러한 절감은 결국 환자에게 약값 부담을 경감 시키는 결과를 가지고 온다. 두 번째 이득은 의사, 간호사, 환자사이에 서로 확실한 투약지침이 될 수 있다는 것이다. 그러나 의사들은 병원에 저장하고 있지 않은 약을 지시할 수 있으므로 계속적으로 관심을 가지고 수행해 주어야 이점을 유지할 수 있다. 또한 약제부의 행정이 구입과정에서 비용절감에 실패하는 경우가 있을 수도 있는 데, 이는 이 제도의 실패가 아니라 이를 수행하는 제도에 있어서의 실패이다.

(2) 단위량체계

병원의 투약행위는 급속하게 변화되어가고 있고 투약절차도 단위량체계로 수정되어가고 있다. 현재 미국병원의 85%가 사용하고 있는 이 방법은 1회 사용단위로 주문하고 저장, 조제, 투약된 후 환자에게 계산되어진다.

이 방법은 간호사들의 투약준비시간을 단축시켜주고 있으며 정맥내 주사까지도 이 방법을 사용할 경우에 보다 효과적인 것으로 보고 있다. 또한 필요 없는 양을 버리고 약을 쌓아두지 않으므로 넓은 공간을 확보할 수 있게 된다.

원래 투약지시는 세 번 검토되어야하는데 첫 번째는 약사에 의해 조제되기 직전에 양을 확인하고 두 번째는 약을 분배하는 과정에서 약제부 직원들에 의해 확인되며 마지막에는 투약 전에 간호사가 확인하는데 이는 환자에게 직접적인 영향을 미치며 투약오류의 감소와 제거에 직접적인 영향을 준다.

단위량 체계는 약제부가 중앙집중화되어있든 아니든 간에 매우 효과적일 수 있는데 중앙집중화된 체계라면 각 간호단위에 하루에 24시간의 약을 약제부에서 교환물품차나 배송관을 이용하여 배달하게 된다. 여러 개의 건물을 가진 거대한 병원에서 흔히 볼 수 있는 중앙집중화가 되어있지 않은 체계라면 여러 개의 작은 약제부들이 산재해있으면서 약제부 직원들이 각 간호단위에 매일 사용되는 약을 배달하는 책임을 맡는다. 그래서 이 제도의 가장 중요한 원칙은 사용되는 투약의 양을 정확히 체크해야 한다는 것이다.

(3) 전산화 체계

최근 약의 분배와 통제체계 중 가장 새로운 것은 전산화되어간다는 것이다. 이용 가능한 약을 병원처방표에서 검토해 보기보다는 의사와 간호사가 직접 컴퓨터를 통해 필요한 약을 보고 즉시 받을 수 있기 때문이다. 또한 이 체계는 투약지시, 적용, 문서화에 모두 이용가능하며 약제부에서 이를 확인하고 조제하면 간호사가 투여한다. 또한 임상검사가 필요한 약을 구별해주고 가능한 약의 약리작용을 검토해볼 수도 있다. 약의 중요한 임상증세와 알레르기도 전산화시킴으로써 투약지시시 환자가 직접 확인해볼 수도 있다.

이외에도 부가적인 전산화제도가 적용되고 있는데 예를 들면, 간호사가 투약을 하기위해 자신의 비밀번호, 환자번호, 투약선택을 하면 적당한 투약지시가 열리게 된다.

omnicell이나 pyxis와 같은 시스템은 자동화된 투약 및 분배체계로 환자의 안전과 투약업무 흐름의 효율성을 증대시킬 수 있는 시스템이다.

2) 부서간 약품관리

(1) 약제/치료위원회

이 위원회의 책임은 보다 안전한 약물치료를 도모한다는 것으로 구성원은 적어도 3명의 의사와 1명 이상의 간호사, 행정가, 약사, 감독(서기로서의 기능포함)으로 구성된다. 간호관리자는 이 위원회에서 투약시의 간호역할에 대한 자문에 응할 수 있다. 또한 이 위원회는 병원의 정책을 수행하고 수정, 삭제하는 데 도움을 주기도 한다. 안전한 약의 적용을 위해 이들이 검토해야할 내용에는 약의 부작용, 투약사고, 신약, 약의 저장, 응급약에 대한 것들이 포함된다.

(2) 신약

미국에서는 FDA에서 새로 인정한 약이 나오게 되면 이 위원회에서는 화학적, 치료적으로 동등한 약을 구별하여 사용가능여부를 구별해야한다. 새로 나온 약이 이미 있었던 약과 다를 바 없다면 약전에 추가로 충고해 놓는 정도로 하게되며, 다른 점이 있다면 그의 적용에 관한 교육을 지시할 수도 있다.

3) 투약오류

(1) 분류체계

투약사고율에 대한 보고서에 따르면 0.008%에서부터 20%까지 큰 차이를 보이고 있다. 이러한 차이를 보이게 하는 대표적인 원인은 오류하고 결정할 수 있는 투약오류에 대해 명확한 정의가 없다는 것이다. 한 예로 11개의 병원을 대상으로 정확한 투약시간에 대한 기준이 원래 계획되었던 시간보다 실제 투여된 시간의 차이가 1시간 이내이것으로 관찰되었다. 투약오류의 형태는 생략, 지시되지 않은 다른 약의 사용, 잘못된 투약기술, 잘못된 양, 투약형태, 투여방법, 투여량, 시간, 준비상의 과오 등으로 분류할 수 있다.

(2) 분석평가와 정책

간호관리자는 약제/치료위원회와 함께 투약오류에 대한 분명하고 특정적이고 객관적인 기준을 설정해야한다. 분명한 기준설정은 간호사로 하여금 오류의 경향을 인식하게 한다. 이러한 조작적인 정의를 고려하여 간호행정가는 발생률보고에 대한 정책과 징계행위에 대한 고려와 학습의 필요성에 대한 인식지침을 개발해야 한다.

정확하게 투약행위를 추적하기 위해서는 오류 또는 사고의 보고를 통해 시간과 날짜, 오류에 관한 책임소재에 대한 정보를 캐내야한다. 특정약물사고에 대한 정보는 그 약의 지시와 용량, 형태, 투여방법과 투약과다 혹은 결손 등을 포함해야한다. 또 오류를 보고받은 개인(의사 혹은 간호감독)이 명시되어야하고 환자들이 겪은 반응과 수정행위까지 포함되어야한다.

(3) 투약오류의 위험관리

투약방법과 약의 통제방법이 달라지면서 투약오류율에도 변화가 있어서, 전산화된 투약기록방법으로 투약오류율이 약 18%정도 감소했으며 단위량체계는 2~5%정도의 오류율을 유지시키고 있음이 밝혀졌다.

투약운반차의 이용은 간호사들에게는 시간을 절약해주기 때문에 편리하기는 하나, 밤에 어두운 불빛의 복도에서 이용할 때는 오류를 발생시킬 수 있다. 또한 단위량 체계를 포함한 하나, 단위봉투에 약명, 상품명, 화학명, 지시된 투여방법, 주의사항 등을 써 넣어야한다.

투약오류에 영향을 주는 또 하나의 기본적인 위험요인은 투약행위를 보고하는 정책이 없다는 것인데 약을 다시 채워넣기 전에 보고를 해야 한다면 오류가 덜 발생할 것이다.

4) 간호단위에서의 약품관리 실제

(1) 병동 투약오더의 흐름

① 의사의 투약오더 입력

② 약제부에서 처방 접수

③ 약사의 처방 감사 완료

④ 보험심사 완료

⑤ 조정 완료

⑥ 병동으로 약 불출

⑦ 투약

⑧ D/C되었거나 오더오류로 생긴 약의 반납

(2) 약품관리업무

- 년 단위 - 비품약 교환
- 월 단위 - 잉여약 및 비품약 반납, 청구
- 일 단위 - 퇴원약 및 중지된 약 반납

비품약 관리: 비품약은 보관방법(냉장, 차광, 마약, 항생제, 수액) 및 사용용도별로 배치하고 비품대장을 만들어 근무 교대시마다 인수 인계 받는다.

간호단위의 비품약은 약제부에 협조요청하여 청구 및 반납이 가능하다.

유효기간이 표시된 약은 유효기일 만기 이전에, 유효기일이 명시되지 않은 약은 1년 중 일정시기를 정하여 약제부에서 교환한다.

잉여약 반납: 사용하고 남은 잉여약을 확인하여 지정된 시기에 약제부에 반납한다.

파손약: 파손된 약품에 관해 파손보고서를 작성한다.

기타:

① 교육 및 감독업무: 환자교육, 기록, 보관(냉장, 암소)

② 5Rights: 환자, 약, 시간, 경로, 용량

③ 투약에러 발생시의 간호

④ 혈관외 누출시의 간호

⑤ 항암화학 요법시의 간호

마케팅

MARKETING 13

1. 마케팅의 의의

마케팅이란 교환과정을 통해서 고객의 욕구를 충족시키는 모든 인간활동을 말한다. 마케팅은 시대적 변화와 함께 이어져 왔으며 "개인 및 조직의 목표를 달성하기 위한 교환을 창출하기 위하여 아이디어와 제품 및 서비스의 개발, 가격결정, 촉진, 유통을 계획하고 실행하는 총체적 과정"(미국마케팅학회, 1985)이라고 할 수 있다. 즉, 마케팅이란 고객의 욕구 충족을 통해 조직의 목적을 달성하기 위한 것이며, 구매자와 판매자 간의 교환 과정을 통해 이루어지는 활동이다. 마케팅은 일반 기업이나 조직과 같은 영리조직 뿐 아니라 병원, 학교, 종교단체, 문화단체 등 비영리 조직에서도 적용이 가능하며, 유형과 무형의 모든 제품이나 서비스가 마케팅의 대상이 된다. 따라서 마케팅은 우리 주변에서 매일 일어나는 모든 사람들과 관련된 일로 볼 수 있다.

이처럼 오늘날의 마케팅은 영리를 목적으로 하는 기업의 전유물이 아니므로 관리자들은 소비자의 욕구와 사회 경제적 변화에 대처하기 위해서 다양한 전략을 강구하고 있으며, 의료기관의 경우도 예외가 아닌 상황이다. 우리나라에서 의료서비스 마케팅에 대한 관심이 부상되기 시작한 것은 1990년대 중반 이후의 일이며, 의료기관을 둘러싼 여러 환경의 변화로 인해 마케팅 개념의 도입은 필연적인 것이었다.

의료기관에서 마케팅 도입의 필요성을 좀 더 구체적으로 살펴보면, 먼저 시대적 변화에 따라 의료서비스에 대한 소비자들의 기대와 욕구가 변화된 점이다. 즉, 그동안 전통적으로 수동적인 입상에 머물러 있던 의료 소비자들의 경제수준과 교육수준이 증가되면서 의료 서비스에 대한 기대와 권리의식이 향상되었고, 소비자들의 역할도 그동안의 수동적 입장에서 능동적인 의사결정자로 전환이 이루어져서 그들의 욕구와 선택이 중요한 요소로 받아들여지게 되었다. 고객의 욕구를 파악하고, 이에 부응하는 서비스나 제품을 개발하여 제공하는 것이 마케팅의 기본 이념이므로 의료기관에서도 마케팅 개념의 도입이 매우 필요한 활동으로 인식이 된 것이다. 이 밖에도 우리나라 대·내외의 경제적인 여건이나 환경의 변화로 인해 의료기관 간의 경쟁이 매우 심화되어서 의료기관이 경쟁력을 확보해야 생존이 가능하게 된 점이다. 의료 시장의 개방이나 의료 인력의 증가, 이에 대처하기 위한 대규모 병원의 설립 등은 공급의 증가를 초래해서 전에 비해 경영수지가 어려워지게 되었고, 이를 극복하기 위한 경쟁력의 강화는 의료소비자들에게 만족을 제공할 수 있는 제반 환경이 구축되어야 한다는 인식이 확대되게 된 것이다.

의료 및 간호서비스 마케팅의 특성을 살펴보면 먼저, 의료기관의 특성이 전통적으로 비영리조직에 속해 있고 조직의 목적도 치료와 간호 및 교육, 연구 등이 포함되어 있는 경우가 많아서 영리조직의 관심과는 다른 측면의 가치가 공존하므로 일반 기업의 마케팅 활동과는 다른 어려움이 존재한다. 또한 의료 기관은 다양한 직종의 전문 인력 및 비 전문 인력이 모여서 함께 일하는 노동집약적인 장소이기 때문에 구성원을 변화시키고, 이들을 통해 대상자들에게 양질의 서비스를 제공되도록 하는 마케팅의 통합적 접근이 어렵다. 그리고 일반적인 제품이나 서비스의 생산에 관심이 있는 기업과 달리 보건의료 조직은 의료 소비자들에게 서비스를 제공하고 고객 만족을 이끌어내는 과정에서 인간의 생명과 건강을 다루어야 하는 업무이므로 다른 어느 업무보다도 신속한 판단과 즉각적인 처리가 요구되는 경우가 많아서 일반적인 서비스 마케팅을 바라보는 관점과는 차이를 두고 고려되어야 할 점이 많다는 특성을 가지고 있다.

의료 및 간호서비스 마케팅을 도입하는데, 또 다른 어려운 점은 마케팅이 단순히 비용을 소비하는 낭비적인 활동이라는 비판적인 견해가 여전히 남아 있고, 이러한 견해와 함께 마케팅 활동이 의사나 간호사의 본질적인 전문적 판단과 활동을 저해해서 궁극적으로는 의료나 간호서비스의 본질에 덜 충실하게 되는 것이 아닌가라는 견해, 의료기관 간의 불필요한 경쟁을 유발해서 불필요한 의료 수요 및 비용을 유발시키고 궁극적으로는 의료의 비용 상승을 가져올 수도 있다는 견해들도 제시되고 있다. 그러나 마케팅의 도입은 시대적으로 그 필요성이 빠르게 증가되고 있으며 이러한 어려움이 있음에도 불구하고 의료서비스 마케팅 적용의 필요성은 나날이 증가되고 있다.

마케팅 활동이 어떻게 구성되어 있는지를 알아보기 위해 마케팅 관리자가 행하는 주요 의사결정 과제를 살펴보면 크게 대상자가 누구인가, 즉 대상자 층을 어떻게 분류할 것인가, 또 어떤 제품이나 서비스를 내 놓을 것인가, 생산된 제품이나 서비스에 대한 가격은 어느 정도로 정할 것인가 그리고 어떻게 제품이나 서비스를 대상자에게 제공할 것이며, 어떻게 알릴 것인가 등의 문제이다. 즉, 이것을 간략하게 요약하면 마케팅 활동은 제품(product)이나 서비스 관리, 가격(price) 관리, 유통(place) 관리, 촉진(promotion) 관리의 과정으로 크게 구분이 된다. 이러한 마케팅 활동을 통해서 표적시장의 고객을 만족시키는 마케팅 전략 및 계획을 마케팅 조사에 근거해서 수립하고, 이것을 실행 및 통제하는 일련의 마케팅 관리 활동이 필요하게 된다.

2. 마케팅의 주요 개념

마케팅의 주요 개념은 필요와 욕구, 제품(또는 서비스), 교환, 시장, 고객가치와 고객만족이다. 인간의 필요(need)와 욕구(want)는 마케팅을 구성하는 가장 기본적인 요소이다. 필요는 인간이 살아가는데 필요한 기본적인 것들(음식, 옷, 안전, 소속감 등)이 부족한 상태를 말하며, 이러한 요소가 결핍되었다고 느낄 때 필요를 갖게 된다. 욕구는 그러한 필요를 충족시킬 수 있는 어떤 구체적인 수단을 원하는 것을 말한다. 인간은 욕구 충족을 하기 위해 자신이 구매할 수 있는 범위 내에서 최상의 가치와 만족을 제공하는 제품 또는 서비스를 구입하려고 한다. 따라서 의료나 간호서비스를 제공하기 위해서는 고객들의 욕구를 파악하고 이해하려는 노력이 기반이 되어야 한다.

제품(product) 또는 서비스란 인간의 욕구를 충족시키기 위해 시장에 제공되는 것을 말하며, 물질적인 것 뿐 아니라 의료나 간호 서비스와 같이 인간의 욕구를 충족시켜주는 서비스의 형태도 포함한다.

교환(exchange)이란, 자신의 욕구 충족을 위해서 원하는 제품이나 서비스를 획득하고 그에 상응하는 무엇인가를 상대방에게 제공하는 행위이다. 교환을 통해서 서로의 욕구를 원활하게 충족시키기 위한 일련의 활동을 마케팅이라고 하므로 교환은 마케팅의 핵심적인 개념이다.

시장(market)이란, 제품이나 서비스 구매를 원하는 실질적 또는 잠재적 구매자들의 집합을 의미한다. 기업이나 소비자의 상호관계는 하나의 교환 과정으로 볼 수 있으며, 이러한 교환이 이루어지는 것이 시장이다.

고객가치(customer value)는, 고객이 그 제품이나 서비스를 소유하고 사용을 해서 얻게 되는 가치와 그 제품이나 서비스를 획득하는데 소요되는 비용 간의 차이를 말한다. 보통 고객들은 제품이나 서비스를 이용하는데 소요되는 금전적 비용이나 노력 및 심리적 비용에 대해 구입하는 제품이나 서비스가 그에 상응하는 가치를 제공해 줄 수 있는지를 비교 · 평가한 후에 자신에게 최상의 가치를 제공하는 제품이나 서비스를 택하게 된다.

고객만족(customer satisfaction)은 고객이 갖고 있는 기대와 실제 지각되는 제품이나 서비스에 의해 좌우가 되며, 제공받은 제품이나 서비스의 수준이 고객의 기대에 미치지 못한다면 그 고객은 불만족하게 되지만 기대에 일치하거나 기대보다 좋은 결과를 얻게 된다면 고객은 만족하게 된다. 고객만족의 개념은 오늘날 보건의료 기관에서도 많이 도입을 하고 있으며, 서비스에 만족한 고객은 의료서비스를 계속 이용하게 되고, 좋은 경험을 여러 사람들에게 입소문을 내게 되므로 새로운 수요의 창출로 이어지게 된다. 이러한 고객만족은 품질과 밀접한 관계를 가지고 있다. 고객 만족은 미래 지향적인 평가 척도이며 고객 만족도가 떨어지면 시장점유율도 곧바로 잠식이 된다.

3. 마케팅 개념의 변화

전통적으로 초기의 마케팅 개념은 제품 중심의 사고로서 고객의 욕구보다 제품이나 서비스 자체를 중시해서 그 스타일이나 기능만을 중시하는 시각이다. 이에 고객이 제품이나 서비스의 구매를 통해 얻고자 하는 욕구가 무엇인가에 대한 고려없이 단순히 제품 그 자체에 대한 관심만 기울이게 되므로 근본적인 소비자들의 욕구충족에 대한 해결이 잘 되지 않는다. 이러한 제품 중심 사고가 갖는 문제점은 제품에 대한 고객의 본원적 욕구를 보지 못하고, 제품 자체에 치중해서 눈에 보이는 측면만 중시한다는 것이다. 이러한 문제점을 마케팅 근시안이라고 하며, 고객은 욕구에 대한 해결책을 원하므로 제품 중심의 마케팅 근시안에서 벗어나 본원적 욕구를 파악하고 이에 대처해야 한다.

그 다음 나타난 것이 판매 중심 사고이다. 판매 중심 마케팅 활동의 목표는 판매를 많이

하는 것이며 대부분의 사람들이 마케팅에 대해 갖고 있는 생각이다. 그러나 현대적 의미의 마케팅 개념에서 본다면, 제품 내용은 상관없이 광고와 판촉에만 신경을 쓴다고 해서 제품이 저절로 팔리게 되는 것은 아니며, 근본적으로 고객의 욕구를 충족시켜서 이익을 창출하는 고객중심 사고가 오늘날의 마케팅 경향이다.

현대적 마케팅의 개념인 고객 중심 사고는 고객의 욕구를 파악하고, 이를 만족시킬 수 있는 제품이나 서비스를 제공함으로써 고객의 만족을 극대화시키며, 이러한 고객만족의 결과를 통해 조직의 목표를 달성하려는 사고이다. 오늘날 이러한 고객중심 사고를 하지 않고 제품중심의 사고나 판매 중심의 사고를 고집한다면 치열한 경쟁사회에서 생존하기가 어렵게되므로 마케팅 사고에 대한 전환이 매우 필요하다.

4. 마케팅 믹스의 개념

마케팅을 설명하기 위해서는 네 가지 마케팅 수단, 즉 마케팅 믹스에 대한 개념을 이해해야 한다. 마케팅 믹스란 판매를 촉진하거나, 그에 영향을 미치기 위해 활용하는 일련의 도구를 의미한다. 마케팅 믹스에는 제품(price), 가격(price), 유통(place), 촉진(promotion)의 네 가지가 해당되며, 영문자의 첫 글자를 따서 4P라고도 불린다. 마케팅이 제대로 이루어지기 위해서는 마케팅 믹스를 통합적인 형태로 관리해야만 한다.

즉, 마케팅 활동은 표적이 되는 시장의 고객들과 제품이나 서비스를 교환하면서 고객의 욕구와 기업의 목적을 만족시키기 위해 제품, 가격, 유통, 촉진 등 네 가지 하부 활동을 계획하고 실행을 하게 되며, 이것이 마케팅 활동의 가장 핵심적인 활동이 된다. 오늘날의 고객중심 마케팅 개념에서는 이들 네 가지 마케팅 수단이 원하는 목표 고객의 관점에서 결정이 되고 평가가 된다면 보다 효과적인 고객만족으로 이어질 수 있게 된다.

그림 13-1 마케팅믹스(4P)

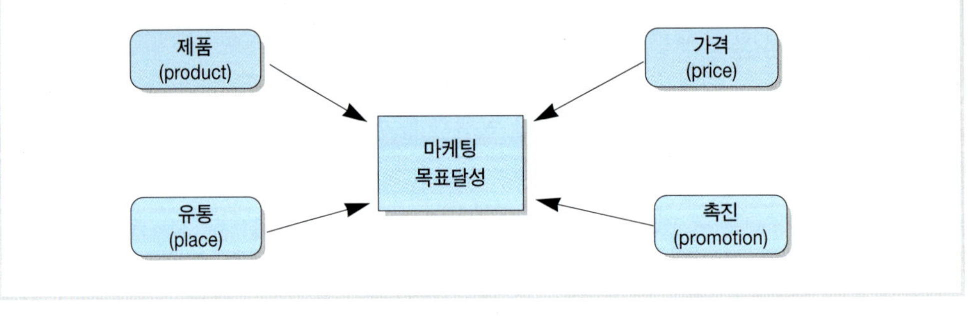

그림 13-2 마케팅 활동 과정

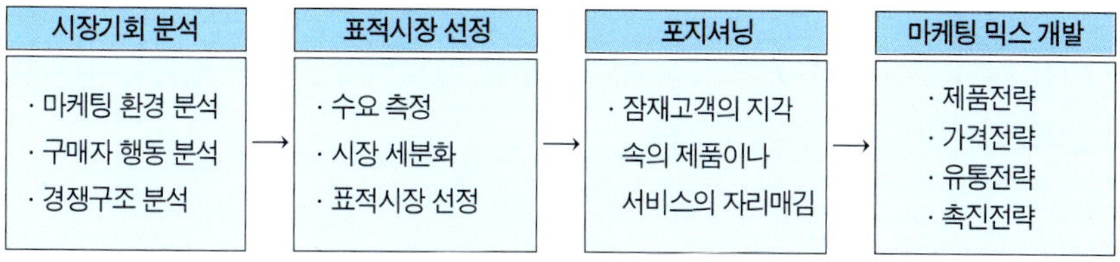

5. 마케팅 활동 과정

조직의 사명과 목표 그리고 전략적 방향이 결정되면 담당 부서에서는 이러한 방향에 따라 마케팅 활동을 계획, 수행, 동제하게 된다. 마케팅 활동을 수행하는 과정은 먼저 소비자 행동에 대한 이해를 근거로 시장을 세분화(segmentation)하고, 표적시장을 선정하며(target marketing), 표적시장에 맞게 제품을 포지셔닝(positioning)하는 과정으로 이어진다. 이를 각 단계별 첫자를 따서 STP 마케팅이라고도 한다.

즉, 마케팅 활동은 우선 기업의 방향을 결정하기 위해서 마케팅 환경과 시장 동향을 파악하여 마케팅 기회(시장기회)를 분석한다. 마케팅 기회를 분석한 이후, 수요를 측정하여 시장을 세분화한다. 시장 세분화가 이루어진 다음, 기업은 다양한 고객들 가운데 어떤 고객을 대상으로 할 것인지 구체적인 시장을 결정하게 되는데, 이를 표적시장이라고 한다. 표적시장이 선정되면 선정된 표적시장에 적절하게 제품이나 서비스를 포지셔닝해서 기업이 확고한 위치를 차지하기 위해 구체적인 마케팅 활동을 수행하게 된다. 포지셔닝 전략이란 마케팅 목표를 효과적으로 달성하기 위해 바람직한 목표 포지션을 결정하는 일이다. 일단 바람직한 목표 포지션이 선정되면 그에 맞는 마케팅 믹스의 요소들을 결합해서 제품전략, 가격전략, 유통전략, 촉진전략 측면에서 마케팅의 핵심적 관리활동인 마케팅 믹스를 개발하고 이를 구사해야 한다.

1) 마케팅 기회(시장기회)의 분석

마케팅 기회의 분석이란, 시장에서의 마케팅 기회를 찾기 위한 것으로 외부환경 분석과 구매자(소비재의 경우는 소비자, 산업재인 경우에는 기업)의 행동 분석에 의해 이루어진다. 마케팅 환경이란 기업이 제품을 생산하고 판매하는 등의 경영활동에 영향을 미칠 수 있는 모든 환경을 말한다. 따라서 마케팅 환경 분석은 직접적으로 영향을 주는 원자재 공급자, 경쟁기업, 유통업자, 고객 등 이해 관계자는 물론이고 정치 및 경제 환경, 기술 변화 등 제품에 영향을 미칠 수 있는 각종 환경을 분석하는 것을 말한다.

이러한 환경 분석과 함께 소비자들의 행동을 함께 분석해야 하는데, 소비자들의 행동은 개인, 회사, 학교, 관공서, 소매상 등을 대상으로 해야 할 수 있다.

이와 함께 경쟁 기업이나 대상에 대한 분석도 해야 한다. 즉, 경쟁 병원은 어느 병원인지, 경쟁 대상 서비스는 어떤 것인지, 그들의 전략은 무엇인지 어떻게 변화를 계획하고 있는지, 등의 상세한 분석이 이루어져야 한다.

2) 목표(표적) 시장의 선정

마케팅 기회의 분석을 거쳐서 다음으로 이루어져야 할 일은 목표 시장의 선정이다. 목표 시장의 선정은 시장의 수요 예측, 시장 세분화, 목표 시장 선정으로 이루어지는 일련의 과정에 의해 이루어진다. 수요의 측정은 현재와 미래의 시장 규모를 측정하는 것으로 질적 · 양적 방법에 의해 이루어진다. 이러한 수요의 예측을 한 후, 시장성이 있는 것으로 파악이 되면 그 다음으로 해야 할 일은 목표 시장의 선정이다. 고객의 세분화 및 목표 고객의 선정은 모든 마케팅 활동의 필수 과정이다. 목표 시장의 선정은 기업의 제품이나 서비스를 구매할 만한 고객들을 결정하는 것을 의미한다.

각 기업들이 고객들 가운데 자신에게 가장 유리한 집단을 선택하여 이들을 위주로 마케팅 활동을 해야 하므로 목표 시장으로 삼은 세분시장별로 다양한 측면에서 소비자의 마음 속에 경쟁사의 제품이나 서비스와 비교하여 자기 제품이나 서비스의 위치를 자리 잡도록 하는 포지셔닝 작업이 이루어져야 한다.

3) 포지셔닝

포지션은 기업이나 제품, 서비스 등이 대상자의 마음 속에 그려지는 모습을 의미하며, 포지셔닝은 전략 마케팅 목표를 달성하기 위해서 바람직한 제품이나 서비스에 대한 이미지가 표

그림 13-3 병원별 간호서비스의 속성에 따른 포지셔닝 맵의 예(정면숙, 1995)

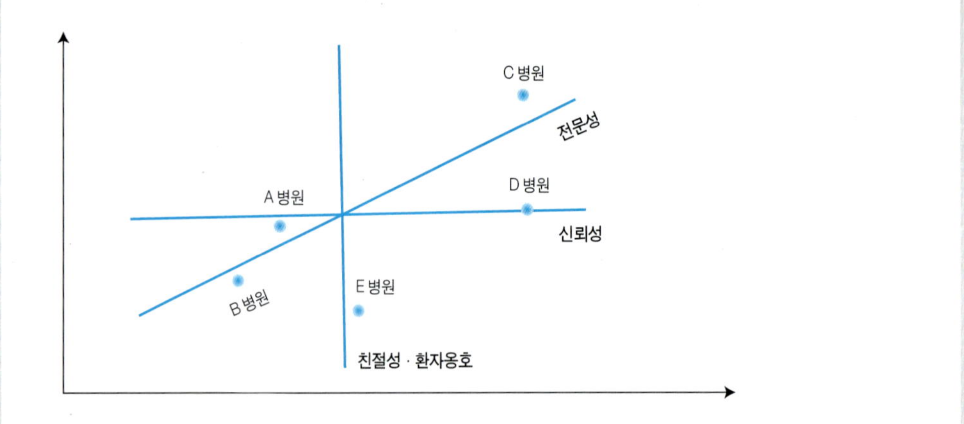

적시장 소비자의 지각 속에 적절하게 차별화 될 수 있는 위치를 차지하도록 마케팅 믹스를 개발하는 활동이다. 이러한 포지셔닝을 분석하기 위해서 소비자의 마음속에 위치한 지각을 이용해서 포지셔닝맵(또는 지각지도)을 작성하고 그 결과 얻어진 공간을 분석하는 기법을 사용하기도 한다(그림 13-3)

4) 마케팅 믹스의 개발

자사의 제품이나 서비스에 대한 포지셔닝이 결정되면, 그 다음 단계는 마케팅 믹스, 즉 제품과 가격, 유통, 촉진 전략을 통해 이러한 포지셔닝을 소비자들의 마음 속에 구체화시켜서 이미지화 하려는 노력을 하게 된다.

즉, 마케팅 믹스는 표적 시장에서 마케팅 목표를 달성하기 위해서 마케터들이 사용할 수 있는 제품, 가격, 유통, 촉진 등의 네가지 마케팅 수단을 종합적으로 결정하는 전략을 의미한다. 이러한 마케팅 믹스는 목표시장과 포지셔닝을 고려하고 고객들의 욕구와 특성에 맞도록 개발되어야 한다

간호정보관리

NURSING INFORMATION MANAGEMENT

14

1. 정보화 시대의 변화와 보건의료 환경

정보학의 발전은 정보를 기반으로 한 지식정보화의 시대로 변화를 주도하고 있으며, 보건의료 현장에도 많은 변화를 가져 왔다. 오늘날 보건의료 분야가 처한 환경은 노인인구와 만성질환의 증가, 의료기술의 급속한 발달, 의료기관 간의 경쟁 증가 등으로 인해 그동안 공급자 중심이었던 의료계의 관행에서 벗어나서 보다 적극적인 소비자 중심으로 변화되고 있으며, 정보학의 발전은 이러한 변화의 시점과 맥을 함께 하면서 그 속도를 더하고 있다. 즉, 정보기술의 변화는 지식과 정보가 사회기반의 축으로 자리 잡는데 결정적인 기여를 하였으며, 소비자 주권 의식이 강화된 의료 소비자들은 인터넷을 통해 언제 어디서든 원하는 정보를 얻게 되어 시간과 공간의 제약을 벗어난 정보의 확보 및 활용이 가능하게 되었다.

새로운 의학기술의 발전 역시, 정보 기술의 발전과 함께 이루어지며, 정확한 진단과 치료 및 예방을 위해 의료전문 기기들이 제작되어 활용되고 있다. 첨단 장비의 증가로 의료의 전문화가 가속화되면서 사회 전반적으로도 IT기술과 정보학의 발전으로 인해 각종 사물에 컴퓨터를 장착해서 사용자가 언제 어디서나 컴퓨터 사용이 가능한 유비쿼터스 환경으로 변화가 이루어졌다. 병원을 비롯한 보건소 등에서도 내부의 진료는 물론이고 원격진료, 홈 헬스케어 등이 이슈화 되고, 언제 어디서나 병원 정보시스템과 연결해서 업무를 볼 수 있도록 하는 'U-Hospital' 구현이 중요한 현안이 되고 있다.

특히 우리나라 국민들의 인터넷 이용 현황 및 기술 수준은 세계적인 수준에 도달해 있어서 인터넷을 활용한 의료시대가 도래하는데 많은 기여를 하고 있다. 이러한 원격의료는 보건의료 서비스의 질을 높이고 비용을 감소시키며, 소비자들의 만족도도 높은 것으로 알려져 있다. 1987년, 우리 나라에서도 의료 정보학회가 발족이 되었고 간호정보학 분야도 교육과 연구, 임상실무, 행정 분야 등에서 많은 기여를 하고 있다

2. 정보학과 간호

1) 정보학의 개념

보건의료 현장에서 간호사들은 많은 양의 자료(data)와 정보(information)를 다루며, 이미

그림 14-1 자료, 정보, 지식의 관계

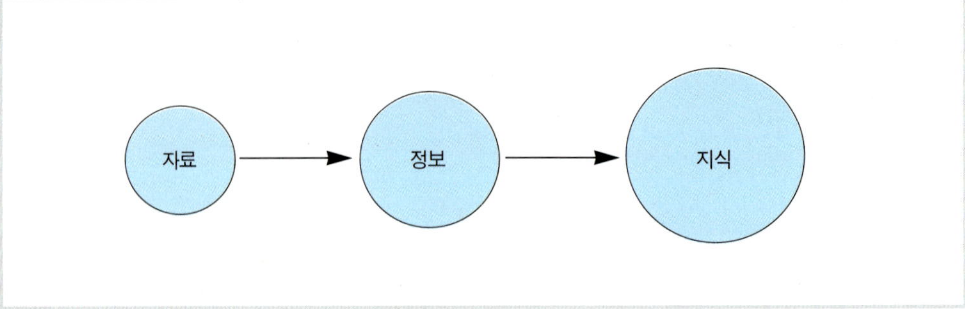

축적된 지식(knowledge)을 환자 간호에 활용해 왔다. 간호정보학은 간호학의 과학적 기반을 구축하는데 기여하는 지식의 생성 및 지원, 기록, 환자간호의 질적 향상을 위해 수집되는 자료와 정보의 처리, 저장, 검색, 분석 등에 활용되는 학문이다. 자료란 해석되지 않고 객관적으로 기술된 것이며 분석과 활용을 위해서 수집된 숫자, 특성 또는 사실들의 조합이다(Anderson, 1992). 정보는 해석되고 조직되어 구조화된 자료, 즉 의미가 부여된 자료를 의미한다. 이에 비해서 지식은 합성되어진 정보이며 의사결정을 하는데 논리적인 근거를 제공한다. 즉, 하나의 개념이나 아이디어를 만들어 내기 위해서 여러 자료들로부터 나온 정보의 종합이라고 할 수 있다(그림 14-1). Snyder-Halpern(2001) 등은 간호사들이 환자 간호를 수행하면서 자료 수집자, 정보활용자, 지식 활용자, 지식 구축자로서의 역할을 수행한다고 하였다.

2) 간호정보학의 정의 및 특성

Graves와 Corcoran(1989)은 최초로 간호학에서 자료, 정보, 지식간의 상호관계를 규명하였고, 간호정보학이란 간호실무와 간호수행을 지원하기 위해 간호자료, 정보, 지식을 관리하고 처리하는 간호과학, 정보과학, 컴퓨터과학을 결합한 학문이라고 정의하였다. 미국간호협회(ANA, 2001)에서는 이들의 자료, 정보, 지식을 간호정보학의 중심 요소로 보고 간호정보학이란 간호실무에서 자료, 정보, 지식을 관리하고 커뮤니케이션을 하기 위해 간호과학, 컴퓨터과학 및 정보과학을 결합시킨 전문분야로 보고 있다(그림 14-2).

이러한 간호정보학의 목표는 정보의 사용과 관리를 통해 커뮤니케이션을 적절히 활용해서 개인, 가족, 지역사회의 건강을 증진시키는 것이다. 또한 직접환자 간호, 행정시스템의 사용, 교육의 제공 및 관리, 간호연구의 지원 등에서 필요한 경우 언제 어디서든지 테크놀로지를 사용하는 것을 포함하는 것이다(ANA, 2001).

2009년, IMIAIMIA-NI(International Medical Informatics Association-Nursing Informatics)에서는 간호정보학의 정의를 다음과 같이 정의하였다. "간호정보과학과 실무는 전 세계의 개인과 가족, 지역사회의 건강을 증진시키기 위해서 간호, 정보와 지식 그리고 그들의 관리를 정보통신 기술과 통합한다"(Helsinki General Assembly 2009)고 하였다.

이처럼 발전하는 정보화 사회 내에서 간호정보학은 실무에서 환자 간호를 하기 위해 의사결정 지원을 받고, 정보를 관리하며 처리하는데 도움이 되는 분야이다. 그러므로 간호사들은

그림 14-2 간호정보학의 발전

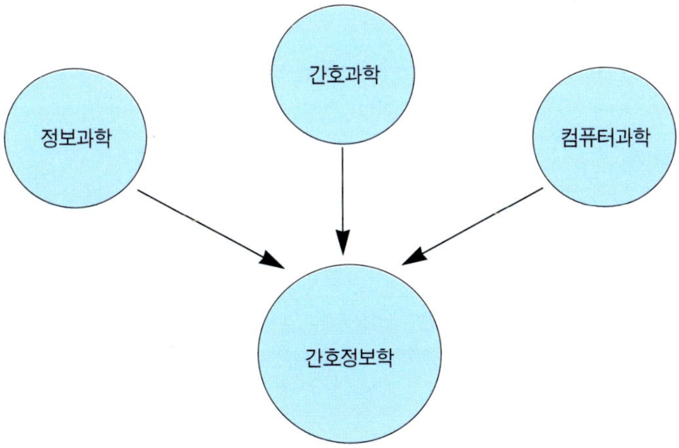

그림 14-3 간호사가 갖추어야할 정보 능력

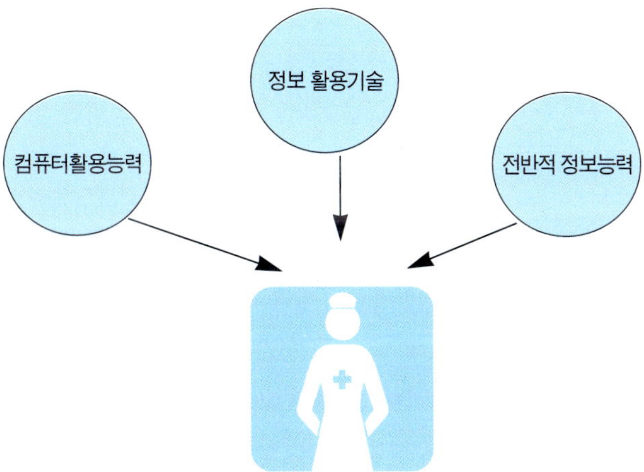

크게 컴퓨터 활용 능력, 정보 활용 기술, 전반적인 정보학적 능력을 갖추어야 한다(그림 14-3).

3. 정보학의 활용

빠르게 발전하는 정보 기술과 함께 보건의료 지식의 양 또한 엄청나게 증가 되므로 실무에서 환자를 돌보는 간호사들에게 어떤 정보가 신뢰할 수 있으며, 관련성과 접근성이 좋고, 시의 적절한가 하는 측면에서 가끔 어려움을 주기도 한다. 간호사들이 수준 높은 간호서비스를 제공하기 위해서는 과학적 근거에 기초한 서비스를 제공해야 한다. 이것이 바로 근거중심 간호실무(evidence-based nursing practice)로서 체계적이고 과학적인 연구결과로 부터 가장 적합한 임상적 근거를 찾아서 의료 소비자에게 가장 적절한 내용을 선택해서 실무에 적용하는 것이다. 이것은 직관이나 경험적인 것에 의존해서 수행해왔던 전통적 간호와는 달리 과학적인 연구 결과를 기반으로 수행되는 간호수행 방법이지만, 아직은 초기 단계라고 할 수 있다.

1) 간호실무 및 행정

간호사가 실무에서 근거중심 간호실무를 수행하기 위해, 정보의 활용은 필수적이며, 간호과정을 단계별로 시스템화해서 계획, 수행, 평가의 과정이 상호 연계되도록 함으로써 간호과정의 수행이 원활하도록 돕는다. 이러한 과정에서 살펴볼 수 있는 예로써 간호계획 시스템, 환자 모니터링, 처방 전달 및 결과 보고 시스템, 퇴원 계획 시스템, 온라인 약물 정보 등의 많은 예를 들 수 있다.

간호행정의 활용 예로는 직원들의 스케줄 자동화, 환자분류 시스템, 의사소통을 위한 이메일, 예산 목적의 비용 분석 및 경향 파악, 질 보장 및 결과 분석, 사례관리를 위한 환자 추적 및 배치 등을 들 수 있다. 자동화된 간호사 근무표 편성을 위한 스케줄 자동화 프로그램은 근무자 정보를 등록해서 직급별로 시스템에 내장하고 근무조와 요일별로 근무자 수를 설정한 후, 우선순위에 따라 개인의 요구를 반영해서 입력하면 프로그램에 의해 자동 스케줄링이 되는 시스템이며, 이를 통해 시간과 인력의 낭비를 줄일 뿐 아니라 시간외 수당의 산정이나 각종 통계 자료 작성 등에도 유용하게 활용이 된다. 환자분류 시스템은 몇 가지 항목의 체크 과정을 거쳐서 바로 환자의 중증도를 객관적으로 분류하고, 그에 따른 적정 간호인력을 산정할 수 있는 도구로서 국내 여러 병원에서 실무에 유용하게 활용이 되고 있다.

이 밖에도 간호기록 전산화, 물품관리 등에서도 정보의 활용이 활발하게 이루어지고 있다. 간호기록 전산화와 물품관리 등에 정보를 활용함으로 인해 기록이나 물품관리에 쏟던 시간과 비용을 줄이고 직접 환자 간호에 더 많은 시간을 할애할 수 있게 되었다. 특히 물품관리 시스템은 중앙물류센터에서 각 간호단위로 약품과 진료나 간호에 활용되는 물품들을 공급하는 시스템으로서 물품의 반입, 처리, 재생, 보관, 반송 등을 체계화해서 물품관리의 효율성을 높여준다. 그리하여 간호사의 물품관리 업무의 부담 감소 및 물품보관에 따른 추가 비용의 감소 및 원내 동선 및 재고 감소 등의 효과를 가져다주고 있다.

2) 간호교육

컴퓨터가 도입이 되면서 간호교육에도 많은 변화를 가져오게 되었다. 간호교육의 컴퓨터 적용은 원격교육, 온라인 저널 활용, 환자 교육 등 공식적 기회에 다양하게 활용이 되며 이메일, 온라인 문헌검색, 블로그의 활용, 채팅 등 여러 가지 방법의 활용이 가능하다.

컴퓨터를 활용한 교육은 대표적으로 컴퓨터지원교육(CAI: computer assisted instruction), 웹 기반 교육(web-based education) 등을 대표적으로 들 수 있다. 이러한 컴퓨터 지원 교육은 개별 학습자의 요구에 따라 교육 매체를 구성하고 제출하기 위해 컴퓨터를 사용하는 것이며, 24시간 활용이 가능하고, 학습자 중심의 학습 속도로 진행이 가능하다. 또한 편리성이 있으며 의사결정이 쉽고 학생들의 학습 성취에 긍정적 영향이 있는 것으로 알려져 있다. 대용량 자료의 효율적인 활용이 가능하고, 시간과 공간의 제약에서 초월할 수 있는 장점을 지니고 있으며, 단점으로는 비용 측면과 기술적 측면의 제약, 면대면 교육보다는 피드백의 어려움 등을 들 수 있다.

구체적인 간호교육의 활용의 예로는 온라인코스 등록 및 스케줄링, 학생 관리, 성적 관리, 웹 기반 교육을 위한 코스 전달 및 지원, 도서관이나 인터넷 자원에의 원격 접근, 슬라이드와 핸드아웃 준비를 위한 프레젠테이션 소프트웨어의 활용, 학생들과의 의사소통 등을 들 수 있다.

3) 간호연구

지금까지 많은 간호사들이 다양한 연구개발 프로젝트에 기여하고 있으며, 특히 병원 정보시스템의 개발 및 판매 업체에서 컨설턴트나 고문, 시스템 엔지니어 및 분석 또는 프로그램 개발자로 간호사들을 선호해 왔다.

연구에서의 정보 활용의 예로는 문헌의 탐색, 자료의 수집, 자료의 분석, 분석 결과의 작성 및 활용, 타 간호연구자들과의 협력 등을 들 수 있다. 문헌 검색에서 가장 많이 활용되는 외국의 데이터베이스에는 MEDLINE, PubMed, CINAHL 등이 있다. MEDLINE은 미국 국립의학 도서관이 개발한 종합의학문헌 검색 데이터베이스이고, 생물의학 간행물로 부터의 초록과 참고문헌을 결합하며, 미국의학도서관의 웹 사이트를 통해서 무료로 이용할 수 있다. CINAHL은 간호학, 보건학, 생의학과 관련된 데이터베이스로서 1982년부터 축적된 100만건 이상의 레코드를 수록하고 있으며, 350여종의 full-text 저널 검색이 가능하다. 그리고 현재의 근거중심 정보를 제공해 주는 가장 전문화된 데이터베이스로 인정받고 있다. 검색이 가능한 주요 항목은 저자명, 논문명, 출처, 정보 분류 색인어, 초록 등이 포함되어 있다. 검색 방법은 저자명으로 검색, 주제별 검색, 발행 연도별 검색, 출처에 따라 검색하는 방법 등이 있다. 국내 문헌 검색사이트도 표 14-1과 같이 여러기관에서 다양한 정보가 제공되고 있다.

이 밖에 온라인 상에서 저널을 볼 수 있는 전자 저널은 최신 정보를 빠르게 검색하며, 원하는 자료인 경우 원문으로 다운로드를 받을 수 있고, 시간과 장소에 상관없이 이용이 가능하며 반영구적 저장이 가능하다. 따라서 온라인 상에서 많은 정보를 찾고 공유하며 새로운 정보들을 창출하는 일이 다양한 경로로 열려져 있으므로 정보의 소비 및 생성이 빠른 속도로 이루어지고 그만큼 전문직 종사자들은 끊임없이 변화하는 변화의 흐름을 조기에 감지하고 대처해야 하는 어려움도 함께 지니고 있는 실정이다.

4. 간호용어의 표준화 및 분류체계

간호의 본질을 정확하게 밝혀내기 위해서는 간호분류 체계가 필요하다는 인식하에 표준화된

표 14-1 국내문헌 검색 사이트

기관	URL
한국교육학술정보원(KERIS)	http://www.riss4u.net
한국학술정보(주)	http://kiss.kstudy.com
과학기술학회마을(KiSTi)	http://society.kisti.re.kr/main.html
의학연구정보센터(MedRIC)	http://kmbase.medric.or.kr
대한의학학술지 편집인 협의회(KoreaMed)	http://www.Koreamed.org/searchBasic.php
KoreaMed Synmapse	http://synapse.koreamed.org
국회도서관	http://www.nanet.go.kr
국립중앙도서관	http://www.dlibrary.go.kr
과학기술 정보 통합서비스(NDSL): KISTI 제공	http://ndsl.or.kr
대한간호협회	http://www.koreanurse.or.kr

언어가 개발되었다. 간호분류체계의 목적은 크게 다섯 가지로 요약이 된다.

1) 간호진단, 중재, 결과의 연결

표준화된 용어의 사용을 통해 간호진단과 중재, 결과 간의 연결이 가능하며 간호사들이 표준화된 용어를 사용해서 간호진단, 중재, 결과에 대해 기록할 수 있을 때 가장 효과적인 중재를 찾아낼 수 있게 된다.

2) 간호정보체계와 의료정보체계의 개발

간호사들은 많은 시간을 기록업무에 사용하고 있지만, 기록은 지식의 향상이나 실무 및 환자 간호의 질 향상에 대한 기여 정도가 적게 드러나서 간호기록을 위해 사용하는 표준화된 정보체계의 필요성이 대두되었다. 1996년 미국간호협회에서 Nursing Information and Data Set Evaluation Center(NIDSEC, 1997)을 설립하고 간호사가 간호기록을 위해 사용하는 정보체계의 표준을 개발하였다.

3) 의사결정 교육을 촉진

표준화된 용어체계가 널리 활용되면서 실제 실무에서 도출된 데이터 베이스가 임상판단 능력 향상을 위해 활용 가능하게 될 것이다.

4) 조직 내에서 간호서비스의 생산성 부분 도출이 가능

지금까지는 많은 보건의료 현장에서 간호사가 제공한 간호서비스 행위에 대한 지불이 거의 되지 않고 있는 실정이다. 간호분류체계의 장점은 간호서비스 비용에 대한 지불체계의 기본 자료로서 필수적이다.

표 14-2 미국 ANA 산하 NIDSEC 인정 용어체계

번호	용어체계
1	North American Nursing Diagnosis Association(NANDA)
2	Nursing Interventions Classifications (NIC/NOC can be obtained from the same source.)
3	Home Health Care Classification (HHCC)
4	Omaha System
5	Nursing Outcomes Classification
6	Nursing Management Minimum Data Set (NMMDS)
7	Patient Care Data Set (PCDS)
8	Perioperative Nursing Data set
9	SNOMED CT
10	Nursing Minimum Data Sets (NMDS)
11	International Classification for Nursing Practice (ICNP®)
12	ABC Codes?Developed by ABC Coding Solutions

5) 타 의료분야와의 연계가 가능해져서 원활한 소통이 가능

2009년 7월 현재 미국 ANA 산하 NIDSEC에서 인정한 언어는 총 12개이며, 다음과 같다(표14-2). 분류체계는 반드시 다음 요소들을 충족시켜야 한다.

- 진단, 중재, 결과와 관련된 결정을 내리는데 임상적 유용성을 가지고 있어야 한다.
- 분명하고 모호하지 않은 용어로 표현되어야 하고, 용어는 정확히 정의되어야 한다.
- 신뢰도를 검증한 결과가 있어야 한다.
- 임상에서 유용하게 사용될 수 있는지 검증되어야 한다.
- 개발을 위해 체계적인 기록 방법이 있어야 한다.
- 주기적인 검토과정을 통해 추가, 수정, 삭제되는 용어가 있어야 한다.
- 각 용어는 특정 코드 번호를 가지고 있어야 한다.

5. 병원 정보시스템과 전자의무기록

1) 병원 정보시스템

병원 정보시스템이란, 의료서비스를 제공하는 병원에서 서비스 생산을 비롯한 병원 내 가종 의료 및 일반 업무에서 정보 이용자와 컴퓨터를 결합시켜 조직 구성원과 병원조직 전체의 성과 향상을 목적으로 구축되는 업무지원 시스템을 말한다.

우리 나라는 소득과 교육 수준의 향상, 인구의 노령화, 제도의 변화, 경쟁적 사회 변화 등으로 인해 양질의 의료 서비스에 대한 사회적 요구가 증대되어, 소비자 중심의 병원 경영으로 전환되어야 하는 시대적 상황에 처해 있다. 또한 다양한 병원 업무의 효과적인 처리를 위해서 다양한 의료 정보 및 경영 정보를 공유하고 최고 경영자의 의사 결정을 지원하는 다차

그림 14-4 EMR 도입전과 도입후의 차이

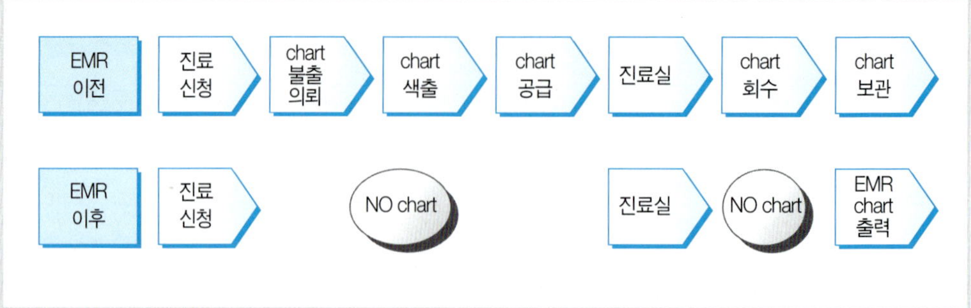

원의 병원 정보시스템이 필요하게 되었다. 효과적인 병원 정보시스템의 활용을 통해 진료나 간호 측면, 환자서비스 측면, 병원경영 측면에서 도움을 얻을 수 있다.

이러한 병원 정보시스템의 범위는 크게 업무처리 시스템과 의사결정 지원 시스템으로 나뉜다. 업무처리 시스템은 크게 진료지원 시스템과 관리 시스템으로 구분되는데, 최근 대형병원들을 중심으로 처방전달시스템(OCS: order communication system), 영상정보 시스템(PACS: picture archiving communication system), 전자 의무기록(EMR: electronic medical record) 등의 개별 시스템이 개발되고 있으며, 최근에는 병원간 원격진료망의 구축으로 원격진료 시스템이 구축되기도 한다.

병원종합정보 시스템의 구축 목적은 크게 획기적인 환자서비스 개선, 병원진료 수익 증대 및 비용절감, 합리적 경영평가를 위한 원가분석 실현, 업무생산성 극대화, 정보의 정확도, 신속성, 인력 운용의 효율성 증대, 의학 연구분야의 효과적인 지원 등에 두고 있다.

2) 전자 의무기록

전자 의무기록 시스템은 Electronic Health Record System의 기반으로서 키보드, 마우스, 펜, 음성인식체계, 스캐너, 터치스크린 등 다양한 입력도구를 이용하여 검사결과, 촬영결과, 환자상태, 처방 등 환자의 모든 건강 정보를 저장 및 전송 할 수 있다. 즉, EMR은 완전하고 정확한 자료와 여러 가지 의학지식에 기초한 의사결정을 지원해 주는 전문가 시스템을 가진 전자형식의 의무기록으로서 환자의 처방자료를 포함하는 모든 진료기록이 발생시점에 컴퓨터에 저장되고 저장된 기록은 컴퓨터를 통해 필요시 언제 어디서나 조회해 볼 수 있으며 기존의 수작업 차트가 갖는 기능을 충분히 대신할 수 있는 시스템 구성을 말한다.

처방전달만을 목적으로 하는 OCS(order communicating system)와는 다른 개념으로서 환자의 건강과 관련된 모든 행위가 온라인으로 이루어질 수 있도록 디지털화된 정보가 기반이 되는 유비쿼터스의 실현을 위해서는 가장 기본적인 작업이라고 할 수 있다.

EMR의 도입에 따른 장점은 다음과 같다.

① 의무기록 관리 간소화로 인한 시간 및 인력의 효율적 분배

② 저장 공간의 축소로 인한 경제적 효과

③ 의무기록의 분실 및 훼손방지

④ 의무기록의 실시간 조회 및 여러 사용자 동시 이용가능

⑤ 의무기록 표준화에 따른 의무기록의 질적 향상

⑥ 환자의 진료 대기시간 단축 및 진료서비스 향상

⑦ 병원 의료진들의 진료업무 효율 증가 및 각종 연구정보 제공

⑧ 신속하고 정확한 각종 통계 정보 추출

⑨ PACS, OCS와 연계한 병원 정보시스템 구축

⑩ 전반적인 대 환자 서비스 향상

그러나 EMR이 모든 면에서 바람직한 것은 아니며, 입력도구의 제한, 차트작성 방법의 획일화에 따른 차트내용 부실, 전산 장애시 접속의 차질 등 여러 가지 어려운 점도 가지고 있다.

3) 전자 간호 기록

EMR의 발전은 간호부서에도 변화를 가져와서 전자간호기록 개발이 활성화되었다.

일례로 S대학교 병원에서는 전자간호일지의 구현을 위해 임상간호현장에 맞는 용어표준화와 분류체계에 따른 간호진술문을 분류하고 의사결정지원시스템을 구현하여 간호과정을 전자간호일지에 적용하였다. 전자간호일지에 사용한 간호진단은 NANDA의 간호진단과 Carpenito-Moyet 의 간호문제 및 진단을 선택하여 목록화하고, 간호진술문은 국제간호실무분류체계(ICNP: international classification for nursing practice)를 통해 구축하였다. 추출된 간호사정 및 간호중재진술문은 간호평가 및 계획과 연계하는 작업을 통해 간호과정을 적용하여 의사결정지원시스템으로 구축하여 사용하고 있다. 이러한 의사결정지원시스템은 환자의 간호문제를 통해 곧바로 진단과 중재계획, 평가가 이루어지게 되고 간호중재 및 행위의 표준화에도 기여한다.

또한 환자간호를 수행하는 과정에서 발생하는 간호정보는 보건의료체계 내에서 타 전문직과의 의사소통을 효율적으로 할 수 있게 할 뿐만 아니라 간호의 역할을 객관적으로 평가받을 수 있게 할 것이다. 오늘날 병원정보의 통합적 관리는 간호정보기록에도 중요한 변화를 가져왔으며, 다음과 같은 목적으로 간호정보기록이 활용된다.

① 환자정보관리

② 오더 및 검사결과조회

③ 간호활동기록(전자간호기록)

④ 투약기록

⑤ 행정업무

- 병동 재원환자 리스트 확인
- 근무보고서 작성
- 처치수가 관련업무: 발행 및 반납

- 전과전동전실 관리
- 식이 발행 및 조회, 반납
- 입원진료비내역조회
- 퇴원환자 예약, 퇴원수납절차 관련 보험심사조회
- 검사반납
- 장기재원환자 관리
- 물품관리

6. U-Healthcare, U-Hospital

유비쿼터스라는 용어는 시간과 장소, 컴퓨터나 네트워크 여건에 구애받지 않고 자유롭게 네트워크에 접속할 수 있는 정보기술(IT) 환경 또는 그 패러다임을 의미하며, 이러한 환경이 구축되어 있는 의료현장을 일컬어서 U-Healthcare, U-hospital이라는 용어를 많이 사용하고 있다. U-Healthcare는 인류 건강의 회복 및 유지 증진을 위해서 언제 어디서나 이용이 가능한 정보통신 기술을 토대로 해서 제공되는 보건의료 서비스이며, 보건의료 서비스 제공의 시 · 공간적인 제약에서 벗어나도록 기여한 서비스이다.

이러한 U-Healthcare의 개념이 국내에 소개가 된 지는 이미 10여년이 지나고 있으며, 정부의 시범 사업 등을 기반으로 여러 병원과 연구소 등에서 다양한 확대를 시도하고 있다. 이미 국내에서도 여러 병원에서 유비쿼터스 병원의 도입을 선언하고 의료진과 의료 소비자들과의 인터넷을 통한 커뮤니케이션 및 치료나 간호의 활용, 자료의 통합적 관리 등 최첨단 IT 기술이 기반이 된 여러 가지 활동들이 이어지고 있다.

유비쿼터스 병원 시스템이란 대개 최신 기술로 대두되고 있는 유비쿼터스 솔루션(스마트카드, 무선통신, PDA, RFID 등을 활용하여 Anytime, Anywhere Computing 환경을 제공)을 병원정보 시스템에 접목하여 의료진 및 환자의 편의를 극대화시킨 시스템이다. 유비쿼터스 병원에서 볼 수 있는 시스템의 특징은 다음과 같다.

(1) 종이로 된 환자기록이 필요없다.

해당 간호사에게 노트북이 지급되고 환자 옆에서 바로 바로 정보가 입력되고 활용이 가능하며, 입원환자들에게는 손목에 부착된 바코드를 스캔하면 환자 관련 기록이 화면에 나타나서 투약과 처치 및 기타 오류의 방지가 가능하다.

(2) 업무의 즉각적인 연계가 가능하다.

스마트카드를 위치 안내시스템에 갖다 대면, 당일 진료과 접수가 완료되어 기존과 같은 복잡한 행정절차가 생략된다. 각 진료 팀마다 코디네이터들이 있어 한자리에서 검사와 예약, 수납까지 처리된다. 무인 진료 접수, 처방전 발행, 수납 등도 가능하다.

C 대학교 병원의 종합의료정보 시스템

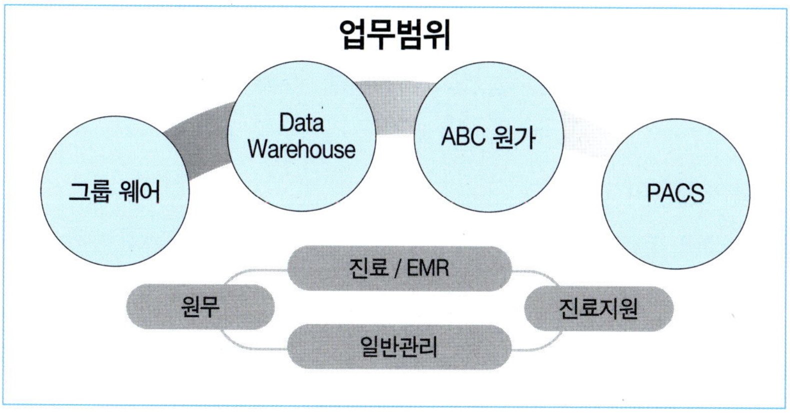

C 대학교 병원은 Java 기반의 웹 기술(X-internet)을 활용하여 Client/Server 환경에서 Web 환경으로의 C 병원만의 종합의료정보 시스템(Hospital Information System)을 가동, 처방전 · 필름 · 의무기록 등이 필요 없는 최첨단 디지털병원으로 거듭났다.

이 종합의료정보 시스템(HIS)은 처방전달시스템(Order Communication System, OCS), 전자의무기록(Electronic Medical Record, EMR), 영상저장장치(Picture Archiving Communication System, PACS), 정보저장장치(Data Warehouse, DW), ABC원가(Activity Based Costing, ABC), 그룹웨어가 유기적으로 연결되어 있어서, ▲ 처방전 · 필름 · 챠트가 필요 없는 진료, 교육, 연구, 경영 등 '전 의료절차의 정보화' ▲ 진료의 질 향상과 함께 의학연구 지원까지 완벽히 처리하는 '의료정보의 지식화' ▲ 환자를 찾아가는 재택진료, 병원 간의 진료정보를 공유하는 원격협진 등 환자에게 편리한 Any Time, Any Where에 진료서비스를 제공하여 주는 U-Hospital 환경의 'Mobile 병원'을 실현하게 되었다.

새롭게 이전과 함께 단장을 한 C 병원은 이번 종합의료정보 시스템의 구현을 통해, 최첨단 의료시설과 장비 등 하드웨어 인프라, 유 · 무선네트워크 인프라, 그리고 Web으로의 소프트웨어 시스템까지 완비하게 되어 명실상부하게 최첨단 U-Hospital로의 발돋움을 시작하게 되었다. 외래와 입원 병동에 무선 LAN을 동시 구축함으로써 의료진과 진료지원 부서의 모든 업무가 병원내 어느 곳에서든 노트북 PC로 환자진료 정보를 실시간으로 확인할 수 있게 되어 진료서비스의 질을 높이게 되었다.

타 병원과 비교하여 C 대학교 병원이 신기술로 적용한 Full Text 기반의 EMR은 국내에서는 처음으로 구현되었으며, 환자정보의 OCS 테이블과 EMR 테이블을 통합한 통합운영의 Database화를 실현하여 기록 처방 · 검사결과 조회의 통합화를 이루어 냈으며, 다양한 서식을 하나의 화면으로 통합 구현하여, OCS, EMR, PACS가 삼위일체형으로 돌아가는 것이 C 대학교 병원의 종합의료정보 시스템이 가진 특징이다. 한편, C대학교병원은 이러한 기반을 토대로 향후 종합의료정보시스템의 지속적인 업그레이드를 통하여 의료 지식정보시스템(Knowledge Management System, KMS) 수준까지 끌어 올려 병원정보화 시대를 선도해 나갈 계획이다. 2006.9.27 연합뉴스 보도자료

(3) 이동 진료가 가능하다.

의료인들에게 모바일 PDA폰을 지급해서 모바일을 통해 화상진료가 가능해져 응급환자 상태를 실시간으로 확인할 수 있기 때문에 환자를 24시간 돌볼 수 있다. 의사가 병원 외부에 있다 할지라도 입원환자들의 상태가 실시간으로 파악이 가능해 응급상황 발생시에도 즉시 대처할 수 있다.

(4) 전자의무기록의 활용이 가능하다.

전자의무기록(EMR)은 유비쿼터스 환경의 디지털 병원으로 자리매김을 하는데 있어서 반드시 필요한 시스템으로서 그동안 종이 기록에 의존했던 인적사항, 병력, 건강상태, 진찰 및 입·퇴원 환자 기록, 간호기록, 각종 검사 결과 등의 정보를 전산화해서 입력, 관리, 저장하는 시스템이며 병원 정보화 사업의 핵심과제 중의 하나이다.

EMR이 구축되면 차트 검색 및 기록에 걸리는 시간이 단축되고, 오류를 감소시켜서 의료사고의 발생도 감소하게 된다. 또한 정확한 의료정보의 제공을 통해서 의료서비스의 질을 획기적으로 향상시키게 된다.

(5) 평생 건강정보의 저장-스마트카드의 활용

스마트카드는 전자 건강기록을 위한 평생건강정보의 저장열쇠로써 신생아시절부터 개인의 평생 건강정보가 이 하나의 카드를 중심으로 업데이트된다. 스마트카드는 이 밖에도 대기시간을 대폭 줄였으며, 위치와 동선 안내를 받을 수 있어 편리함을 더해주며, 부가적으로 주차 문제 등 다양한 편리성이 동반된다.

(6) 정보활용의 기능이 우수하다.

시스템을 통해 정보의 통합적 관리가 가능하므로 필요한 자료의 분석과 통합을 통해 업무의 재조합 및 응용이 가능하다.

이러한 유비쿼터스 병원의 예로는 의료인의 이동 중 원격진료가 가능한 시스템 구축의 예 등을 들 수 있으며 대부분의 병원들이 유비쿼터스 병원에 대한 장기적인 계획을 세우고 있고, 앞으로 더 좋은 시스템이 개발될 것이기 때문에 곧 유비쿼터스 병원시대가 올 것이란 예측은 아직 유효하다. 그러나 각자의 병원 실정에 알맞은 시스템을 선택하고, 시스템 도입에 따른 비용 효과를 충분히 검토하고 보안하는 등의 의료정보화에 따르는 문제점들을 해결할만한 시간과 노력이 투자되어야만 진정한 의미의 유비쿼터스 병원이 실현될 수 있으리란 전망이 설득력을 얻고 있다.

어르신 건강검진 안방서 척척 [중앙일보]

소변분석시스템 장착 비데 눈길
집에서 건강을 체크하고 맞춤 처방까지 원스톱 서비스를 받는다?

우리는 누구나 한번쯤 병원에 가본 경험을 가지고 있다. 병원에 가면 가장 먼저 검사를 받는 것이 소변검사이고 병원이 아닌 학교에서 신체검사를 받을 때도 소변검사는 빠지지 않는다. 가장 기본적이면서도 중요한 검사인 소변검사를 이제는 집에서 할 수 있게 됐다.
A회사에서 4년여 동안 준비해온 소변분석시스템이 장착된 비데(모닝첵)와 그에 따른 서비스(띠엠뽀)를 선보였다. 모닝첵은 기존 U-헬스케어 시스템이나 소변검사 장치보다 접근성이 용이하고 편리하게 이용할 수 있다. 이 시스템은 비데와 함께 설치된 모니터에 검사 결과를 통한 고객의 건강수준을 평가해 주기 때문에 하루에 한 번 화장실에 가는 것만으로도 건강관리와 예방이 가능하다. 모닝첵 시스템에 저장된 개개인의 건강데이터는 맞춤서비스인 띠엠뽀와 연계되어 개인에게 맞춤형 식이요법, 운동법, 여행, 문화생활 등 다양한 제품과 서비스를 함께 이용할 수 있는 인터랙티브 원스톱 서비스를 제공한다.
전○○ 대표는 "우리 회사는 소비자 입장에서 생각하고 자신이 개발한 제품과 서비스를 부모님께 제공한다는 각오로 연구·개발하고 있다"며 "상황인지기술을 바탕으로 U-Health &Pictorial, U-Hospital 등 실생활에 직접적으로 연관돼 지금보다 더 나은 삶을 제공해주는 해결책을 제시할 것"이라고 말했다.
그는 "내년 아파트 분양시장, 재건축·재개발 시장과 미국·일본·독일을 비롯한 의료선진국에 진출, 2010년에는 브라질·러시아·중동 걸프지역 등 세계시장 선점을 목표로 하고 있다"고 밝혔다.
현재 가정용품 전문 글로벌 회사인 미국의 H사와 미국·일본 지역의 판권을 주는 조건으로 500만 달러에 해당하는 투자유치를 진행 중이며, 계약체결을 위한 마지막 협상을 하고 있다고 회사측은 전했다. 2009.3. 26 중앙일보

7. 소비자 의료정보학

소비자 의료정보학은 의료정보학의 한 분야이며, 의료소비자로 하여금 정보를 입수하고 자신의 고유한 건강요구를 분석하며 자신의 건강을 위하여 의사결정을 할 수 있도록 도와주기 위하여 컴퓨터와 원격통신 기술을 사용한다. 빠르게 발전하고 있는 분야 중의 하나이다.

오늘날 소비자주의의 발전에 따라 그 속도가 더해가고 있으며, 소비자들은 프로슈머(prosumer)로서의 성향을 보이면서 스스로 생산적 소비자로서의 역할을 하게 되었고, 소비자 의료정보학의 중요성이 더하게 되었다. 프로슈머의 기본 개념은 생산자를 뜻하는 Producer와 소비자를 뜻하는 Consumer의 합성어로, 생산적 소비자 또는 프로 소비자라고도 한다.

특히, 유비쿼터스 건강관리 산업이 발달하게 되면서 의료 서비스는 기존의 공급자(의료기관) 중심에서 소비자 중심으로 바뀌는 속도가 더 빨라지고 있다. 최근 소비자들의 특징은 '정보화 된 의료 소비자' 가 늘어나고 있으며, 건강관리와 치료지침에 능동적으로 대처해가며 환자가 간호사나 의사의 지시를 일방적으로 따르기 보다는 의료진과 자신의 건강에 관한 의견을 교환하는 풍토로 바뀌고 있다. 건강에 대한 관심이 증대되고, 치료 중심의 패러다임에서 예방과 건강관리 중심으로 변화가 일어나고 있다. 정보의 발달로 인한 원격의료 서비스의 확대도 증가되고 원격의료에 대한 수용도 향상되고 있다.

보건의료 분야도 의사 및 의료기관의 수가 늘어나고, 경쟁이 치열해지면서 환자 중심의 서비스 개선을 위해 노력하고 있다. U-Healthcare 서비스가 본격적으로 시행되면 의사가 아닌 소비자 중심으로 권력 이동이 가속화될 것이다. 소비자들은 비슷한 효과를 가진 서비스에 대해서는 가격에 민감하게 반응할 것이고, 공급자들은 제공하는 의료서비스를 차별화하기 위해 경쟁자들보다 훨씬 더 나은 서비스를 제공하고 있다는 사실을 입증해야 할 것이다.

간호와 법

NURSING AND LAW

15

1. 간호사의 법적 책임

간호사는 전체 의료인력의 많은 부분을 차지하고 있으며, 의료기관을 포함한 다양한 현장에서 전문적인 간호서비스를 제공하고 있다. 그럼에도 불구하고 현행 의료법은 대부분 법령이 의사를 위주로 기술되어있는 것을 볼 수 있다. 현대의 급격한 사회 환경의 변화와 과학과 의료기술의 발전 및 고도의 경제 성장에 따른 국민의 건강요구는 점차 증가하여 건강개념과 간호전문직에 대한 사회의 기대가 크게 변화하고 있다. 이에 따라 간호의 학문적 발전과 함께 건강관리분야에서 힘과 독립성, 영향력을 갖게 되었고 또한 간호실무에 대한 책임성이 증가되면서 간호업무의 평가에 대한 해석이 보다 엄격해지면서 보다 전문적인 책임이 따르는 시대로 진입하게 되었다. 또한 간호직 내부적으로도 간호는 간호의 법적이고 윤리적인 책임을 완수하고, 간호의 질을 향상시키기 위해 간호의 힘과 독립성, 영향력을 이용해야 할 전문적인 의무가 있다.

간호사는 환자의 옹호자로서 안전한 의료서비스를 제공할 책임을 가지고 있으며 이러한 기대는 간호사에게 전문적인 지식과 능숙한 기술을 요구하고 있다. 따라서 앞으로 간호의 질을 높이기 위한 법(안)이 제정되어 전문성을 인정받고 간호행위의 타당성을 입증해야 할 것이며 전문직 간호사는 국민의 자율성 및 알권리 신장에 부응하여, 간호업무에 필요한 정확한 법적 지식을 토대로 환자에 대한 충실한 의무를 수행하고, 간호사고 발생 시 적절한 대응을 할 수 있어야만 할 것이다.

간호는 질병보다는 인간 즉, 간호대상자 중심의 전문직으로서 간호의 본질은 간호행위를 통해 인간을 돕는 것이며(박성호, 1994), 대한간호협회(1998)는 이러한 간호의 목적을 최상의 건강을 성취하기 위해 간호대상자의 환경과 상태 및 건강행위를 변화시키거나, 이를 위해 요구되는 지식, 기력, 의지와 자원을 갖추도록 활동하는 것으로 하고 있다.

법률상의 간호업무를 살펴보면 간호사는 의료법 제2조 제2항 제5호에 의거하여 상병자 또는 해산부의 요양상의 간호 또는 진료의 보조 및 대통령이 정하는 보건활동에 종사함을 임무로 한다. 요양상의 간호라 함은 환자 치료에 있어서 간호요법의 일환으로 간호사가 환자에게 제공하는 전문적 간호시술의 시행을 말하며 진료의 보조는 의사의 환자진찰 및 치료를 보조하는 업무 그리고 의사의 정당한 처방에 의한 투약 및 처치를 말한다. 그 외 대통령령이 정하는 보건활동은 의료법 시행령 제2조에 따라 다음과 같은 활동이 있다.

- 농어촌 보건의료를 위한 보건진료원으로서 하는 보건활동 근무지역으로 지정받은 의료취약 지역 안에서 대통령령이 정하는 경미한 의료행위를 할 수 있다.
- 모자보건법 제11조 또는 제13조의 규정에 의하여 모자보건요원 또는 가족계획요원으로서 하는 보건활동을 할 수 있다
- 결핵예방법 제29조의 규정에 의하여 결핵관리요원으로서 하는 보건활동
- 기타의 법령에 의하여 간호사의 보건활동으로 정한 업무
  - 학교보건에 관한 보건교사의 업무
  - 산업안전 보건법에의한 보건담당자의 업무(보건관리자의 직무보조)
  - 아동복지법에 의한 아동복지도원, 아동복지시설 종사자중 간호사로서 하는 업무
  - 사회복지 사업법에 의한 사회복지시설 종사자 중 간호사로서 하는 업무
  - 생활보호법 및 의료보호법에 의한 간호사로서 하는 업무
  - 노인복지법에 의한 노인복지시설 중 양로시설, 노인요양시설, 유료양로시설에서 간호사로서 하는 업무
  - 모자복지법에 의한 모자복지시설 중 모자보호시설, 미혼모시설, 임시보호시설, 부녀복지관에서 간호사로서 하는 업무
  - 혈액관리법에 의한 혈액원에서 간호사로서 하는 업무
  - 소방공무원법에 의한 소방공무원 중 간호사가 행하는 구급·구조업무

또한 간호사는 의료법 제22조에 의거 환자 또는 그 보호자에 대하여 요양의 방법 기타 건강관리에 필요한 사항을 지도하여야 하며 의료법 제21조 동 시행규칙 제17조 3항 및 제18조 7호에 의거 간호기록부를 비치하여 간호행위에 관한 사항을 기록하고 서명하여야 하며 5년간 이를 보존하여야한다. 간호기록의 기재 사항에는 체온, 맥박, 혈압에 관한 사항, 투약에 관한 사항, 섭취 및 배설물에 관한 사항, 처치와 간호에 관한 사항의 기록을 포함한다.

2. 의료행위의 개념

의료행위란 의료인의 의학적 판단과 기술로써 질병의 예방이나 치료를 행하는 것 또는 의료인이 행하지 아니하면 보건위생상 위해를 발생시킬 우려가 있는 행위를 말하는 것으로 의료법에 따르면 의료인은 보건복지부 장관의 면허를 받은 의사, 치과의사, 한의사, 조산사, 간호사로 정의하고 있으며 의료행위의 범위는 질병의 진단, 문진, 타진, 청진 등을 통한 검사와 주사, 투약, 약물의 도포, 수술, 치료, 재활 질병의 예방, 공중위생을 위한 처치, 인공임신에 관한 사항(예: 인공수정, 대리모), 장기이식, 유전자 치료 등을 포함한다.

이러한 의료행위는 고도의 전문화된 행위로서 항상 위험성이 따라 부작용과 합병증의 가능성이 내재하고 있으며, 행위의 결과가 개인의 차이나 인체의 복잡성 또한 아직 밝혀지지 않은 부분이 있을 수 있어 항상 예측 가능한 것은 아니며, 행위의 선택에 있어 의료인이 대상자에 대한 위험과 이익을 잘 가늠해 보고 결정할 수 있는 자율성을 인정해야 하는 동시에 이

러한 행위가 일반인이 이해하기 어려운 부분이 있을 수 있으므로 의료진과 대상자 사이의 신뢰를 밀접하게 해야 하는, 법적으로만 해결하기에는 어려운 부분이기도하다.

의료분쟁이 생길 경우, 의료진의 과오에 의해 발생할 수 있으나 때에 따라서는 의료진의 과오 없이도 발생할 수 있다. 이러한 의료분쟁은 의료수요의 양적 증가와 국민의 권리의식 신장 및 의료행위에 대한 사회적 보장제도 미비 등으로 점차 증가하고 있는 실정이며, 의료인 중 하나인 간호사에 대한 의료분쟁 또한 증가하는 것은 간호의 영역이 넓어지면서 간호사의 역할이 확대되는 데에 따른 것으로 분석되고 있다.

의료행위의 과정에 있어서의 잘못이나 허물을 '의료과오' 라고 하고 의료과오가 객관적으로 입증되었을 때는 '의료과실' 이라는 용어를 적용한다. 마찬가지로 '간호과오' 는 의료과실의 한 부분으로서 간호행위를 행함에 있어 평균수준의 간호사 업무상 요구되는 주의의무를 게을리 하여 환자에게 손해를 발생케 한 것이며 간호과오가 있다는 것이 객관적으로 입증되거나 인정되었을 때 비로소 '간호과실' 이라는 용어가 적용되는 것이다.

3. 관련 법규

법은 사회질서를 유지하기 위하여 지켜야 할 인간행위의 최저수준으로서 이 수준이 지켜지지 않을 때 법적 권위를 발휘하게 되는 형식적 규정으로, 인간의 사회적 행위를 통제하는 인간이 만든 표준이라 할 수 있다. 헌법을 기본으로 공법, 민법, 형법, 사회경제법 등이 있다. 공법은 통치나 권력관계에 있어 공공단체나 상호간 또는 국가를 당사자로 한 개인과의 사이에 적용되는 것이고, 민사법은 개인 간의 충돌을 국가의 재판권에 의하여 법률적으로 조정하는 것이며, 형사법은 국가 형벌권 행사에 해당된다. 의료법이나 노동법 같은 성격의 법률은 사회경제법에 속하지만 공법, 민법, 형사법 등의 적용을 절차상 밟게 된다.

1) 헌법

법의 체계적 기초로서 국가의 조직, 구성 및 작용에 관한 근본법이며 다른 법률이나 명령으로써 변경할 수 없는 국가의 최고 법규이다. 우리나라의 헌법은 자유주의 원리에 입각하여, 국민의 기본적인 인권을 보장하기 위해 1948년 7월에 제정되고 8차에 걸쳐 개정되어 현재에 이르고 있으며, 국회의 의결을 거쳐 국민투표에 의하여 개정해야 한다. 총 10장 130조의 내용으로 구성되어 있으며 총강을 시작으로 하여 국민의 권리와 의무, 국회, 정부, 법원, 헌법재판소, 선거관리, 지방자치, 경제, 헌법 개정의 항목으로 구성되어 있다.

이러한 헌법은 국민적 합의에 의해 제정된 국민생활의 최고 도덕규범이며, 정치생활의 가치규범으로서 정치와 사회질서의 지침을 제공하고 있기 때문에 민주사회에서는 헌법의 규범을 준수하고, 그 권위를 보존하는 것을 기본으로 한다.

우리나라 헌법은 제36조 제3항에서 "모든 국민은 보건에 관하여 국가의 보호를 받는다" 고 규정한 바와 같이 국민의 건강생활을 보장하기 위하여 보건에 관한 규정을 두고 있다. 국가는 국민의 건강을 침해하지 않도록 하여야 하는 소극적인 의무와 건강한 삶을 영위하도록 적극적인 보건정책을 펴 나갈 의무를 동시에 가지고 있다.

2) 형법

간호사가 업무상의 과실이 있어 환자에게 심각한 손상이나 사망을 초래했을 때 형법에 의해 업무상 과실상해, 과실치사를 적용한다.

예를 들어 간호사가 신생아에게 처방한 페니실린 용량을 사실과 다르게 과다 투여했을 경우, 간호사는 형법에 의해 처벌받을 수 있다. 적용되는 법 조항은 제14조(과실)에 관항 항목으로 '정상의 주의를 태만함으로 인하여 죄의 성립 요소인 사실을 인식하지 못한 행위는 법률에 특별한 규정이 있는 경우에 한하여 처벌한다' 와 제267조(과실치사) '과실로 인하여 사람을 사망에 이르게 한 자는 2년 이하의 금고 또는 700만원 이하의 벌금에 처한다[개정 95 · 12 · 29] 제268조 (업무상과실 · 중과실 치사상)', '업무상 과실 또는 중대한 과실로 인하여 사람을 사상에 이르게 한 자는 5년 이하의 금고 또는 2천만원 이하의 벌금에 처한다[개정 95 · 12 · 29]' 등이다.

3) 민법

간호사의 불법행위로 인하여 환자가 피해를 입었을 경우, 환자가 그 피해에 대한 배상을 민사법정에 청구한 경우에 적용될 수 있다. 적용될 수 있는 민법의 조항은 제390조(채무불이행과 손해배상) '채무자가 채무의 내용에 대한 이행을 하지 않을 때에는 채권자는 손해배상을 청구할 수 있다. 그러나 채무자의 고의나 과실 없이 이행할 수 없게 된 때에는 그러하지 아니하다', 제391조(이행보조자의 고의과실) '채무자의 법적 대리인이 채무자를 위하여 이행하거나 채무자가 타인을 이용하여 이행하는 경우에는 법정대리인 또는 피용자의 고의나 과실을 채무자의 고의나 과실로 본다', 제750조(불법행위의 내용) '고의 또는 과실로 인한 위법행위로 타인에게 손해를 가한 자는 그 손해를 배상할 책임이 있다' 등이다.

불법행위(tort)란 고의 또는 과실에 의한 위법한 행위로 남에게 신체적, 정신적, 재산적 손해를 입힌 경우에 이에 대하여 민사상의 책임을 부과하는 법의 분야이다. 이는 가해자가 범한 위법성과 피해자가 입은 손해를 대비시켜서 인과관계가 있을 때 성립한다. 즉 가해자의 고의 또는 과실이 있고 피해자가 손해를 입어야 하며, 그 고의 또는 과실과 손해 사이에 원인과 결과의 인과관계가 있어야 한다는 것이다.

여기에서 과실(negligence)은 같은 상황에서 정상적으로 신중한 사람이 행하는 범위에서 행동하지 않은 잘못이며, 과오(malpractice)는 과실의 특수한 형태로 합리적이고 신중하게 행동하도록 교육받고 훈련된 전문가의 잘못을 말한다. 즉 간호표준을 위반한 간호사의 과실은 「간호과오」로 인정된다.

간호사고에 대한 민법의 적용시 환자(원고)는 법정에서 다음과 같은 사항을 증명하여야 한다.

- 환자-간호사의 관계가 있었다는 것
- 간호사의 과실이 있었다는 것
- 그 과실로 인하여 손해를 입어 그 과실이 직접적인 원인이 되었다는 것 (간접원인일 경우에도 간호사의 과실이 인정되는 사례가 있을 수 있다)
- 배상 받을 구체적인 손해가 있는 것

이 때 간호사(피고)는 환자가 이상 4가지를 법정에서 증명한 경우라도 변호사를 채용하든지 직접 이 건에 대하여 반증을 들어서 방어할 수 있지만, 만약 방어에서 지면 결국 그 손해를 배상해야 하는 것이다.

민사책임과 형사책임의 차이점은 목적상 민사소송은 손해의 보전이며, 형사소송은 고통에 대한 보복성격을 지닌다. 형태상으로는 민사소송은 채무의 불이행, 불법행위 책임을 묻고자 함이며, 형사소송은 업무상 과실치사죄, 업무상 과실치상죄 등을 다룬다. 책임당사자도 민사책임은 원고는 환자와 환자 가족이 되며 피고는 병원의 대표이사, 국공립병원은 국가 혹은 지방자치단체 등 사용지로서의 책임을 지는 당사자이다. 형사책임은 개별책임이 원칙이며, 의사는 감독상의 책임을 지는 것이지, 간호사의 책임을 의사가 대신하지는 않는다.

그 외 간호사가 알아야 할 주요 법적용어로 간호업무 수행 중 발생되는 모든 사고를 의미하는 간호사고가 있다. 사고란 예측되지 않은 결과가 발생되는 것을 말하므로 간호사고는 간호업무 수행 시에 예측된 간호의 효과 외에 나쁜 결과가 발생되는 것을 의미한다.

또한 실무표준이라는 용어를 많이 사용하는데, 이는 같은 상황에서 합리적이고 신중한 사람이 갖는 지식과 기술을 의미하며 일반적으로 환자를 관리하는 많은 기관에서 실제로 관찰될 수 있는 실무를 말한다. 이 실무표준은 민사사례에서 과실 또는 과오여부를 결정하는 법적인 기준이 될 수 있다.

간호표준은 크게 규범적 표준과 실무표준으로 나눌 수 있다. 규범적 표준은 권위있는 집단에 의해 '옳은 것' 또는 '이상적인 것'으로 판단된 실무를 말하고, 실무표준은 환자를 관리하는 많은 기관에서 실제로 관찰될 수 있는 실무를 말한다. 현재 우리나라는 실무표준이 명확하게 되어 있지 않은 경우가 많이 있으며 앞으로 법적인 보호를 받기 위해 각 병원이나 병동에서 실무표준설정에 대한 노력을 기울여야 할 것이다.

책임(liability)이란 간호업무를 수행함에 있어서 가지는 법적인 책임을 말하는 것으로 의료법 및 각 병원의 업무기술서와 간호방법지침서에 제시된 각급 직원의 임무와 업무 내용을 의미한다. 만약 간호사가 책임을 이행하지 못하여, 그 결과 환자에게 위해나 재산상의 손실을 주었다면 거기에 대한 법적인 책임을 져야 하는 것이다.

마지막으로 의료인이 어떤 위험성이 있는 의료행위를 실시하기 전에 환자로부터 동의를 얻지 않고 의료행위를 시행한 것을 전단적 의료(專斷的 醫療: unauthorized medical care)라고 한다. 이 전단적 의료행위는 불법행위이므로 형사 및 민사상의 모든 책임을 지게 된다.

4) 의료법

우리나라의 간호사 업무와 정의에 관한 규정은 1951년 9월 25일 한국전쟁 중 공포된 「국민의료법」이 기원이라고 할 수 있다. 당시는 외국의 기술적, 경제적 지원을 받는 시기로 의료시설의 복구와 사상자에 대한 의료대책을 수립하기 위해 급하게 제정된 것으로 볼 수 있는데, 여기에서 간호사는 의료인에 속하게 되나, 그 업무내용에 대한 구체적 정의를 자세히 하지 못하였다. 그 후 1962년 「의료법」으로 개정되었지만 전문적 고찰과 연구가 부족한 상태에서 간호사의 업무를 '간호사는 상병자 또는 해산부의 요양상의 간호 또는 진료의 보조에 종사하여 국민보건의 향상을 도모하고 국민의 건강한 생활 확보에 기여함을 그 업무로 한다'로 규정하여 현재에 이르고 있다.

우리나라의 간호관련법 체계는 단독법체계가 아닌 「의료법」의 의료인과 조산사와 관련된 규정 속에 포함되어 있다. 의료법 내 간호관련 규정은 총 72개 조항 중 50여개가 간호관련 조항으로 포함되나 간호사에게 독립적으로 규정되는 조항은 제2조(의료인)의 간호사 정의와 업무에 관한 부분과 제6조 조산사의 면허, 제7조 간호사의 면허, 제56조 전문 간호사 등이며 시설이나 관리 및 감독과 관련된 부분은 조산사의 자격으로 의료기관을 개설할 때 적용되고 조직 및 단체에 포함된 부분 역시 간호사의 단체인 중앙회와 관련된 조항이므로 일반적인 간호와 관련된 조항으로 보기에는 다소 무리가 있다.

간호와 관련된 보건의료 관련 법은 의료법, 지역보건법, 건강보험법, 전염병예방법 등 매우 다양하다. 그러나 이들은 법간의 체계성과 연계성이 부족하고, 의료제공자간의 역할 및 기능분담체계가 불명확하게 규정되어 있으며, 보건의료제공자의 업무에 대한 구체적 규정이 미비하다는 등의 많은 문제점을 지니고 있다.

5) 보건의료 관계 법령

「보건의료기본법」을 모법으로 하여 제정된 다양한 법률이 있다. 이들을 성격에 따라 구분하자면 의료체계의 관리는 의료법, 응급의료에 관한 법, 혈액관리법 등에서 다루고 있으며 국가의 공공보건 의료 행정을 다루는 지역보건법, 농어촌 등 보건의료를 위한 특별조치법이 있고 특정인구 집단의 건강관리는 모자보건법, 정신보건법, 노인복지법, 국민건강증진법이 있다. 관리 대상 질병의 관리는 전염병예방법, 결핵예방법, 후천성면역결핍증예방법 등에서 다루고 있으며 보건의료의 재원 조달을 위해서 국민건강 보험법, 의료급여법 등에서 규정을 마련하고 있다.

이 중 간호와 관련된 보건의료 기본법으로 의료법, 지역보건법, 모자보건법, 국민건강증진법 등을 대표적으로 들 수 있는데 지역보건법은 보건소 등 지역보건의료기관의 설치·운영, 지역보건의료사업의 연계성 확보에 필요한 사항을 규정하고 있는 법률로 전염병 관리와 가족계획 사업 위주로 운영되어 온 보건소를 지역주민의 중추적 관리기관으로 육성하기 위하여 보건소법을 지역보건법으로 개정하여 보건행정을 합리적으로 조직·운영하고, 보건시책을 효율적으로 추진하여 국민보건의 향상에 이바지하고자 하는 법이다.

모자보건법은 모성의 보호와 자녀의 건강에 관하여 필요한 사항을 규정한 법률로 모성의 생명과 건강을 보호하고 건전한 자녀의 출산과 양육을 도모함으로써 국민보건 향상에 이바지하고자 모자보건사업과 가족계획사업 등 국가의 중요한 정책 추진을 주 내용으로 하고 있다.

또한 국민에게 건강에 대한 가치와 책임의식을 함양하도록 건강에 관한 바른 지식을 보급하고 스스로 건강생활을 실천할 수 있는 여건을 조성하기 위해 1995년 국민건강증진법을 제정한 바 있으며 "국민건강증진사업"이라 함은 보건교육, 질병예방, 영양개선 및 건강생활의 실천 등을 통하여 국민의 건강을 증진시키는 사업을 말한다.

4. 간호사의 법적 지위

1900년대 이전에는 간호에 대한 자발적인 의지와 나이팅게일의 간호개념 등이 전부였으나, 간호가 점점 전문직이 되어가면서 자격없는 사람으로부터 대중을 보호하기 위한 보증이 필요하게 되었고, 이는 간호의 전문화에 대한 면허제도가 등장하게 되었다. 오늘날 간호의 면허와 신임에 있어서 복잡한 제도는 국민보호의 차원이며, 최근 건강관리체계의 발전을 반영하고 있다.

면허란 국민의 보호를 위해 나라에서 정한 최소한의 능력을 갖추고 있다는 것을 증명하기 위해 나라에서 기준을 제시하는 것이며, 신임(credential)은 면허보다 더 높은 수준의 기준을 충족시키고 있다고 증명하는 것으로, 주로 전문직기관에서 자발적 자기통제의 관점에서 기준을 제시하는 것으로 대개 전문직은 대중의 보호와 그 전문직을 발전시키기 위한 목적으로 신임의 기준을 정해 놓고 있다. 간호직에 있어서도 이러한 역할을 간호협회가 맡고 있으며, 전문직의 전문성을 유지하기 위해 간호협회의 역할이 중요함을 알 수 있다.

간호협회에 의한 징계조치는 간호사 면허에 대한 부정, 취소, 중지, 제한 등이 있을 수 있으며 이의 근거는 약물남용, 직무 과실, 무능, 범죄적 행위, 간호실무 현장의 위반, 비전문적인 조치 등이 있다.

이미 많은 선진국에서 면허법과 간호실무법은 법률적 문서로 마련되어 있고 법과 같은 효력을 가진다. 여기에서 간호실무법이란 간호 실무의 범위를 규정하고, 면허와 간호실무에 필요한 사항을 정하여 법제화하며 그 외 이사회를 구성하여 감독권한을 부여, 징계조치에 대한 근거 등의 규정 등이 그 내용이 될 수 있겠다.

5. 간호단독법

1) 간호단독법 부재로 인한 문제점

과거와 오늘날 간호사의 역할이 급변하였으나, 우리나라에는 간호사와 간호업무에 대한 구체적인 법 규정이 없다. 현재 간호업무에 대한 법적 규정은 의사의 진료보조에서 부터 보건교육, 아동 모성건강관리, 제한된 범위의 의료행위, 환경위생, 건강증진, 산업장의 건강관리 등으로 다양하게 기술되고 있어 간호서비스를 제공하는 자나 서비스를 받는 자 모두가 책임의 한계와 법적 보호의 범위에 대해서 자세히 알지 못하고 있다. 또한 기존 의료법이 의사중심으로 만들어져 간호의 업무에 대한 적정성을 꾀하기 힘들고, 간호의 정의와 업무의 정의가 진료의 보조라고 명시한데서 비롯되는 간호서비스의 질 저하를 초래할 수 있다. 간호사의 업무, 기타 의료인의 업무는 이미 정해져 있는 것이 아니라, 그 사회의 여건과 필요에 따라 입법 정책적으로 결정되는 사항이다. 이제 의료법의 부분적 수정만으로는 사회변화 속에서 점차 그 역할을 확장해 온 간호사역할과 업무를 모두 담아낼 수 없고, 간호활동에 따르는 책임 소재를 판단하는 기준이 되지 못하게 되었다. 또한 현행 의료법은 의료인 중 의사직과 의료기관에만 각종 의무를 부과하고 감독과 처벌규정을 두어 규제하고 있으며, 간호업무의 범위와 책임 한계를 모호하게 하여 국민의 알권리와 건강권을 보장할 수 없으며, 의료의 도덕적 해이를 초래할 수 있다.

2) 간호단독법의 필요성과 내용

현행 「의료법」에는 전문간호사의 법적 업무범위가 전혀 명시되어 있지 않다. 또한, 「의료법」 규정상 간호사의 의무는 요양상의 간호·진료의 보조·보건활동 등으로 명시되어 있지만, 다른 법률에서는 건강교육 및 상담·경미한 진료행위·응급처치 등을 규정하고 있어 간호에 대한 기본법인 「의료법」에서 제한하고 있는 규정보다 훨씬 다양하고 폭이 넓어, 개별법에 근거하여 업무를 하는 간호사의 법적 권한과 기본법에서 주어진 법적 권한이 충돌하였을 때에는 판단이 모호하다. 또한 2007년도 부터 실시한 공적노인요양보장제도는 요양적 방문간호의 범위를 주치의의 처방 없이 전문간호사의 독자적인 판단 하에 수행할 수 있는 기본적 간호와 대상자의 재가서비스 욕구를 충족할 수 있는 범위로 한정하고 있으나, 이에 대한 법적 마련이 전혀 되어 있지 않다. 따라서, 헌법에 보장된 국민의 건강권을 적극 보장하기 위한 「간호법」의 제정으로 "노인인구에 대한 국가요양보장체계의 확립에서 가장 중추적 역할을 담당할 인력인 간호사들에게 법적 업무를 부여하여 간호의 전문성 확보와 인력의 적정한 관리가 요구되고 있다.

간호단독법은 국민의 건강을 유지·증진하기 위해서 또한 여러 다른 보건의료관련법에 산재된 간호사의 업무 규정 등을 하나로 통합하여 총체적인 간호관리를 실시하고, 간호사의 권익을 보호하며 역할 확대를 위해 필요하다. 이는 보건의료관련 인력 간 효과적인 업무 배분과 책임감 부여로 업무갈등을 줄이며, 비용효과적인 보건의료서비스 전달체계를 구축하고 서로간의 자율성을 보장함과 동시에 갈등을 최소화시켜 보건의료서비스의 생산성을 향상시키는 효과를 창출할 수 있도록 한다. 또한 의료인 중 가장 많은 수를 차지하고, 가장 넓은 영역에서 직접 국민들을 접하며 활동하고 있는 간호사에게 간호를 수행할 자유권을 제공할 수 있으며, 간호실무에서 의료법의 문제와 의료법의 한계 및 국제경쟁력 확보를 위해서이다.

간호사와 간호업무에 관한 단독법제의 내용으로 간호사는 보건의료서비스를 제공하는 자로서 전문적 능력과 자질이 중요하게 관리되어야 하며, 이는 직업윤리강화와 자율징계활동을 통해 스스로 질 관리를 하는 자율규제법을 통해 가능하다는 것과 이러한 법적 근거마련으로 전문적 독립적 역할을 확고히 하며, 간호와 전문간호의 업무를 규정하고 이에 대한 교육과 무면허간호행위를 규제한다는 내용이 포함되어야 할 것이다. 또한 간호사들은 업무수행에 따르는 간호의 과실의무, 간호과실에 대한 지도 감독, 벌칙 등을 규정하여 각종 의무를 기꺼이 감수하고, 국민건강증진과 보건향상에 기여하여 보건선진국가로 나아가도록 해야 할 것이다.

이러한 법적 기반 아래 무엇보다 중요한 것은 의료시장 개방과 국·내외의 변화된 현실을 반영하고 국민의 권리증진과 의료서비스의 경쟁력 강화를 위해서는 보건의료 인력의 질적 수준이 높아져야 하며, 수요자 중심의 보건서비스로 재편되어야만 할 것이다. 『간호법(안)』의 목적은 국민의 건강을 유지·증진하기 위한 목적이 우선시 되어야 하며, 앞으로 수정과 검토를 통한 재정립으로 보건의료 인력들 간의 합의와 당위 속에서 법으로써 제정되어야 할 것이다.

6. 간호업무의 법적 문제

1) 투약 오류

환자에게 투약할 때 가장 중추적 역할을 하는 사람은 간호사이다. 의사의 처방에 의하여 약사가 조제를 하면 이를 환자에게 직접 투여하는 것은 간호사에 의해 이루어진다. 특히 입원환자의 경우는 간호사의 투약에 대한 책임이 더욱 크다고 볼 수 있다.

왜냐하면 의사의 처방에 의해 약사가 제조한 약도 간호사는 직접 환자에게 투여하기 때문에 투여하기 전에 약을 확인해야 한다. 따라서 간호사는 의사의 처방이나 약사의 조제가 잘못되었다고 하더라도 이를 발견하여 시정할 수 있을 만큼 약에 대한 지식이 풍부해야 하며 정확한 투약이 되는 데 중요한 역할을 하는 것이다.

특히 주사약을 투여하는 것은 거의 간호사에 의해 이루어지는데, 종합병원의 경우 간호사의 업무중 주사는 막중한 비중을 차지하며 주사는 많은 부작용과 합병증 및 후유증을 가져올 수 있으므로 주사 사고에 대한 법적 평가를 할 때 그 행위의 정당성 여부를 판단하기 어려운 경우가 많다. 따라서 간호사는 주사를 할 때 다음과 같은 점을 유의하여 확인해야 할 의무가 있다.

① 주사약의 확인: 처방한 약인지 확인한다.

② 용량의 확인: 처방한 약의 용량이 적당한 것인지, 적당한 양이 준비되었는지 확인한다.

③ 주사부위 및 방법의 확인: 처방지시된 방법이 적당한 것인지(정맥내, 근육내, 피내 등) 또 그 부위가 적합한지 확인한다.

④ 감염위험성 확인: 주사기, 주사약, 주사부위 등이 감염우려가 없을 정도로 소독되었는지 확인해야 하며 주사약의 혼탁, 점조도의 변화, 착색, 냄새 등의 이상이 없는지 확인한다.

이상과 같은 점을 확인한 후 주사했는데도 불구하고 불상사가 생겼을 경우는 간호사로서는 불가항력이라 하겠다. 주사결과에 대한 의사의 책임은 주사의 필요성, 가치, 부작용 발생시의 대비책을 고려해야 할 의무에 대한 것이다.

2) 주사 기술상의 과오

주사로 인한 사고 중 가장 많은 비중을 차지하는 것은 약물에 대한 과민성으로 인한 쇼크, 말초신경손상(마비) 및 감염을 들 수 있다. 약물로 인한 과민성 쇼크는 치명적인 경우가 많으므로 주사하기 전에 반드시 특이체질 여부 또는 민감성 여부에 대한 검사와 과거력을 확인함으로써 예방하도록 하고 사고가 발생한 경우는 즉시 필요한 응급처치와 함께 의사에게 보고하고 적절한 조치를 취하도록 한다.

주사로 인한 말초신경 및 근육의 손상은 주사침이 신경을 찔렀거나 또는 주사액이 신경초에 주입, 침윤 또는 주사액으로 인한 염증, 반흔형성에 의한 유착, 압박 등과 근육내주사로 야기된 출혈, 이에 따르는 무균적 염증 및 근육의 섬유화 등에 의하여 마비가 일어나는 것으로 해석된다.

따라서 주사침이 직접적인 기계적 손상을 준 경우 이차적으로 조직의 반흔형성으로 마비가 일어나거나 또는 시간이 더욱 심해질 가능성이 있지만 주사액의 용제 및 용매가 흡수되기 어려운 종류인 경우 경결이 형성되기 때문에 이것이 신경을 압박하여 마비를 초래할 수도 있다.

이와 같이 말초신경 및 근육의 손상이 생기는 경우는 대부분 주사시에 전격통 또는 방산통을 호소하고 주사 직후 마비감을 느끼게 되는데 주사시에 전격통, 방사통을 호소한 경우 대부분은 그 예후가 좋지 않은 것으로 보고되고 있다. 따라서 간호사는 근육주사의 부위를 정확하게 확인하고 서서히 주사하도록 하되 주사시 통증을 호소하는 경우는 그 반응을 살피면서 말초신경이나 근육손상의 우려가 있는 경우는 주사를 중단해야 할 것이다.

근육단축증은 근육조직의 손상, 출혈, 괴사, 섬유화 및 무균성 염증을 동반하는 경우인데 근육주사가 반복되는 경우 또는 어린이의 경우 근섬유가 섬유화됨으로서 반흔을 남기게 되고, 신선도가 감소되어 근육의 길이가 진체적으로 짧아지거나 신축성이 소실됨으로써, 또 근육에 의해 움직이는 관절의 가동성이 소실됨으로써 일어난다.

간호사는 근육주사시 주사부위, 방법, 주사약, 용량을 확인한 후 주사과정에서 출혈여부의 확인, 적절한 속도의 주입, 무균법에 의한 주사과정을 철저히 지켜 이와 같은 주사사고를 방지하도록 해야 할 것이다. 또한 다음과 같은 주사 사고시 법률적 판단사항을 알고 주사 사고를 예방하도록 노력해야 할 것이다.

(1) 주사의 필요성

- 주사 아닌 치료행위는 없었는지?
- 다른 치료방법도 있었으나 신속한 치료만을 위해서인가?
- 응급을 요하기 때문에 주사는 부득이하였는가?
- 주사행위를 하였어도 구제를 할 수는 없었으나 1% 정도의 기대를 가지고 주사행위를

한 것인가?

(2) 적정한 약을 사용하였는가

- 주사약 가운데서 가장 적정하다고 생각되는 것을 택하였는가?
- 부작용이 비교적 적은 약을 사용할 수는 없었는가?
- 적당한 주사약이 준비되어 있지 않아 부득이 사용한 것은 아닌가?
- 달리 주사약을 구할 길은 없었는가?
- 약의 용량은 적정하였는가?
- 주사약에 이물질이 함유되어 있는지를 의심하였는가?
- 또는 이에 대한 주의를 하였는가? 그 분별은 가능하였는가?

(3) 주사기는 적정하였는가

- 소독을 했는가?
- 사용한 소독기에는 이상이 없었는가?
- 주사시 시술자의 손을 소독하였는가?

(4) 주사 행위는 적정하였는가

- 주사 행위시 환자의 상태를 파악하는데 게을리한 바는 없는가?
- 주사 시간은 적정하였는가?
- 주사 방법은 적정하였는가?
- 주사 부위는 적정하였는가?

(5) 환자의 기왕력은 충분히 알고 있었는가

- 환자의 현증상을 충분히 알고 있었는가?
- 주사행위에 의하여 일어날지도 모르는 여러가지의 부작용을 예상하였는가?
- 시주하려는 주사약에 대한 환자의 기왕력, 가족력을 확인하였는가?
- 이러한 상태를 확인하기 위하여 충분한 조치를 취하였는가?
- 그러한 것을 일일이 확인하기에는 환자의 상태가 긴박한 것은 아니었는가?
- 주사시의 환자의 상태를 계속적으로 주시하였는가?
- 위 조치를 취하지 못한 것에 대한 충분한 이유가 있는가?

(6) 부작용이 일어났을 경우에 대한 조치

- 부작용이 예상되었을 때를 대비하여 충분한 사전준비를 하였는가?
- 부작용이 일어났을 때 이에 대한 충분한 조치를 취하였는가?
- 자력으로 이의 해결이 불가능할 때 차선책의 방법을 강구하였는가?

이상의 법률적 판단 사항 중 주사의 필요성, 주사시기, 부작용 발생의 대비책에 대한 사항은 의사의 책임이라고 볼 수 있으나 적절한 주사기, 주사약의 준비 및 주사행위, 주사시 관찰 등에 대한 책임은 간호사에게 있으므로 주사기술상의 과오로 인한 사고가 발생하지 않도록 만전을 기해야 할 것이다.

3) 간호업무상 과실

간호업무상 법적 문제가 될 수 있는 것은 간호사의 간호행위로 인해 상해를 받은 대상자가 법적 소송을 할 경우로서 형사적 문제와 민사적 문제로 구분될 수 있다.

형사적 문제는 형법 268조에 의한 "업무상 과실로 인하여 사람을 사상에 이르게 한 자는 5년 이하의 금고 또는 20만원 이하의 벌금에 처한다"는 업무상 과실상해 또는 업무성 과실치사죄에 적용되는 경우이다.

민사적 문제는 민법 제750조에 근거하면 "고의 또는 과실로 인한 위법 행위로 타인에 손해를 가한자는 그 손해를 배상할 책임이 있다" 그리고 제390조에 근거하면 "채무자가 채무의 내용을 이행하지 아니한 때에는 채권자는 손해배상을 청구할 수 있다. 그러나 채권자의 고의나 과실없이 이행할 수 없게 된 때에는 그러하지 아니하다"라는 조항에 의해 간호사가 법적 증명을 하게 되는 경우이다.

간호업무에서 형법, 민법상 문제가 되지 않을 경우에는 비윤리적인 간호행위에 대한 간호사의 책임은 해당기관이나 간호전문직 단체의 제재대상이 되기도 한다.

간호업무상 과실이 대부분은 민사소송 문제로서 근무태만(negligence)이나 배임행위(malpractice) 등과 같은 세심한 주의의무를 다하지 못한 경우가 많다. 이와 같은 주의의무를 다하지 못해서 사고가 발생한 경우는 전문직간호사로서 마땅히 수행해야 할 간호행위를 하지 않은 것이므로 간호사가 법적 책임을 지게 되는 것이다.

간호사가 주의의무에 대한 불이행으로 발생될 수 있는 간호사고의 몇 가지 예를 들면 다음과 같다.

(1) 수혈사고

수혈시 수혈대상자와 수혈혈액의 혈액형을 확인하는 일, 적합한 방법으로 수혈하는 일은 필수적인 것이다. 그럼에도 불구하고 간호현장에서 간호사가 기계적으로 간호업무를 하다 보면 수혈사고가 발생될 가능성이 크므로 정맥주사 과오보다도 수혈사고가 더욱 치명적인 결과를 초래하게 된다는 점에서 간호사는 수혈시 철저하게 원칙을 지켜야 할 것이다.

(2) 기계와 스폰지 계산

수술장에서 쓰는 기계와 스폰지는 철저하게 그 수를 세어서 수술 후 복강내에 거즈나 기계가 남아 있지 않도록 예방해야 할 책임이 간호사에게 있다. 만일 수술후 복강내에 기계나 스폰지가 남아 있게 되어서 법적 문제가 될 경우 간호사는 그 책무를 소홀히 한 책임을 져야 하므로 이를 예방하기 위해 특수처리 스폰지를 쓰거나 고리가 달린 거즈를 쓰기도 하는데 간호사는 세심한 주의를 기울여서 이와 같은 사고 예방에 노력해야 할 것이다.

(3) 화 상

간호업무에서 뜨거운 물주머니나 패드를 쓰는 경우가 많이 있는데 예를 들면 관장용액, 뜨거운 물주머니, 스팀, 전기, 우유병 등을 간호사는 사전에 반드시 그 온도를 확인하고 관찰하며 신중히 업무에 임하므로서 이와 같은 화상을 방지해야 한다.

(4) 낙 상

나이가 많은 노인이나 아이들, 수술후 환자, 수술전 약물처치를 받은 환자 등은 오리엔테이션이 없기 때문에 낙상할 우려가 많다. 또 흥분한 환자나 활동량이 많은 어린이도 떨어지지 않도록 side rail을 미리 부착시켜 주고 만반의 주의를 기울여야 한다. 또한 바닥이 물, 비누, 왁스 등으로 인해 미끄러운 경우에도 낙상하지 않도록 조치를 해야 한다.

(5) 물품 및 기구불량에 의한 부상

간호사가 사용한 물품이나 기구가 불량하기 때문에 대상자에게 피해를 입혔을 경우 간호사가 잘못이 있는 것을 알고도 사용했을 경우 간호사에게 법적 책임이 있다. 예를 들면 무균적으로 사용되어야 하는 기구나 물품이 오염되었을 경우 이를 알고도 간호사가 간호행위에 사용하면 간호사는 이에 대한 책임을 져야 하는 것이다.

(6) 방치로 인한 부상

환자를 홀로 있게 했을 경우 부상을 당하면 간호사의 업무상 과실로 문책을 당하게 된다. 예를 들면 아기방 테이블까지 아기가 떨어졌거나 환자의 눕는 차(stretcher car)에서 환자가 혼자 방치되었다가 떨어져서 부상을 입는 경우가 있다.

(7) 환자 소유물의 분실 또는 파손

외국의 경우에는 귀중품 관리규정이 철저히 되어 있으나 우리나라에는 그렇지 않은 실정이다. 관리 규정대로 환자가 귀중품을 맡겼는데 이를 분실 또는 파손했을 경우 책임을 지게 되며 특히 특수병동이나 수술장에서 보호자가 없는 경우 간호사가 귀중품이나 의치 등을 보관하게 될 때 간호사는 이를 잘 보관할 책임이 있는 것이다.

(8) 사전동의의 불이행

의료인은 비록 환자에게 필요한 의료행위라고 하더라도 반드시 환자의 동의를 받고 시행해야 한다. 예를 들면 생검이나 수술, 부검, 수혈 등을 환자의 동의없이 시행할 경우 폭행(assault)으로 인정되어 법적 문제가 될 수 있다. 간호사도 독자적인 간호행위를 수행할 경우 간호사가 간호대상자의 문제를 해결하기 위해 필요한 행위라고 판단해서 수행했다고 하더라도 사전에 대상자의 동의를 얻어야 한다.

이와 같은 사건동의의 불이행으로 인한 법적 문제는 간호사의 독자적인 간호행위가 많아질수록 더욱 빈번해질 것으로 사려되므로 간호법의 제정과 함께 간호의 독자적 행위에 대한 기준설정, 그리고 그에 대한 전문직 교육이 병행되어야 할 것이다.

7. 간호관리자의 업무상 과실

간호관리자는 간호조직내에서 제공되는 간호의 질을 통제할 법적 책임이 있다. 이것은 간호직원의 발전과 업무성과를 보장하는 방향과 프로그램을 제공할 책임을 포함한다.

1) 위임과 감독

간호관리는 간호실무와 간호를 제공하는 인력을 감독하는 것을 포함한다. 간호관리자는 위임과 감독행위를 수행할 책임이 있으므로 감독과 위임을 잘못하는 것은 업무상과실이 될 수 있다. 이런 업무상과실은 간호사 개인의 책임이 면제되는 것이 아니면서 간호관리자에게까지 책임이 확대된다. 간호관리자는 업무를 위임할 때 그 직원의 지식, 기술, 능력을 알고 적절히 감독해야 한다. 간호관리자는 하급자가 실무표준에 일치해서 업무수행을 하고 있는지를 확인할 법적 책임이 있다. 만일 간호관리자가 무능한 간호사에게 간호업무를 할당해서 환자가 해를 입었다면 간호관리자는 업무상과실 책임을 져야 하며 보건의료기관의 고용주 또한 책임이 있다.

2) 인력관리

최근 보건의료기관은 인력관리에 있어서 딜레마에 직면하고 있다. 설정된 표준에 맞는 자격을 갖춘 직원으로 인력관리 수준을 유지해야 할 책임이 간호관리자와 간호부서에 있다. 안전하고 질적인 간호를 제공할 간호직원을 보유하지 못한 기관에도 공동책임이 있다. 반면 인력배치와 관계없이 간호사의 부적절한 행위로 피해가 일어났다면 간호사 개인에게 책임이 있고 고용주도 일부 책임이 있다. 조직에서 표준과 비교할 때 인력부족을 알면서도 인력을 적절한 수준으로 유지하지 않은 경우, 간호사나 간호관리자는 간호결과에 대해 책임을 질 수 없다. 이런 경우 인력관리위기를 완화하기 위해 적절한 관리를 취한 것이 증명된다면 책임을 지지 않을 수도 있다.

3) 부동직원

보건의료기관에서 환자상태의 변화에 따라 간호사의 근무장소를 옮겨서 근무하게 하는 것은 흔한 일이다. 그러나 익숙치 않은 근무장소와 간호대상자 파악이 되지 않은 상태에서 특히 특수분야에서 실수가 많고 간호사의 불안수준이 증가된다. 간호사는 환자를 위해 최선의 봉사를 할 전문적 책임이 있고 관리자는 환자간호 요구, 직원의 숙련도, 병동위치, 환자간호 전달체계를 고려해서 인력배치를 해야 한다.

4) 임시직원

보건의료기관에서 정규직원이 아닌 임시직원의 책임에 대해 논란이 있을 수 있다. 이런 경우 법적 견해는 보건의료제공자를 그 기관의 피고용인이라고 환자가 믿는 것이 합당한지에 따라 달라질 수 있다. 즉, 간호사가 그 기관의 피고용인으로 보인다면 그 사람은 피고용인으로 고려될 수 있다. 따라서 임시직원을 이용할 경우 간호관리자는 철저히 감독을 해야 할 것이다.

5) 장비

장비 때문에 환자가 피해를 입을 경우의 논점은 기계의 결함 때문인지, 잘못 사용했기 때문인지 또는 장비의 부족현상 때문인지에 맞추어진다. 물품에 대한 책임 판례는 대개 제조자, 기관 그리고 그 장비를 사용한 개인을 포함하고 있다. 일반적으로 문제해결을 통제하는 사람에게 의무가 주어진다. 설계나 설치결함, 보증위반, 적절한 경고를 하지 않은 경우에는 제조업자에게 책임이 있다.

법인과 같은 보건의료기관은 장비가 유용한지, 가동하는지를 확인할 의무가 있다. 간호직원으로 하여금 작동법과 고장시에 취할 방법을 교육, 훈련시킬 의무가 있다. 보건의료기관은 간호사가 사용하는 장비를 유지하고 문제를 보고하도록 하고 있고 간호사는 장비를 적절하게 사용할 책임이 있다.

6) 정책과 절차

간호사가 일반적인 간호실무를 수행할 때 판단을 요하는 절차는 표준화된 프로토콜로 자세히 기술되어 있어야 한다. 즉, 특수한 상황에서 간호사가 수행해야 할 기능, 기능을 수행할 때 요구되는 조건, 절차를 수행하는 간호사의 교육, 경험, 훈련요건, 실무를 수행하는 간호사의 능력을 평가하는 방법 등에 대해 보건의료기관은 간호표준을 명확히 기술해서 서면화해야 한다.

간호윤리

NURSING ETHICS 16

1. 보건의료의 발달과 간호윤리

간호는 직업적 목적, 기능과 이념이 인간을 중심으로 이루어지고 있으며 생명을 다루는 일이기 때문에 어떤 직업보다도 고도의 직업윤리와 실천이 요구되고 있다. 이제 간호사는 매일매일의 간호 실무에서 도덕적 성격을 띤 의사결정에 당면하면서 자신의 윤리적 책임감에 대한 수용과 함께 야기될 수 있는 윤리적 딜레마를 해결할 수 있어야 한다.

간호에서 윤리적 문제에 대한 관심은 최근의 현상만은 아니다. 간호사는 오래 전부터 환자의 간호에 포함되어 있는 윤리적 가치나 의미에 관심을 기울여 왔다. 인류의 시작과 더불어 태동한 간호는 처음에는 모성애적인 가족중심의 간호가 실시되다가 도움과 보살핌이 필요한 가족 이외의 사람들에게 적용되면서 간호의 개념도 변하기 시작하였다. 초기 기독교 시대에는 박애정신 즉, 기독교 정신으로 병들고 가난한 이들을 돌보면서 복음 전파와 함께 실시되었다. 중세기에 들어오면서 많은 신앙의 여성들, 특히 수녀들이 평생 사업으로 간호를 택하여 수준 높은 간호를 베풀었으며, 그 후 간호의 암흑기를 거치면서 간호의 질이 저하되었다가 문예부흥 시대가 도래하면서 사회개혁 운동과 더불어 확산된 인본주의 사상으로 말미암아 종교적인 측면을 떠나 어려움에 처해 있는 인간에 대한 관심이 고조되었다.

이 후 나이팅게일의 출현과 더불어 현대적 의미의 전인간호를 표방하는 간호이념이 싹트게 되었고, 이러한 현대적 간호이념은 인류애를 근본으로 하는 인도주의에 그 바탕을 두고 있다. 이러한 나이팅게일 정신과 이념이 기초가 되어 '국제간호윤리규약'이 제정되었다.

그러나 최근에는 다양한 이유로 윤리적 문제에 더 관심을 갖게 되었는데 그 이유는 첫째, 급변하는 사회 경제적 구조와 인구학적 변화로 사람들의 가치관 역시 빠르게 변화하고 있어 이제까지의 전통적 도덕률이나 정책, 법률만으로 문제를 해결할 수 없게 되었으며 둘째, 새로운 지식과 기술의 발전으로 의료의 범위가 엄청나게 확대되어 간호사가 무엇을 어떻게 하는 것이 진정으로 환자를 위하는 것인지에 대해 확신할 수 없게 되었으며 마지막으로 간호사의 역할과 위치의 변화로 '우리가 마땅히 해야 할 것이 무엇인가?'에 대한 답이 확실치 않게 된 것이다.

기존의 나이팅게일 선서와 윤리강령은 간호사가 지켜야 할 덕목을 강조한데 비해, 근래에 와서는 도덕적 사고 즉, 자율적인 사고에 관심을 두기 시작하여 간호사의 윤리적 의사결정의 참여를 지지하고 있다. 또한 종전의 간호이론에서는 대부분 과학적인 지식체 형성에 주된 관심을 가졌으나, 의학기술과 의료장비의 발전으로 인해 의료계에서 새로운 윤리적 문제가 제기됨에 따라 윤리이론의 사용과 개발에 지대한 관심을 가지게 되었다. 이에 사전동의 문제, 환자의 자율성, 간호사의 상담자로서의 역할, 영적간호와 임종간호에 대한 배려, 연구와 관련된 윤리지침, 안락사, 장기이식, 낙태, 중요한 치료적 사안에 대한 의사결정, 간호사의 권리주장을 위한 집단행동과 파업, 고용조건, 임금과 경제적인 문제 등이 간호사들이 직면한 윤리적 사안으로 떠오르고 있다.

전문직 간호사는 윤리적 의사결정을 할 때 여러 가지를 적용해야 하는데, 간호사 자신의 가치와 신념, 전문직의 목표, 윤리적 의사결정과 관련된 권리와 책임이 그것들이며 또한 실무기준을 위한 전문직 윤리강령을 알고 있어야 한다.

2. 윤리적 접근법

1) 욕구와 가치

우리가 복잡하고 어려운 윤리적 갈등 상황을 슬기롭게 풀어가기 위해서는 먼저 자기 자신의 가치체계와 대상자의 가치체계를 이해할 수 있어야 한다. 가치체계란 개인이 옳다고 믿는 일련의 신념을 말하며 개인의 가치체계에 따라 어떤 가치가 다른 가치보다 더 중요하기도 하고 더 높다고 생각할 수도 있다.

개인에 있어 가치의 우선순위나 선택은 연령과 경험, 생각 등에 따라 달라질 수 있다. 그러면 우리 각자는 도덕적 선택과 결정을 할 때 어떤 가치에 근거할 것인가? 우리는 먼저 자기 자신의 가치체계는 무엇인지를 솔직하고 객관적으로 이해할 수 있어야 한다. 또한 대상자의 가치체계를 이해할 수 있어야 하는데, 우리가 의료 현장에서 매일 매일 도덕적 의사결정을 할 때 대상자가 어디에 높은 가치를 두고 있는지 고려할 중요한 가치로서 다음과 같은 것을 예로 들 수 있겠다. 즉, 독립 - 억압으로 부터의 자유, 자율성-자기 결정, 사생활/비밀유지 - 침범의 두려움, 안녕 - 통증과 고통으로 부터의 자유, 안전-두려움과 불안의 조절, 소속 - 단체정체성, 성적 · 영적 지지 - 충족, 불구로 부터의 자유 - 육체적/정신적 능력, 성취 - 인간적 충족감 등이다. 이런 것 중에서 대상자가 어떤 가치에 더 많은 비중을 두는가를 파악해야 한다.

2) 윤리학을 구성하고 있는 기본개념

(1) 도덕, 도덕과 무관함

도덕은 인간으로서 마땅히 지켜야 하는 도리 및 그에 준하는 행위를 말하며, 평가적 의미로서 도덕의 반대어는 부도덕 또는 비도덕(immoral)이라고 할 수 있다.

(2) 옳음, 그름, 착함

옳음은 의무나 마땅함이 도덕적으로 쓰이는 경우를 말하며, 어떤 행위가 옳다는 것은 곧 그 행위를 수행하여야 할 의무가 있다는 것으로 볼 수 있다. 또 그르다라는 의미는 옳다와 상반되는 말로 하지 말아야 할 것 또는 도덕원칙이나 규칙에 위배되는 것을 의미한다. 또한 착함이란 인격이 깃든 좋음을 의미한다.

(3) 좋음, 나쁨

궁극적 가치로서의 좋음은 도덕성이 있는 의향이나 행동, 쾌락, 행복, 건강, 올바른 의견 등을 의미하고 그 반대가 나쁨이다.

(4) 권리, 의무

권리의 법률상 의미는 특정한 이익을 주장하고 누릴 수 있는 능력을 말하며, 윤리적 의미는 남에게 바라고 기대할 수 있는 정의로서 적극적 권리와 소극적 권리로 분류되기도 한다. 의무는 권리의 반대이로 어떤 사람이 맡은 직분이거나 마땅히 또는 강제로 하거나 하지 말아야 할 것을 의미한다.

(5) 도덕적 딜레마

딜레마란 만족스럽지 않은 양자 또는 두 가지 이상에서 한 가지를 선택해야 하는 상황으로 표면상 만족스러운 해결을 할 수 없는 문제 또는 상황에 빠진 경우를 말한다.

3) 도덕발달 이론

대표적인 도덕발달 이론(moral development theory)을 제시한 콜버그(Lawrence Kohlberg, 1976)는 도덕발달에서 도덕적 추론을 가장 중요시하면서 도덕적 문제와 관련해 인지구조가 발달해가는 과정에 관심을 가지고 연구하였고, 나이에 따라 변하는 '옳고, 그름' 에 대한 개인의 도덕적 생각과 사고를 6단계로 설명한다. 콜버그는 도덕발달 단계를 3수준 6단계로 구분하면서 사회의 주된 가치는 도덕적 가치이고 우리 사회에서 주된 도덕적 가치는 정의의 가지라고 주장하고 있다.

(1) 인습 이전 수준

아동이 성장해 가면서 가장 처음으로 도덕적 개념을 갖게 되는 수준으로 즉각적인 처벌이나 보상의 물리적인 힘에 의해 그 행위를 해석하는 수준이다. 옳은 것이란 처벌을 피하고 신체적이거나 물리적인 손상을 입지 않는 것으로 이해하며, 이 시기의 아동들은 규칙과 권위에 충실하게 복종하고자 하지만 권위자의 관점과 자신의 관점을 구분하지는 못한다.

① 제1단계: 처벌과 복종 지향의 단계

5~8세 아동에 해당하며 처벌을 피하고 힘에 무조건적 존경을 보내는 것 자체가 가치가 있는 것으로 간주하는 시기이다.

② 제2단계: 도구적 목적과 상대주의 지향의 단계

옳은 것을 자신의 욕구를 충족시키는 행위로 생각하며, 때로는 타인의 욕구를 만족시키는 행위도 옳은 것이라 생각하는 단계이다. 타인 또는 권위자의 이익과 관점을 구별할 수 있으며 상호성을 자기 이익에 근거하여 이해할 수 있다.

(2) 인습 수준

대부분의 청소년과 일부 성인이 포함되는 단계이다.

① 제3단계: 개인 간의 기대와 관계 지향

옳은 것은 가까운 사람들을 기쁘게 하거나 도와주는 것이며, 다른 사람들에게 받아들여지는 행동을 하는 것으로 이해된다.

청소년 전기의 발달적 특징을 보여주며, 추상적 사고가 가능한 피아제의 초기 형식적 조작기에 해당하는 시기이다.

② 제4단계: 법과 사회질서 지향

사회를 정해진 규칙, 법, 권위 체계로 생각하고 규칙을 위반하는 것은 사회적 혼란을 가져온다고 생각하는 단계이다.

옳은 행위란 권위에 대해 존경을 나타내고 사회질서를 유지하기 위해 각자의 의무를 수행하는 것으로 이해한다. 사회적, 체계적, 제도적 입장을 고려하며 시민책임의 단계로 받아들인다.

(3) 인습이후 수준

사회와 개인이 도덕적으로 받아들여야 할 원리를 정립하는 단계로써 전문직 간호사가 속해야 하는 수준이다. 성인의 25%만이 도달하는 수준이다.

① 제5단계: 권리우선과 사회계약 지향

공리주의적 도덕성을 합의하면서 인간평등의 개념을 존중하고 사회공동체를 존중하고 유지하는 것 모두에 관심을 가진다. 약 20%의 성인만이 도달하는 단계이다.

② 제6단계: 보편적인 윤리적 원리 지향

법을 초월하는 어떤 추상적이고 보편적인 원리에 대한 보다 명확한 개념이 형성되는 단계이며 보편적, 윤리적 원리에 따라 행동하는 단계이다. 5%의 성인만이 이 단계에 도달하는 것으로 보고 있다.

3. 윤리이론

윤리이론이 필요한 전제조건을 살펴보면 첫째, 윤리이론은 윤리적인 문제에 대해 이해하고 토의하는 데에 있어서의 공통적인 어법을 제공한다. 이는 규범적 측면이라고도 볼 수 있는데, 어떤 구체적인 논쟁에 함축되어 있는 공유된 가치와 공통된 신념을 명확하게 하고 체계화함으로서 윤리학의 기본 개념과 범주들을 정의한다. 이를 학습함으로써 어떤 문제들에 대해서 이해·판단·의사소통할 수 있는 능력을 기를 수 있고, 이성적인 대화가 가능하게 된다. 둘째, 윤리이론을 통해 우리의 소유에 관한 견해를 명료화하고 지지할 수 있게 된다. 다양한 윤리이론을 통하여 우리의 사고 속에 가장 많이 반영되어 있는 소유에 관한 견해를 더욱 비판적으로 검토할 수 있다. 셋째, 윤리이론은 판단의 지침을 제공한다. 구체적 상황에서 다양한 윤리적 입장과 환경문제를 관련시킴으로써 우리는 환경문제를 이해하는데 유익한 도움을 얻을 수 있다.

1) 공리주의

공리주의 윤리이론의 전형적인 관점은 벤담(Jeremy Bentham, 1748~1832)과 밀(James Mill, 1806~1873)에게서 발견된다. 공리주의라는 용어는 전체의 선을 최대화하거나 최대다수에 대해 최대의 선을 만들어 내는 것으로 알려진다. 즉, 어떤 행동이 좋은 결과를 최대한 가져오는 경향이 있다면 윤리적으로 옳은 행동이며, 그렇지 못하다면 윤리적으로 그릇된 것이라고 판단하는 것이다. 모든 행동 또는 결정을 함에 있어 그것이 좋은 결과를 이끌어내는 '유용성' 또는 '쓸모 있음' 의 관점에서 판단되며, 이러한 구분은 즐거움이나 행복과 같은 본래적 가치와 도구적 가치의 문제를 낳는다.

공리주의는 선(good)을 객관적으로 선하고 일반적으로 가치있다고 할만한 어떤 것에 대한 지지로 이해하는 쾌락공리주의와 선을 욕구의 충족으로부터 나오는 행복으로서 이해하는 선호공리주의로 나누어 설명한다.

공리주의에 대한 가장 전형적인 비판은 평가의 문제이다. 평가·비교·양화를 할 때 질적인 것을 양화하고자 할 때 문제점이 발생하는데, 이런 공리주의에서 말하는 '선' 이 본래적인 가치일 수 있는가 하는 문제이다. 쾌락·행복·욕구와 같은 것은 선호공리주의자들에 의해 우선순위 매기기를 통해서 시도될 수 있으나, 그것은 개인적인 문제이고 서로 다른 사람 사이에 갈등을 일으키는 사회적 문제의 경우라면 비교하는 것만으로는 문제 해결을 위한 도움을 받지 못하게 된다.

위 사례에서 어떤 행위가 옳은지 그른지를 행위자의 의도에 기초해서가 아니라, 그 행위의 결과에 따라 판단하기 때문에 이를 결과주의라 하며, 결과주의의 대표적 윤리이론으로 흔히 공리주의를 들 수 있는 것이다.

■ 사례: 배가 좌초될 운명이며 구명보트는 작고 사람은 많다.

- 가능한 대안
  - 보트가 전복되지 않기만을 빈다.
  - 사람들에게 자발적으로 희생을 권유한다.
  - 강제로 사람들 일부를 보트에서 추방한다.
- 선장은 각각의 결과를 계산해서 가장 좋은 결과를 선택한다.

2) 의무주의

결과보다는 오히려 원리에 따르는 행위 개념을 강조하는 것을 의무론적 윤리라고 한다. 윤리학적으로 이를 '의무론' 이라고 하며, 이 견해의 전형적인 지지는 칸트로부터 왔다. 의무론은 우리의 행위가 낳을 모든 결과를 예측하거나 통제할 수는 없다는 주의로 공리주의와는 반대된다.

칸트는 윤리학의 중심을 우리가 선택하는 원리에 맞추었기 때문에 우리가 통제할 수 있는 것들에 대해서만 책임을 질 수 있다고 하며, 우리가 행위의 합리성을 결정하는 유일한 근거로 원리 또는 준칙을 주장하는데, 이는 근본적인 윤리적 의무는 우리에게 모든 이성적 존재에 의해서 받아들여질 수 있는 그와 같은 방식에 따라서만 행위를 하라는 것의 '정언 명령' 에서 나타난다. 이 정언 명령은 우리가 사람들을 결코 수단이 아닌 목적으로서, 그리고 단순히 대상으로서가 아닌 주체로서 대할 것을 요구한다. 이 정언 명령은 우리에게 의무를 확립시켜 주고 있다.

공리주의가 결과를 강조함으로써 도덕원리가 윤리적인 의사결정 과정에서 하는 역할을 무시하는 반면, 칸트의 경우에는 원리에 따른 행위가 정언 명령과 정확히 일치하는 행위를 하라는 것이다.

칸트는 행위의 결과나 성과로부터 발생하는 온갖 유혹을 제쳐놓았을 때만 비로소 윤리적으로 행동할 수 있다고 보았다. 즉 윤리적 행위의 결과와 행위의 성과를 완전히 배제하고 의무를 의무자체를 위해 수행해야 한다는 것이다. 즉 선한 의지의 본질이 의무감이라 보는 것이다. 따라서 선한 의지의 사람이 되기 위해서는 개인의 성향이나 이익을 떠나 도덕법칙에 대한 존경심 때문에 행위를 한다는 의식, 즉 의무감에서 행동해야 한다. 행위의 동기나 이유가 의무감에서 비롯되어야 한다는 것이다.

의무론적 윤리학이 민주주의 개념과 시민의 자유에 관한 중심적인 것들을 반영하고 있음을 알 수 있지만, 몇 가지 비판을 언급할 수 있다. 그것은 규범적 가치판단을 만들어내는 데는 현실적인 근거를 제공하기 어렵다는 것이다. 이 입장은 선 또는 가치 있는 것에 대해서 어떤 설명도 제공해 주지 못한다는 점이다. 또 이 의무론 속에는 은연 중에 강한 인간 또는 인류중심적인 편견이 함축되어 있다는 것이다. 이는 자유롭고 이성적이 아닌 모든 것들에 대해서는 이러한 윤리적 의무와 전통을 적용할 토대가 있지 않다는 것이다.

4. 윤리의 원칙

1) 자율성 존중의 원칙

자율성은 자기(self)라 뜻하는 'autos' 와 규칙, 지배, 법률을 뜻하는 'nomos' 로 구성된 어휘로 원래의 의미는 독립된 도시가 스스로를 통치하거나 스스로를 지배하는 것을 말하며, 현대적 의미에서 자율성은 자신의 선택에 따라 행동을 결정할 수 있는 개인적 자유를 말한다.

자율성 존중의 원칙은 소극적 의무로서는 자율적인 행위가 타인에 의해 억압되어서는 안

■ 자율성 존중 원칙의 주요 내용
- 진실을 말하기
- 타인의 사생활 존중하기
- 사적인 정보를 보호하기
- 환자치료에 대한 동의를 구하기
- 요청될 경우에는 타인이 중요한 결정을 하는데 도움을 주기

된다는 절대적인 의무로 사람이 타인을 해롭게 하지 않은 한, 그의 생각과 행동은 존중되어야 한다는 것이다. 이에 대한 적극적 의무로는 정보를 제공하거나 상대방이 자율적으로 의사결정을 하도록 하는 것, 사람들로 하여금 이용 가능한 선택을 최대한으로 증가시킬 의무를 지칭하는 것 등을 들 수 있다. 즉, 자율성 존중의 원칙으로 정보를 제공하고, 내용을 확실하게 이해할 수 있도록 하며, 그 뒤 적절한 의사결정을 촉진시키는 전문가로서의 의무(충분한 정보에 근거한 동의 또는 사전동의)가 있다.

그러나 간호실무에서 나타나는 문제점 중 하나는 환자가 가지고 있는 자율성의 능력이 내·외적 제약에 따라 다양하다는 것이다. 내적으로는 정신능력, 의식수준, 연령, 질병상태 등에 따라 다르고, 외적으로 역시 병원환경, 자원의 이용가능성, 의사결정을 위해 제공되는 정보의 양, 금전적 자원 등에 따라 제한을 받는다. 이러한 상황에서 간호사는 환자가 갖고 있는 자율성의 한계와 정당한 의미에서 선의의 간섭주의의 요건을 고려할 수도 있다. 선의의 간섭주의는 개인에게 이득을 주기 위해 개인의 선택이나 의도된 행동을 무시하는 것이다. 그러나 무엇보다도 실무에 적용하는 데 있어 매우 중요하게 강조되는 것은 충분한 정보에 근거한 동의이다.

2) 악행금지의 원칙

우리가 타인에게 의도적으로 해를 입거나 해를 입힐 위험을 초래하는 행위를 하지 말아야 할 의무를 말한다. '해'라는 것은 넓게는 명예, 재산, 사생활, 자유 등의 훼손까지도 의미하며 좁게는 신체적, 심리적 이해관계의 훼손만을 의미한다. 악행금지의 원칙에서 해는 고통, 무능력, 죽음, 신체적 상해 등에 초점을 맞춘 피해를 말하며 모든 의료인은 환자에게 '해'가 되는 행위를 해서는 안된다는 것으로 치료과정에서 신체적, 정신적으로 상해를 주어서는 안된다. 이는 환자에게 무조건적으로 상해나 고통을 주어서는 안된다는 의미가 아니라, 환자에게 가해지는 위험과 고통을 최소화하여야 한다는 의미이다.

3) 선행의 원칙

도덕은 타인의 복지에 기여하라고 요구한다. 이를 의료진에게 적용하면, 의료진은 타인의 질병을 치료하고 건강을 증진시키도록 노력해야 한다. 이를 생명의료윤리학에서는 선행의 원칙이라고 부른다. 해악금지에서 이득의 제공은 하나의 연속성을 지니기에, 이 둘을 분명하게

구분하는 구획선을 긋기는 불가능하나, 적어도 선행의 원칙은 악행금지의 원칙을 넘어서 해악의 예방과 제거 및 적극적인 선의 실행을 요구한다.

이는 흔히 온정적 간섭주의로 알려져 있다. 온정적 간섭주의란 부모가 자식을 사랑하여 자식의 행복을 위해 좋은 것을 강요하듯이, 의료진은 환자의 의사와 상관없이 환자의 선을 증진하도록 해야 한다는 것이다. 온정적 간섭주의가 성립되자면 우선 무엇이 그 환자에게 선(good)이 되는지를 알아야 한다. 이를 일반적으로 우리는 삶의 질이라 부를 수 있겠다. 즉, 환자의 삶의 질 향상에 근거하여 의료진은 환자에게 간섭할 수 있다. 하지만 삶의 질이 무엇인지에 대해서는 학자들마다 의견이 서로 다르다. 한 예로, 말기 암 환자의 경우, 선행의 원칙이 무엇을 요구하는가?

적극적인 안락사를 시키는 것은 선행의 원칙에 어긋나는가? 자살하도록 도와주는 것이 도덕적으로 잘못인가? 이러한 물음은 인간의 단순한 생명이 아니라, 삶의 질을 고려한 생명을 염두에 둘 경우에 쉽게 답하기 어렵다. 온정적 간섭주의에 근거한 선행의 원칙은 무엇보다 자율성 존중의 원칙과 상충한다는 문제점을 지닌다. 그래서 이 둘의 조화가 중요한 물음으로 부각된다. 선행의 원칙을 강조하면 개인의 자율성이 말살되기 때문이다. 이 둘을 조화시킬 기하학적인 규칙이나 기준은 아직 마련되어 있지 않으며, 심지어 그런 기준은 바람직하지 않다고 주장하는 이도 있다. 대체로 하나의 의료행위가 이루어지는 구체적인 맥락에 따라서 온정적 간섭의 정당화가 달라진다는 견해가 지배적이다. 하지만, 대략적인 기준조차 없으며 온정적 간섭이 임의적이 된다면 분쟁의 씨앗이 될 수도 있다.

이러한 적극적인 선행의 원칙 외에 선행의 원칙에서는 효용(utility)의 물음도 중요하다. 이는 이득과 손실의 균형을 요구한다. 이득의 창출이나 해악의 제거 및 예방에는 위험 부담이 따르기 마련이기 때문에, 이러한 이득과 손실의 균형을 요구한다. 이득의 창출이나 해악의 제거 및 예방에는 위험 부담이 따르기 마련이기 때문에, 이러한 이득과 손실의 균형은 선행의 원칙에 있어서 중요하다.

4) 정의의 원칙

정의는 철학에서 '각자에게 각자의 몫을 돌려주는 것' 으로 정의(definition)된다. 예를 들어, 한 달 동안 열심히 일한 노동자에게는 그에 맞는 몫으로서 임금을 주어야 정의(justice)가 이루어진다는 것이다. 그러나 그 몫을 결정하는 실질적인 기준이 무엇이냐의 물음으로 넘어가면 문제가 복잡해진다. 한 예로, 많은 환자들이 대기하고 있는 상황에서 기증된 하나의 신장을 누구에게 돌아가야 하나? 물론 의학적인 적합성 기준이 일차적으로 요구되겠지만, 적합한 사람들 가운데 신장이식 수술 수혜자를 정의롭게 선택하는 것은 결코 쉬운 일이 아니다.

어떻게 분배할 것인가에 관한 전통적인 기준에는 4가지 즉, ① 능력에 따른 분배, ② 성과에 따른 분배, ③ 투여된 노력에 따른 분배, ④ 필요에 따른 분배가 있다.

이 4가지 기준은 모두 나누어 줄 일정한 총량의 재화가 있고, 이를 두 사람 이상에게 분배하는 데 사용되는 것들이다. 이 기준들은 각자에게 정당하게 돌아가야 할 몫이 있다고 전제하고 있으나, 최근에 롤즈(John Rawls)는 이를 부인하는 대신 순수 절차적 정의를 제안하고 있다. 순수 절차적 정의란 도박에 비유될 수 있다. 고스톱 게임을 할 경우, 게임 규칙을 모두 지켰다면 그 결과가 어떠하든지 간에 그 결과는 정의롭게 된다. 마찬가지로 어떻게 나누어 줄 것인가의 물음에 관해, 사람들이 합의를 하여 규칙을 만들어 내고 그 규칙에 따라 분배된다면 그 결과는 모두 정의롭다는 것이다.

거시적 차원에서의 의료자원 할당 문제는 광범위하다. 왜냐하면 보건의료는 여러 가지 요소들이 복합적으로 관련되어 있기 때문이다. 우선 한 국가의 예산 가운데 보건의료 예산을 얼마로 할당할 것인가? 그리고 이에 소요되는 비용은 누가 부담할 것인가? 예를 들어, 인공장기의 개발에 필요한 비용은 국민기금으로 할 것인가? 아니면 수혜자에게 부담시킬 것인가? 국민에게 어떠한 의료보험제도를 시행하는 것이 정의로운가? 이와 아울러 정의의 원칙에서는 최소한의 의료를 받을 권리(the right to a decent minimum of health care) 문제도 논의된다. 즉, 인간은 누구나 그 신분이나 경제적 지불 능력과 상관없이 인간으로서의 존엄성을 유지하기 위해 최소한의 의료권을 지니는가, 지닌다면 그 정도는 얼마 만큼인가 등의 문제들이 정의의 원칙에서 논의될 수 있다.

5. 환자의 권리

의료서비스를 제공하는 의료기관과 의료인들은 의료 대상자인 환자들의 권리를 보호하고 지켜주어야 할 의무를 가지고 있다. 환자의 권리장전에 나타나 있는 정신은 의사와 간호사들이 지켜야 할 덕목을 제시한 히포크라테스와 나이팅게일 선서가 담고 있는 기본정신이다. 권리장전에 나타나 있는 환자의 권리는 존엄성 보장, 사생활 보장, 비밀보장, 치료과정 및 내용을 알 권리, 제공되는 의료 서비스에 동의하거나 거부할 권리 등으로서, 의료기관은 권리장전의 내용을 성문화하여 환자들에게 이에 대한 정보를 제공해야 할 의무가 있다. 권리장전의 구체적인 내용은 다음과 같다.

(1) 존엄성 보장

인종, 이념, 피부색, 종교, 사회적 신분, 성별, 나이, 질병의 종류에 상관없이 모든 환자들은 평등하며, 동등한 조건에서 동등한 치료를 받을 권리가 있다. 부당하게 진료대기 시간이 길어지거나, AIDS 등과 같은 특정 질병을 이유로 환자가 무시를 당하는 것은 환자의 존엄성이 보장되지 못한 사례이다.

(2) 사생활 보장

환자의 사생활이 의료인들로 인해서 침해받지 않을 권리를 의미하는 것으로서, 의료인들은 환자에게 자신을 정중하게 소개해야 할 의무가 있으며, 환자의 상태에 대해서 토의를 할 때, 환자의 요구가 있으면, 기꺼이 토의에 참여하도록 해야 한다. 환자와 면담을 할 경우에는 조용한 장소를 선택해야 하고, 환자에게 간호처치를 할 경우 스크린이나 커튼을 사용하여 환자의 프라이버시가 유지되도록 배려해야 한다. 또한 환자의 요구에 따라 방문객을 제한하거나 회진시 동행하는 의료인의 수를 제한해야 할 의무가 있다.

(3) 비밀 보장

의료인들은 업무수행의 과정에서 알게 된 환자의 비밀을 누설해서 안된다. 환자의 진료기록지, 엑스레이 필름, 검사결과지 등을 타인에게 주거나, 그 내용을 발설해서는 안된다. 환자에게 도움을 줄 다른 의료인에게 환자에 관한 정보를 제공할 경우, 법정이나 국가보건기관에 필요한 자료를 제공할 경우에도 환자의 동의가 있어야 하며, 정보를 제공할 경우, 가능하면 환자의 이름이나 신분이 노출되지 않도록 배려해야 할 의무가 있다.

(4) 알고 이해할 권리

환자는 자신의 건강상 문제가 무엇인지, 자신에게 처방된 치료가 어떤 것인지, 치료를 제공할 의료진은 누구인지, 치료에 있어서 다른 대안은 없는지, 처방된 치료가 새로 개척된 분야로서 실험적인 것인지, 치료의 부작용은 무엇인지, 치료기간과 비용은 어느 정도인지, 질병과 관련해서 자신이 감수해야 할 위험은 어느 정도인지에 관련된 정보를 제공받아서 알고 이해할 권리가 있다. 그러므로 의료인들은 환자의 질문에 대해서 솔직하고 성실하게 답변하고 환자를 이해시킬 의무가 있다.

(5) 동의하거나 거부할 권리

수술, 방사선 치료, 항암치료, 쇼크요법, 인공유산, 실험적 치료 등과 같은 특별한 치료를 제공할 경우, 의료인은 사전에 환자의 동의를 받아야 할 의무가 있다. 의료인은 이러한 치료에 관해서 충분한 정보를 상세하게 설명한 후, 환자가 충분히 이해한 것을 확인하고 환자의 서명을 받아야 한다. 이때 환자가 치료를 거부할 의사가 있을 때, 거부의사를 표현할 권리가 있으며, 의료인은 이를 수용해야 할 의무가 있다.

6. 간호사의 의사결정과 윤리적 딜레마

(1) 간호사의 윤리적 의사결정

Shavelson(1973)은 윤리적 의사결정을 "주어진 정보의 복합적인 인지과정을 거친 후 양심과 사회의 도덕적 가치에 의거하여 하나의 안을 선택하는 것"으로 정의하였다. 또한 Stucliffe와 Whitfield(1979)는 의사결정을 적어도 두 가지 가능한 대안이 있고, 그 때 마음속에 일어나는 양심에 의해 하나를 선택하는 과정이라고 정의하였으며, 다음의 조건이 충족될 때 그 행위를 양심적인 선택이라고 주장하였다. 즉, 양자택일이 고려될 때 대안 중 한 가지에 대한 선택과 위임이 명료하며 의사결정대로 행해질 때이다. 의사결정이 윤리적인 것이 되기 위해서는 위의 요소뿐만 아니라 개인의 가치, 개인적 권리, 미래의 영향 등이 복합적으로 관계될 때이다.

(2) 윤리적 의사결정의 필요성

지난 몇 년 동안 의사결정은 간호전문직 분야에서 중요한 관심사로 대두되었다. 그러나 전통적으로 의사 중심의 보수적이고 권위적인 분위기에 밀려 간호사는 병원 내 의사결정에 거의 참여하지 못하였다. 그 결과 간호사는 환자의 안녕과 안위를 위한 무거운 책임을 지고 있으나 도덕적 의사결정을 위한 책임은 주어지지 않아서 이를 위한 성장의 기회가 없었다. 최근의 연구보고에 따르면 간호사는 수준 높은 도덕적 판단을 하기보다는 병원의 정책과 절차에 단순히게 따르기만 하는 것으로 나타났다. 또한 간호사는 사신의 선호에 기초하여 윤리적 의사결정을 함으로써 간호사와 간호사간에 현저한 차이가 있었고, 더구나 제도적인 압박 때문에 자신이 옳다고 믿는 것과는 반대로 결정을 내리게 된다는 사실이 드러나고 있다.

간호사는 점차 의료기관의 목표와 양질의 간호목표 사이에서 심각한 갈등을 겪게되고 복합적이고 다원적인 책임상황에 직면하게 되었다. 간호사가 이러한 상황에 직면하게 될 때 "복합적인 윤리적 상황에서 간호사의 윤리적 책임은 무엇이며, 이러한 책임의 범위는 어디까지인가?" 하는 문제가 제기된다. 이와 같은 질문은 간호사로 하여금 윤리적 의사결정을 해야하는 복합적이고 다원적인 상황을 암시한다. 의사결정은 전문직 간호사의 특성 중 가장 중요한 것이며, 전문직 간호사의 보증이다. 따라서 간호사의 의사결정 참여는 전문직 간호의 발전과 양질의 간호를 위해서 매우 중요하다.

(3) 간호사가 경험하는 윤리적 딜레마

① 생명존중 및 권리존중과 관련된 윤리적 딜레마

첫째, 회복이 불가능한 환자에게 생명연장을 위한 치료 시도: 회복이 불가능하여 죽음이 임박한 환자에게 기계적인 심폐소생술 등을 사용하여 환자의 생명을 무기한으로 연장함으로써 환자에게 불필요한 고통을 주거나 환자가 인간으로서의 품위를 지니고 잘 준비된 상태에서 임종을 맞이하지 못하게 하는 상황에 직면할 때, 간호사는 치료의 중단과 생명의 연장이라는 두 가지의 윤리적 가치 앞에서 갈등을 경험한다.

둘째, 임종환자의 안락사: 죽음이 불가피한 상태에서 극심한 고통으로 괴로워하며 환자가 안락사를 요구할 때 간호사는 환자의 상황에 공감하면서 안락사와 생명유지라는 이중적 가치를 가지고 갈등을 느낀다.

셋째, 임신중절과 관련된 갈등: 강간으로 인한 임신, 산모가 양육능력을 상실한 경우, 임신으로 인한 산모의 심각한 건강위협 등의 상황에서 태아의 생명유지와 임신중절의 가치를 가지고 간호사는 갈등을 경험한다.

넷째, 선천성 기형아의 출산: 태아의 심각한 기형을 감지한 상태에서 기형아의 출산과 인공유산의 이중적인 가치를 놓고 간호사는 윤리적 딜레마에 빠지게 된다.

다섯째, 뇌사와 장기이식: 뇌사와 장기이식의 윤리적 문제는 죽음의 정의(definition)에서 시작되며 생체공급자에 의한 장기이식은 매우 한정되어 있기 때문에 뇌사와 장기이식문제는 같이 따라 다니게 된다.

② 대상자와 관련된 윤리적 딜레마

첫째, 말기환자에게 진실을 말해야 하는 경우: 죽음이 임박한 말기환자에게 곧 임종을 맞이하게 된다는 사실을 알리고 죽음을 준비하게 해야 한다는 생각과 환자의 심리적 평안을 위해서 끝까지 진실을 숨기고, 선의의 거짓말을 해야 한다는 두 가지의 가치 사이에서 간호사는 혼란을 경험한다.

둘째, 생명 구조책과 신앙적 가치 존중: 일반적인 상식으로는 이해하기 어려운 신앙적인 가치 때문에 환자가 치료를 거부할 때 환자의 뜻을 수용하여 치료를 중단할 것인지에 대한 문제로 간호사는 심각한 갈등을 경험한다. 이러한 예는 수혈을 거부하는 종교를 신봉하는 환자의 경우에 볼 수 있다.

③ 전문직 업무와 관련된 윤리적 딜레마

첫째, 적절한 간호 인력의 부족으로 인한 문제: 간호 인력의 부족으로 인한 과다업무로 환자에게 적절하고 질적인 간호를 제공하지 못했을 때 간호사는 마음의 가책을 느끼고 괴로워한다.

둘째, 생명유지에 대한 갈등: 의사나 병원의 요구 등에 의해 환자에게 실험적인 처치나 간호행위를 수행할 때 간호사는 양심의 갈등을 느낀다.

셋째, 의사의 업무지시에 대한 의문: 의사의 처방에 대한 회의를 가지면서도 의사의 권위주의적인 태도 때문에 충분히 문제제기를 하지 못했을 때, 의사의 지시와 환자의 요구사이에서 간호사는 갈등을 느낀다.

넷째, 원칙에 어긋난 간호행위 수행: 무균술의 불이행, 약물투여시간의 불이행, 과다한 위약 사용, 정해진 처치의 횟수를 채우지 않을 때 간호사는 갈등을 경험한다.

다섯째, 간호지식 및 경험 부족으로 인한 갈등: 간호사의 지식이나 경험 부족으로 환자에게 과실을 저질렀거나, 필요 이상의 통증과 불편감을 주었을 때 간호사는 양심의 가책을 느낀다.

7. 간호윤리강령과 적용

윤리강령은 기대하는 행동수준과 같이 분명하지는 않고, 윤리적 지침의 최저 수준을 기술하고 있으며 집단 구성원의 목표와 가치의 지침으로 삼도록 하는 특징을 갖는다. 또한 윤리강령은 전문직 집단을 결속시키고 집단의 목표와 염원을 표현하는 목적을 가지고 있다.

국제간호협회(International Council of Nurses, ICN)가 1899년 창립되면서부터 법적 · 윤리적 문제에 관심을 두어 오다가 1933년 간호윤리위원회를 구성하기에 이르러 다방면의 연구와 노력 끝에 1953년 제10차 국제간호협회 총회에서 국제간호 윤리강령(International Code of Nursing Ethics)을 제정 공포한 이래 각국에서 이를 바탕으로 윤리강령을 제정하였다.

우리나라에서는 1972년 국제간호사윤리규약에 준하여 15개 조항의 한국간호사의 윤리강령을 채택하였고 그 해 공포하였다. 1983년 1차 개정작업을 하였고, 대한 간호협회 법제위원회 내에 소위원회를 구성하여 1995년 2차 개정작업을 수행하여 오늘에 이르고 있다.

윤리강령의 서문에는 간호의 근본이념과 기본책임, 강령제정의 구체적인 목적과 궁극적인 목표 그리고 목적에 이르는 방법이 제시되어 있다. 즉, 간호의 기본적인 책임은 건강증진, 질병예방, 건강회복, 고통 경감에 있다. 간호의 근본이념은 인간생명의 존엄성과 기본권리를 존중하는 것으로서 간호는 국적, 인종, 종교, 사상, 성별, 연령, 사회적 배경에 영향을 받지 않음을 천명하고 있다. 한국간호사의 윤리강령은 그 관계하는 구성요인에 따라 대상자, 전문직 업무, 협동자의 측면에서 다루어지고 있다.

1) 대상자 측면

윤리강령의 대상자 측면에서는 제일 먼저 국가사회에 대한 간호전문직의 입장과 의무 및 책임에 대한 것을 다루고 있다. 국가사회의 일원으로서 특정 건강문제로 인하여 발생하는 비상사태는 물론 국가의 안전보장에 관계되는 비상사태에 대비하는 간호사의 주체의식과 주인의식을 강조하고 있다. 그 다음은 간호 대상자 개개인에 대한 상황을 다루고 있는데, 주로 헌법이 보장하는 기본권 중 간호행위와의 관계에 있어서 특별한 의미를 갖는 개인의 신앙, 가치관, 관습의 존중을 제시하고 있다. 또한 대상자와 관련된 모든 진료에 관한 내용을 전문적인 판단없이 개방하지 않는 등 간호전문직의 자율적인 판단을 요구하고 있다.

2) 전문직 업무 측면

간호업무는 고유한 업무이므로 그 표준을 결정하는 주된 책임은 간호사 스스로에게 있으며 표준에 따라 수행할 능력을 길러야 하기 때문에 간호교육의 표준을 결정하는 일도 자율적으로 해야 한다는 사실을 강조하고 있다. 또한 과학적 지식과 전문기술을 간호활동에 적용해야 하며, 학문적인 체계 확립을 위하여 노력함으로써 자타가 공인하는 전문직으로 발전해야 함을 밝히고 있다. 그 다음으로는 간호조직체의 회원으로 가입하고 정관이 규정하는 회원으로서의 책임과 의무를 나타내며, 전문직의 주요 특성인 조직적 활동에 대해서 언급하고 있다.

3) 협동자 측면

간호전문직에서 국가사회가 법적으로 위임한 권한이 무엇이며, 책임과 의무가 무엇인지를 알아 타인의 영역을 침해하지 않아야 한다고 밝힌다. 또한 업무와 관련된 사람들과의 협조는 대등한 관계에서 건강 및 간호와 관련된 정보를 함께 나누고 같이 계획하며, 수행의 책임을 함께 분담하고 수행과정에서 서로 돕고 평가하는 상호협조를 의미한다. 가장 중요한 의사와의 관계설정은 각자가 직업적 한계를 지키면서 상대방을 이해하고 협조하는 태도를 유지하는 일이며, 비윤리적인 지시나 참여의 요청을 받았을 때 간호사로서 마땅히 이를 거부할 권한이 있음을 암시하고 있다. 마지막으로 건강요원이나 동료간호사의 부주의에 의한 고의적인 비윤리적 행위에 의해 안전에 위협을 받을 가능성이 있을 때, 이를 보호하기 위해 적절한 행동을 취할 책임이 있음을 제시하고 있다.

4) 간호윤리강령의 한계성

간호윤리강령은 간호행위를 안내하고 평가하기 위한 일반적인 원칙을 제공하며 간호사들이 윤리적 의사결정을 할 때 기본지침을 제공한다. 그러나 간호업무 수행 중 일어나는 도덕적 딜레마를 윤리강령이 모두 해결할 수 있는 것은 아니다.

전통적인 나이팅게일 선서나 윤리강령에는 윤리원칙 중 악행금지, 선행, 신의에 관한 내용은 포함되어 있지만 자율성, 정직, 정의와 같은 내용은 거의 포함되지 않고 있으며, 강령의 단순성, 보편성과 불완전성 때문에 행위를 안내하는 적절한 결론에 도달하지 못하는 한계점이 있다. 나이팅게일 선서는 환자간호에서 간호사가 수동적인 참여자로 나타나 있어서 간호와 관련된 중요한 의사결정에서 소외될 수밖에 없도록 되어 있다. 특히 윤리적 딜레마의 상황에서는 윤리강령을 놓고 서로 다른 해석을 할 수 있으며, 문제 자체를 해결하기 위해서는 강령을 초월하여 논쟁을 하게 된다. 또한 강령에서 제시하는 내용 자체가 딜레마 상황에서 서로 상충된 원리, 즉 갈등적 지침을 제공할 수도 있다. 따라서 어떠한 규약도 이러한 측면에서는 한계를 가지며 철학적 윤리학의 가장 기본적인 숙고와 판단을 통해 부분적으로 설명될 수 있다.

한국간호사 윤리강령

간호의 근본이념은 인간의 존엄성과 생명의 기본권을 존중하는 것이다. 간호사의 임무는 출생으로부터 죽음에 이르는 인간의 삶에서 건강을 증진하고, 질병을 예방하며, 건강을 회복시키고, 고통을 경감하는 것이다. 간호사는 개인, 가족, 지역사회를 대상으로 전인적 간호중재와 상담, 교육 등을 수행함으로써 대상자의 지식을 증진하여 스스로 건강을 증진하기 위한 최선의 선택을 할 수 있도록 돕는다. 이에 대한간호협회는 우리 사회의 건강과 안녕에 이바지하고 전문인으로서 도덕적 의무를 수행하기 위하여 이 윤리강령을 제정한다.

1. 간호사와 대상자

1) 평등한 간호 제공

간호사는 대상자의 국적, 인종, 종교, 사상, 연령, 성별, 사회적 질병과 장애의 종류를 불문하고 차별없는 간호를 제공한다.

2) 개별적 요구 존중

간호사는 대상자 개개인의 요구를 존중하며, 각 상황에 맞는 간호를 제공한다.

3) 비밀 유지

간호사는 대상자의 사생활을 존중하고, 간호에 필요한 정보 공유만을 원칙으로 하며, 대상자 개인의 비밀을 공개하지 않는다.

4) 알 권리 및 자율성 존중

간호사는 대상자가 정확한 정보 제공과 설명에 의해 의사결정을 하도록 돕고, 대상자가 간호행위를 선택하거나 거부할 권리가 있음을 존중한다.

5) 대상자 참여 존중

간호사는 대상자를 간호의 동반자로 인정하고 간호의 전 과정에 그들을 참여시킨다.

6) 취약 계층 보호

간호사는 노인, 여성, 아동, 장애인 등 취약 계층 대상자를 옹호하고 돌본다.

7) 건강 환경 구현

간호사는 대상자를 환경오염, 빈곤, 재해로부터 보호하고, 건강한 환경을 유지함을 사회적 책무로 수용한다.

2. 전문가로서의 간호사 의무

8) 책무

간호사는 모든 업무를 대한간호협회 업무 표준에 따라 수행하고 간호활동에 대한 판단과 행위에 책임을 진다.

9) 교육과 연구

간호사는 간호의 질을 향상시키기 위해 교육과 연구 활동에 적극적, 능동적으로 참여한다.

10) 전문적 활동

간호사는 전문가로서의 활동을 통해 간호정책과 제도의 발전 및 확립에 참여한다.

11) 윤리적 간호 제공

간호사는 윤리적으로 온당하지 못한 의료 및 간호 행위에 참여하지 않는다.

12) 건강 및 품위 유지

간호사는 자신의 건강을 보호하고 품위를 유지하기 위해 노력한다.

3. 간호사와 협력자

13) 협력

간호사는 대상자의 간호와 관련된 사람들의 고유한 역할을 존중하며 협력한다.

14) 대상자 보호

간호사는 협력자에 의해 대상자의 건강과 안전에 위협이 예상될 때 적절한 조치를 취한다.

15) 생명 과학 기술과 존엄성 보호

간호사는 협력자가 생명과학기술과 관련된 부적절한 시술을 시행하고자 할 때에 대상자의 안전과 존엄성 보호를 최우선으로 한다.

간호관리와 정책의 연구 경향

17

RESEARCH TRENDS IN NURSING MANAGEMENT AND POLICY

1. 간호연구에 영향을 미치는 요소

간호업무에서 연구는 임상실무를 지원하며 향상시킨다. 또한 간호연구는 간호에 대한 미래를 예측하고 간호전달체계에 대한 기반을 제공하기 때문에 간호사가 잘 알아야 할 중요한 부분이다. 따라서 간호행정가는 임상과 행정 연구를 육성하고, 촉진해야 하는 도전에 직면해 있으며, 미래에는 필수적으로 간호행정분야에서 연구를 제도화해야만 하게 될 것이다.

Hanshaw와 Smeltzer는 효과적인 연구프로그램이 정책결정에 대한 정보의 제공과 학문을 향상시키는 지식 제공의 두 가지 측면의 성과를 가져온다고 강조하였다. 앞으로 다가오는 시대에 있어서 병원은 생존하기 위해 경영에 만전을 기해야 하는데, 간호연구가 효과적인 경영을 돕는 중요한 요소가 되며, 연구결과는 간호실무에 있어 변화를 주도하고 새로운 서비스시장을 제시해 줄 수 있다.

연구에 기반을 둔 실무(Evidence Based Practice, EBP)는 자극과 만족을 주며 간호사들의 근무의 질에 영향을 미친다. Stevenson은 성공적인 연구프로그램의 정착에 사람, 기술, 자원의 세가지 요소를 제시하였다.

간호관리자는 많은 간호사들이 재능과 지식을 조직과 부서의 목표로 통합할 수 있는 시각을 가지도록 지지해 주고 연구목표로 수행하도록 도와주어야 한다. 효과적인 연구프로그램을 위한 몇 가지 구조적 모형이 있는데, 그들 중 대부분이 리더십과 자원의 이용에 대해 다루고 있다. 리더십은 간호부에 대한 연구의 목표를 세우고 증진시키며 연구수행 시 경영사와 간호사간의 기대를 확인시킨다. 연구프로그램의 계획에는 원하는 성과에 대한 확실한 안목이 요구된다. 그러므로 간호관리자는 연구수행 시 연구자가 필요로 하는 요구는 물론 연구를 평가하고 이용할 수 있는 요구를 다루어야 한다.

간호연구에 필요한 요소는 간호연구위원회, 연구조직망, 임상적·행정적 쟁점, 연구의 이용 등으로써, 이는 지지적 환경의 조성과 연구의 수행을 포함하고 있다.

간호사는 외부나 다른 부서의 연구자에 의해 수행되는 연구에 참여하며, 연구결과의 유용성을 변론하고 평가한다. 또한 임상적·행정적 지식으로 일반화시키는 연구를 수행하고, 약이나 기구의 제작을 돕기도 하며, 그 외에 여러 위치의 프로젝트에 참여하게 된다.

이에 연구의 지지를 위해 요구되는 자원으로서, 연구의 생산성을 논하는 네가지 요소에 대해 다루고자 한다.

1) 간호연구위원회

이는 장기적인 목표와 연구프로그램을 위한 구조적 모형에 의해 책임이 결정된다. 또한 위원회는 지지적 환경과 수용·분배를 통한 리더십을 제공하며, 프로그램에 관해 주요 행정가에게 충고해 주고 정책과 절차에 대한 충고를 주기도 하며 직원개발활동을 계획·수행하고, 연구자의 제의에 대해 승인하기도 한다. 그 외에도 연구이용 프로젝트를 수행할 수도 있으며, 간호부의 목표를 지지하기 위해 필요한 다른 연구를 수행하기도 한다.

위원회의 구성원은 연구와 성공적인 연구프로그램의 정착·유지에 관심이 있는 간호사로 구성되는 것이 가장 효과적이다. 그 외에 전문성과 이전의 경험도 매우 중요한 자질이며 조직연구의 결과나 인간을 주제로 한 연구에 관심이 있는 구성원이라면 간호연구 제안을 확실히 하도록 도움이 될 수 있고, 간호의 관점을 제시해 줄 수도 있을 것이다. 또한 이런 구성원은 다른 연구 활동에 대한 정보의 접근에 도움을 주기도 한다.

환자나 간호사가 참여한 연구임에도 불구하고 간호사 이 외의 연구자에 의해 수행되는 연구의 제안이 간호위원회에는 오지 않을 수도 있는데, 이 때 간호사는 의사소통, 연락, 문제해결 능력을 사용함으로써 이를 지적해 낼 수 있어야 한다.

2) 연구조직망

연구의 제도화를 위해 조직 내 지역적·국제적 지지는 필수적 부분이다. 책임있는 사람은 새로운 생각과 문제해결에 대해 토의하고 교환하고자 하는 기회를 필요로 한다.

연구조직망은 몇 가지 목적을 가지고 활동하는데, 이는 전문직의 성장을 촉진·결속시키고 의사소통을 하여 협동적 연구를 증진시킨다. 또 간호지식을 수정, 재정의하며 실무를 위한 연구의 표준을 규명하고, 도구와 기술을 개발하며, 연구집담회를 개최하고 창조적인 결과를 산출한다.

구성원은 정보와 도구를 서로 나누게 되며, 이는 간호연구나 연구자에게 비용의 효과적인 기회를 제공한다. 대부분의 국가적 단체들은 지역적 연구협회보다 더 전문화되어 있다. ANA의 간호연구자협회와 국제연구개발협회는 비공식적 집단으로서 20여년 동안 매해 모임을 개최하였다. 이외에도 병원을 기반으로 하는 연구자의 국제적 집담회가 계속 증가되고 있으며 건강관리연구협의회가 질 보장이나 유효성과 같은 조직의 쟁점에 관해 여러 학문 간의 상호작용에 다양한 기회를 제공하고 있다.

(1) 외부적 관여

조직망은 하나의 주제를 추구하는 연구자들이 접근한다. 외부연구자에 의해 수행된 연구는 간호사나 간호연구위원회의 승인을 받기 위해 관련업무 수행을 기대할 수 있다. 한 명의 간호사가 연구자나 협조자와 의사소통하는 것도 도움이 될 수 있다. 지지를 확인하는 편지나 상황, 실무자 간의 접촉 등이 보통 동의서에 서면화되어 있다.

연구자가 근무시간 동안 간호사를 연구에 참여시키거나 자료를 수집하고자 할 때, 이에 대한 정리는 더욱 중요하다. 이외에도 연구자는 정부기관의 재정지원이나 사설재단으로 부터의 지지, 인권을 보호하기 위한 증가와 그 밖에 많은 서류들을 찾을 수 있다.

3) 임상적 · 행정적 쟁점

간호실무 분야에서 연구 가능한 많은 질문이 만들어질 수 있으며, 이는 보건의료기관마다 다양하다. 만성의료기관에 있는 연구자는 환자의 신체적 활동장애나 배변의 변화, 상해에 대한 가능성과 같은 문제에 관심을 가질 수 있고, 단기 입원기관에서는 심박출량의 변화나 수액량의 결손 등과 같은 문제에 관심을 두게 될 것이다. 이와 같은 문제는 모든 병원에서 생산성, 간호의 질, 비용에 관계된 논쟁과 일치하는 것이다.

(1) 임상적 연구

NIH 간호연구국제센터에서는 임상연구를 위한 7가지 우선순위를 만들었다. 이 우선순위는 연구 가능한 질문들로 발전시키기 위한 쟁점의 우선순위를 정하는데 도움이 된다. 또한 간호연구 잡지(Annual Review of Nursing Research)에는 임상주제별로 요구되는 연구가 수록되어 있다. 임상연구는 환자간호의 질에 영향을 주는 무한한 가능성을 가지고 있고, 연구결과는 바로 간호실무에 적용될 수 있으며, 간호지식을 발전시키기 때문에 중요하고 생산적이며 간호사를 위한 임상연구의 모형도 제시해 준다. 간호행정가는 이러한 형태의 연구를 증진시키고 적용하여 임상실무의 발전을 도모할 책임이 있다.

(2) 행정적 연구

이 연구는 정책수립과 자원배분에 대한 지지뿐 아니라 경쟁적 시장에서 조직이 생존하는데 도움을 준다. 간호행정연구 우선순위 (National Nursing Administration Research Priorities, NNARP) 연구보고에서 Henry 등은 델파이 방법을 이용한 연구를 통해 간호행정연구의 10가지 주제로서 간호부의 관리자, 부속병원의 행정가, 간호부장, 간호관리 인력, 건강관리 인력, 정부내의 전문가, 대학, 공공 또는 사립재단 등에 관한 것을 보고하였다. 또한 병원에서 시행하는 연구로서 환자간호분류, 인력의 유치, 생산성 향상을 초점으로 한 것이 있다고 보고하였다. 학교에서는 주로 간호관리자의 성격, 직무만족, 채용, 인력의 유치에 대해 강조하고 있다. NIH에서는 간호자원이나 유치와 같은 정부의 정책과 같은 연구에 대해 계속적인 프로그램을 발표하고 있다. 또한 Annual Review of Nursing Research에서는 조직간 연구나 간호수가와 같은 행정 연구주제를 포함하고 있다.

(3) 다양한 기관 연구

간호관리자와 간호연구가는 임상이나 행정적 문제의 연구를 조직 바깥에서 다른 기관의 연구자와 협동해서 할 수 있고, 이 연구는 연구자들이 이용할 수 있는 자료의 증가를 가져올 수 있다. 예를 들면 비용, 물품, 기술, 자문, 정보 등이다. 또한 결과가 동일한지를 결정하기 위해서 새로운 주제들을 선정하여 연구를 설계할 수 있다. 다른 기관에서 같은 연구를 하여 같은 결과가 나오면 결과의 확신을 증가시켜 주며, 연구되지 않은 모집단이나 표본들에게 같은 상황이 전개될 수 있다는 것을 의미한다.

Taunton은 간호사가 임상문제를 자신의 실무에서 각기 연구해 볼 것을 제안하고 있다. 예를 들어 경관영양 시 환자의 체위에 대한 합병증이 같은 병원내의 신생아, 내과계, 외과계 중환자 단위는 물론 다른 병원의 중환자실에서도 연구될 수 있다. 한 환자의 체위에 관계된 합병증의 결과가 다른 단위의 여러 병원에서 연구함으로써 환자에게 적절한 체위를 유지하도록 하게 하는 확신을 증가시킬 수 있다.

간호관리자는 이 연구를 시작할 때 다음의 세 가지 요소를 고려해야만 한다. 이는 간호관리자들의 연구중심적인 태도와 간호부서내의 연구 환경 그리고 병원과 간호부서의 조직구조에 있어서의 융통성을 고려하여야 한다.

다양한 기관의 연구가 성공하기 위해서 모든 간호관리자가 연구에 가치를 부여해야 하며, 모든 환경이 연구활동의 대상이 되어야 한다. 각 기관과 연구자는 각각 다른 목표를 가질 수 있다. 학구적인 연구자는 순수한 지식의 생산에 우선순위를 둘 수 있고, 임상가나 행정자는 결과를 임상에 적용하는데 관심을 가질 수 있다. 따라서 정확한 목표의 규명과 차이를 구별하는 것이 성공적인 연구를 하는데 꼭 필요하다.

(4) 연구에서 발생하는 그 밖의 문제

보건의료 연구는 일반적으로 자연 상태나 실무에서 이루어지기 때문에 간호연구자가 실험연구 설계를 하는데 어려움이 있다. 또한 간호사는 연구설계 시 윤리적 문제를 고려해야 한다. 예를 들면 대조군 만이 처치로 인한 이득을 보는 것과 대조군과 실험군 배정에 일부 그룹만 포함되는 경우 등이다. 보건의료기관에서 연구자는 실험실에서 처럼 각 그룹

표 17-1 다기관 연구 시 기관과 연구자가 해결해야 하는 문제들

1. 연구조사에 있는 수행내용을 누가 할 것인가?
2. 각 기관의 연결 시 어떤 일이 일어날 수 있는가?
3. 각 기관에서 어떤 자원을 요구할 것인가?
4. 각 연구자들은 어떤 역할을 수행할 것인가?
5. 정확히 검증되어야 하는 중재는 무엇이며, 각 기관에 전달 될 수 있는가?
6. 누구를 연구대상으로 선택할 것인가?
7. 누구에게, 어떻게 자료를 보급할 것인가?
8. 어떤 서면화된 정책을 기관들 사이에서 펼 것인가?
9. 의사결정과정에서 어떤 일이 일어날 것인가?
10. 서면화된 절차는 무엇이며, 어떤 표준화된 훈련이 요구되는가?
11. 어떤 작업소집단이 있으며, 누가 이 집단(위원회)에 참여할 것인가?
12. 다루어야 하는 정치적, 문화적 조직의 논쟁거리는 무엇인가?
13. 출판 시 저작권에 대한 논의는 무엇인가?

을 서로 격리시킬 수도 없다. 간호관리자는 연구위원회나 조직망을 통해 가능한 해결방법과 함께 전문적 자문가가 될 수도 있을 것이다.

4) 연구의 이용

연구의 이용은 연구결과를 실무에 적용함으로써 실증하는 것이다. 현재에는 미국의 미시간대학에서 개발된 연구의 수행과 이용에 대한 모형이 가장 많이 이용된다. 이 모델은 조직에서 계획된 변화를 강조하는데 비해, Stetler는 간호사 개인의 연구결과를 이용하고 연구과정을 간호에 좀 더 과학적으로 하는 창조적 사고자로서 강조하였다. 그러나 이 두 관점은 상호배타적인 것은 아니다. Stetler의 관점에 따르면 간호사의 연구에 기반을 둔 의사결정과 같은 행위의 적용(예: 수술 후 투약에 대해 환자에게 교육을 함으로써 의학적 혼돈을 피하게 하는 것)은 실무를 향상시키지만, 조직을 포함하지는 않는다. 그러나 간호관리에서는 간호사나 환자 간호단위에 적용해서 리더십으로 가치를 변화시키고 연구의 이용을 증진시켜야 한다.

또한 연구의 이용은 주제에 대해 좋은 연구결과를 확인해서 적용해야 한다. 실무를 변화시키려면 병원 전체로 수행하기 전에 제한된 임상시도를 통해 검증한다. 한 주제에 대해 조직에서 관심있는 간호사가 있는지 확인하는 것이 중요한 단계가 된다. Janken과 Stark은 이러한 그룹의 개발에 있어 그들의 경험을 묘사하였다. 이들은 지지와 강한 지도자의 지시를 요구하며 과학적이며 임상적인 전문가가 꼭 필요하다고 했다. 간호연구 프로그램의 목표 하에 이들은 나름대로의 범위와 목적, 멤버십, 모임계획, 업무 스타일을 가지고 연구를 비판하거나 평가·적용한다.

5) 연구자원

연구를 제도화시키는데 요구되는 자원으로는 인력, 자문, 도서관 자료의 열람, 공간, 도구와 지지부서, 기존자료, 재원 등이 필요하다.

(1) 인력

연구프로그램을 수행하는 책임은 간호부서의 구조와 직무설계, 수행의 기대 등으로 공식화 되어야 한다. 간호과학자를 채용함으로써 연구프로그램을 개발하고 적용하며 연구의 자문, 지시수행 등을 할 수 있다. 정부기관과 재단에서는 자격있는 책임연구자를 기대한다. 연구자들간에 연계관계를 가짐으로써 동료간의 지지와 임상적 연구 이용에 대한 지적 자극을 받을 수 있다.

임상전문가와 일반간호사는 연구 수행과 연구와 관련된 행위에 소비되는 시간을 할애해야 한다. 일반간호사는 임상전문가나 관리자, 행정가보다 업무시간의 통제가 어려우며 모임이나 일 분담에의 수행시간이 더 필요하다. 그 밖에 보조적 지지가 필요하며 차트 검토, 자료 수집과 입력 등을 위한 인력도 더 요구된다.

(2) 자문

연구내용과 설계, 측정, 통계, 프로젝트 관리 등에서 적절한 전문지식을 얻을 수 있다. 자문가는 간호사에게 조직과 그들의 생각을 기반으로 도움을 줄 수 있다. 대학이나 연구기관의 자문가는 학생과 임상적 경험을 나눔으로써 연구를 위한 협동적 관계에서 상호이득이 된다. 앞에서 언급했듯이 지역적·국가적 연구조직망도 연구의 모든 유형에 자문이 될 수 있다.

(3) 도서관 자료의 열람

간호연구위원회에서는 컴퓨터화된 문헌 탐색과 도서 대출, 연구와 관련된 문헌 등이 필요하다. 이러한 요구는 연구가 병원프로그램의 일부분으로 수행되어질 때 더 강조된다.

컴퓨터화된 기본자료는 개인컴퓨터에서도 이용 가능하며, 큰 도서관에서 요금을 내고 서비스를 받을 수도 있다. 그 외 간호연구자에게는 연구방법과 관련된 문헌과 저서가 필요하다.이에 도서관 직원에게서 문헌 탐색을 도움받을 수도 있으며, 연구계획서를 개발하고 재확인하며, 자료를 수집하고 분석하는데 필요한 지원을 받을 수도 있다.

(4) 공간

연구프로그램을 하기 위해 새로운 인력을 채용하면 공간이 필요하게 된다. 임상전문간호사와 간호관리자는 서로 떨어져서 일하지 않도록 배려되어야 한다.

많은 간호사들이 독립적 작업공간이나 파일 저장공간을 가지고 있기도 하다. 또한 연구와 관련된 그룹이나 개인 연구자는 모임과 작업공간을 필요로 하며, 자료나 프로젝트 자료를 보호하기 위한 공간이 필요하다. 자료의 장기 저장은 더욱 중요한 고려사항이기도 하다. 많은 간호연구가 간호단위내에서 이용 가능한 공간이나 기구를 이용해서 이루어지므로 간호사는 면담을 수행하거나 신체검진을 하고 가족으로부터 자료를 수집 할 장소와 구별하기 어렵게 된다. 그러므로 계획된 연구프로그램에는 계획된 공간이 확보되어야 한다.

(5) 도구와 지지 부서

자료분석에서 컴퓨터의 하드웨어나 소프트웨어는 기본적인 연구도구이다. 또한 통계 소프트웨어를 가진 개인용 컴퓨터가 필요하며, 즉각적인 자료의 입력을 위해 랩탑이나 노트북 컴퓨터와 연구작업을 수행하기 위한 워드프로세서를 이용하기도 한다.

자료의 분석은 통계전문가가 간호부에 없을 때 외부의 자문가에게서 필요한 통계적 전문지식을 얻을 수도 있으며, 그 외에 많은 비품이나 지원을 병원 내에서 얻을 수 있더라도 환자간호에 요구되는 특별한 기구나 구입이 필요하면 다른 부서로부터 전문화된 기술을 요구할 수도 있다(예: Transcutaneous intermittent nerve stimulator).

(6) 기존자료

환자의 기록과 병원의 서류는 간호연구에 기존자료가 될 수 있다. 또한 의사나 다른 연구자들에게서 환자의 정보를 얻어 이들의 변수로서 2차 분석을 하도록 협상할 수도 있다. 그 외에 국제적 자료는 해당조직 사용료를 내고 구입할 수도 있다.

(7) 재원

연구프로그램에서 간호관리자는 의사결정에 필요한 정보를 제공해야 한다. 일차적으로는 인력이 필요하고 하나의 연구에 많은 비용이 소비될 수도 있다. 연구비는 간호부서 예산에 있어서 조직의 의사결정에 이익이 되거나 재정적 어려움을 줄 수도 있다. 이에 대해 간호관리자는 예산편성 과정에서 다른 목적 때문에 부딪치는 연구비 확보에 어려움을 겪을 수도 있다. 따라서 조직분위기나 정책의 정확한 인식이 중요하며, 연구의 제도화에 경험이 있는 동료들과의 비공식적 상호작용을 이용하기도 해야 한다.

연구에 필요한 외부의 재정조달을 받는 것도 필요하다. 외부의 재원을 목표로 한다면 재원프로그램, 정부부서, 조직과 같은 특별한 자원을 모니터 하도록 한다. 이러한 기능은 보통 개발부서나 기금부위원회, 연구부서에서 하게 된다. 또한, 대부분의 병원이나 대학에서 후원기관을 이용하기도 하며, 간호사는 개인적으로 간호협회나 지역기관, 회사, 제약회사, 의료기 상사 등에서도 연구 보조비를 지원받을 수도 있다.

2. 간호관리와 연구 개념

간호관리 분야에서는 1995년 간호행정학회지의 창간을 필두로 간호관리 분야의 논문 수요를 충족시키고 있다. 간호관리 영역의 논문에 나타난 개념은 간호전문직, 간호정보, 인력, 간호조직론, 간호중재 및 결과분류, 간호의 질, 리더십, 간호의 생산성, 마케팅 등으로 분류할 수 있다. 간호행정학회지 주요개념 2007년의 조사연구 결과를 보면, 주요 개념으로 직무만족, 리더십, 환자분류, 조직문화, 조직몰입, 간호수가, 임파워먼트, 이직의도, 조직유효성, 간호서비스만족, 간호표준, 비용분석, 간호활동시간, 간호윤리, 간호이미지, 마케팅, 정보체계, 간호업무성과, 간호전문직, 간호과오, 환자만족 등으로 나타났다. 또한 간호관리 영역 중 인사 및 지휘가 44%, 통제가 20%, 기획 및 조직이 15% 정도로 나타났다.

1) 간호관리 연구 분야

(1) 간호생산성

생산성은 일반적인 시스템 모델의 관점에서 볼 때 투입과 산출 간의 관계이다. 의료서비스 분야에서 생산성 측정은 중요한 부분이며, 생산과 소비가 동시에 발생하는 특성을 지니고 있다. 제리넥과 데니스(Jelinex & Dennis)는 간호생산성은 간호의 질이나 적절성과 관련된 효과성과 최소의 자원으로 생성된 간호의 산출에 의한 효율성을 모두 포함한다고 하였다.

데니스와 레빈은 간호생산성을 투입된 자원에 대비한 업무 성취의 정도로 정의하였으며 투입의 요소에는 원재료, 인력, 소모품, 기구, 환자와 대상자, 환자분류시스템이 있다고 하였다. 간호생산성 측정에는 문제점들이 있는데, 간호성과를 측정하는 것 자체가 어렵고 논쟁의 여지가 있으며, 간호과정과 성과 간의 관계는 항상 일치하지 않고 자원의 가장 효율적인 조합은 알려져 있지 않다.

(2) 간호요구도

간호의 복잡성, 환자의 의존도, 간호시간 등의 요소에 근거한 간호중재의 양에 비추어 환자분류체계가 개발되어 왔다. 이러한 분류체계의 개발 목적은 인력 배치나 스케줄링에 필요한 정보를 얻는 한편, 일정 기간에 필요한 환자 간호의 수준에 대한 기본적인 정보를 얻어서 예산수립과 간호자원의 배분에 이용한다. 간호요구도는 간호업무의 중증도 뿐 아니라 DRG, 간호진단 등의 다른 요소와도 연관지어야 한다는 것이다.

(3) 간호자원 배분

간호자원 배분의 분야에는 면허를 가진 간호사 스케줄링의 가치와 비용에 대한 조사연구가 많다. 힌쇼와 애트우드(Hinshaw & Atwood)는 면허간호사만의 인력 배치와 다양한 직종의 배치를 비교한 결과, 면허 간호사만의 인력 배치일 때 비용측면과 직원 및 환자간호의 결과가 긍정적이었다고 하였다.

(4) 간호수가

간호서비스에 드는 비용 외에 수익성 요소의 파악 및 환자에게 공정한 수가를 부과하기 위해서 병원의 다른 서비스와 대비하여 간호중재의 비용을 파악하기 위한 연구가 이루어졌다. 간호강도 지표는 환자에게 제공된 간호의 정도를 결정하는데 이용되며, 상대적 강도 측정은 정확하고 객관적이며, 상대적 강도 측정은 정확하고 객관적이며 비용 저렴한 방법으로 환자분류체계를 이용한 DRG로 간호수가를 계산하였다.

(5) 지불제도 관련연구와 주요 간호생산성 요인들과의 관계

간호수가는 질병의 중증도 및 간호 강도 지표의 두 가지를 모두 이용하여 설명할 수 있다. 이 분야에서 지불제도와 간호요구도, 간호자원 배분, 수가 등을 복합적으로 인식한다.

진료비 지불제도 및 간호요구도, 간호자원 배분, 비용 등 다양한 간호생산성 요인들 간의 관계를 고려하는 방향으로의 연구가 많으나, 간호수가의 시스템을 개발하고 시험해 보는 일도 중요하다.

(6) 간호결과의 질과 간호의 비용

간호에 있어 질을 규명하는 어려움은 간호 그 자체를 정의하고 측정하는 어려움과 관련되어 있다. 질은 다양한 것을 의미한다. 질적 간호는 대상자가 최적의 기능 상태를 유지하거나 획득하게 하는 간호를 의미한다. 린드만, 휴겐, 크루거(Lindman & Hugen, Kreuger)는 간호를 제공받는 대상자의 항상성을 유지하고 향상시키는데 있어서 일련의 가치와 건강상태의 지표로 개념화되는 간호의 상대적 효과를 질적 간호로 정의하고 있다.

간호관련 비용-수익 분석을 위한 간호연구는 드물다. 비용-효과 분석은 명확한 양적 방법을 이용하여 특정 중재의 효과를 밝혀 총비용을 측정하는 것으로 정의된다.

(7) 간호직원 스트레스

많은 연구에서 조직 및 대인관계의 요인이 간호사의 만족과 직업스트레스에 영향을 미치는 것으로 조사되었다. 핀커스(Pincus)는 의사소통의 대상과 환경이 직무만족과 업무수행에 영향을 미친다는 연구결과를 제시하였다. 다양한 임상분야에서 간호사의 스트레스, 직무만족, 이직의 차이에 대한 연구가 이루어져야 한다.

또한 충분히 반복된 서술적인 작업에서 벗어나 간호사 보유전략, 스트레스 감소, 만족도 증진 등의 중재를 주제로 연구해야 한다. 간호수행 및 환자결과에 영향을 미치는 주요 조직내 요인에 초점을 둘 필요가 있다.

(8) 새로운 전문직 역할의 개발 및 시험

간호행정가의 오리엔테이션을 살펴보는 일로 부터 일선 간호관리자의 업무내용 분석 기술, 임상간호사의 전문직 활동의 기술에 이르기 까지 다양하다. 역할기대를 이직과 사직 및 결근과 소진과 관련 짓는 경우도 있다. 새롭고 다양한 역할을 조사하는 체계적으로 역할을 나루는 섯 보다는 서술적인 연구이며, 역할간의 관계성 및 새로운 역할에 영향을 주는 요인들, 그 역할에서의 생산성과 효과싱을 연구하는 일도 중요하다.

2) 간호관리를 위한 연구방법

(1) 질적 연구방법

질적 연구는 기술적, 민속학적, 현상학적 연구방법이 포함되어 있는데, 모두 사회과학에서 빌려온 것이다. 현상학의 현상은 그리스어에서 유래된 것으로 그 뜻은 '보여지다', '나타나다' 이다. 현상학은 보여지는 어떤 것에 대해 연구하는 것을 의미한다. 간호관리는 인간의 내적 과정과 깊이 연결되어 있기 때문에 현상학적 연구는 관리과학에서 인간의 체험과 관련된 것이라면 어떤 주제도 적용할 수 있다.

(2) 역사연구

과거는 바로 미래이며 현재이다. 그러므로 우리가 살고 있는 현재의 가치와 실무를 이해하고 사실을 분명하게 규명하고, 불필요한 어떤 요소를 제거하기 위해 모든 시내의 사회적, 문하적 요소들을 탐색해야 한다.

역사연구 결과는 미래의 간호사들에게 간호의 새로운 전망과 호기심을 안겨줄 것이며, 역사가들은 가능한 증거를 제시함으로 시대를 뛰어 넘어 수많은 세대들을 연결시켜줄 것이다.

(3) 사례연구

사례연구는 실생활 환경 내의 동시대적 현상, 명백한 증거가 없는 현상, 상황 사이의 경계에 있는 현상을 조사하고 다양한 증거요소를 사용하는 경험적 조사방법이다.

이삭과 미카엘(Isaac & Michael)은 사례연구는 사회단위를 조사하여 완벽하게 사진으로 구성된 현상으로 강조할 수 있게 하는 방법이라고 정의하였다.

간호학에서 사례연구는 한가지 주제에 대한 생의 사건, 특별한 임상적인 문제, 조직 또는 시간이 지나면서 바뀐 선택된 경험에 대해 쓰여지는 것이다.

사례연구의 핵심은 대상자의 상태, 과정, 행동이 실제로 '무엇' 인가가 중요한 것이 아니라 대상자가 '왜' 그러한 특정한 방식으로 생각하고 행동하고 발전해 가는가에 대해 심층적으로 결정하는 것이다.

(4) 조사연구

조사연구는 존재하는 조사자료의 적절한 사용 뿐 아니라 관리자에게 결정의 효과를 고양시키기 위한 가치있는 메커니즘을 제공한다. 조사연구는 서술적이고 통계적인 자료를 풍부하게 제공해준다. 간호와 관련된 조사연구는 전통적으로 간호전달의 다양한 측면에 대해 환자와 그들 가족을 대상으로 그들의 태도, 선호도, 견해를 결정하기 위해 수행되어져 있다.

조사연구는 간호에 대한 환자의 만족을 사정하고, 질병 및 대처와 관련된 요소들을 규명하여 간호요구와 관련된 반응을 도출해내기 위해 수행되었다. 간호관리자에게 조사자료를 언제, 어떻게 사용할 것인가는 하나의 도전이다.

(5) 유사실험설계 연구

실험적인 방법이 원인적 가설검증을 위해 분명히 우세함에도 불구하고 많은 현실적 문제로 인해 적용상에 제약을 받는 경우가 많다. 이러한 현실적 문제에 처할 때 연구자들은 순수실험설계를 포기하고 유사실험설계를 채택하는 경우를 볼 수 있다. 유사실험설계는 무작위화가 철저하지 못하기 때문에 외생변수가 실험군과 대조군에 일정하게 투입되었다는 가정을 할 수 없으므로 내적타당도의 위협을 받을 수가 있다. 뿐만 아니라 연구결과를 인반화하는 외적 타당도의 문제도 또한 존재한다.

3. 임상시험 심사위원회(IRB)

1) IRB(Institutional Review Board)의 정의

IRB(Institutional Review Board)란 임상시험 심사위원회이다. 이는 인간 피험자가 참여하는 생물의학 연구에 대해 검토하고 시작을 승인하고 주기적으로 확인하기 위해 시험기관이 공식적으로 지정한 심사위원회나 단체이다. 검토와 확인의 주요 목적은 피험자의 권리와 복지 보호의 보증이다. 인간 피험자에 대한 두 개의 중요한 보호수단은 IRB와 피험자 동의서이다. 임상시험을 시작하기 위해 IRB의 승인이 필수이다.

2) IRB의 종류

(1) 시험기관에 속해 있는 IRB

시험기관에 속한 시험자가 해당 시험기관에서 임상시험을 실시할 경우, 시험기관 밖에서 임상시험이 실시되더라도 시험자가 해당 시험기관에 속한 경우이다.

(2) 시험기관에 속해 있지 않는 IRB

독립 IRB, 중앙 IRB 또는 국립 IRB, 국내에는 구성되지 않고, 시험기관에 속하지 않은 시험자, 소속 시험기관에 IRB가 없는 시험자, 시험기관에서 임상시험을 실시하는 시험자, 일반적으로 검토기간이 짧음

3) IRB의 운영원칙

(1) 목표

실재적이고 잠재적인 모든 연구 참여자의 존엄성, 권리, 안전 및 안녕을 보호하는데 기여한다.

(2) 운영 원칙

독립성(independence), 역량(competency), 정의(justice), 지속적 노력(continuing effort), 질 관리의 투명성(transparency)

(3) IRB의 주요 의무

임상시험에 참여하는 인간 피험자의 권리와 복지를 보호하여야 한다.

의무를 이행하기 위한 기본적인 질문

① 시험이 정말로 실시되어야 하는가?
　시험이 과학적으로 유효한가?
　피험자에게 실시되는 절차가 적절한가?
　피험자의 예상되는 이득과 얻을 수 있는 지식이 위험과 비교하여 더 중요한가?
　피험자 선정이 공정한가?

② 적절한 피험자 동의의 구성요소는 무엇인가?
　문서화 되어야 하며 피험자가 서면으로 된 동의서에 서명을 함으로 이루어진다.
　데이터의 안전성 모니터링
　피험자의 사생활 보호, 데이터의 비밀 보장 유지
　피험자에 대한 보상과 광고

③ 취약한 환경에 있는 피험자
　어린이, 임산부, 죄수, 신체적이나 정신적 무능력자,
　급성 혹은 중증의 정신병이 있는 자, 경제적이나 교육적으로 불리한자등이 속한다.

4) IRB 심사

IRB의 주요 검토 사항으로는 시험자의 자격, 임상시험계획서와 검토자료, 피험자 동의서, 피험자 보상(해당되는 경우), 광고(해당되는 경우)등이다.

5) IRB 심의

먼저 제출된 서류를 검토한다.- 위원회에서 토의한다.- 관련 투표를 한다.- 승인, 변경, 승인을 위한 추가 서류를 요청한다.

(1) IRB 심의

시험자는 IRB에 참석은 가능하나 투표는 불가능하다. 승인여부는 시험자에게 서면으로 통보한다. 임상시험과 동의서에 대한 승인은 피험자 등록 전에 받아야 한다.

(2) 시험자 보고 의무

임상시험계획서 변경이나 개정 보고 극히 드문 경우를 제외하고 IRB 승인을 받아야 함
즉각 보고해야 하는 이상반응에 대해 신속 보고한다.
시험기간 중 발생한 피험자나 그 외 다른 사람에 대한 위험이 연관된 예상하지 못한 문제에 대해 신속보고한다. 시험 진행 사항에 대한 정기적인 보고한다.

(3) 임상시험에 대한 지속 심사

IRB는 정한 주기에 따라 적어도 1년에 1회 이상 지속적으로 심의해야 한다.
임상시험계획서의 IRB 승인은 특정 기간에서만 유효하다.
지속 심사를 위해 시험자는 피험자 수, 이상 반응, 동의서 사본 등이 포함된 연구진행보고서를 제출하여야 한다.

(4) 신속 심사

대상: 이상반응에 대한 조치, 피험자에 대한 최소위험 연구계획, 기 승인된 계획서에 대한 사소한 변경 사항, 연구종료보고, 시정 사항에 대한 처리, 심의 결과에 따라 보완된 계획서, 그 외 SOP나 해당 규정이 정하는 사항 등

- 복수 위원에 의해 이루어지며 경험이 풍부한 위원이 참여
- 신속심사는 승인만 가능하며 승인할 수 없다고 판단되면 정규심사에 올려짐
- 피험자의 위험이 증가되는 상황, 임상시험의 최초 심사에는 사용될 수 없음

(5) IRB위원

다양한 배경을 가진 최소 5인 이상의 위원으로 구성경험과 전문성에 있어 충분한 자격이 있어야 함

- 전문성 외 에 해당기관의 연구 수용가능성도 확인할 수 있어야 함
- 취약한 피험자들을 포함하는 시험의 경우/경험이 있거나 지식이 있는 개인을 위원으로 임명 할 수 있다.
- 위원회 구성은 성이나 전문 분야에서 차별이 없어야 한다.
- 적어도 한명 이상의 생명의학분야 전운가와 비전운가가 있어야 한다.
- 시험기관과 관련이 없는 한 명 을 포함해야 한다.

(6) IRB 운영

- 규정에 의해 서면으로 된 절차를 따라야 한다.
- 규제 당국에 의해 점검을 받고 서면으로 된 절차를 가지고 있으며 이것을 따를 의무가 있다.
- 결정사항에 대해 기록하고 적절하게 보관하여야 한다.

임상윤리 관련 국내 가이드라인: 임상시험 심사위원회

제7조(심사위원회의 임무)

① 심사위원회는 피험자의 권리 · 안전 · 복지를 보호해야 하며, 취약한 환경에 있는 피험자가 임상시험에 참여하는 경우에는 그 이유의 타당성을 면밀히 검토하여야 한다.

② 심사위원회는 해당 임상시험에 대한 관리 및 심의 등을 위하여 다음 각호의 문서를 확보하여야 한다.

- 임상시험(변경) 계획서
- 피험자 서면동의서 서식
- 피험자에게 제공되는 서면정보(피험자설명서를 포함한다)
- 임상시험자 자료집
- 안전성 정보
- 피험자에게 제공되는 보상에 대한 정보
- 시험책임자의 최근 이력 또는 기타 경력에 관한 문서8. 표준작업지침서 등 심사위원회의 임무 수행에 필요한 서류

③ 심사위원회는 시험책임자가 제출한 임상시험과 관련된 사항을 심사위원회 표준작업지침서에서 규정한 기간 내에 검토하고, 임상시험의 명칭, 검토한 문서, 날짜 및 다음 각호의 1에 해당하는 의견을 기록하여 문서화하여야 한다.

- 승인 또는 시정승인
- 보완
- 반려
- 승인된 임상시험의 중지 또는 보류

④ 심사위원회는 시험책임자의 최근 이력 및 기타 경력에 관한 문서로부터 시험책임자가 해당 임상시험을 수행하기에 적합한지 여부를 검토하여야 한다.

⑤ 심사위원회는 실시 중인 임상시험에 대해 적어도 1년에 1회 이상 지속적으로 검토를 수행하여야 한다. 이 경우 검토의 주기는 피험자에게 미칠 수 있는 위험의 정도에 따라 적절히 정할 수 있다.

⑥ 피험자의 권리 · 안전 · 복지를 보호하기 위하여 추가적인 정보가 필요하다고 판단한 경우 심사위원회는 제17조제10항의 규정에서 정한 동의를 위한 설명 내용 외의 정보를 제공하도록 의뢰자에게 요구할 수 있다.

⑦ 비치료적임상시험(Non-therapeutic Thal)을 제17조제13항 단서의 규정에 의하여 대리인의 동의에 의하여 실시하고자 하는 경우 심사위원회는 제출된 계획서와 기타관련 문서 등이 임상시험의 윤리적 측면을 충분히 고려하고 있는지 여부와 제17조제14항에서 정한 사항을 준수하고 있는지 여부를 검토하여야 한다.

⑧ 응급환자를 대상으로 실시하는 임상시험과 같이 피험자 또는 대리인의 사전 동의가 불가능하다고 계획서에 명시되어 있는 임상시험의 경우, 심사위원회는 제출된 계획서와 기타 관련 문서 등이 임상시험의 윤리적 측면을 충분히 고려하고 있는지 여부를 검토하여야 한다.

⑨ 피험자가 임상시험에 참여하는 대가로 긍전적 보상을 받는 경우 심사위원회는 그보상액 및 보상 방법과 금전적 보상이 피험자의 임상시험 참여에 부당한 영향을 미치지 않는지 여부를 검토하여야 한다. 이 경우 금전적 보상은 피험자의 임상시험 참여 정도 및 기간에 따라 적절히 조정되어야 하며, 임상시험에 끝까지 참여할 것을 조건으로 피험자에 대한 보상이 이루어져서는 아니 된다.

⑩ 피험자가 임상시험에 참여하는 대가로 금전적 보상을 받는 경우 심사위원회는 그지급방법·금액·지급시기 등 금전적 보상에 관한 정보가 피험자설명서 또는 기타 피험자에게 제공되는 문서에 사전 명기되어 있음을 확인하여야 한다. 이 경우 심사위원회는 임상시험을 종료하지 못한 피험자에 대한 보상 방안이 제시되어 있는지 여부도 확인하여 야 한다.

⑪ 심사위원회는 다음 각호의 1에 해당하는 경우 신속심사를 하여야 한다.

- 신속보고된 이상약물반응의 조치
- 임상시험 종료 보고에 대한 처리
- 식품의약품안전청장이 승인한 계획서(변경계획서 포함)의 시정 사항에 대한 처리
- 모니터요원의 변경 · 시험담당자의 변경 -응급 연락 전화번호의 변경 등과 같은 행정 절차 관련 사항에 대한 변경, 유효성 및 안전성에 영향을 미치지 않는 검사의 추가 및 삭제 등과 같이 계획서의 사소한 변경 사항에 대한 처리
- 심사위원회의 심사 결과에 따라 보완되어 제출된 계획서의 심사
- 기타 임상시험의 실시와 관련하여 신속심사가 필요하다고 심사위원회의 표준작업지침서에서 정한 사항의 처리

⑫ 심사위원회는 의뢰자 또는 식품의약품안전청장으로부터 심사위원회 운영에 관한표준작업지침서의 직접열람 요청이나 심사위원회 위원 명단과 자격에 관한 문서의 제공요청이 있는 경우 이에 응하여야 한다.

⑬ 심사위원회는 심사위원회의 위원명단, 심사기록 및 기타 관련 자료나 문서를 보존하여야 하며, 이들 문서가 사고 등에 의해 조기에 파손 또는 분실되지 않도록 하여야한다. 다만, 시험책임자로부터 해당 임상시험의 완료(조기종료를 포함한다)를 보고 받은 경우 해당 자료나 문서를 제6조제8항의 규정에서 정한 보관책임자에게 인계하여야한다.

제8조(심사위원회의 구성, 기능 및 운영방법)

① 심사위원회는 임상시험의 윤리적 · 과학적 · 의학적 측면을 검토 · 평가할 수 있는 경험과 자격을 갖춘 5인 이상의 위원으로 구성하되, 의학 · 치의학 · 한의학 · 약학 또는 간호학을 전공하지 않은 자로서 변호사 또는 종교인과 같은 1인 이상과 해당 시험기관과 관련이 없는 자 1인 이상을 포함하여 야 한다.

② 심사위원회의 위원장은 위원 중에서 호선하며, 시험자 및 의뢰자와 관련이 있는자는 해당 임상시험에 대한 결정 과정에 참여하거나 의견을 제시하여서는 아니 된다.

③ 심사위원회는 위원의 명단과 이들의 자격을 기재한 문서를 비치 · 관리하여야 한다.

④ 심사위원회는 문서화된 표준작업지침서에 따라 모든 업무를 수행하여야 하며, 제반 활동 및 회의에 대한 기록을 유지하고, 이 기준 및 관련규정을 준수하여야 한다.

⑤ 심사위원회의 모든 결정은 표준작업지침서에서 규정한 의결정족수를 충족하는 사전 고지된 회의에서 이루어져야 한다.

⑥ 임상시험에 대한 결정 과정에 참여하거나 의견을 제시하는 것은 심사위원회의 심의에 참여한 위원에 한한다.

⑦ 시험책임자는 해당 임상시험의 제반 사항에 대하여 정보를 제공할 수는 있으나 심사위원회의 위원에게 영향을 미치거나 해당 임상시험과 관련된 사항의 결정 과정에 참여하여서는 아니 된다.

⑧ 심사위원회는 원활한 심의를 위해 심사위원회의 위원이 아니면서 해당 분야의 전문성을 가진 자로부터 조언을 구할 수 있다.

제9조(심사위원회의 운영) 심사위원회는 심사위원회 운영 시 다음 각 호의 내용이 포함된 표준작업지침서를 준수하여야 한다.

1. 심사위원회의 위원 명단과 자격이 포함된 심사위원회
2. 회의 소집, 일정 및 진행 방법
3. 임상시험의 최초 및 지속적 검토의 수행 방법
4. 필요한 경우, 지속적 검토의 빈도 결정에 관한 사항
5. 제7조제11항의 규정에 의한 신속심사 및 현재 실시 중인 임상시험의 사소한 변경(minor change)의 승인에 관한 사항
6. 계획서 등의 승인이전에 피험자를 해당 임상시험에 참여시키지 않을 것을 명시하는 것
7. 피험자에게 발생한 즉각적 위험 요소의 제거가 필요한 경우 또는 모니터요원의변경 · 시험담당자의 변경 · 응급 연락 전화번호의 변경 등과 같은 행정 절차 관련 사항에 대한 변경을 제외하고 변경계획서에 대한 승인이 내려지기 이전에 원계획서와 다르게 임상시험을 실시하는 것을 금지한다는 것
8. 시험책임자가 심사위원회에 신속히 보고해야 하는 다음 각목의 1에 해당하는 사항에 대한 보고절차 및 조치방법

가. 피험자에게 발생한 즉각적 위험 요소의 제거가 필요하여 원 계획서와 다르게 임상시험을 실시해야만 하는 사항
나. 피험자에게 발생하는 위험 요소를 증가시키거나 임상시험의 실시에 중대한 영향을 미칠 수 있는 변경 사항
다. 예상하지 못한 중대한 이상약물반응에 관한 사항
라. 피험자의 안전성이나 임상시험의 실시에 부정적인 영향을 미칠 수 있는 새로운 정보에 관한 사항

9. 심사위원회가 시험책임자에게 문서로 신속히 알려야 하는 다음 각목의 1에 관한사항
가. 임상시험과 관련된 결정이나 의견, 근거 및 통보절차
나. 결정에 불복할 경우 이의신청을 하는 절차

10. 기타 심사위원회의 운영에 관한 사항

4. 간호관리학의 연구대상과 방법론

1) 간호관리학의 연구대상

간호관리학은 간호관리에 대한 종합적 이해를 바탕으로 효율적 조직목표 달성을 위하여 어떻게 경영활동을 합리적으로 수행·관리해야 하는가에 대한 행동원리를 하나의 지식체계로 정리한 학문으로 하나의 체계 속에 이질적인 경제적·사회적·기술적 요소가 통합된 종합과학이다.

일반적으로 하나의 학문이 과학으로서 성립되기 위한 조건으로서는 명확한 연구대상이 있어야 하며, 이러한 연구대상을 확정하는 견해로서 경험대상과 인식대상의 구별이 있어야 한다. 경험대상이란 일상에서 직접 경험할 수 있는 것으로서 연구자에게 주어지고 있는 제현상. 제사실로서, 어떤 학문이 다룰 수 있는 범위 내지 재료를 말한다. 이러한 경험대상의 관점에서 간호관리학의 연구대상은 간호사, 간호대상자, 간호관리자 등을 포함하고 있다.

2) 간호관리학의 연구방법

(1) 관찰적인 방법

관찰이란 '참을 인지' 하는 것으로 모든 연구방법에 필수적으로 적용되는 연구방법 이전의 연구방법으로, 사실의 관찰에서부터 시작된다.

(2) 귀납적인 방법

귀납적인 방법은 경영에 관한 실제적 현실의 과학적 인식을 위하여 다수의 총괄된 특수사

실로 부터 실제로 관찰하고 개개의 사례에서 공통된 사실을 추출함으로 보편적 법칙을 찾아내는 것이다.

(3) 연역적인 방법

연역적인 방법은 이미 알려진 보편적이고 일반적인 원리나 주장으로 부터 특수 법칙을 끌어내는 방법으로, 개념적·가정적 추론 도출에 사용된다. 추상화된 가설을 설정하고 그것으로부터 논리적인 추론에 의하여 일정한 원리를 이끌어내는 사유중심의 연구방법이다. 이 방법으로 이론은 일관성과 논리성을 나타내게 됨으로 하나의 이론적 맥락을 형성하게 된다.

(4) 직관적 방법

직관이란 판단과 추리 등의 사유작용을 덧붙이지 않고 대상을 직접적으로 파악하는 작용으로, 오성적인 사유보다 우월하며 더 고차원적이고 때에 따라서는 최고의 인식능력으로 간주된다.

(5) 역시적 방법

'하나의 과학에 대한 역사는 과학 그 자체이다.' 관리학을 체계적으로 연구하기 위해서 역사를 먼저 이해하여야 한다. 역사적 방법은 기원적이고 발생적 방법이다. 역사연구는 미래의 간호사에게 간호의 새로운 전망과 호기심을 안겨주며, 가능한 증거를 제시하여 많은 세대들에게 연결된다.

(6) 통계적 방법

통계란 일정한 덩어리의 숫자 집단을 각각 그 구성의 성분을 단위로 하여 계산한 결과로써 나타낸 숫자이며, 이러한 통계를 원용한 연구방법이 통계적 방법으로, 관리학의 연구방법으로 뿐만 아니라, 기타 모든 과학에 공통적으로 원용되는 폭넓은 연구방법의 하나이다.

(7) 모형적 방법

모형이란 복잡한 현상을 간단하게 설명하고 표현하기 위하여 고안된 시스템의 기본이 되는 본질을 토대로 하여 추상적으로 마련된 틀을 말한다. 모형적 연구방법은 모형을 설정하고 도출하여 계량적으로 접근하는 과학적인 연구방법이다. 이 방법의 단계는 문제의 정의, 모형의 설정, 모형의 타당성 검정, 문제해결, 해의 실행단계로 이루어진다.

(8) 사례적 방법

사례연구는 현재의 관리문제를 선험적으로 인식하고, 성공과 실패의 원인분석을 바당으로 효율적으로 관리의 지도원리를 제시하는데 목적을 둔다. 사례연구의 절차는 사례의 숙독, 문제의 인식, 문제의 분석, 해결방안의 모색, 해결안의 결정, 해결안의 정리 순서로 이루어진다. 실시단계는 사례의 제시, 자료, 정보수집, 해결책을 위한 연구의 준비, 집단토의를 통한 해결책의 발견과 검토의 순서로 실시된다.

PART Ⅱ

보건의료와 간호정책

HEALTH CARE AND NURSING POLICY

보건의료의 특성과 보건의료체계 18

CHARACTERISTICS OF HEALTH CARE AND HEALTH CARE SYSTEM

1. 보건의료의 사회경제적 특성

보건의료(health care)의 사회경제적 특성은 보건의료체계의 독특한 구조를 형성하는 본질적 요소이며, 보건의료정책의 근거를 제공하는 중요한 요인이다. 대표적으로 정보의 비대칭성, 면허제도, 수요와 치료의 불확실성, 우량재적 특성, 외부효과, 투자재적인 특성을 들 수 있으며, 이는 보건의료시장을 다른 시장과 구별되게 하는 특징적 요소이다.

1) 정보의 비대칭성

정보의 비대칭성(asymmetry of information)은 재화나 서비스에 관한 정보가 수요자와 공급자 사이에 균형있게 공유되지 못하고 어느 한쪽에 편중되어 있는 현상을 말한다. 특히 의료서비스에 관한 정보는 매우 전문적인 내용이어서 의료서비스를 제공하는 공급자에게 집중되어 있고, 소비자는 거의 알지 못하는 경우가 대부분이다. 이러한 현상을 소비자 무지(consumer ignorance)라고 한다. 소비자 무지가 존재하게 되면, 정보를 많이 소유하고 있는 공급자가 그렇지 못한 소비자를 손쉽게 통제할 수 있는 전문적 지배(professional dominance)가 손쉽게 형성된다. 정보의 비대칭성으로 인한 소비자 무지는 의료시장을 독점적 구조로 만드는 핵심 요인이다.

정보의 비대칭성으로 인해 의료시장에서 나타나는 대표적인 현상이 이른바 공급자 유인 수요(supplier induced demand) 혹은 의사 유인 수요(physician induced demand)이다. 예를 들면, 건강보험제도 하에서 의료수가가 정부에 의해 낮게 통제되면 의료공급자는 환자의 의료기관 방문 빈도를 더 증가시켜 수익 감소를 보전할 수 있고, 자연분만이 가능한 상황에서도 여러가지 이유를 들어 제왕절개분만으로 유도할 수 있다. 한국의 제왕절개분만율이 세계에서 가장 높고, 휴일 전날 제왕절개분만율이 다른 요일에 비해 더 높게 나타나는 현상은 산모의 신체적 특성만으로 설명할 수는 없는 부분이다. 어느 병원 인근 지역의 주민들 중 맹장수술을 한 사람이 많다든지, 동일 질병에 대한 수술 비율이 A지역에서 B지역보다 더 높은 것은 공급자에 의한 수요 유인이 가능하기 때문에 나타나는 결과라고 볼 수 있다.

이처럼 정보의 비대칭성은 이른바 "공급이 수요를 창출한다"라는 명제를 낳게 하였는

바, 의사의 수가 증가하면 의사 1인당 수익이 감소하므로 이를 보전하기 위해 의사가 새로운 수요를 창출하여 의료이용량이 더 늘어나기 때문에 의료비가 더욱 증가하기도 한다. "병상은 한번 세워지기만 하면 채워지게 마련이다(Beds supplied are beds filled)" 라는 주장이 설득력을 얻고 있는 것도 소비자 무지를 이용한 공급자 유인 수요와 무관하지 않다. 공급이 수요를 창출한다는 측면에서 공급자 유인 수요를 설명하는 이론으로 목표소득가설(target income hypothesis)이 있다. 목표소득가설에 의하면 의료시장에서는 의사들 사이에 암묵적으로 형성되어 있는 소득의 목표치가 존재하는데, 의사 수가 증가하여 의사 1인당 진료수익이 감소하게 되면 새로운 수요를 창출하여 목표소득을 달성하려는 경향이 있다는 것이다.

2) 면허제도에 의한 법적 독점

의료서비스의 공급자가 되기 위해서는 대학의 관련 학과를 졸업하고 해당 직종의 면허(license)를 취득하여야 한다. 면허제도에 의해 면허 보유자만 의료서비스를 독점적으로 공급할 수 있으므로 면허제도는 의료시장에서 법적 독점권을 부여하는 장치이며, 또한 관련 학과 졸업자만 면허시험에 응시할 수 있으므로 의료서비스 공급시장에 대한 진입장벽을 높이는 원인이 된다. 일반적으로 시장원리에 의해 경쟁이 성립하려면 자원의 자유로운 이동이 보장되어야 하는데, 입학 정원의 통제와 면허제도의 존재는 의료서비스 시장으로의 자유로운 진입을 엄격히 제한하기 때문에 정보의 비대칭성과 함께 의료시장을 독점적 구조로 만드는 중요한 요인이다. 우리나라에서 의료인의 면허제도와 유사한 진입장벽을 가지고 있는 직종이 변호사이다.

면허제도는 본래 무자격자의 난립으로 인해 소비자에게 발생할 수 있는 피해를 방지하기 위해서 정부가 일정한 기준과 요건을 규정하여 자격을 충족시키는 자에 한해 일반인을 대상으로 특정 행위를 할 수 있도록 허가를 부여하는 제도이다. 즉, 면허제도의 기본 취지는 자격기준을 규정하는 것이지, 면허의 숫자를 제한하는 것은 아니다. 그럼에도 불구하고 현실 세계에서는 면허제도가 자격기준보다 면허의 숫자를 제한함으로써 면허보유자의 배타적 독점권을 보장하는 수단으로 이용되는 측면이 있다. 만약 조리사 면허를 가진 자만이 식당을 개설할 수 있고, 조리사 면허 발급을 연간 10명으로 제한한다면 아마 거의 모든 직장인이 도시락을 들고 다녀야 할 것이다. 극소수의 식당에서 식사를 하려면 비싼 음식가격 때문에 상당히 어려울 것이기 때문이다.

면허제도에 의한 법적 독점은 대체인력의 의료서비스 공급을 배제시킴으로써 경쟁을 저해하는 요인으로 작용하기도 한다. 예컨대, 종합병원의 진료 환경에서 전문간호사의 의료행위가 실질적으로 존재하고 상당한 기능을 수행하고 있으나, 간호사에게는 법적으로 진료권이 주어져 있지 않으므로 전문간호서비스를 제공할 수 있는 법적 자격이 배제되며, 따라서 전문간호사가 수행하는 모든 행위는 의사의 행위에 포함되고 있는 것이 현실이다. 예컨대, 건강보험제도에서 전문간호사의 간호행위에 대해서는 별도의 수가가 인정되지 않고, 전문간호행위에 대한 보상은 의사의 행위로 청구되고 있다.

의료인에 대한 면허제도가 가지는 이러한 문제점을 지적하면서 의료인의 면허제도를 폐지해야 된다고 주장하는 학자도 있으나, 면허제도가 없을 때 치러야 되는 사회적 비용과 면허제도를 유지할 때 취할 수 있는 사회적 편익을 가늠하여 볼 때, 사회적 편익이 사회적 비용보다 더 크다고 판단하기 때문에 현재 각국은 의료인 면허제도를 유지하고 있다. 다만, 면허의 숫자를 제한하게 되면 공급독점력이 증가하여 소비자에게 피해가 발생하므로, 이를 방지하기 위한 세심한 정책적 장치가 필요하다.

3) 수요와 치료의 불확실성

개인적 차원에서 볼 때 질병의 발생은 매우 불확실하기 때문에 의료서비스에 대한 수요 역시 불확실한 성질을 가지고 있다. 일반적으로 재화나 서비스에 대한 수요는 소비자 스스로의 구매 의지에 의해 결정되지만, 의료서비스에 대한 수요는 소비자의 사전 계획에 의해 결정되는 것이 아니라 질병이 발생해야 나타나기 때문에 수요 자체를 예측하기가 매우 어렵다. 물론 예방적 차원에서 구입하는 검진서비스 등은 예외이다.

개인적으로 보면 의료서비스에서 수요의 발생이 불확실하지만 사회 전체적으로 보면 대수의 법칙(law of large numbers)이 적용되어 평균적으로는 질병의 발생빈도가 일정한 비율을 유지하는 특성이 있으므로 의료보험시장을 통해 불확실성에 대응하는 기전이 존재한다. 그러나 의료보험시장도 도덕적 해이(moral hazard), 역선택(adverse selection), 위험선택(risk selection)이 나타나는 등 완전한 시장은 아니므로 여전히 불확실성이 존재한다.

치료를 받은 경우에도 그 효과가 불확실하고, 환자 역시 치료 효과를 제대로 파악하기 어렵다. 질병에 대한 완벽한 치료법이 존재하는 경우는 대단히 드물기 때문에 치료효과는 본질적으로 불확실하고, 그나마 의료전문가조차 치료 결과를 정확히 예측하기란 쉽지 않다. 또한 대부분의 재화나 서비스는 소비자가 구매 경험을 통해 그 효과를 대체로 파악할 수 있으나, 의료서비스는 소비자가 구매하기 전에 제대로 알 수 없고, 구매 후에도 그 효과를 파악하기 어려운 특성이 있다.

4) 우량재

우량재(優良財)는 인간의 생존에 필수적이며 인간이 인간다운 생활을 하기 위해 반드시 향유되어야 하는 재화를 의미하는데, 의식주(衣食住)와 기초교육이 대표적이다. 의료서비스 역시 인간의 생존에 필수적인 재화이며, 이 때문에 헌법에서도 건강권을 기본권으로 규정하고 있다. 우량재는 소득수준, 사회적 지위, 지역, 계층을 막론하고 모든 국민에게 기본적으로 제공되어야 하는 재화이기 때문에 국가가 담당하지 않으면 안된다. 즉, 우량재의 공급을 시장에 맡겨두면 구매능력이 없는 계층은 소외되어 인간다운 생활이 불가능하기 때문에 사회적 형평성의 실현을 위해 국가가 적극적으로 개입하고 있다.

5) 외부효과의 존재

외부효과는 한 사람의 행위가 다른 사람에게 일방적으로 이익을 주거나 손해를 끼치는 경우를 말하는데, 보건의료 분야에서 외부효과가 나타나는 사례는 흔하지 않으나, 일단 발생하면 큰 영향을 미치는 전염병이 대표적이다. 외부효과가 존재하는 경우, 이를 시장에 맡겨두면 외부효과가 제대로 제거되지 않으므로 정부가 개입하여 해결해야 한다. 외부효과의 또 다른 예는 환경오염을 들 수 있다. 병원의 폐하수가 처리되지 않고 그대로 방출된다면, 하류에 있는 수생식물이나 환경에 좋지 않는 영향을 미치게 된다.

6) 소비적 요소와 투자적 요소의 혼재

의료서비스는 소비자 입장에서 보면 소비 지출로 분류된다. 의료소비자는 의료공급자가 제공하는 의료서비스를 구입하고 그 대가로 진료비를 지불하는데, 이 금액만큼 소비자의 소득에서 빠져나가게 되므로 소비자 입장에서 보면 다른 재화의 소비에 지출한 소득이 감소하고, 저축할 여력이 줄어들게 된다. 그러나 환자가 건강을 회복하는데 지출하는 비용은 소비가 아니라 미래를 위한 투자라는 개념도 가능한데, 근로자가 건강하면 생산성이 증가하고 산업발전에 긍정적으로 기여하므로 건강에 대한 지출은 곧 투자라는 논리이다. 특히 아동이 건강하게 자라도록 적정한 의료서비스를 제공하는 것은 말할 것도 없이 미래 세대의 생산요소에 대한 확실한 투자이다. 이러한 관점에서 본다면 국민을 건강하게 하여 삶의 질을 높이고, 건강한 노동력을 유지하도록 적절한 의료비를 지출하는 것은 소비라기보다는 인적 자본(human capital)을 증가시키는 투자로 해석될 수 있다.

2. 보건의료시장의 구조와 정책

1) 독과점시장

시장은 참여하는 기업의 수, 판매하는 상품의 동질성, 자원의 완전한 이동, 완전한 정보 등 4가지 조건의 충족 여부에 따라 완전경쟁시장, 과점시장, 독점시장으로 분류된다. 보건의료서비스

표 18-1 보건의료시장의 구조

		시장의 유형		
		완전경쟁시장 (perfect competition)	과점시장 (oligopoly)	독점시장 (monopoly)
시장조건	공급자의 수	무수히 많음	둘 이상 소수	하나
	상품의 동질성	동일	동일 혹은 차별	동일
	자원의 완전한 이동(시장진입)	자유	제한	제한
	완전한 정보	공급자와 수요자가 공유	제한	제한
사례		농수산물	공산품 의료서비스 복제 의약품	공공서비스 의료서비스 특허 의약품

※ 보건의료시장은 다수의 공급자가 차별화된 상품을 공급하는 독점적 경쟁(monopolistic competition) 시장에 더 가깝다고 볼 수 있는데 편의상 독과점으로 분류함

시장은 앞에서 설명한 바와 같이 정보의 비대칭성, 면허제도에 의한 진입장벽, 의료서비스의 비동질성 등의 특성이 있으므로 경쟁시장은 아니며, 공급되는 의료서비스의 전문성과 대체성 등의 조건에 따라 독점시장 혹은 과점시장으로 분류될 수 있다. 예컨대, 중증질환의 수술에 대해서는 대학병원이 중소병원이나 동네의원에 비해 독점적 위치에 있고, 단순한 치과질환의 경우에는 치과대학병원과 치과의원이 제한된 조건하에서 경쟁하는 과점시장에 속한다고 볼 수 있다. 의약품 시장은 특허여부에 따라 독점시장이나 과점시장으로 분류된다. 면허제도가 소비자 피해를 막기 위해 도입된 제도라면 특허는 연구개발을 장려하기 위해 특허권자의 이익을 보호하는 제도라고 할 수 있다. 예를 들면, 대체약품이 없는 신약은 특허법에 의해 20년간 독점 판매권이 보장되므로 독점시장에 속하고, 특허가 만료된 제네릭 의약품은 과점시장에 속한다. 의료기기나 치료재료시장도 유사한 기준에 의해 분류될 수 있다.

2) 공급자의 시장행동과 시장성과

보건의료시장의 독과점적 구조는 의료공급자와 의료소비자의 행태를 직접적으로 결정하는 요인이 되는데 예를 들면, 의료정보에 대한 소비자 무지는 의사의 과잉진료를 유발하고, 제약회사에 의한 의약품의 과대, 과장 광고 등을 초래한다. 한편 건강보험의 제3자 지불방식은 소비자의 도덕적 해이를 유발하고, 공급자로 하여금 고가의료장비의 도입을 촉진하게 하기도 한다. 또 공급자는 독점력을 이용하여 수요자에 대한 가격차별을 하기도 한다. 가격차별(price discrimination)은 독점적 공급자가 수요자마다 다른 가격을 설정하여 차별화하는 것을 말하는데, 고소득층에게 비싼 진료비를 받고 저소득층에게는 진료비 할인을 해준다든지, 단체 검진에 대해 낮은 검진수가를 적용하는 전략 등이 가격차별의 전형적 유형이다.

공급자와 소비자의 행태는 다시 의료시장의 성과를 결정하는 데 의료자원배분의 효율성, 의료서비스에 대한 형평성, 의료기술의 발달에 직접적인 영향을 미친다. 예를 들면 독과점적 의료시장은 과잉진료나 고가의료기술의 과도한 도입을 가져와 의료비용을 필요 이상으로 상승시키고, 도덕적 해이 역시 의료비를 앙등시키는 요인이 된다. 의료비의 상승은 비효율뿐만 아니라 저소득층의 의료이용 접근을 저해한다. 그러나 다른 한편으로 새로운 의료기술의 확산에 긍정적 영향을 미치기도 한다.

표 18-2 보건의료시장의 성과

성과	측정지표
효율성(efficiency)	• 효율성 = 산출/투입비용 - 산출: 기대수명, 영아사망률, 의료서비스의 질, 만족도 - 투입비용: '국민의료비/GDP' 비율
형평성(equity)	• 비용부담 측면: 소득계층별 의료비 부담, 과부담의료비 가구 비율 • 건강수준 측면: 소득계층별 건강수준 • 접근성 측면: 소득계층별 의료이용량(need 충족률)
기술진보(technical progress)	• 의료기술의 개발 및 확산 정도 - 의료기술: 의료기기, 의약품, 신의료행위

그런데 경험적으로 볼 때, 보건의료시장이 독과점적 구조로 되면 시장성과는 대체로 떨어지는 것으로 알려져 있다. 따라서 보건의료시장의 효율성과 형평성을 제고하고 의료기술의 발달을 촉진하기 위해서는 시장구조를 경쟁적으로 만들어주고, 보건의료시장에서 바람직하지 못한 행태를 규제하는 정책이 필요하다. 보건의료부문에 대한 국가개입의 근거는 바로 여기에서 찾을 수 있다. 즉, 보건의료시장이 경쟁시장의 조건을 충족하지 못하고 독과점적 구조로 되어 있기 때문에 정부가 적극적으로 개입하여 시장성과를 제고하고자 하는 것이다.

흔히 보건의료부문에 대한 국가개입의 근거를 논할 때 보건의료서비스가 공공재이기 때문이라고 주장하는 경우가 많은데 정확히 말하자면, 이는 틀린 표현이다. 보건의료부문에 국가가 개입하여 통제하는 이유는 보건의료서비스가 공공재이기 때문이 아니라 우량재이고 독점상품이기 때문이다. 보건의료서비스는 재화의 특성상 사용재(private goods)에 가깝고 공공재(public goods)와는 거리가 멀다. 공공성(公共性) 혹은 공익성(公益性)의 관점이 요구되는 재화라는 의미로 해석하는 것이 더 적절한 표현이다.

3) 보건의료정책의 기조

각국이 채택해 온 보건의료정책의 내용을 살펴보면 사회경제적 환경이나 정치적 요인, 보건의료제도의 차이에 따라 다양하게 전개되어 왔음을 알 수 있다. 미국과 같이 민간의료중심의 시장원리를 최대한 작동시킴으로써 정책목표를 달성하고자 한 국가가 있는가 하면, 영국처럼 보건의료자원의 사회화를 통해서 국가가 추구하는 정책목표를 효과적으로 실현한 국가도 있다.

그러나 각국이 취하고 있는 보건의료정책의 다양성에도 불구하고 각국의 정책은 각기 뚜렷한 정책기조를 바탕에 깔고 있는 데, 크게 둘로 나누어 보면 규제와 경쟁이 그것이다. 즉, 기본적으로 보건의료부문에서는 시장실패(market failure)가 존재한다는 전제하에 의료부문에 대한 정부 규제를 통해 시장실패를 보완하는 정책이 그 하나이고, 또 다른 하나는 규제정책보다는 시장원리에 충실하면서 경쟁의 촉진을 통해 성과를 제고하고자 하는 정책이다. 미국의 HMO(health maintenance organization)나 PPO(preferred provider organization)는 경쟁정책의 산물이고, 독일의 의료보험조합 선택권도 사회보험하에서 조합간 경쟁을 유도함으로써 위험분산과 비용절감을 도모하는 경쟁정책의 하나이다. 영국의 고가장비에 대한 엄격한 도입 제한이나 의약품의 이윤 규제, 스웨덴의 완전의약분업 등은 규제정책의 대표적인 예이다.

규제정책과 경쟁정책은 각기 나름대로의 장·단점을 가지고 있으며, 그 때문에 규제 중심의 정책을 취해온 국가는 경쟁정책을 도입하는 경향이 있고, 경쟁 중심의 정책을 취해 온 국가는 규제정책을 조심스럽게 도입하려는 경향이 있다. 이러한 경향은 규제정책과 경쟁정책이 배타적인 것이 아니라 상호보완적임을 의미한다. 그러나 그렇다고 하더라도 각국의 보건의료정책 기조는 정치이념과 보건의료제도 등에 의해 일정하게 규정되고 있다.

보건의료시장에 대한 정책 선택을 두고 경쟁정책이 효과적인가, 규제정책이 효과적인가에 대해서는 논란이 있는데, 현실적으로 시장원리의 작동가능성에 따라 정책을 선택하는 것이 현명한 방법일 것이다. 경쟁시장이 성립될 수 있다면 경쟁시장의 전제조건을 충족시키는 방향으로 정책을 선택하여 시장성과를 개선하도록 하고, 경쟁시장이 성립될 수 없다면 규제정책을 통

그림 18-1 보건의료시장의 구조-행동-성과와 정책

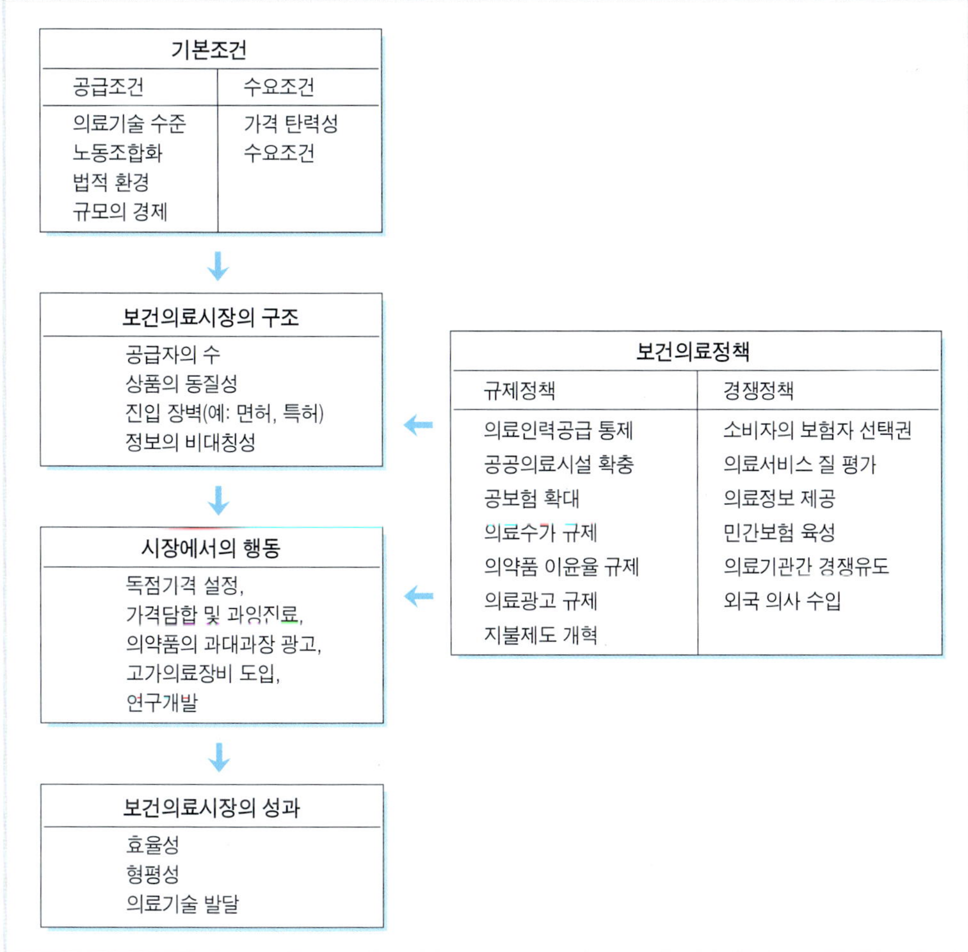

해 시장성과를 제고하는 방법을 선택하면 된다.

그러면, 현실의 보건의료시장이 경쟁시장의 조건을 충족하도록 만드는 것이 정책적으로 가능한가? 진입장벽을 제거하려면 의료인의 입학 정원을 자율화하고 면허 숫자를 제한하지 말아야 하며, 대체인력과의 경쟁을 허용해야 한다. 이것이 쉽지 않은 것은 물론이고, 이런 조건이 모두 허용되더라도 정보의 비대칭성 문제는 해결이 불가능하다. 정보의 비대칭성을 해소하기 위해 인터넷에 의료기관별 항생제 처방률이나 제왕절개분만율을 공개하기도 하지만, 경쟁시장의 조건을 충족시키기에는 턱없이 부족하다. 결국 보건의료 부문에서 시장실패가 발생하는 것은 불가피하므로 시장구조를 가급적 경쟁적으로 유도하되, 시장실패 하에서 나타나는 독과점적 시장행동에 대해서는 규제정책을 병행하는 것이 합리적인 정책선택이라고 할 수 있다.

그런데, 시장실패는 정부개입의 필요조건을 제공할 뿐 정부개입의 충분조건을 제공하는 것은 아니라는 점에 주의할 필요가 있다. 왜냐하면, 정부실패(government failure)가 일어날 수도 있기 때문이다. 정부실패가 발생하는 이유는 첫째, 제한된 정보로 인해 정책의 모든 귀결을 완벽하게 예견하는 것은 거의 불가능하기 때문이다. 둘째, 민간부문의 반응을 완벽하게 통제할

수 없으며, 민간부문이 반드시 기대된 대로 반응한다는 보장도 없다. 셋째, 정치적 과정에서의 제약인데 정책에 의해 이익을 보는 사람이 있는 반면, 손해를 보게 되는 사람도 있으므로 다양한 이해관계가 정치적 과정에서 조정되는 도중에 정책이 엉뚱한 방향으로 나갈 수 있다. 넷째, 관료조직에 대한 불완전한 통제로서 관료들은 나름대로의 유인을 가지고 있기 때문에 정책이 실제로 수행되는 과정에서 굴절이 있을 수 있다.

3. 보건의료체계의 유형

1) 국가개입의 형태

보건의료부문에 대한 국가개입의 근거는 앞에서 설명한 바와 같이 보건의료서비스 시장의 독과점적 구조로 인해 발생하는 의료자원 배분의 효율성과 형평성을 개선하고 헌법에 규정된 국민의 기본권으로서의 건강권을 보장하기 위해서이다. 보건의료부문에서 국가개입의 형태는 시장구조에 대한 규제, 소비자에게 의료정보 제공, 보건의료서비스의 직접 공급, 재원 조달, 건강보험제도 운영 등 다양한 종류가 있다. 이 중에서 재원 조달, 진료비 지불제도, 의료서비스의 제공 형태는 보건의료체계를 구성하는 핵심적 요소이다.

의료비 지출을 뒷받침하는 재원조달방법(financing)은 공공재원과 민간재원으로 나눌 수 있는데 공공재원은 건강보험료와 조세가 대표적이고, 민간재원은 민간보험료와 본인부담금으로 구성된다. 공적 건강보험의 보장성이 확대되면 국민의료비에서 공공재원의 비중이 증가하고, 그만큼 재원조달이나 의료비 지출 과정에서 국가개입의 규모가 커지게 된다. 진료비 지불제도(payment system)는 보상수준의 결정시기를 기준으로 선불제와 후불제로 구분되고, 보상단위를 기준으로 행위당수가제, 포괄수가제, 인두제, 봉급제로 분류되며, 여기에 의료비 총액을 통제하는 총액계약제 혹은 총액예산제가 있다. 의료제공체계(health care delivery system)는 의료서비스의 공급 주체에 따라 민간의료기관과 공공의료기관으로 구분된다.

2) 보건의료체계의 유형

일반적으로 보건의료체계는 재원조달과 의료제공체계를 기준으로 유형화할 수 있는데, 가장 단순한 분류는 재원조달이 사회보험과 민간보험의 혼합이면서 민간공급자 중심인 민간의료모형(private insurance-provider model), 사회보험이면서 민간공급자와 공공의료기관이 혼합되어 있는 공공계약모형(public contract model), 조세이면서 공공의료기관 중심인 공공통합모형(public integrated model)의 3가지 유형으로 분류하는 방법이다(표 18-3). 국가에 따라서 3가지 유형 중 한 가지가 지배적인 경우도 있고, 두 가지 이상이 공존하는 경우도 있으며, 지배적 유형도 보건정책의 개혁에 의해 변모하는 경향이 있다. 선진국의 보건의료체계에서는 보통 공공부문이 재원조달에서 지배적인 역할을 하고 있으며, 많은 나라에서 의료서비스 공급도 국가가 직접 담당하는 경향이 있다.

표 18-3 보건의료체계의 유형

		의료제공자	
		공공의료기관	민간의료기관
재원조달	공공재원 (조세, 보험료)	**[공공통합모형]** 아일랜드, 덴마크, 스웨덴, 핀란드, 노르웨이, 호주(공공병원), 이탈리아, 그리스, 포르투갈, 스페인, 영국, 뉴질랜드	**[공공계약모형]** 캐나다, 일본, 프랑스, 독일, 한국, 네덜란드, 호주, 공공통합모형이 아닌 유럽국가
	민간재원 (민간보험, 본인부담)		**[민간의료모형]** 미국, 멕시코, 스위스

※ 주: 공공재원이 50% 이하인 국가를 민간재원으로 분류

(1) 공공통합모형

공공통합모형은 예산에 의해 보건의료재원을 조달하고 정부부문에 속하는 병원을 통해 의료서비스를 공급하는 형태 즉, 공공예산과 공공병원을 결합한 모형인데, 흔히 국가보건서비스(national health service, NHS) 체계라고도 불린다. 대체로 공공통합모형은 북유럽국가, 호주(공공병원), 이탈리아, 그리스, 포르투갈, 영국, 뉴질랜드가 채택하고 있다. 이 체계는 보험기능과 의료공급기능을 통합한 것으로서 정부의 한 부서처럼 조직되고 운영되며, 직원은 보통 월급을 받으며, 일부 개인적으로 환자를 보는 의사도 있지만 대부분의 경우에는 공무원이다. 외래진료 의사와 기타 의료전문인력은 공무원이거나 보건당국과 사적 계약을 맺은 사람들이다.

공공통합모형 하에서는 전체인구를 적용대상으로 보장하는 일이 간단하며, 또 정부예산의 통제 하에 있기 때문에 전반적인 비용 상승을 보다 용이하게 억제할 수 있다. 실증분석 결과에 의하면 효과성, 효율성, 형평성, 소비자만족도 측면에서 3가지 유형 중 공공통합모형이 가장 나은 것으로 평가되고 있으며, 의료의 질이나 의료기술의 발달에서도 뒤지지 않은 것으로 알려져 있다. 다만, 공공통합모형은 생산성, 의료의 질, 환자의 요구에 대한 대응성(responsiveness) 측면에서 동기부여가 약한 단점이 있다. 그러나, 외래진료에서는 지불제도가 보통 공급자의 진료량에 연계되어 있기 때문에 이러한 단점이 적게 나타난다.

(2) 공공계약모형(공공민간모형)

공공계약모형은 공적 보험자가 민간의료공급자와 선불제로 계약을 맺는 형태이며 공적 보험자는 정부 혹은 사회보장기구가 되는데, 흔히 국민건강보험(national health insurance, NHI) 체계라고도 불린다. 단일보험자(single payer)는 공공통합모형에서와 같이 의료공급자에 대하여 상대적으로 강력한 위치를 가지게 되며, 다보험자(multi-payer)보다 관리운영비를 절감하는 것으로 나타난다. 공공계약모형 하에서 민간의료기관은 흔히 비영리기관으로 운영되며, 독립적인 민간계약자는 일반적으로 외래진료서비스 공급을 담당하는 경우가 많다. 과거에는 진료비 지불이 보통 사후보상방식이었는데, 최근에는 사전보상방식 특히 총액계약제를 많이 채택하고 있다. 공공계약모형은 일반적으로 공공통합모형보다 환자 요

구에는 더 적절히 부응하지만 형평성이나 의료비 억제에는 성공적이지 못하고, 따라서 정부에 의한 규제와 통제가 필요한 것으로 평가되고 있다. 공공병상비율과 공공재원비율을 기준으로 주요국의 보건의료체계를 도식화하면 그림 18-2에서 보는 바와 같이 우리나라는 대만과 함께 4사분면에 위치한다.

(3) 민간의료모형

민간의료모형은 민간재원과 민간의료공급자(대부분 영리의료기관)가 결합된 방식인데, 민간보험은 스위스처럼 강제보험일 수도 있고, 미국처럼 임의보험일 수도 있다. 임의보험의 경우에는 일부계층이 자신의 경제적 능력범위 내에서 구입 가능한 보험이 없을 수도 있으므로 보장성 및 접근성이 가장 취약한 제도로 평가된다. 기본적으로 재원조달과 의료제공 두 측면에서 모두 이윤동기가 강한 민간자본에 의존하므로 3가지 유형 중 형평성과 효율성이 가장 낮고 효과성도 떨어지는 것으로 나타난다.

민간의료모형에서 진료비 지불방식은 전통적으로 행위당수가제이며, 환자의 선택권이 넓고 환자의 요구에 대한 대응성이 높은 장점이 있다. 그러나 비용억제에 취약한 것으로 나타나서 이에 대한 대응책으로 수량통제 및 가격통제의 유인제도를 가지고 있는 관리의료(managed care)가 1990년대 미국에서 급속히 팽창되었다. 관리의료 하에서 보험자는 경쟁

그림 18-2 주요국의 보건의료체계 유형

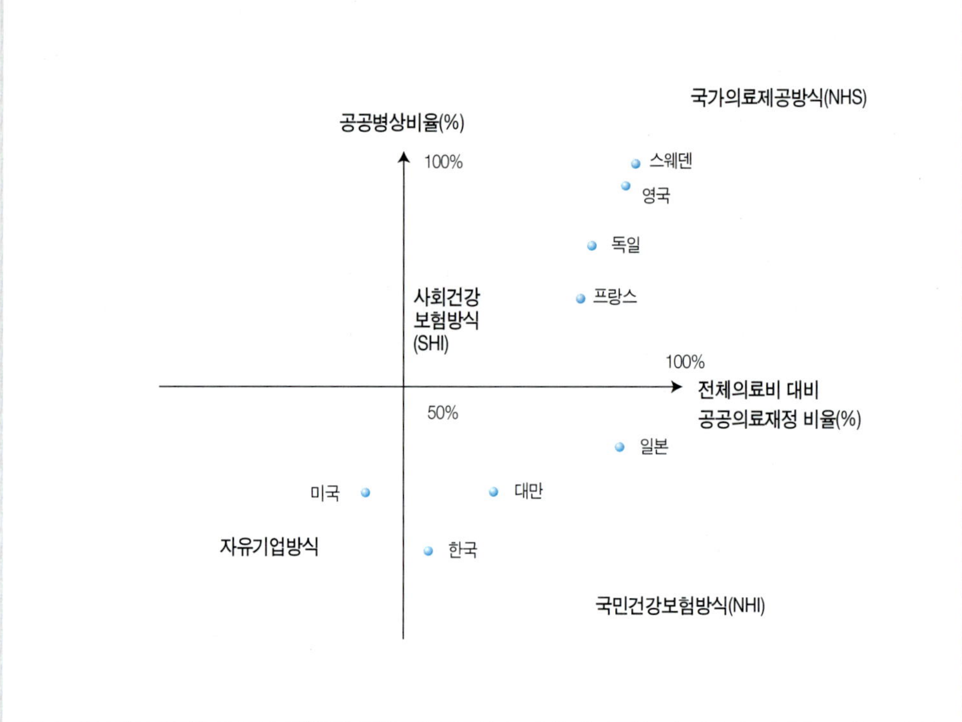

관계에 있는 다수의 공급자 중에서 선별적으로 계약을 하며, 환자의 공급자 선택권과 제공되는 의료서비스의 범위는 제한을 받게 된다.

3) 기본시각에 따른 보건의료체계의 유형

각국은 자국의 실정에 맞는 보건의료체계를 구축하게 되는데, 이는 그 국가가 채택한 사회적, 정치적 가치체계와 밀접한 관계가 있다. Culyer는 보건의료에 대한 정책이념에 따라 보건의료체계를 X체계와 Y체계로 구분하고 있다. X체계는 보건의료서비스도 다른 상품과 마찬가지로 시장원리에 따라 배분되어야 한다는 정책이념에 근거한 체계이고, Y체계는 건강권을 기본권으로 인식하는 체계이다(표 18-4).

Culyer의 분석에 의하면 X체계는 건강보장제도가 민간보험과 공공보험으로 이원화되어 공공보험은 소외계층에 대한 의료비 보장을 담당하는데, 미국의 Medicare와 Medicaid가 대표적이다. X체계의 문제점으로는 의료이용시 본인부담금이 경제적 장벽으로 작용하여 보건의료가 필요한 빈곤층의 수요는 감소하고 상대적으로 건강한 부유계층의 불필요한 보건의료수요는 증가하며, 공급자 행태가 유인수요 창출이나 고가의료장비의 이용 증가로 나타나는 점을 들 수 있다. 무엇보다 경제적 장벽으로 인해 기본적이고 필수적인 의료서비스의 이용이 제대로 이루어지지 않아 의료서비스에 대한 접근성과 건강상태의 불평등이 발생한다. 민간의료보험을 가진 다수는 값비싼 선택을 해야 하고, 보험에 가입하지 못한 소수는 보건의료서비스의 이용에 제한을 받기 때문에 정부개입을 촉진하는 정책이 제안되고 있으며, 결과적으로 Y체계와의 접목이 시도되고 있다.

한편, Y체계는 모든 국민에게 의료 이용과 기회의 평등이 보장되어 보건의료서비스에 대한 보편적 접근이 가능하므로 X체계보다 효율적으로 국민건강을 개선하는 것으로 평가되고 있는데, 영국이나 스웨덴의 NHS가 대표적이다. Y체계의 문제점으로는 의료자원의 지리적 불균형 분포, 가격장벽을 제거하였음에도 불구하고 사회계층간 의료이용 및 건강상태의 차이가 여전

표 18-4 정책이념에 따른 보건의료체계의 유형

항목	X체계(시장원리)	Y체계(기본권)
정책이념	자유시장에서 소비자주권 원칙	국민건강증진의 원칙
보건의료 인식	지불능력에 따른 선택적 권리	필요에 따른 기본권
재원조달방법	본인부담, 보험료(민간보험)	조세, 보험료(사회보험)
의료비 부담 수준	일부	무상
소외계층	빈곤계층	부유계층
소외계층의 대안	의료보호제도	민간의료보험제도
진료비 지불제도	후불제(행위별수가제)	선불제(인두제, 총액계약제)
공급자의 유형	민간의료기관	공공의료기관
정부 개입	자원배분에 대한 최소한의 통제	중앙통제

표 18-5 X체계와 Y체계의 성과 비교

비교항목	X체계(시장원리)	Y체계(기본권)
국민의료비	의료비 억제의 어려움	의료비 통제가 가능
인력 및 시설의 분포	지역간 불균형 분포가 심함	지역간 분포가 계획적
이용시점에서 의료비 부담	본인부담 있음: 소외계층의 보건의료 이용에 제한	(거의) 무상으로 제공: 서비스 이용기회의 균등
국민건강상태	높은 의료비에 비하여 건강상태가 좋지 못함	의료비에 비하여 국민의 건강상태는 양호함
의료기술의 도입	빠른 도입, 신속한 이용확산	도입이 신속하지 못함
공급자와 수요자의 관계	공급자의 독점력에 대응할 수요독점력의 부족	양자간의 협상에 의한 계획된 의료배분
공급자의 윤리의식	낮음	높음
낭비적 요소	공급자에 의한 과잉진료 및 과다·허위청구	소비자에 의한 도덕적 해이

히 존재하고 의사의 생산성 저하, 대기시간의 증가 등이 지적되고 있다. 따라서 이를 보완하기 위해 민간의료가 도입되어 X체계로의 변화가 시도되고 있다(표 18-5).

이처럼 보건의료체계는 사회·정치적 상황 변화에 따라 본래의 모습에서 변화를 거듭하면서 운영되어 왔으며, 이 과정에서 다른 체계의 일부를 흡수하여 새로운 체계로 진화하기도 한다. 따라서 X체계와 Y체계 중 어느 것이 더 우월한가하는 순위를 결정하는 것은 무리이다. 그러나 X체계를 채택했던 대부분의 국가는 Y체계를 지향하고 있음에 주목할 필요가 있으며, 이는 Y체계에 더 가치를 부여할 수 있다는 의미이기도 하다. 궁극적으로 어떤 보건의료체계가 채택되든 완전할 수는 없으며, 단지 사회적으로 합의된 가치 하에서 자원을 효율적이고 공평하게 배분할 수 있는 체계가 최선의 선택임을 알 수 있다.

4. 재원조달

1) 사회보험의 적용인구

사회보험으로서의 건강보험 적용을 받는 인구의 비율이 99% 미만인 나라는 경제협력개발기구(Organization for Economic Cooperation and Development, OECD)에 속한 30개 국가 중에서 미국, 터키, 멕시코, 네덜란드, 독일이다(표 18-6). 미국은 민간의료보험이 기본적인 보험급여를 담당하는 유형이고, 독일과 네덜란드는 민간의료보험 규모가 상대적으로 작지만 인구의 상당수가 민간의료보험에 가입되어 있다. 일본, 헝가리 그리고 대부분의 북유럽 국가에서는 민간의료보험정책이 사용되지 않고 있으며, 일부 국가에서는 건강보험 급여에서 제외된 부분을 채워 넣기 위해 민간의료보험을 사용하기도 하고(보충보험), 공적보험의 본인부담금을 흡수하기 위해 민간의료보험을 활용하기도 한다(보완보험).

민간의료보험이 허용되는 국가에서는 정부가 보통 허용가능한 보험급여의 종류를 규제하

표 18-6 공적 건강보험의 적용인구(1980~2008)

국가	구분
호주, 캐나다, 체코, 덴마크, 핀란드, 일본 아이슬란드, 뉴질랜드, 노르웨이, 스웨덴, 영국, 헝가리, 아일랜드, 이탈리아, 그리스, 한국, 포르투갈, 프랑스, 오스트리아, 벨기에, 룩셈부르크, 스페인	99.0% 이상
독일 90.9%, 멕시코 50.0%, 네덜란드 75.7%, 슬로바키아 97.9%, 스위스 100.0%, 터키 66.0%, 미국 25.3%	99.0% 이하
평균	93.2%

※ 주: 스위스는 보편주의적 강제적용 민간보험을 공공보험으로 분류하고 있음

고 있다. 예컨대, 호주는 공보험의 외래 본인부담금을 급여 대상으로 하는 민간의료보험 상품을 금지하고 있으며, 캐나다는 사회보험에 급여하고 있는 의료서비스에 대해 민간보험이 급여하지 못하도록 금지시키고 있다.

2) 재원조달방식

의료서비스에 대한 비용지불자는 보험자이므로 총의료비 대비 공공의료재원의 비중은 의료비 지출에 대한 정부통제의 강도를 나타내는 지표이다. 재원조달방식은 형평성에 영향을 미치는데, 민간의료보험과 높은 본인부담률에 의존하는 제도는 고위험 집단과 의료이용자에게 비용을 부담시키므로 저소득층에 불리하게 작용하며, 의료서비스 접근성을 저하시킨다. 소득에 비례하여 부담하는 조세나 사회보험료, 낮은 본인부담률을 채택하는 경우에는 재정적 영향 측면에서 공평하고, 의료서비스에 대한 접근성에서 형평성이 제고된다. 다만, 이러한 재원조달방식 하에서는 의료서비스에 대한 수요가 환자의 추가비용에 의해 완화되는 것이 아니므로, 도덕적 해이가 특히 문제가 된다.

재원조달을 민간보험에 의존하는 경우의 문제점으로는 첫째, 위험분산 및 의료서비스에의 접근성이 역선택과 위험선택 때문에 현저히 약화된다는 점을 지적할 수 있다. 역선택은 고위험 집단을 위한 의료보험 상품의 판매를 제한할 수 있으며, 급여 범위를 축소하고 사회적 관점에서 볼 때 의료서비스의 과소 소비를 가져올 수 있다. 둘째, 보험의 핵심은 수혜자가 치료비 전액을 부담하지 않는 것이므로 도덕적 해이로 인해 사회적 적정량을 초과하여 소비하고자 하는 성향이 있는데, 민간보험에서는 이러한 성향에 대한 적절한 통제가 어렵게 된다. 셋째, 의료공급자는 의학적 치료의 필요성과 범위, 의료의 질에 대해 보험자와 환자보다 더 많은 정보를 가지고 있으므로 이러한 정보의 비대칭성을 이용하여 공급자가 의료서비스에 대한 수요를 유인하는 경향이 민간의료보험 하에서 더 강하게 나타난다.

이와 같은 이유로 거의 모든 선진국은 재원조달을 사회보험제도에 크게 의존하고 있으며, 동시에 민간의료보험시장을 적절히 규제하고 있다. 우리나라는 국민의료비 중에서 공공재원이 차지하는 비율이 50%를 조금 상회하는 수준인데, 이는 OECD 국가의 평균 수준인 72%에 비해 상당히 낮은 상태이다(그림 18-3). 우리나라의 공공재원 비율이 이처럼 낮은 이유는 건강

그림 18-3 공공재원의 국제비교

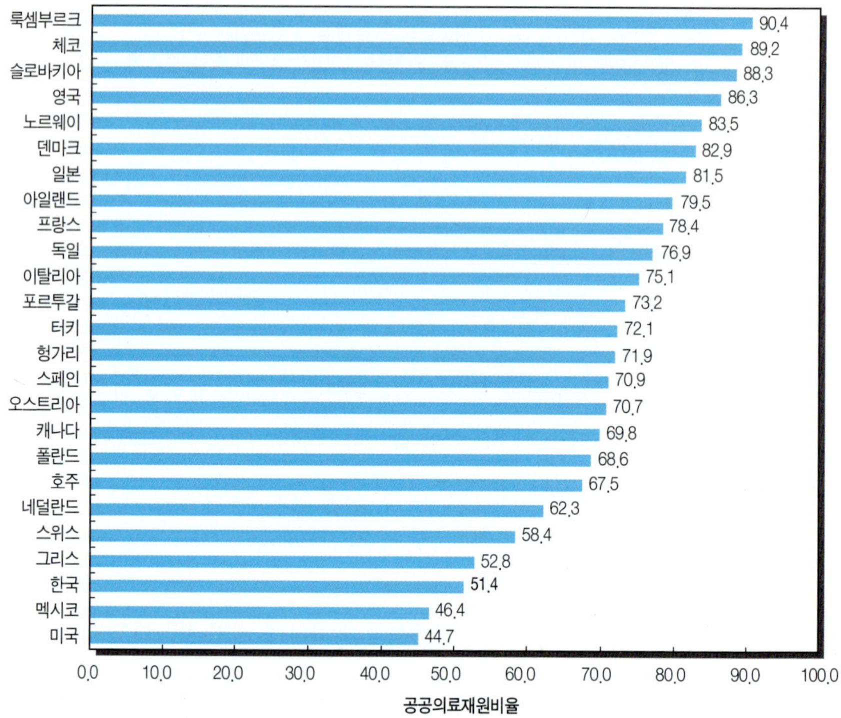

보험의 보장성이 다른 나라에 비해 상대적으로 매우 낮기 때문인데, 선진국의 건강보험 보장성이 90% 이상인데 비해 우리나라는 60% 수준에 머물러 있다.

5. 진료비 지불제도

1) 공급자(의료인)에 대한 보상방법

진료비 지불제도는 공급자의 행태에 직접적 영향을 미치고, 보건의료체계의 성과를 최종적으로 결정할 뿐만 아니라 건강보험의 재정 안정에 미치는 영향이 크기 때문에 각국의 건강보험제도는 지불제도의 개혁에 크게 의존하고 있다. 공급자의 진료에 대한 보상으로서 진료비를 지불하는 방법에는 여러 가지가 있는데 크게 행위당수가제(fee-for-service), 인두제(capitation), 봉급제(salary), 포괄수가제(case payments)의 4가지 유형으로 분류된다. 행위당수가제는 개개의 의료행위에 대해서 각각 가격이 설정되어 지불되는 방식이고, 인두제는 특정 의사에게 등록된 사람별로 연간 등록자 1인당 일정액을 지급하는 방식이며, 봉급제는 의료인에게 매월 고정급을 지불하고, 포괄수가제(건수불제)는 특정 환자에게 필요한 모든 진료를 제공한 대가로 진료건당 미리 책정된 일정액의 진료비를 지불하는 방법이다. 포괄수가제의 한 형태로서 진단군

표 18-7 진료비 지불제도의 장·단점

	지불제도	장점	단점
의료인에 대한 보상	행위당수가제 (fee for service)	• 진료보수가 의사의 노력, 산출수준에 직접 연결되어 있음 • 진료행위에 대한 분석 용이	• 비용 인상 인플레이션 유발 • 과잉진료, 불필요한 진료 유발
	인두제 (capitation)	• 행정관리가 용이(자세한 진료내용 분석이 불필요) • 사전에 예산계획이 용이 • 진료비용 최소화 유인 • 환자가 의사를 선택할 수 있으면 소비자 주권 가능	• 고위험, 고비용 환자를 거절하려는 유인 존재 • 과소 의료서비스 제공 • 의사의 진료내용 분석 곤란
	봉급제 (salary)	• 행정관리 용이 • 사전예산계획 용이	• 의사에 대한 환자의 영향력 감소 • 과소 의료서비스 제공 • 저생산성
	포괄수가제 (case payments) (per case)	• 진료보수가 산출과 직접 연결 • 1인당 자원사용량 최소화 유인	• 진료내용 표준화 곤란 → 산출과 지불보수간 괴리 • 더 많은 지불을 받기 위해 진단명을 임의로 고가의 진단으로 조작하는 경향
의료기관에 대한 보상	선불제 (prospective reimbursement)	• 비용 억제 • 사전예산계획 용이 • 진료비용 최소화	• 고위험, 고비용 환자 거절 • 과소 의료서비스 제공 • 대기환자의 증가
	후불제 (retrospective reimbursement)	• 의료서비스 질 향상 • 진료 노력 증대	• 비용 인상 • 과잉진료 • 소비자의 알 권리 침해

(diagnosis related group, DRG)별 수가제가 있다.

각 지불제도별 장·단점은 표 18-7에 제시된 바와 같으며, 행위당수가제는 우리나라에서 기본적으로 사용하고 있는 지불제도로서 의료의 질이 개선되고 생산성이 높아지는 장점이 있는 반면에 과잉진료, 비용 인상, 불필요한 진료를 유발하는 단점이 있다. 이에 비해 인두제는 진료비용을 최소화하려는 유인이 존재하고, 행정관리가 용이한 장점이 있는 반면, 고위험 환자를 거절하려는 동기가 있고, 의료서비스의 과소 공급이 문제가 되고 있다(표 18-8).

2) 의료기관에 대한 보상방법

의료기관에 대한 보상방법은 선불제(prospective reimbursement)와 후불제(retrospective reimbursement)로 구분된다. 선불제는 진료비의 크기가 진료시점 이전에 미리 결정되는 방식인데, 실제 진료비 지불은 진료 이후에도 가능하다. 선불제의 대표적인 유형으로는 연간 지불할 진료비 총액을 사전에 미리 계약에 의해 결정하거나, 국가예산으로 확정하는 방식인 총액계약제 혹은 총액예산제(global budget), 사전에 가격이 결정된 포괄수가제(DRG), 입원 1일당 고정된 금액을 지불하는 일당제(per diem)가 있다. 선불제는 인두제와 유사한 장·단점을 가지고 있다. 후불제(retrospective reimbursement)는 진료비의 크기와 지불이 모두 진료 행위가 종료된

표 18-8 진료비 지불제도의 효과 비교

지불제도	진료비	진료량	의료의 질	관리
행위당수가제	증가	이용량 증가	높음	곤란
인두제	절감	조기 치료 종결	보통	용이
포괄수가제	증가	조기 치료 종결	보통	곤란
일당제	증가	장기 치료 유도	낮음	용이
총액예산제	절감	조기 치료 종결	보통	용이

이후 결정되는 제도로서 행위당수가제가 대표적이다.

우리나라는 현재 행위당수가제를 기본으로 하고, 일부 입원질환에 대해 포괄수가제를 선택적으로 실시하고 있으며, 요양병원에 대해서는 일당 정액제를 적용하고 있다.

6. 의료제공체계

공공의료자원은 보건의료체계의 효율성과 형평성을 제고하는데 민간의료자원에 비해 상대적으로 유효한 것으로 평가되고 있다. 다만, 공공의료자원은 대응성 측면에서 단점이 있는 것으로 나타나고 있다.

1) 공공의료자원

한국의 의료산업은 세계적으로 보기 드물게 민간의료기관이 다수를 차지하는 특성을 지니고 있다. 미국, 일본 등 일부 국가를 제외한 대부분의 나라에서는 공공병원이 다수를 차지하고 있는데, 이는 2차대전 후에 선진국에서 복지국가체제의 발전에 따라 국가가 의료산업의 주요 부분을 떠맡았기 때문이다. 영국, 프랑스의 경우 80~90%가 공공병원이며 호주의 경우 60%, 미국과 독일은 35%, 일본은 20%의 병원이 공공병원으로 구성되어 있다. 반면 한국은 10%가 공공병원이며 90%가 민간병원이다(표 18-9). 병상수 기준으로 보더라도 전체의 20% 정도가 공공병상이며, 나머지 80%는 민간병상으로서 선진국에 비해 민간병상 비율이 훨씬 높다.

민간중심의 병원산업은 비록 법률상으로는 개인, 법인 모두 비영리기관으로 되어 있지만 실질적으로는 수익을 추구하는 영리기관처럼 행동하고 있다. 한국의 병원은 세계적으로도 드물게 개인자본 중심으로 운영하면서 「의원 → 중소병원 → 종합병원 → 상급종합병원」으로 자

표 18-9 주요국의 공공병상 비율

(단위: %)

	한국	미국	일본	독일	프랑스	호주
공공병상	19.3	29.6	32.9	54.3	64.8	66.7
민간병상	80.7	70.4	67.1	45.7	35.2	33.3

본을 축적해가면서 성장해가는 독특한 구조를 가지고 있다.

민간병원은 비영리법인으로 규정되어 있기는 하지만 사실상 이윤을 추구하고 있는 바, 이윤극대화를 위해서 대도시에 병원 설립이 집중되고, 건강증진 및 질병예방보다 치료 위주로 의료서비스가 제공되고 있으며, 각종 검사나 투약 등이 과도하게 이루어지고 있으며, 건강보험이 적용되지 않는 비급여 진료가 증가하고 있다.

의료제공체계에서 민간부문의 절대 우위는 급성기 병상의 초과공급과 지역별 의료기관 분포의 불균형을 가져오고 있다. 규모의 경제에 미치지 못하는 300병상 미만의 병원이 전체 병원의 80%를 차지하고 있고, 특히 100병상 미만의 영세 병원도 적지 않다.

2) 의료자원의 국제비교

의료자원의 국제비교를 통해 한국의 위치를 살펴보면, 인구당 병상수 및 급성기 병상수는 OECD 국가의 평균에 비해 많은 것으로 나타나고, 인구당 의사수 및 활동의사수는 OECD 국가의 평균에 비해 아직 상당히 부족한 것으로 보인다. 인구당 활동간호사수 역시 OECD 국가의 평균보다 적은 것으로 평가되고 있다. 한편, 인구당 CT나 MRI 대수는 OECD 평균보다 많고, 또 더 빠르게 증가하고 있다. 이러한 현상은 행위당수가제 및 민간병원 중심의 의료전달체계와 밀접한 관련이 있다(그림 18-4~그림 18-8).

그림 18-4 인구 1천명당 병상수 및 의사수

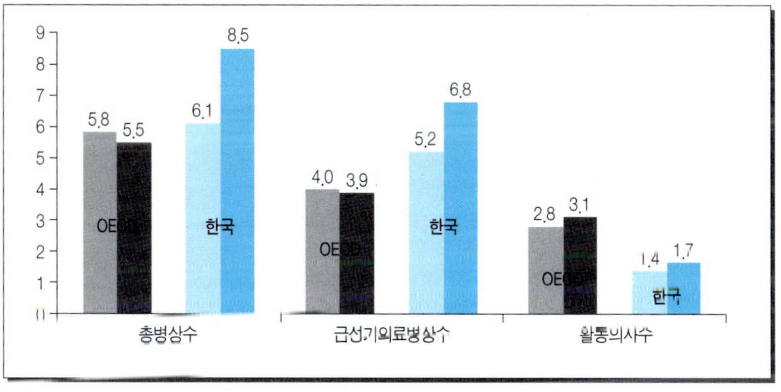

※ 주: 2001년/2006년 자료
※ 자료: OECD, HEALTH DATA, 2008.

그림 18-5 인구 1천명당 활동의사수

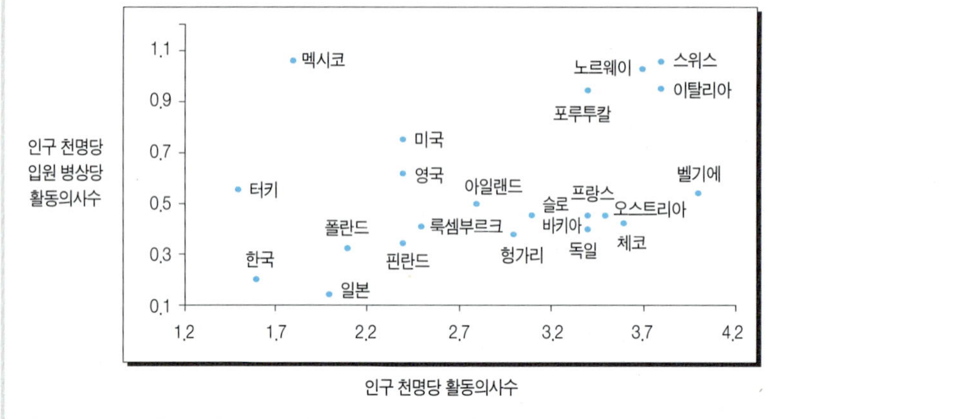

그림 18-6 인구 1천명당 활동간호사수

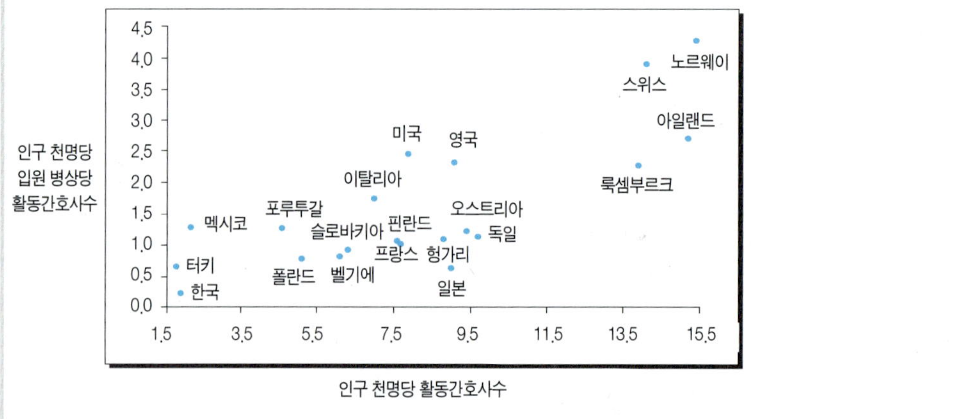

그림 18-7 인구 백만명당 CT 및 MRI 대수

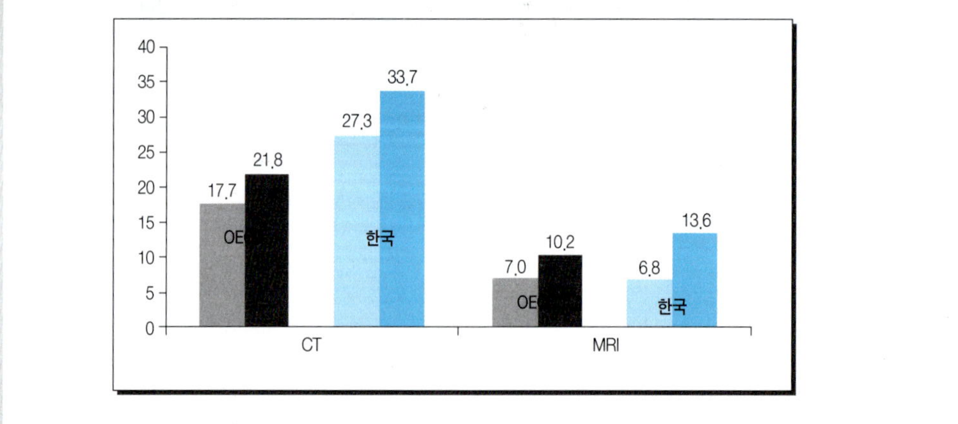

※ 자료: OECD, HEALTH DATA, 2008.

그림 18-8 국민 1인당 진료 및 입원일수

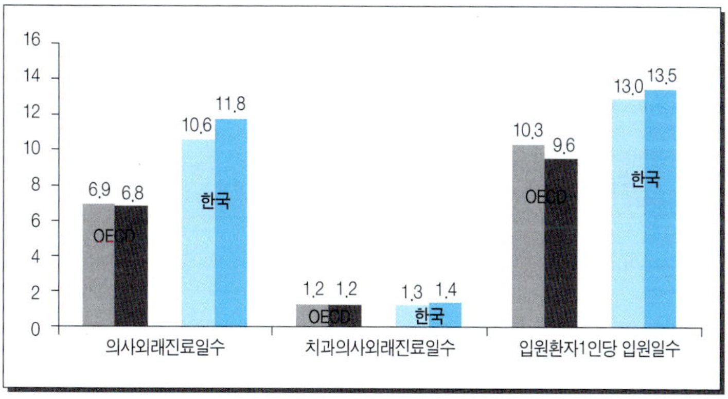

※ 자료: OECD, HEALTH DATA, 2008.

7. 보건의료체계의 성과

1) 효율성

(1) 의료비 지출 대비 기대수명

일반적으로 의료비 지출이 증가하면 의료서비스의 공급이 증가하므로 이에 따라 전반적인 평균수명이 늘어난다. 수명을 결정하는 요인에는 의료비 외에도 문화적 요인, 식생활습관 등 다양한 요인이 있지만 개략적으로 판단하면 의료비 지출과 전반적인 건강상태는 비례할 것이라는 추측이 가능하다. 따라서, 의료비 지출이 증가할 때 기대수명이 추세선 이상으로 높으면 그 국가의 보건의료체계는 효율적이라고 평가할 수 있으며, 의료비 지출의 증가에도 불구하고 기대수명이 추세선 이하라면 해당국가의 보건의료체계는 비효율적이라고 평가할 수 있다. 특히 각국의 의료비 지출과 기대수명의 분포도를 X-Y 좌표에 표시할 때, 투입된 의료비가 평균 이하이고 기대수명이 평균 이상인 국가는 보건의료체계의 효율성이 매우 높다고 평가할 수 있으며, 반면 투입된 의료비가 평균 이상인데 비해 기대수명이 평균 이하이면 보건의료체계의 효율성이 매우 낮다고 평가할 수 있다.

그림 18-9는 "의료비/GDP" 비율을 가로축에 표시하고 기대수명을 세로축에 표시한 것인데, 평균 추세선 위쪽의 국가들은 비교적 보건의료체계의 효율성이 높은 국가이고(일본, 스페인, 오스트리아, 룩셈부르크, 핀란드, 영국, 스웨덴, 이탈리아, 호주, 아이슬란드), 추세선 아래쪽에 위치한 국가들은 보건의료체계의 효율성이 낮은 국가이다(미국, 독일, 포르투갈, 체코, 헝가리, 폴란드, 슬로바키아). 그리고 추세선상에 위치한 국가들은 중간 정도의 효율성을 가진 국가들이다(스위스, 프랑스, 네덜란드, 한국 등). 특히 의료비 지출이 OECD 국가 중 가장 높은 미국의 경우, 기대수명은 평균 이하로 나타나 매우 비효율적인 체계임을 보여주고 있으며, 또 평균 추세선에서 상당히 아래에 위치한 국가는 대체로 동구권 국가인 것

그림 18-9 보건의료체계의 효율성: 의료비 지출과 기대수명

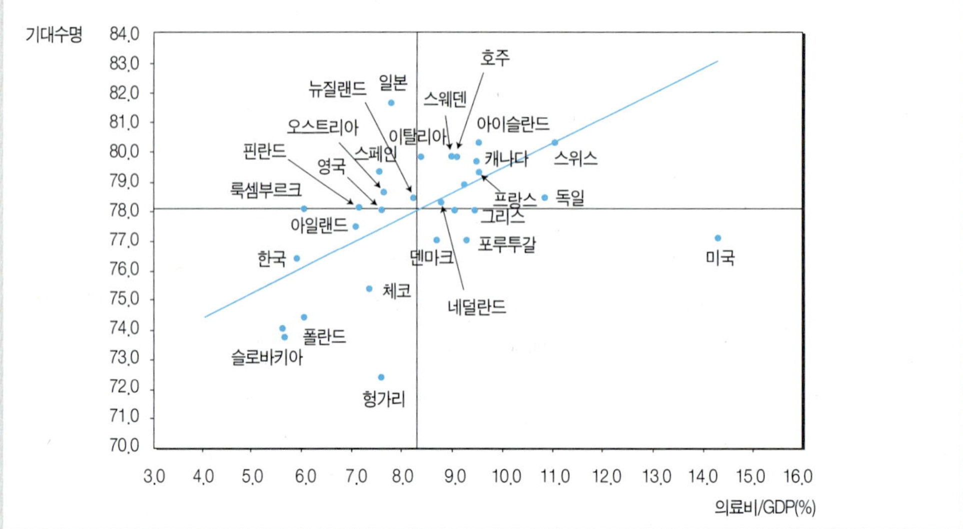

※ 그림 주: 가운데 수직, 수평선은 평균선임

으로 나타나 의료비 외에 소득수준이나 다른 요인이 작용하는 것을 알 수 있다.

(2) 의료비 지출 대비 영아사망률

일반적으로 의료비 지출이 증가하면 의료서비스의 이용이 증가하므로 이에 따라 전반적인 사망률이 감소하며, 특히 일차의료에 민감한 영아사망률은 급속히 감소할 것이다. 영아사망률을 결정하는 요인에는 의료비 외에도 여러가지 요인이 있지만 대체적으로 의료비 지출과 반비례 관계가 있다. 따라서, 의료비 지출이 증가할 때 영아사망률이 추세선 이하로 떨어지면, 그 국가의 보건의료체계는 효율적이라고 평가할 수 있으며, 추세선 이상이면 비효율적이라고 평가할 수 있다.

OECD 국가의 자료에 의해 분석해보면, 그림 18-10에서 보는 바와 같이 전체적으로 의료비 지출이 증가함에 따라 영아사망률이 감소하고 있음을 볼 수 있으나, 국가간에는 상당한 격차가 존재한다. 예컨대, 미국은 최고의 의료비 지출을 하고 있으나 영아사망률은 평균을 훨씬 상회하고 있으며 핀란드, 스페인, 체코, 일본, 룩셈부르크 등은 평균 이하의 의료비 지출에도 불구하고 영아사망률은 평균추세선 이하에 머무르고 있다. 한국은 의료비 지출에서 평균 이하에 속하지만, 영아사망률이 평균 추세선보다 약간 위에 존재하고 있다.

개략적으로 보면 평균추세선 보다 위에 있는 국가는 대체로 민간의료재원의 비중이 높고, 행위당수가제를 시행하고 있는 나라들이고, 평균추세선 아래에 있는 국가들은 유럽국가들 중 공공통합모형을 가지고 있는 나라들이다.

2) 형평성

형평성을 측정하는 지표에는 여러가지가 있으며, 총의료비 중 본인부담금이 차지하는 비율도

그림 18-10 보건의료체계의 효율성: 의료비 지출과 영아사망률

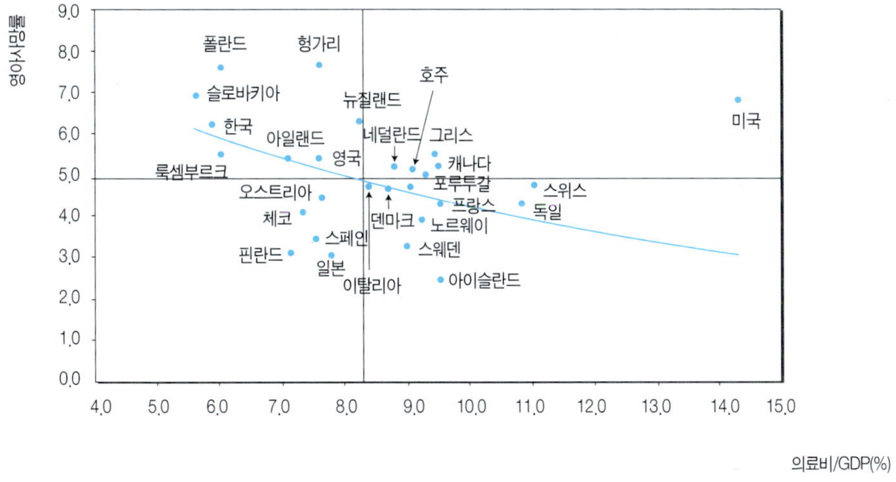

※ 그림 주: 가운데 수직, 수평선은 평균선임

그 중의 하나이다. 환자본인부담금 및 비급여서비스 항목(치과진료, 처방의약품, 정신과 진료, 재활치료, 불임시술 등)은 OECD 국가간에 다양한 형태가 존재한다. 따라서 총진료비 중에서 환자본인이 부담하는 비율은 같은 국가 내에서도 변동이 심하고, 국가간에도 차이가 많다. OECD 국가의 평균 본인부담률은 19% 수준인데 비하여 한국은 41%, 멕시코는 52%에 달하며, 터키도 진료비의 1/3 이상을 환자가 직접 부담하는 제도를 가지고 있다. 대체로 본인부담률이 높은 국가는 민간의료재원의 비율이 높은 국가이다(그림 18-11).

그림 18-11 형평성: 의료비 본인부담률

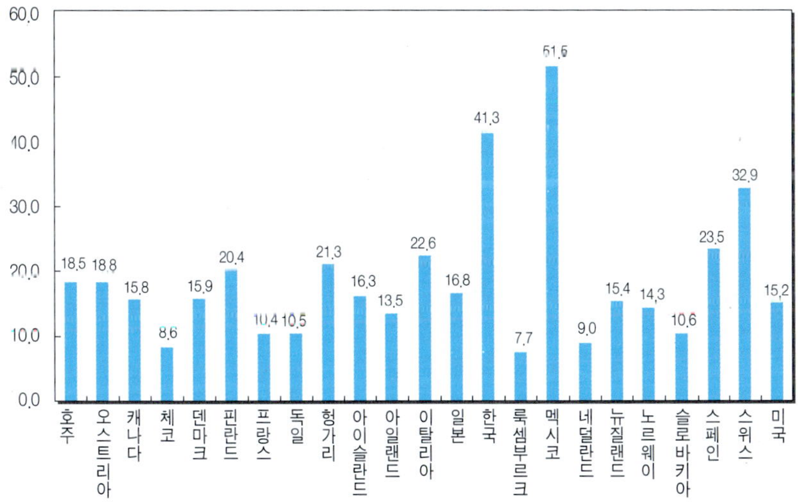

8. 우리나라 보건의료체계의 성과

우리나라의 보건의료체계는 앞에서 살펴본 바와 같이 전체적으로 민간의료기관이 의료서비스 공급의 90% 이상을 담당하고, 국민의료비의 절반 정도를 공공재원(주로 건강보험)으로 조달하고 있으며, 진료비 지불제도는 행위별 수가제를 기본으로 채택하고 있다. 따라서 보건의료체계의 유형으로는 민간의료모형과 공공계약모형의 중간 형태라고 볼 수 있는데, 1960년대 이후 급속한 경제성장에 따른 국민소득의 증가, 영양상태의 개선, 의료인력 및 의료시설의 발전, 건강보험제도의 시행 등에 힘입어 보건의료체계의 전반적인 성과는 저비용으로 상당히 높은 건강수준을 달성한 것으로 평가되고 있다. 최근의 국제적 평가에 의하면 OECD 소속 24개국 회원국에 대한 보건의료체계의 성과 평가에서 우리나라는 5위로 평가된 바 있다(그림 18-12).

GDP에서 국민의료비가 차지하는 비율이 2006년 기준으로 OECD 국가 평균 8.7%인데 비하여 우리나라는 6.4% 수준으로 상대적으로 낮은 반면, 기대수명은 1960~2003년 사이에 24.5세가 증가하여 2006년 79.1세로서 OECD 평균 78.9세보다 더 높게 나타났으며, OECD 국가 중에서 수명연장 속도가 가장 빠른 국가로 평가되고 있다. 또 영아사망률은 매년 6.6% 감소하여 지난 30년간 OECD 2위의 감소 속도를 보여주고 있다. 그러나 이 같은 성과에도 불구하고 우리나라는 보건의료체계는 선진국과 비교해 볼 때, 형평성 측면에서 아직도 많은 문제점이 있는 것으로 평가되고 있다.

그림 18-12 우리나라 보건의료체계의 성과

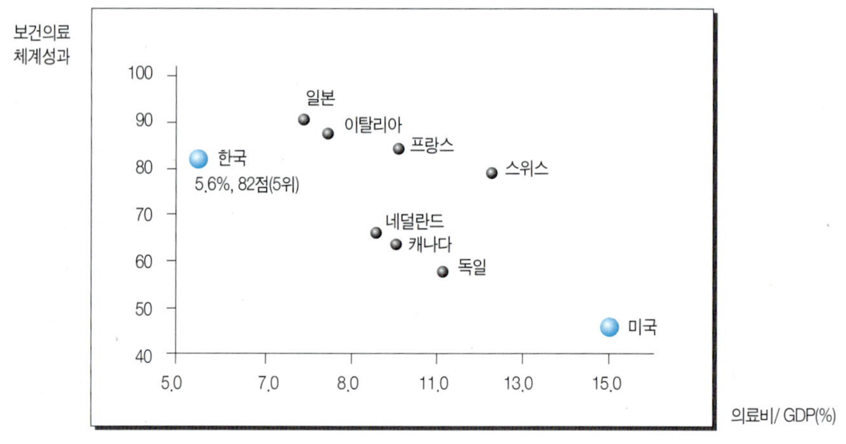

사회보장과 건강보험

19

SOCIAL SECURITY AND HEALTH INSURANCE

1. 사회보장제도

1) 사회보장의 개념

사회보장(social security)은 se(=without, 해방)와 cure(=care, 근심 또는 괴로워하는 것)의 합성어로 사회적 불안을 제거한다는 의미인데 1934년 6월 8일 미국의 루즈벨트 대통령이 의회에서 뉴딜(New Deal) 정책을 설명할 때, 이 용어를 처음으로 사용하였다.

영국의 비버리지 보고서(Beveridge report, 1942)는 "사회보장이란 실업, 질병 혹은 사고로 인하여 수입이 중단된 경우에 대처하기 위해서, 또한 노령에 의한 퇴직이나 본인 이외의 사망에 의한 부양의 상실에 대처하기 위해서, 또는 출생·사망·결혼 등과 관련된 특별한 지출을 감당하기 위한 소득의 보장이며, 아동수당, 포괄적인 보건의료 및 재활서비스, 고용의 지속이 보장되어야 만족할 만한 사회보장이 가능하다"라고 말하고 있다.

국제노동기구(ILO)는 사회보장을 사회구성원이 봉착하게 될 특정 위험에 대하여 원인 여하를 막론하고 궁핍에서 그 생활을 보호하기 위하여 소속사회가 일정한 기관을 통하여 부양성을 띤 급여를 제공하는 것이라고 정의하고 있다.

우리나라의 사회보장기본법은 질병·장애·노령·실업·사망 등의 사회적 위험으로부터 모든 국민을 보호하고 빈곤을 해소하며 국민생활의 질을 향상시키기 위하여 제공되는 사회보험, 공공부조, 사회복지서비스, 관련 복지제도로 구분하고 있다

사회보장과 비슷한 용어로 사회정책(social policy)과 사회행정(social administration)이 있으며, 사회복지(social welfare, social work, social service)는 사회정책이 목표로 하고 있는 복지를 달성하기 위한 수단적·기술적 개념으로 인식되고 있다. 사회복지는 넓은 의미에서 사회정책이나 사회보장과 유사 개념으로 사용되고 있으며 좁은 의미로는 생활보호, 아동복지, 노인복지, 장애자복지, 부녀자 복지 등 사회복지서비스를 의미하고 있다.

2) 사회보장제도의 원칙과 기능

(1) 사회보장제도의 원칙

비버리지(Beveridge) 보고서의 원칙을 보면 정액의 생활급여(flat rate of subsistence benefit), 정액의 기여금(flat rate of contribution), 관리책임의 단일화, 급여의 충분성,

모든 국민, 모든 사고와 위험이 포함되어야 한다는 포괄성, 피보험자의 계층 분류라는 6가지 원칙을 제시하고 있다.

(2) 사회보장제도의 기능

사회보장은 현대 자본주의체제의 역사적 소산이라고 할 수 있다. 선진 제국의 사회보장제도가 필연적으로 된 것은 1930년대 불황기 이후 자본주의적 체제 불안정의 증대, 구조적 대량실업에 의한 국민생활의 전면적 궁핍화에서 출발한 것이다. 특히 서구국가에 있어서 평등사상, 의회정치의 발달, 산업화와 노동조합운동의 발달 등으로 국가에 대하여 사회보장을 실시할 것을 각계에서 강력히 요구한 데서 국가의 책임사상이 제기되었음을 볼 때, 사회보장제도는 자본주의 국가의 체제안정을 위한 필수적인 제도임을 알 수 있다.

사회보장이 보장하는 생활수준은 최저생계이며, 이것은 생리적 한계에 있어서 생활뿐만 아니라 사회적 한계에 있어서 최저생활을 의미한다. 이러한 최저생활의 보장을 사회가 책임짐으로써 모든 국민이 인간으로서의 존엄성을 보장받는 기본조건을 충족시키게 된다. 기본적 의료서비스의 보장이 최저 생계보장의 하나가 된다.

사회보장은 정책을 통한 국민경제를 성장시키고 경제변동을 완화시키는 기능을 하기도 한다. 사회보장은 막대한 자금을 정책적으로 동원할 수 있기 때문에 국민경제의 안정과 발전에 현저한 영향을 미치게 된다. 예를 들어, 연금급여의 재원을 일정기간 적립한다고 할 때 각출과 급부 사이에 시간적 격차가 생겨 기금이 형성된다. 이러한 기금을 자본시장으로 환원시킬 때 그것이 국민경제에 미치는 영향은 매우 크다.

사회보장제도는 여러 가지 상이한 소득계층간의 소득재분배 기능을 한다. 즉, 더 균등한 소득재분배를 통해서 빈곤과 빈곤의 제반 원인을 제거하는 것이다. 사회보장에서 생활보호, 즉, 공공부조는 국가 부담에 의해서 빈곤층에 일정액이 지급되고 그 재원으로서의 세금은 대부분 고소득층이 부담하고 빈곤층은 각출없이 급부를 받을 수 있기 때문에 분배관계에 큰 변화가 나타난다. 국세를 재원으로 하는 사회보장은 국세가 누진세를 전제로 한 저소득계층에게 유리한 분배체계가 형성된다.

3) 사회보장제도의 구성

(1) 사회보험

사회보험(social insurance)은 국가가 사회정책을 수행하기 위하여 보험의 원리와 방식을 도입하여 만든 사회경제제도로서 국민을 대상으로 활동능력의 상실과 소득손실을 보장하여 주는 제도이다. 구체적으로 살펴보면, 국민을 대상으로 질병, 사망, 노령, 신체장애 등으로 인하여 활동능력의 상실과 소득의 감소가 발생했을 때에 보험방식으로 이를 보장하여 주는 것이다. 사회보험제도는 상대적으로 과다한 재정의 부담을 경감시킬 수 있으며, 국민의 주인의식과 참여의식을 고취할 수 있다.

보험은 자본주의적 경제생활의 위험에서 오는 불안을 제거하기 위하여 인류가 창안한 사회적 형태로써 개인적인 위험상황에서 경제적·의료적 보상을 해주는 것을 원칙으로

표 19-1 사회보험과 민간보험

구분	사회보험	민간보험
제도의 목적	최저생계보장 또는 기본적 의료보장	개인적 필요에 다른 보장
가입의 강제성	강제가입(집단보험)	임의가입(개별보험)
부양성	국가 또는 사회부양성	없음
보험보호대상	질병, 분만, 산재, 노령, 실업, 폐질에 국한	발생위험률을 알 수 있는 모든 부문
수급권	법적 수급권	계약적 수급권
독점/경쟁	정부 및 공공기관 독점	자유경쟁
공동부담 여부	공동부담의 원칙(사용자, 피용자, 정부)	본인부담 위주
재원부담	능력비례 부담	능력과 무관(동일금액 부담)
보험료 부담방식	주로 정률제	주로 정액제
보험료 수준	위험률 상당이하 효율	위험률 비례효율(경험률)
보험자의 위험선택	할 수 없음	할 수 있음
급여수준	균등급여	차등급여(기여비례보상)
인플레이션 대책	가능	취약함

하며, 회사보험·화재보험·해상보험·공영보험 및 사회보험이 개발되었는데, 보험가입의 자유를 기준으로 구분할 때 민간보험과 사회보험으로 대별된다. 민간보험은 보험에 가입하느냐의 여부를 각자의 자유 의지에 맡기는 것이고, 사회보험은 국가 또는 공공단체가 국민에 대하여 보험에 가입할 의무를 부과하여 강제로 가입하게 하는 것이다(표 19-1).

(2) 공공부조

공공부조(public assistance, national assistance, social assistance)는 극빈자, 불구자, 실업자 또는 저소득 계층과 같이 자력으로 생계유지가 어려운 사람의 생활을 그들이 자립할 수 있을 때까지 국가가 재정자금으로 보호하여 주는 일종의 구빈제도이다. 공공부조는 금전적 부조, 각종 사회서비스의 제공과 같은 생활보조적 성격을 가지고 있는데 일반적으로 공공부조의 대상이 된다는 것은 굴욕적인 일이고 사회적 낙인으로 작용할 수도 있으나 경우에 따라 수혜자의 의타심을 조장하고 이들의 독립정신 배양에 역효과를 불러와 재정적자의 주요 원인이 될 수도 있다. 따라서 이와 같은 생활보호는 최저한의 수준에 그쳐야 하는데, 이를 국가최저(national minimum) 또는 사회최저(social minimum)의 원칙이라 한다(표 19-1).

표 19-2 사회보험과 공공부조

구분	사회보험	공공부조
제도 특성	근로능력이 있는 사람을 위한 제도	근로능력이 없는 사람을 원조하기 위한 제도
대상	모든 강제가입자	일부계층, 저소득층 등
자산조사	불필요	필요
재원	주로 각출금(보험료), 국고 지원금 등 지원	정부의 일반조세
권리성	권리로 인정	국가의 보호, 낙인(stigma) 발생 가능

(3) 사회복지서비스

사회복지서비스(social service)는 복지사회를 건설할 목적으로 법률이 정하는 바에 따라 특정인(고아, 과부, 정박아, 연금제도하의 노령자, 군경, 전상자 등)에게 사회보장 급여를 국가 재정부담으로 실시하여 주는 제도이다. 사회복지의 구체적 내용은 각 국의 사회적, 문화적, 경제적 여건에 따라 매우 상이하다.

사회복지는 원래 가족이 수행하는 전통적 기능을 지원·보완하기 위하여 발달하였다. 즉, 사회가 변화해감에 따라 발생하는 경제적 실패, 가족불안, 지역사회의 해체와 관련하여 중첩된 문제를 해결하기 위한 사회적 노력이라 할 수 있다.

4) 사회보장제도의 역사적 배경

(1) 사회보장의 前史: 영국의 구빈법

산업혁명 이전, 중세까지는 교회 중심의 종교적 자선제도에 그쳤으나, 자본주의의 형성과 더불어 국가가 빈민구제 즉, 공공부조의 주역을 맡게 되었는데 1601년에 제정된 엘리자베스 구빈법(Elizabethan Poor Law)을 계기로 빈민구호에 대한 정부 책임의 인식이 생겨났다. 산업혁명 이후, 임금 노동자의 빈곤문제가 중대한 사회문제가 되면서 기존의 국가주도 빈민구호제도와 별도로 노동자끼리의 상호부조를 위한 조직으로 우애조합(friendly society)이 만들어졌다. 우애조합은 노동자들의 조합으로 조합원이 정기적으로 일정액을 부담하여 질병, 노령, 사망의 경우에 상호부조를 행하는 조직이었다. 1878년에 공장법을 제정하여 청소년의 취업 및 노동시간을 규제하고, 공장감독관제가 이루어지게 되었다.

(2) 현대적 사회보장제도: 독일의 Bismark 사회보험

독일은 영국에 비하여 후진자본주의 국가로 출발하여 1850년대에 산업혁명이 진행되었고 1860년대 노동운동의 급격한 발전이 있었으며, 1870년에 보불전쟁 후 국가통일이 실현되는 등 극히 짧은 기간에 많은 변화가 이루어졌고 사회보험제도가 세계에서 처음으로 확립되었다. 1870년 이후 중화학공업을 중심으로 공업화가 심화되는 과정에서 나타난 산업조직상의 두드러진 특징의 하나는 자유경쟁의 결과로서 독점자본의 성립이었다. 기업규모 확대, 기업통합을 통해 생산의 집적·집중이 이루어져 개인 또는 다수기업이 자유로이 경쟁하던 시대는 지나고 주식회사 조직의 비교적 소수 대기업이 독점적 영향력을 행사하게 되었다.

독점자본의 성장에 대응해서 노동자계급도 성장하여 노동조합의 조직과 운동이 확대, 강화되면서 자본과 노동의 극단적 대립이 일어나 자본주의체제의 존립을 위협했고 과격한 노동운동과 그 정치적 운동으로서의 사회주의운동을 억압하게 되었다. 한편, 노동자의 사회경제적 지위가 악화되어 자본가 입장에서는 노동력의 순조로운 재생산이 곤란했고 국가적으로는 사회적 안정이 이루어지지 못했다. 독점자본에 대한 노동자 계급의 힘은 상대적으로 약했기 때문에 노동자의 사회경제적 지위개선에 국가의 사회정책적 노력이 필요하였는바, 사회입법을 통하여 노동자를 보호하고 사회적 갈등을 완화하는 정책을 확대하게 되었는데 비스마르크는 질병보험법(1883), 재해보상법(1884), 노령보험법(1889)을 도입하였고, 질병보험법의 경우 인구의 10%인 450만명의 노동자에게 적용되었다.

(3) 한국의 사례

우리나라에서는 역사적으로 자생적 상호부조인 두레, 삼한시대 이후부터 있어 온 상호부조의 민간협동체로서 계, 병자가 중환일 때 약과 의원을 향약기금으로 대주고 가족이 모두 앓아눕거나 농사지을 사람이 없을 때에는 계원이 농사를 대신 지어주던 향약의 환난구휼(患難救恤), 조선시대의 곡물대여기관인 의창, 상평창, 사창이 있었고 종교적 자선사업으로는 불교의 보시(布施)와 구환(救患), 해방 이후 천주교, 기독교, 구세군 등의 각종 자선사업이 있었다.

공공구빈시책으로는 유교의 궁민구제사상과 제도를 들 수 있는데 고구려의 진대법과 같은 삼국시대의 각종 구빈책, 조선말기의 광제원, 처류소, 육영당 등이 있었다. 서양은 빈곤의 원인을 개인적 책임으로 인식하는 경향이 있어서 빈민 탄압적, 긴축적 구빈정책을 보인 반면 동양은 빈곤을 숙명으로 인식하여 보시와 선정(善政)으로 시행하는 경향이 있었다.

5) 사회보장의 이념

사회보장제도의 구조는 그 나라의 지배적인 사회정치적 이념에 따라 다른 모습을 보이고 있다. 사회이념을 크게 두 가지로 구분하면 제도주의(institutionalism)와 잔여주의로 나눌 수 있다. 제도주의는 평등을 추구하면서 절대적 빈곤보다는 상대적 빈곤에 초점을 두고 빈곤의 원인을 사회제도의 구조적 문제점에서 찾고 있으며, 따라서 사회제도의 개선을 통해 빈곤문제의 해결을 도모한다. 사회정책의 대상은 모든 국민을 포괄하는 보편주의의 입장을 취한다. 이에 비해 잔여주의는 최저생활의 보장을 지향하면서 절대적 빈곤을 중시하고 빈곤의 원인을 개인적 문제에서 찾는다. 따라서 경제성장을 통해 고용기회를 만들어주는 것으로써 빈곤을 해소할 수 있다고 믿으며, 사회정책의 대상은 빈곤계층으로 국한되어야 한다고 주장한다(표 19-3).

한편, 에스핑-앤더슨(Esping Andersen)은 탈상품화(de-commodification) 개념을 도입하여 복지제도를 세 가지 이념으로 유형화하고 있는데 보수주의, 자유주의, 사회민주주의가 그

표 19-3 제도주의와 잔여주의

	제도주의(보수주의)	잔여주의(자유주의)
정책 목표	평등	최저생활 보장
빈곤의 원인	자본주의 자체 모순(사회제도의 구조적 문제점)	개인의 무능, 나태
빈곤의 개념	상대적 빈곤	절대적 빈곤
빈곤대책	사회제도의 개선 집단주의: 사회전체가 책임	경제 성장 → 실업 해결 → 저임금 해소 개인주의: 개인의 노력에 의해서만 해결
경제성장효과	비관적(빈곤 심화)	낙관적(빈곤 해소)
사회정책대상	보편주의 (모든 국민에게 의료서비스 보장)	선택주의(가난한 국민에게만 의료서비스 보장)

것이다. 자유주의적 복지제도는 시장의 역할이 중심적이며, 가족과 국가의 역할이 주변적이다. 그리고 복지국가에서 연대의 방식은 개별적이며, 시장을 통해 이루어진다. 따라서 탈상품화의 정도는 미약하다는 특징을 보인다. 이를 대표하는 국가는 미국이다. 사회민주주의 복지제도는 국가의 역할이 중심적이며 복지국가의 연대방식은 보편적이고 그것은 국가를 통해서 이루어지며 탈상품화의 정도 또한 크다. 대표적인 국가로는 스웨덴을 들 수 있다. 보수주의적 복지제도는 가족의 역할이 중심적이며, 시장과 국가의 역할은 보조적인 경향을 보인다. 탈상품화의 정도 또한 높게 나타나며 대표적인 국가로는 독일과 이탈리아를 들 수 있다.

6) 우리나라의 사회보장제도

우리나라에서 사회보장이라는 용어는 사회보장에 관한 법률(1963)에서 처음 사용되었으며, 이후 산재보험법(1963)과 의료보험법(1963)이 제정되고, 1977년 7월 1일 강제적용형 의료보험이 실시되면서 보편적으로 사용된 것으로 볼 수 있다. 사회보장제도의 기본적 사항을 규정한 사회보장기본법(1995)에 의하면 우리나라의 사회보장제도는 국가의 연대성 원리를 기초로 하는 공공부조제도, 특정 동종집단의 연대성을 기초로 조직되고 운영되는 사회보험제도, 그리고 국민의 정상적인 사회생활을 위해 제공되는 사회복지서비스제도와 관련 복지제도로 구분된다. 우리나라의 사회보험으로는 이른바 4대 사회보험이라고 불리는 건강보험, 산재보험, 국민연금, 고용보험이 있으며 이외에 선원보험이 있다. 사회복지서비스의 경우 1970년에 사회복지사업법을 제정하여 제도적인 접근을 시작하였고, 이후 모자보건법(1973), 노인복지법(1981), 심신장애자복지법(1981), 아동복지법(1981)을 제정하여 부녀자 복지와 아동복지 및 심신장애자 복지 증진을 도모하고 있다(표 19-4, 그림 19-1).

건강보험과 의료급여를 합쳐서 건강보장이라는 용어를 사용하기도 한다. 건강보장은 국민의 건강권을 보호하기 위하여 요구되는 필요한 보건의료서비스를 국가나 사회가 제도적으로 제공하는 것을 말한다. 건강보장에 대해서는 의료비 보장이라는 견해와 의료서비스 그 자체의 보장 및 건강의 보장이라는 견해가 있다. 의료급여제도는 건강보험료의 부담능력이 없는 사람에 대하여 공공부조로 의료를 보장해주는 제도이며, 재정은 정부 일반회계에서 조달하고 국민건강보험공단이 관리·운영하고 있다. 건강보험 급여에 대한 본인부담이 거의 없는 나라에서는 보험료 부담능력이 없는 사람을 건강보험제도에 포함시켜 이들의 보험료를 국가가 지원하기도 한다.

표 19-4 우리나라의 사회보장제도

① 사회보험	국민에게 발생하는 사회적 위험을 보험방식에 의하여 대처함으로써 국민건강과 소득을 보장하는 제도(국가가 법에 의해 가입을 의무화)	단기보험	건강보험, 산재보험 → 의료비보장, 건강증진
		장기보험	연금보험, 실업보험 → 소득보장
② 공공부조	국가 또는 지방자치단체의 책임으로 국민의 최저생활을 보장하고 자립을 지원하는 제도		
③ 사회복지 서비스	국가, 지방자치단체 및 민간부문의 도움을 필요로 하는 모든 국민에게 상담, 자활, 직업소개 및 지도, 사회복지시설 이용 등을 제공하여 정상적인 사회생활이 가능하도록 지원하는 제도		
④ 관련 복지제도	보건, 주거, 교육, 고용 등의 분야에서 인간다운 생활이 보장될 수 있도록 지원하는 각종 복지제도		

그림 19-1 우리나라의 사회보장체계

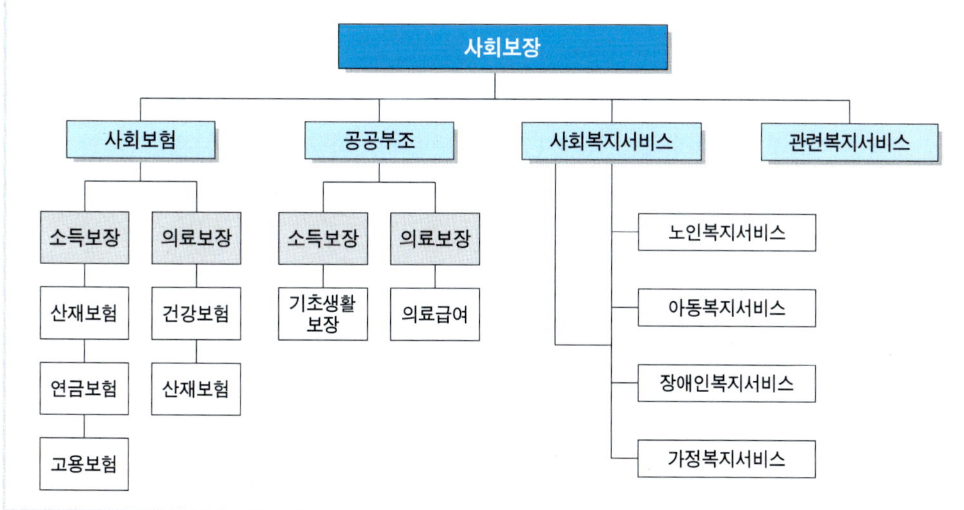

2. 건강보험제도의 이론적 배경

1) 사회경제적 요인

사회경제적 요소를 중시하는 관점은 경제발전론 관점과 사회적 동원화(mobilization) 관점으로 구분된다. 근대화이론(modernization theory)으로도 불리는 경제발전의 관점은 공공의료보험의 발달을 산업화된 사회의 필요에 의한 필연적인 결과라고 인식한다. 수렴이론(convergence theory), 신산업국가론(new industrial state), 후기산업사회론(post-industrial society)도 이러한 맥락에 속한다. 이 관점의 핵심은 건강보험정책을 결정하는 데 있어서 경제발전이나 산업화의 영향이 정치체제적 변수나 정치이념보다 훨씬 강력하다는 것이다. 즉, 어떤 이념을 가진 집단이 산업화를 주도하느냐에 관계없이 기술진보에 따라 진행되는 산업화 사세의 요구 또는 논리가 산업화과정에 있는 모든 나라의 사회구조를 결정하게 되며, 그 결과로서 후기산업사회의 국가들은 정치이념의 차이를 막론하고 모두 유사한 건강보험정책을 필연적으로 갖게 된다는 것이다. 이러한 관점에서는 경제발전, 산업화 그리고 기술발전의 정도가 건강보험제도 발전의 결정요인이라고 인식한다. 사회적 동원화의 관점으로서 상당수의 학자들은 커뮤니케이션과 정보유통량의 확대로 특징지어지는 사회적 동원화의 과정이 정치체계로 하여금 개선된 건강보험정책을 채택하게 하는 결정적인 요인이라고 본다.

2) 정치체제 요인

정치체제 요인은 정치적 민주주의의 관점, 사회민주주의의 관점, 국가관료제 권력의 관점으로 구분된다. 정치적 민주주의는 참여와 경쟁으로 요약되는 민주적 제도와 절차가 사회정책의 확대를 요구하는 일반대중 및 이익집단의 의견반영을 원활하게 함으로써 사회정책의 발전에 영향을 미친다는 것이다. 사회민주주의의 관점은 정치적 민주주의와 구분되는 사회민주주의가 사회정책의 발달에서 중요한 역할을 수행한다고 본다. 한편, 국가론의 영향을 받은 학자들은 사회정책의 발달에서 국가관료제의 독립적인 역할을 강조하는데 국가의 사회에 대한 상대적인 사회정책 발달을 사회중심적 입장이 아닌 국가중심적 입장에서 설명하고 있다.

3) 국제적 환경의 요인

국제환경적 요인으로는 확산이론(diffusion theory)과 종속이론이 대표적이다. 확산이론의 관점에서는 사회정책의 발달은 주로 인접국가나 선발국가의 정책을 모방하거나 또는 관련 국제기구의 영향을 받은 결과로 이해한다. 이러한 관점에서 보면 사회의 대외개방 또는 세계화가 건강보험정책의 주요한 결정요인이 된다. 종속이론의 관점에서는 국가의 대외종속성이 심화될수록 국내정책에 왜곡이 발생하고 특히 사회정책의 발전이 저해된다고 본다. 예컨대, 한미FTA 협상을 통해 우월적 지위에 있는 미국이 시장중심의 의료체계를 한국에 요구하게 되고 결과적으로 한국에서는 민영의료보험의 확대, 다국적 제약사의 영향력 등이 확대되어 건강보험의 보장성이 저해된다고 보는 견해이다.

3. 건강보험제도의 유형

건강보험제도는 보험자가 소비자에게 제공하는 보험급여 유형에 따라 현금급여형과 현물급여형으로 분류될 수 있고, 현물급여형의 변이형으로서 미국의 HMO(Health Maintenance Organization)를 들 수 있다.

1) 현금급여형

현금급여형(indemnity)은 보험자와 의료기관이 분리되어 있는 형태로 환자가 의료기관에 진료비 전액을 먼저 지불하고, 영수증을 보험자에게 지출하면 보험자가 적절한 심사를 거쳐 진료비를 환자에게 현금으로 상환해주는 방식이다. 대표적인 국가로는 프랑스와 그 식민지 국가를 들 수 있으며 소비자는 자신이 원하는 의료기관을 마음대로 선택할 수 있는 장점이 있고, 단점으로는 소비

그림 19-2 현금급여형 건강보험

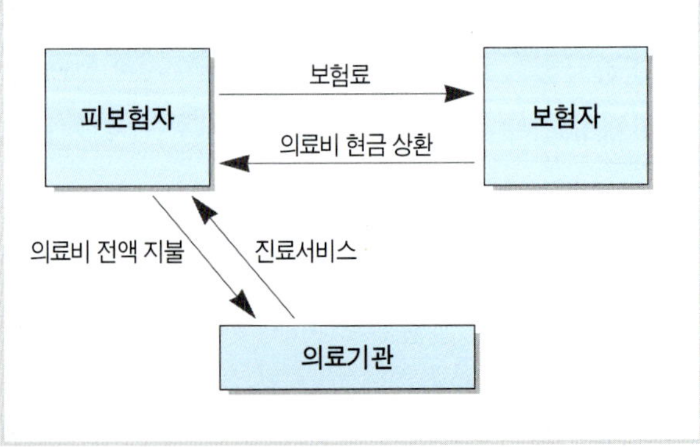

자가 일시에 고액의 진료비를 의료기관에 지불해야 한다는 경제적 부담과 보험자가 진료비 전액을 상환해줄 경우 소비자의 비용의식이 약화되어 도덕적 해이가 나타난다는 점이다(그림 19-2).

2) 현물급여형

현물급여형은 건강보험제도를 운영하고 있는 대부분의 국가에서 채택하고 있는 유형으로서 환자가 의료기관에서 진료를 받은 후 진료비 중에서 소액의 본인부담금을 납부하고, 나머지 진료비는 보험자가 의료기관에 직접 지불하는 형태이다. 즉, 보험자는 보험료를 납부한 소비자가 질병으로 치료를 원할 경우 소비자에게 의료서비스 제공을 보장하고 소비자를 대리하여 의료기관에 진료비를 지불한다. 독일, 일본, 한국에서 채택하고 있으며 보험자가 진료비 심사를 통해 의료기관의 진료 행태를 통제할 수 있는 장점이 있으며, 보험자가 다수일 때 소비자의 의료기관 선택권이 보험자와 계약을 맺은 요양기관으로 제한될 수 있으며 소비자 본인부담금이 없거나 적은 경우 의료서비스의 과다이용이 나타나는 단점이 있다(그림 19-3). 현물급여형의 독특한 형태로서 미국의 HMO를 들 수 있다. HMO는 의료보험회사가 의료기관을 소유하는 형태인데 HMO 가입자는 일정액의 보험료를 납부하고 HMO 소속 의료기관이나 HMO와 계약을 맺은 의료기관에서 진료를 받게 된다. 장점으로는 보험회사가 의료기관을 소유하고 있는 형태이므로 과잉진료의 위험이 없고 자체적인 비용절감 노력이 강한 반면, 단점으로는 HMO가 지정한 의료기관에서 진료를 받아야 하기 때문에 소비자의 의료기관 선택권이 제한되고 과소서비스(under service)의 가능성이 있다. HMO는 미국의 민간의료제도에서 새로운 대안으로 주목받았으나 HMO의 효율성이 사적 이윤극대화에는 효과적이나 사회전체적으로 의료비의 절감을 가져오지는 않았다는 점에서 의료자원배분의 효율성이나 형평성 제고에는 기여를 하지 못하는 것으로 평가받고 있다(그림 19-4).

그림 19-3 현물급여형 건강보험

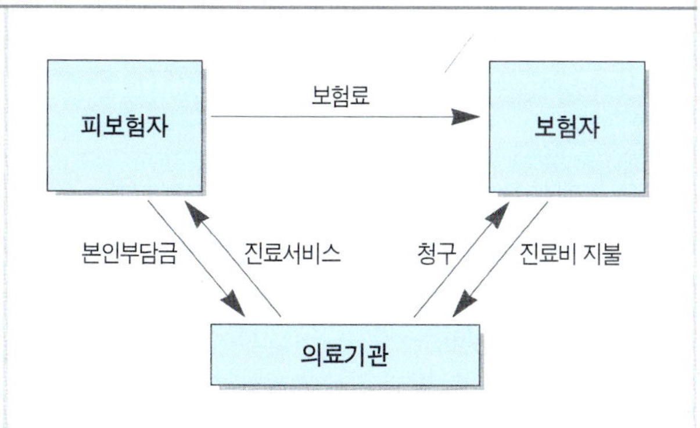

그림 19-4 HMO의 운영방식

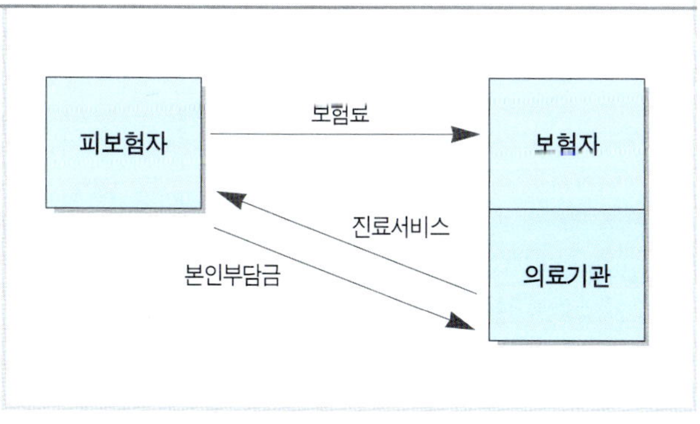

4. 건강보험의 효과

1) 효율성

민간보험과 달리 공보험인 건강보험제도는 공적인 재원조달 기전에 의해 관리하므로 의료비 억제가 가능하고 강제보험이므로 보험가입을 위한 판촉 활동이 불필요하기 때문에 관리운영비가 대폭 줄어든다. 또한 우리나라처럼 단일보험자인 경우에는 규모의 경제에 의한 비용절감 효과가 극대화되기 때문에 전체적으로 효율성이 높게 나타난다.

이에 비해 민간보험은 시장에서 자유계약에 의해 보험료와 보험급여가 결정되기 때문에 시장구조에 따라 높은 보험료와 과도한 운영비로 인해 비효율성이 나타난다. 예를 들면 우리나라에서 공보험인 국민건강보험은 관리운영비가 총재정의 4% 이하이지만 민간보험은 36% 정도로 알려져 있다. 또 공보험은 진료수가를 통제할 수 있기 때문에 보험수가를 독점적인 시장수가보다 낮은 수준에서 설정할 수 있는 반면, 민간보험은 자유계약이기 때문에 시장가격을 그대로 지불해야 한다. 결론적으로 동일한 진료서비스를 제공하기 위해 민간보험은 공보험에 비해 2배 이상의 보험료를 거둬들여야 하고, 이는 소비자 부담으로 돌아간다(그림 19-5).

공보험의 효율성은 국가보건의료체계의 효율성 제고로 이어지는데, OECD 국가 자료를 이용하여 국제비교를 해보면 공공재원 비율이 높은 국가일수록 GDP에 대한 국민의료비의 비중이 점차 감소하는 경향이 나타난다. 보건의료체계의 효율성을 측정하는 다른 지표에 의해 분석해도 결과는 대동소이하게 나타난다.

개인의 경제 사회 문화적 여건에 따라 다르지만 건강보험가입자는 비가입자에 비해 재정적 부담을 느끼지 않아 의료이용이 증가하는데, 의료이용의 증가는 조기 진단과 치료에 관심을 갖게 하는 장점도 있다. 건강보험의 도입으로 평균수명 연장과 영유아 사망률 감소, 각종 전염병으로 인한 사망률 감소에 많은 기여를 한다. 그러나 아직도 건강수명의 연장에는 크게 기여를 하지 못하고 있다.

그림 19-5 공보험과 사보험의 효율성 비교

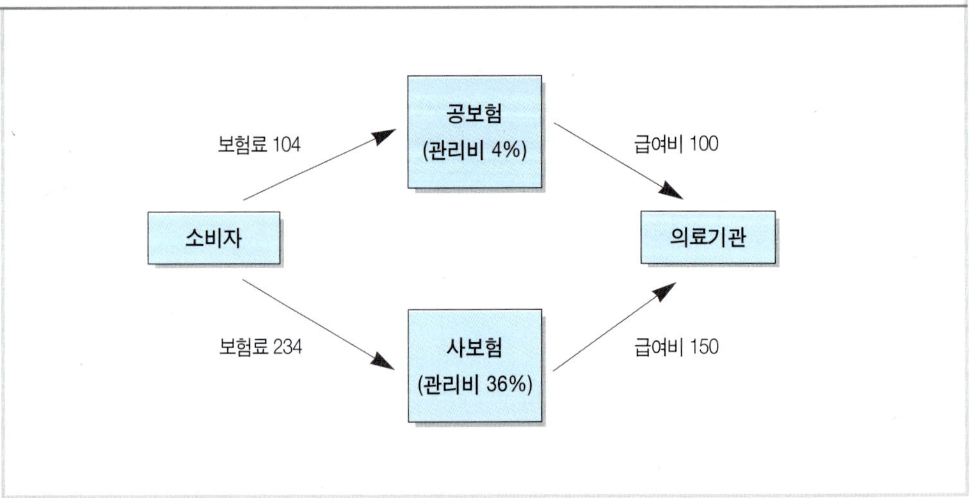

2) 형평성

일반적으로 환자본인부담률이 낮을수록 의료접근성에 대한 경제적 장벽이 제거되므로 형평성이 개선되는데, 공적 건강보험은 소득계층에 관계없이 모든 국민에게 보편적인 보험 혜택을 제공하고 재원조달 과정에서도 소득에 비례하여 보험료를 부담하기 때문에 소득재분배효과가 제고된다. 반면 민간보험은 보험혜택 수준에 비례하여 보험료가 결정되고 소득계층과 아무런 관련이 없기 때문에 저소득 계층에 불리하고, 단지 건강한 사람과 불건강한 사람 간에 수평적 재분배가 일어난다(그림 19-6).

3) 의료기술의 진보

경험적으로 볼 때, 의사 수와 의료비 지출이 많을수록 의료기술의 확산이 빠르게 진행된다. 그러나 공공재원비율과 행위당수가제는 의료기술의 확산에 뚜렷한 영향을 미치지 않는 것으로 나타난다. 건강보험이 강화되어 공공재원의 비중이 높아지면 의료기술에 대한 사회적 수요를 증가시켜 의료기술의 확산에 긍정적인 효과를 가질 것이다.

5. 우리나라의 건강보험제도

1) 법령과 발전과정

(1) 법령

우리나라의 헌법은 국민의 인간다운 생활을 할 권리와 이를 실현하기 위한 국가의 사회보장, 사회복지증진에 노력할 의무 및 국민의 보건에 관한 국가의 보호를 규정하고 있다. 사회보장기본법은 사회적 위험으로부터 국민을 보호하고 빈곤을 해소하며 국민생활의 질

그림 19-6 본인부담률과 공공재원비율

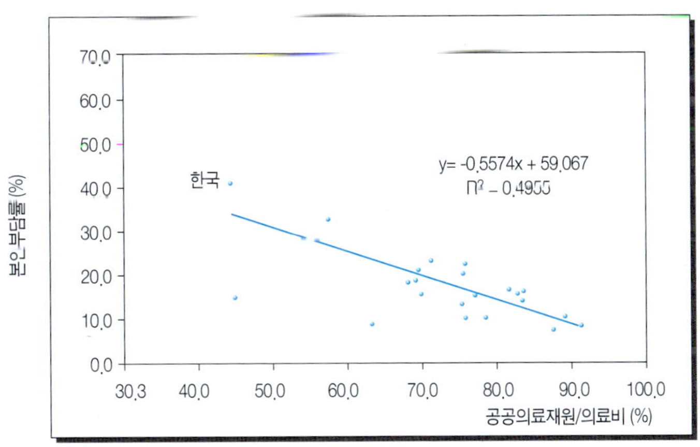

을 향상시키기 위하여 사회보장제도 중 사회보험을 규정하고 있으며, 국민건강보험법에는 건강보험제도의 목적을 국민의 질병이나 부상에 대한 예방, 진단, 치료, 재활, 출산, 사망, 건강증진에 대하여 보험급여를 실시함으로써 국민보건 향상 및 사회보장 증진에 기여하는 것으로 규정하고 있으며 국민의 수급권 등 권리보장, 적용대상 및 보험료 부담 의무 등이 규정되어 있다. 한편 국가에서는 생활유지능력이 없거나 생활이 어려운 국민을 대상으로 의료급여법에 의한 의료급여제도를 실시하고 있다.

(2) 발전과정

1963년 의료보험법이 제정되었으나 건강보험제도가 실질적으로 시행된 것은 1977년이다. 1977년 상시고용 근로자 500인 이상인 대기업과 공무원, 사립학교 교직원을 대상으로 직장의료보험이 시작되었으며 이후 적용대상으로 급속히 확대하여 12년 후인 1989년 도시지역 자영업자를 마지막으로 포함하게 되어 전국민의료보험제도를 달성하게 되었다. 1977년부터 2000년까지는 의료보험이라는 용어를 사용하였고, 다보험자 조직이 단일보

표 19-5 건강보험제도의 발전과정

시기	주요내용
임의보험	
• 1963	• 국가재건최고회의에서 의료보험법 제정
• 1970	• 의료보험법 개정(법률 제2288호)
피용자 의료보험	
• 1977	• 500인 이상 사업장 의료보험 실시
• 1979	• 공무원 및 사립학교 교직원 의료보험의 실시
• 1979	• 300인 이상 사업장 의료보험 당연 적용
• 1981	• 100인 이상 사업장 의료보험 당연 적용
피용자 의료보험	
• 1981	• 지역의료보험 1차시범사업(홍천, 옥구, 군위)
• 1981	• 직종의료보험조합 발족(문화예술인, 이미용)
• 1982	• 지역의료보험 2차시범사업(강화, 보은, 목포)
전국민의료보험 시대	
• 1988	• 농어촌지역의료보험 전국 확대 실시
• 1989	• 도시지역의료보험 전국적 실시
의료보험조합의 통합	
• 1998	• 1차 의료보험 통합(공무원 및 사립학교 교직원의료보험 + 227개 지역의료보험) → 국민의료보험관리공단 설립
• 2000	• 의료보험 완전 통합(국민의료보험관리공단과 139개 직장조합) → 국민건강보험관리공단 및 건강보험심사평가원 설립 • 의약분업과 재정적자 • 상대가치제도 및 수가계약제 도입
• 2001	• 5인 미만 사업장 근로자 직장가입자 편입
• 2003	• 지역·직장 재정통합
노인장기요양보험	
• 2008	• 유형별 수가계약제로 전환 • 노인장기요양보험 시행

험자로 통합된 2000년 이후부터는 건강보험이라는 용어를 사용하고 있다(표 19-5).

건강보험제도의 발전과정에서 가장 쟁점이 되었던 주제는 관리운영방식이었는데 1989년 전국민의료보험제도가 출범할 때 409개의 의료보험조합으로 출발하였다. 그러나 다보험자방식 하에서 의료보험조합간 재정 불균형이 심화되었고 그에 따른 소규모 지역조합의 재정불안과 비효율성, 비형평성 문제가 대두되었으며, 조합별 진료권 설정에 따른 소비자의 의료기관 선택권 제한 등이 부각됨에 따라 1998년 지역의료보험조합이 통합되고, 2000년 직장의료보험조합이 통합되어 건강보험의 관리운영체계는 전국민의료보험 시행 10년만에 단일보험자로 전환되었다.

2000년 건강보험이 단일보험자로 통합되면서 동시에 우리나라 보건의료제도에서 일대 변혁이 나타나게 되었는데 의약분업이 시행되었고 그 여파로 진료수가와 조제료가 기록적으로 인상되어 건강보험은 대규모 재정적자를 겪게 되었다. 이후 다양한 재정안정대책이 시행된 결과 2003년 건강보험 재정은 다시 흑자로 전환되었으나 재정불안을 완전히 해소하지는 못하였다. 또한 2000년 상대가치에 근거한 수가제도와 수가계약제가 도입되어 국민건강보험공단과 의약계 사이의 계약에 의해 수가가 결정되었다. 2008년에는 노인장기요양보험이 시행되었으며, 그동안 단일수가로 계약되던 수가계약제가 요양기관종별로 분리하여 계약하는 것으로 전환되었다.

(3) 건강보험 적용 인구

건강보험과 의료급여를 합친 전체 적용 인구는 2009년 현재 5천 21만명이며, 이 중에서 건강보험의 적용을 받는 인구는 96.7%인 4천 853만명, 의료급여의 혜택을 받는 인구는 3.3%인 168만명이다. 건강보험 적용인구를 직장가입자와 지역가입자로 구분해 보면 직장가입자가 전체의 63.0%, 지역가입자가 전체의 33.7%로 나타나 직장가입자의 비율이 지역가입자보다 2배 정도 더 많은 것으로 나타난다(표 19-6).

표 19-6 건강보험 및 의료급여 적용 인구 (단위: 천명, 2009년 기준)

전체	50,206	100.0%
건강보험 적용 인구	48,525	96.7%
직장가입자 및 피부양자	31,609	63.0%
지역가입자 및 피부양자	16,916	33.7%
의료급여 적용 인구	1,681	3.3%

2) 관리조직

건강보험사업을 수행하는 주체는 국민건강보험공단, 건강보험심사평가원, 요양기관 등이며, 건강보험제도 운영 전반에 관한 관리감독은 보건복지부가 맡고 있다.

(1) 보건복지부

보건복지부는 건강보험계획의 수립 및 조정 업무를 수행하고 건강보험 관련 법령의 제정·개정, 국민건강보험공단과 건강보험심사평가원의 사업 및 예산을 승인하는 등 관리

감독 기능을 수행하고 있다. 보건복지부에 설치된 건강보험 관련 주요 심의의결기구에는 건강보험정책심의위원회와 건강보험분쟁조정위원회가 있다. 건강보험정책심의위원회는 요양급여의 기준, 요양급여비용, 보험료에 관한 주요 사항을 심의·의결하는 기능을 한다. 위원회는 보건복지부차관, 건강보험의 가입자 대표 8인, 의약계 대표 8인, 공익대표 8인으로 구성된다. 건강보험분쟁조정위원회는 건강보험 분쟁에 관한 행정심판기구로서 법학 또는 의학 분야의 학식과 경험이 풍부한 자 15인으로 구성되며, 가입자 및 피부양자의 자격, 보험료, 보험급여 및 보험급여비용에 관한 공단의 이의신청 결과와 요양급여비용 심사에 관한 심사평가원의 이의신청 결과에 대한 불복을 다룬다.

(2) 국민건강보험공단

국민건강보험공단은 2000년 7월 1일 기존의 건강보험조합을 통합하여 단일보험자로서 탄생하였는데 가입자 및 피부양자의 자격 관리, 보험료의 부과·징수, 보험급여 관리, 가입자 및 피부양자의 건강 유지·증진을 위한 예방사업 실시, 보험급여비용의 지급 및 급여 사후관리, 의료시설의 운영, 건강보험에 관한 교육훈련 및 홍보, 건강보험에 관한 조사연구 업무를 수행한다. 건강보험공단의 주요 의결·집행기구로는 이사회와 재정운영위원회가 있다. 이사회는 사업계획 및 예산 등 공단운영의 주요사항을 심의·의결하고, 재정운영위원회는 보험료의 조정, 기타 보험재정과 관련된 주요사항을 심의·의결하는데 재정운영위원회의 구성은 직장가입자 대표 10인(노동조합 및 사용자단체), 지역가입자 대표 10인(농어업인단체, 도시자영업자단체, 시민단체), 공익대표 10인 등 전체 30인으로 구성되어 있다.

(3) 건강보험심사평가원

건강보험심사평가원은 2000년 7월 1일 건강보험의 통합과 함께 설립되었으며 진료비의 심사와 평가 기구로서 진료비 심사의 전문성·공정성·객관성의 제고를 통하여 심사의 효율성과 보험자 및 의료공급자와의 신뢰를 구축하고, 요양급여의 적정성을 평가함으로써 요양기관의 적정 진료를 유도, 국민이 양질의 의료서비스를 받도록 하는데 그 설립목적이 있다. 심사평가원 내에 전문성·공정성·객관성을 확보하기 위하여 진료비심사평가위원회를 설치하고 있다. 동 위원회는 일종의 자문기구 성격을 가지며, 30인 이내의 상근심사위원과 600인 이내의 비상근심사위원으로 구성되며 진료과목별 분과위원회가 있다.

(4) 요양기관

요양기관은 피보험자 및 피부양자의 요양급여를 행하는 기관을 말하며, 요양기관의 범위와 종류를 구체적으로 법에 규정하는 당연지정제도를 채택하고 있다. 국민건강보험법상 요양기관에는 의료법에 의하여 개설된 의료기관, 약사법에 의하여 등록된 약국과 한국희귀의약품센터가 있다. 요양기관 중 양방은 1977년 7월 1일, 한방은 1987년 2월 1일, 약국은 1989년 10월 1일부터 건강보험 급여 서비스를 제공하기 시작하였다. 건강보험환자가 대형병원에 집중되는 문제를 방지하고, 의료장비·시설·인력·교육기능·난이도 높은 상

표 19-7 요양기관 현황

계	병원					의원	치과	한방	약국	조산소	보건기관
	소계	상급종합	종합병원	병원	요양병원						
79,466	2,274	44	269	1,228	733	26,827	14,174	11,773	20,913	50	3,455

(2009.12 기준, 단위: 개소)

병치료·지역기여도 및 특정질환의 전문치료실적 등이 높은 의료기관을 보호하기 위하여 요양기관 중에서 별도로 상급종합병원 또는 전문요양기관으로 인정하고 있다. 상급종합병원 등으로 인정된 의료기관은 같은 양의 요양이라 하더라도 다른 요양기관보다 더 많은 요양급여비용을 받을 수 있다. 또한 건강보험 환자는 일반요양기관에서 1차 진료를 받은 후 상급종합병원을 이용하여야 한다(표 19-7).

3) 재원

(1) 보험료

건강보험료는 선상보험사업에 소요되는 비용을 충당하기 위하여 보험자가 피보험자로부터 각출하는 금액을 말한다. 직장가입자의 보험료율은 표준보수월액의 8% 이내이며, 2010년의 보험료율은 5.33%이다. 이 중 가입자는 50%를 부담하며 나머지는 사업주가 부담한다(교직원은 국가 20%, 사업주 30% 부담). 피보험자가 국외에 근무하는 때에는 보험료의 50%를 경감하며, 그 외에 오벽지 거주자, 65세 이상, 장애인, 국가유공자, 휴직자에 대해서는 보험료를 경감해주고 있다. 자영자에 대해서는 연령과 성별을 기준으로 하여 소득, 재산, 자동차 소유 등에 따라 등급을 정해 보험료를 부과하게 된다. 이처럼 통합건강보험체계 하에서도 보험료 부과체계가 일원화되지 않아 직장 근로자와 자영업자 간에 보험료 부담의 형평성에 대한 논란이 지속되고 있다(표 19-8).

표 19-8 건강보험료

	직장가입사	지역가입자	노인장기요양보험
보험료 산정	표준보수월액×보험료율 (사용자50%, 가입자50%)	부과표준소득(적용점수)× 점수당 단가	노인장기요양보험료= 건강보험료×일정비율
부과대상	표준보수월액=직장가입자가 당해 연도에 받은 보수 총액을 근무월수로 나눈 금액을 등급별로 구분	부과표준소득=부과요소별 점수 합산(소득, 재산, 선월세, 자동차)	건강보험료
보험료율	5.33%	점수당 156.2원	건강보험료의 6.55%
보험료(본인부담액)	71,728원	63,674원	4,171원~4,698원

(2010년 기준)

※ 지역가입자 중 연간소득이 500만원 이하 세대에 대해서는 생활수준(재산·자동차 등), 경제활동참가율(성·연령), 재산(전월세 포함), 자동차를 기준으로 부과함

노인장기요양보험의 보험료는 건강보험료의 일정비율로 결정되는데, 2010년 현재 노인장기요양보험료는 건강보험료의 6.55% 수준이다.

(2) 국고지원 및 건강증진기금 지원금

국가가 보험료 일부를 부담할 수 있도록 하고 있으며, 당해 연도 보험료 예상수입액의 14%에 상당하는 금액을 국가가 지원하고 있다. 또한 국민건강증진기금에서 자금을 지원받을 수 있는데, 2002년부터 담배 부담금을 부과하여 연간 보험료 예상수입의 5% 정도에 상응하는 기금을 보험재정으로 이전하고 있다.

4) 보험급여

(1) 현물급여

① 요양급여: 요양급여라 함은 가입자 및 피부양자에게 질병·부상이 발생하거나 가입자 및 피부양자가 출산을 하게 되는 경우에 보험자가 요양을 직접 행하거나 요양기관을 통하여 요양을 제공하는 것을 말한다. 요양급여에는 진찰·검사, 약제·치료재료의 지급, 처치·수술·기타의 치료, 예방·재활, 입원, 간호, 이송, 가정간호 등이 포함된다.

② 건강검진: 일반 건강검진, 특정암 검진, 생애전환기 검진, 영유아 검진 등이 포함된다.

(2) 현금급여

① 요양비(출산비 포함): 가입자 또는 피부양자가 긴급, 기타 부득이한 사유로 인하여 요양기관에서 제외되는 의료기관 등에서 질병, 부상, 출산 등에 대하여 요양을 받거나 출산을 한 경우에 지급된다. 요양비는 요양급여에 상당하는 금액을, 출산비는 자녀 순서와 상관없이 지급된다.

② 장애인보장구 급여비: 등록 장애인 가입자 및 피부양자에게 보장구에 대하여 보험급여가 실시되고 있다. 보장구 구입금액이 유형별 기준액 이내인 경우 구입액의 80%, 보장

그림 19-7 건강보험급여의 구성

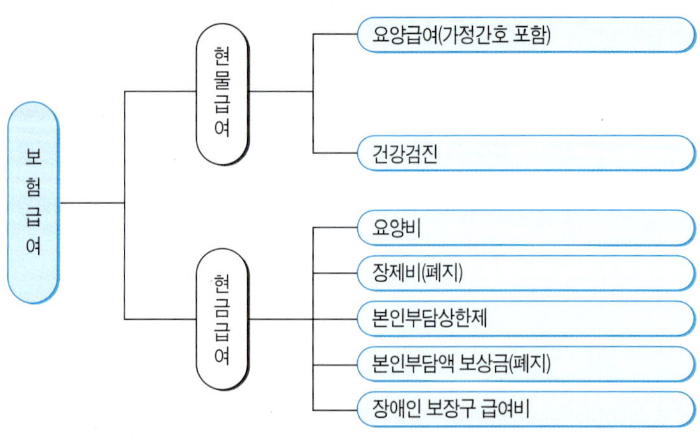

구 구입금액이 유형별 기준액을 초과하는 경우 기준액의 80%를 지급한다.

③ 본인부담상한제: 6개월간 진료비를 합산하여 법정 본인부담금이 200만원을 넘는 경우, 초과진료비를 보험자가 전액 부담한다. 이는 고액·중증질환에 대한 건강보험의 보장성을 강화하여 가계 파탄 등을 방지하는 등 가계의 어려움을 덜어주기 위한 목적으로 시행되는 제도이다. 적용진료비는 입원 이외에 외래 및 약제까지 포함되며, 환자의 목돈마련 불편을 해소하기 위해 사전 면제를 원칙으로 하되 불가피한 경우 사후보상도 가능하다.

(3) 보험급여의 기간

건강보험에서는 약물 오남용에 따른 환자본인의 건강위해 방지 및 건강보험 재정의 누수 방지를 위하여 급여일수를 365일로 제한하고 있으나, 장기 입원 또는 복합 투약 등 상한일수를 초과하여 불가피하게 요양급여를 받아야 할 사유가 발생한 경우에는 급여일수를 연장할 수 있다.

(4) 보험급여의 제한 및 정지

보험급여의 제한은 고의 또는 중대한 과실로 인한 범죄행위에 기인한 때, 고의로 사고를 발생시킨 때, 고의 또는 중대한 과실로 정당한 이유없이 보험자 또는 요양기관의 요양에 관한 지시를 따르지 아니한 때, 고의 또는 중대한 과실로 정당한 이유없이 문서 기타 물건의 제출을 거부하거나 질문 또는 진단을 기피할 때, 업무상 또는 공무상 질병·부상·재해로 인하여 다른 법령에 의한 보험급여나 보상을 받게 되는 때, 다른 법령에 의하여 국가 또는 지방자치단체로부터 보험급여에 상당하는 급여를 받거나 보험급여에 상당하는 비용을 지급 받게 되는 때(그 한도 내에서), 보험료를 체납한 때에는 급여가 제한된다. 국외에 여행 중인 때 또는 국외에서 업무에 종사하고 있는 때, 병역법 규정에 의한 현역병, 교도소, 기타 이에 준하는 시설에 수용되어 있는 때에는 급여가 정지된다.

(5) 부당이득의 환수 및 구상권의 행사

건강보험공단은 사위 기타 부당한 방법 등으로 보험급여를 받은 자나 보험급여비용을 받은 요양기관에 대하여 급여 또는 급여비용에 상응하는 금액의 전부 또는 일부를 부당이득으로 환수한다. 제3자의 행위로 인한 보험급여 사유가 발생하여 가입자(피해자)에게 보험급여를 한 때에는 급여에 소요된 비용의 한도 내에서 그 3자(가해자)에 대한 손해배상청구권을 얻는다.

(6) 진료비 본인일부부담금제

진료비 본인일부부담금제도란 가입자 및 피부양자가 요양기관에서 요양급여를 받았을 때, 그 요양급여비용 중 일부를 본인이 부담하는 제도이다. 여기에서의 본인일부부담금이란 요양급여기준에서 정한 요양급여의 범위에 해당되는 비용 중 본인이 부담하는 금액을 말하며, 환자가 요양기관에 실질적으로 납부하는 비용과는 다른 개념이다.

본인부담금제도를 두는 목적은 첫째, 보험자의 부담 경감에 있다. 사회보험원리에 입각하여 완전한 사회보장을 실현하기 위해서는 환자에게 비용을 부담하게 하여서는 안된다.

그러나 보험재정은 결국 가입자의 보험료에 의존하므로 보험료 인상 부담을 완화시키기 위해서 본인부담금제도가 필요하다. 둘째, 공동체의식의 유지에 있다. 건강하지 않은 자의 지나친 반복된 요양급여로 보험료를 인상할 경우 건강한 가입자의 부담 및 불만이 가중되고 공동체의식에 회의를 가지게 될 수도 있다. 본인부담금제도는 이러한 단점을 보완하여 건강에 대한 위험이 많은 자의 급여비의 일부를 본인이 부담하게 함으로써 건강한 자의 불이익을 다소 줄여주는 제도이다. 셋째, 요양의 남용 억제에 있다. 요양급여비용을 보험자가 전액 지급한다면 경미하거나 자연적으로 치유될 수 있는 질병·부상에 대해서도 요양을 받을 것이며, 요양기간도 장기화될 것이다. 따라서 본인이 요양급여비용의 일정액을 부담하게 되면 요양급여비용의 남용이 억제되어 보험자의 보험재정 낭비요인이 줄어들 것이다.

본인부담금의 부담방법에는 요양급여비용 총액의 일정비율을 부담하는 정률제, 요양급여비용 총액의 크기에 관계없이 일정액을 부담하는 정액제가 있는데 입원은 20%의 정률제 방식, 외래는 요양기관 종별에 따라 차등부담하는 정액·정률제 혼용방식이 적용되고 있다.

(7) 건강보험의 보장성

1977년 건강보험제도 도입시 질적인 성장보다는 양적인 성장에 치중하는 과정에서 건강보험의 보장성이 낮다는 지적이 끊임없이 제기되고 있다. 일반적으로 통용되고 있는 건강보험의 보장성 지표는 총진료비 중 급여비 비율이다. 급여비는 통계로 집계되므로 문제가 없으나 분모인 총진료비의 범위를 어디까지로 하느냐에 따라 보장성이 다르게 된다. 건강

표 19-9 외래진료시 본인부담률 및 부담액 (2010 기준)

요양기관	요양급여비용 기준	연령	본인부담액
상급종합병원			진찰료총액+(요양급여비용총액－진찰료총액)×50%
종합병원			50%
병원, 치과병원, 한방병원, 요양병원			40%
의원 보건의료원 (의과·한방과)	1만5천원을 초과하는 경우		30%
	1만5천원을 초과하지 아니하는 경우	65세 이상 65세 미만	65세 이상 1,500원 30%
치과의원, 보건의료원(치과)	1만5천원(1만7천원)을 초과하는 경우		30%
	1만5천원(1만7천원)을 초과하지 아니하는 경우	65세 이상 65세 미만	3,500원 30%
약국	1만원을 초과하는 경우		30%
	1만원을 초과하지 아니하는 경우	65세 이상 65세 미만	1,200원 30%

※ 6세 미만 소아는 성인의 70% 적용, 등록암환자는 요양기관종별 불문하고 5%

표 19-10 국민의료비의 지출 구성과 재원 조달

의료비 지출	A. 건강보험 급여비	B. 법정본인부담	C. 비급여 (의료적)	D. 비보험 (성형, 보약 등)	E. 기타
재 원	공공재원 (건강보험료, 조세)	민간재원 (본인부담금, 민간보험료, 기타)			

※ 주: 1) 비급여는 의료적 비급여로서 임의 비급여 및 법정 비급여를 포함
2) A~D는 의료기관 및 약국에서 지출된 의료비이며, E는 기타 의료비임
3) 공공재원은 건강보험 이외에 지출되는 부분도 있으므로 정확한 대응관계는 아님

보험에서 궁극적으로 보호해야 할 의료서비스의 범위가 어디까지인지에 대해서는 사회적으로 합의가 된 바도 없고, 정의하기도 쉽지 않으므로 보장성 지표에 대한 논란이 쉽게 해결되기 힘들 것으로 보인다.

국민의료비의 내용을 급여비, 법정본인부담금, 비급여, 비보험, 기타로 구분하여 이를 토대로 보장성 관련 지표를 도식화하면 다음과 같이 나타낼 수 있다. 건강보험통계에서 급여율=A/(A+B)로 정의되고, 보장률=A/(A+B+C)로 정의된다. 이 지표에 의할 때 우리나라 건강보험의 보장률은 60% 초반으로 조사되고 있다.

5) 의료전달체계

(1) 의료전달체계

요양급여는 1단계와 2단계로 구분되며 의원과 같은 1단계 의료기관에서는 가벼운 질환을, 종합병원과 같은 기관에서는 1단계 의료기관에서 진료하기 어려운 질환이나 복합적인 중증 질환을 진료한다. 의료기관 종별 특성에 맞게 의료자원을 효율적으로 활용함과 아울러 환자의 대형 의료기관 편중 현상을 방지하여 국민이 의료기관 이용시 편의를 도모코자 시행되고 있다.

건강보험의 가입자 및 피부양자가 상급종합병원을 이용할 때에는 1단계 의료기관에서 요양급여를 받은 후 상급종합병원에서 2단계 요양급여를 받아야 하며, 1단계 진료를 담당한 의사의 진료의뢰서를 제출하여 보험급여 혜택을 받을 수 있도록 하는 것을 원칙으로 한다. 다만, 응급환자의 경우, 분만의 경우, 치과에서 요양급여를 받는 경우, 등록장애인 또는 작업치료·운동치료 등의 재활치료가 필요하다고 인정되는 자가 재활의학과에서 요양급여를 받는 경우, 가정의학과에서 요양급여를 받는 경우, 당해 상급종합병원에서 근무하는 가입자가 요양급여를 받는 경우, 혈우병환자가 요양급여를 받는 경우에는 예외로 한다.

그런데 실제 의료전달체계의 운용 실태는 이론적인 내용과 상당히 다르게 나타나고 있다. 요양기관종별 건강보험 진료비의 점유율 추이를 살펴보면, 병원급 의료기관이 2002년 34.9%에서 2009년에는 45.5%로 증가하였고, 의원은 반대로 2002년 30.3%에서 2009년에는 21.7%로 감소하였다. 이는 국민의료비 측면에서 의료공급체계가 고비용, 저효율의 구조로 변모하고 있음을 보여주는 것이다. 치과 진료비의 점유율은 3.1% 수준으로 비록 낮지만 최근 감소하는 경향을 보여주고 있으며, 한방의 점유율은 4% 수준에서 큰 변동이

표 19-11 건강보험 진료비의 요양기관종별 점유율 추이(%)

	2002	2003	2004	2005	2006	2007	2008	2009
병원	34.9	37.7	38.1	38.5	40.0	42.2	43.7	45.5
의원	30.3	27.7	26.4	25.7	24.8	23.6	22.4	21.3
치과	4.5	4.3	4.1	3.8	3.4	3.2	3.0	2.9
한방	4.0	4.0	4.1	4.1	4.0	3.7	3.7	3.9
보건기관	0.6	0.6	0.6	0.5	0.5	0.5	0.4	0.4
약국	25.7	25.7	26.7	27.4	27.3	26.8	26.8	26.0
계	100.0	100.0	100.0	100.0	100.0	100.0	100.0	100.0

없는 것으로 나타나고, 약국은 26% 내외에서 머물러 있다. 공공의료기관으로서 1차의료를 담당하고 있는 보건기관의 점유율은 0.4%에 불과하여 열악한 공공의료의 단면을 그대로 나타내고 있다(표 19-11).

(2) 의약분업

우리나라는 한의학의 영향으로 의사가 처방과 함께 조제·투약하고, 약사가 의사의 처방 없이 조제·투약할 수 있는 임의조제·판매 제도를 당연한 것으로 받아들이고 있었다. 이러한 비전문적인 의료행위는 의약품의 오남용과 약화사고에 노출되어 항생제 내성률이 선진국의 5~7배나 되어 국민 건강을 심각하게 위협할 뿐만 아니라 의약품의 과다한 투약으로 불필요한 약제비 부담을 안겨주었다.

의약분업은 이러한 해악으로부터 국민의 건강을 보호하고 장기적으로 의료비 지출을 억제할 목적으로 2000년부터 실시된 제도로서 의사가 외래환자를 진단하여 처방전을 발급하면 약사는 처방전에 따라 환자에게 약을 조제 및 투약하게 하는 제도이다. 다시 말하면, 의약품을 전문가의 지도·감독이 필요한 전문의약품과 안정성이 확보된 일반의약품으로 분류하여 전문의약품은 소비자가 의사의 처방에 의하여 약국에서 조제투약 받을 수 있도록 하는 제도이다. 이 제도의 시행으로 의사는 처방전을 발행하고 약사는 처방전에 따라서만 의약품을 조제토록 함으로써 의사와 약사의 역할을 명확히 하였고, 진료와 처방은 의사에게, 조제와 투약은 약사에게 각각 받음으로써 보다 전문적인 보건의료서비스 혜택을 받을 수 있게 되어있다.

의약분업은 외래환자를 대상으로 의사의 전문적인 진단이 필요한 전문의약품에 대해서만 실시한다. 두통약, 종합감기약 등 일반의약품은 의약분업에서 제외되며 입원환자, 응급환자 및 의료기관 또는 약국이 없는 지역과 재해지역에서 진료하는 환자, 병역의무 중인 자, 교정시설·소년보호시설 등에 수용된 자, 전염병예방법에 의하여 격리수용이 필요한 1종 전염병 격리수용자, 파킨슨병, 한센병, AIDS 환자 등은 의약분업 대상에서 제외하였다.

표 19-12 DRG 적용 질병군

진료과	진료과목
안과	수정체수술(백내장수술)
이비인후과	편도 및 아데노이드 절제술
일반외과	항문 및 항문주위수술, 서혜 및 대퇴부 탈장수술, 충수절제술
산부인과	자궁 및 자궁부속기 수술, 제왕절개분만

의약분업으로 의사의 처방과정 없이 약사가 항생제와 스테로이드제제를 판매함으로 인하여 세계 1위의 항생제 내성률과 흔히 발생하는 스테로이드 호르몬의 부작용 등을 초래한 약물의 오남용을 의약분업으로 방지할 수 있고, 의사의 처방전 없이는 전문의약품을 구입할 수 없어 의사의 진단을 반드시 받을 수밖에 없으므로 질병을 초기에 발견하여 장기적으로 의료비를 절감할 수 있다. 또한 의사가 환자를 진단하여 처방전을 발급하면 약국에서 약사가 점검하게 되므로 의사는 신중하게 진단 및 처방을 하게 되어 환자는 그 만큼 보호받게 되며 약사는 조제·투여만 하게 되므로 약의 사용법, 효과, 주의사항 등 정확한 복약지도를 할 수 있게 되어 더 많은 의료서비스를 받을 수 있다. 그러나 의약분업 과정에서 4차례에 걸친 과도한 수가인상 및 약국 외래조제료 신설, 처방전 공개를 의식한 고가약 사용, 처방을 받기 위한 의료기관 방문 등의 영향으로 재정지출이 늘어나 2001년 건강보험 재정적자의 한 원인으로 작용하기도 했다.

6) 진료비 지불제도

(1) 우리나라의 진료비 지불제도

우리나라의 진료비 지불제도는 기본적으로 행위별수가제이며 4개 과목 7개 질병군에 대해서는 포괄수가제가 적용되고 있다. 행위별수가제는 수가고시제를 거쳐 2000년부터 수가계약제가 시행되면서 상대가치에 근거한 수가제도로 운영되고 있는데 상대가치제도는 독일이나 일본의 점수제와 동일한 제도이다. 포괄수가제는 환자가 어떤 질병의 진료를 위하여 입원했는가에 따라 질병군(또는 환자군)별로 미리 책정된 일정액의 진료비를 지급하는 것이다. 의료급여환자의 정신과 입원진료비에 대해 일당 정액제를 기준으로 지급하고, 보건기관을 방문하여 진료를 받는 경우 및 진료 요청에 의해서 의료인력이 환자 가정을 방문하여 진료를 행하는 경우에 보건기관 진료수가는 방문당 미리 산정된 수가(진찰, 처방, 각종 검사, 처치, 수술비용이 모두 포함)로 지급된다. 요양병상에 대해서도 일당 정액제가 시행되고 있다. 일부 DRG 신청 요양기관에서 DRG 진료과목으로 입원진료를 받는 경우 및 조산원에서의 분만 DRG의 경우 미리 책정된 일정액의 진료비를 지급한다(표 19-12).

표 19-13 건강보험수가 인상률

시행일	인상률(%)	시행일	인상률(%)	시행일	인상률(%)
1981. 6.15	16.6	1993. 3. 1	5.0	2000. 9. 1	6.5
1982. 6. 1	7.1	1994. 8. 1	5.8	2001. 1. 1	7.08
1983.10. 1	4.0	1995. 4. 1	5.8	2002. 4. 1	-2.90
1985. 3. 1	3.0	1995.12.10	11.82	2003. 1. 1	2.97
1986. 6. 1	3.0	1997. 1. 6	5.0	2004. 1. 1	2.65
1988. 2.15	12.2	1997. 9. 1	9.0	2005. 1. 1	2.99
1989. 7. 1	9.0	1998. 7. 1	3.5	2006. 1. 1	3.5
1990. 2. 1	7.0	1999.11.15	9.0	2007. 1. 1	2.30
1991. 7. 1	8.0	2000. 4. 1	6.0	2008. 1. 1	1.94
1992. 4. 1	5.98	2000. 5. 1 (의약분업)	9.2	2009. 1. 1	2.20
				2010. 1. 1	2.05

(2) 요양급여비용의 결정

요양급여비용은 국민건강보험공단과 각 의약계 대표자 사이의 계약으로 결정되며 계약기간은 1년이다. 계약 미체결 시는 건강보험정책심의위원회의 의결을 거쳐 결정된다. 2005년 요양기관의 유형에 따라 환산지수를 달리 계약하기로 의약계대표와 건강보험공단이 합의하였고, 2008년부터 유형별 수가계약이 적용되었다. 유형의 종류는 의원(의사협회), 병원(병원협회), 치과(치과협회), 한방(한의협회), 조산소(간호협회), 약국(약사회), 보건기관(복지부)이고 계약 내용은 요양기관 유형별 상대가치 점수의 단가(환산지수)를 결정하는 것이다. 건강보험수가는 진료 행위별 상대가치점수에 점수당 단가(환산지수)를 곱한 금액으로 결정된다. 약제 · 치료재료에 해당하는 요양급여비용은 보건복지부장관이 정하는 범위 내에서 요양기관이 당해 약제 · 치료재료를 구입한 금액으로 한다.

수가계약제의 운용 현황을 보면 모든 요양기관에 대해 단일수가를 적용하던 시기에는 계약이 성사된 적이 거의 없었고 유형별 수가계약이 적용된 2008년 이후 활발하게 계약이 이루어지고 있음을 볼 수 있다. 2008년 이후 유형별 수가계약제에서 특징적인 것은 대한간호협회가 처음으로 수가계약의 주체가 되어 조산소의 분만수가에 대한 계약당사자로서 역할을 하게 되었다는 점이다. 대한간호협회는 수가계약에서 조산원의 분만 간호수가에 대해 2008년도 30%, 2009년도 9.3%, 2010년도 6.0%의 수가 인상률을 달성하였다(표 19-14).

(3) 요양급여비용의 청구 및 지급

① 청구: 요양기관

요양기관은 국민건강보험공단에 진료비를 청구한다. 다만, 요양기관의 비용 청구는 절

표 19-14 건강보험 수가계약 및 결정 현황

적용년도	계약유형	계약여부	건정심 결정	수가조정률	건정심 회의
2001	단일	(고시)	표결	7.08%	가입자 퇴장
2002	단일	결렬	표결	-2.90%	공급자, 가입자 일부 퇴장
2003	단일	결렬	표결	2.97%	가입자 퇴장
2004	단일	결렬	표결	2.67%	가입자 퇴장
2005	단일	결렬	합의	2.99%	계약결렬 후 합의
2006	단일	합의	-	3.58%	유형별 계약제 합의
2007	단일	결렬	표결	2.30%	가입자 퇴장
2008	7개	5개 합의	의원, 병원 표결	1.94%	의사협회, 병원협회 퇴장
2009	7개	6개 합의	의원 표결	2.20%	의사협회 퇴장
2010	7개	5개 합의	합의	2.30%	약제비 처방 절감 조건

주: 건정심=건강보험정책심의위원회

차를 간소하게 하기 위하여 요양급여비용 청구서에 급여를 받은 자에 대한 요양급여비용 명세서를 첨부하여 건강보험심사평가원에 제출한다.

② 심사 및 평가: 건강보험심사평가원

요양급여비용 심사는 건강보험심사평가원에서 하고 그 결과를 국민건강보험공단 및 해당 요양기관에 각각 통보한다. 요양급여비용 심사·평가는 요양급여의 기준에 적합한지를 심사하는 것이다.

③ 지급: 국민건강보험공단

공단은 심사평가원으로부터 요양급여비용 심사결과를 통보받아 사전점검 후 요양급여비용 지급통보서에 의거 요양기관 또는 공급자에게 해당 요양급여비용을 지급한다. 다만, 소득세 및 주민세, 요양기관에 대한 미환수금, 심사조정으로 발생한 본인부담금 환급금 등 공단 정산분, 가지급 정산금액, 요양기관의 위탁검사비용, 채권압류금 등의 공제내역은 차감하여 지급한다.

6. 건강보험제도의 성과와 정책과제

건강보험제도의 도입으로 국민의 의료서비스 접근성이 제고되어 의료이용이 증가하였고 재원조달과정을 통해 형평성이 개선되었으며, 의료서비스에 대한 수요를 폭발적으로 증가시켜 의료산업의 급성장을 가져오는 등 긍정적인 효과를 가져왔고, 발전과정에서 건강보험 관리운영체계의 통합, 의약분업, 유형별 수가계약제 등 개혁정책이 도입되었지만 이러한 성과에도 불구하고 건강보험제도는 여전히 적지 않은 문제점을 가지고 있어 적절한 대책이 필요하다.

그림 19-8 건강보험 재정지출 추이

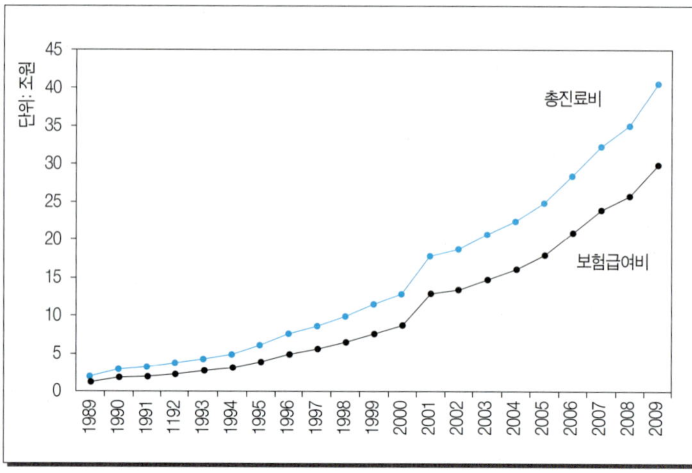

1) 효율성

건강보험제도의 도입으로 국민의 의료이용이 증가하고 건강증진에 상당한 기여를 하였지만 건강보험 급여비 지출이 국민소득 증가율을 앞질러 늘어나고 있는 반면 대책은 미흡한 실정이다. 건강보험 총진료비는 1989년 2조원에 불과하던 것이 2009년에는 41조원으로 20배가 증가하였고, 보험자가 지불하는 급여비는 1989년 1조 3천억원에서 2009년에는 30조원으로 23배가 증가하였다(그림 19-8). 특히 2009년 현재 전체인구의 9.8%인 노인인구가 총진료비의 31.7%를 지출하고 있는 것으로 나타나고 있다. 급속한 인구 고령화, 소득 증가, 신의료기술 발전 등으로 건강보험 재정지출은 지속적인 증가가 예상되지만 지불제도의 개편을 비롯하여 적절한 관리대책은 미흡한 실정이다.

건강보험제도의 도입 이후 일차의료가 급속히 쇠퇴하여 의료공급구조의 비효율성이 증가하고 있다. 건강보험 진료비에서 의원의 점유율이 1989년 49%였으나 2009년에는 39%로 하락한 반면 병원의 점유율은 1989년 51%에서 2009년 61%로 상승하였다. 또한 건강보험 재정지출에 대한 통제기전이 취약하여 가격만 통제하고 수량은 통제하지 못하고 있으며, 단일보험자의 수요독점력을 활용하지 못하고 있다.

보험급여비에서 약제비의 비중이 지나치게 높은 것도 문제이다. 우리나라 건강보험재정에서 약제비가 차지하는 비율이 30% 수준으로서 OECD 국가 평균치의 2배 수준이다. 이를 해소하기 위한 방안의 하나로써 정부는 2007년부터 의약품 선별등재제도(positive list system)를 도입하여 경제성 평가를 통해 비용-효과적인 의약품은 건강보험에 등재하고 그렇지 않은 의약품은 퇴출시키는 제도를 시행하고 있으나 이익단체의 반발에 의해 제도 시행이 쉽지 않은 상황이다.

건강보험제도의 관리운영체계를 통합하여 관리운영비가 대폭적으로 감소한 것은 고무적

그림 19-9 건강보험 관리운영체계 통합의 효율성

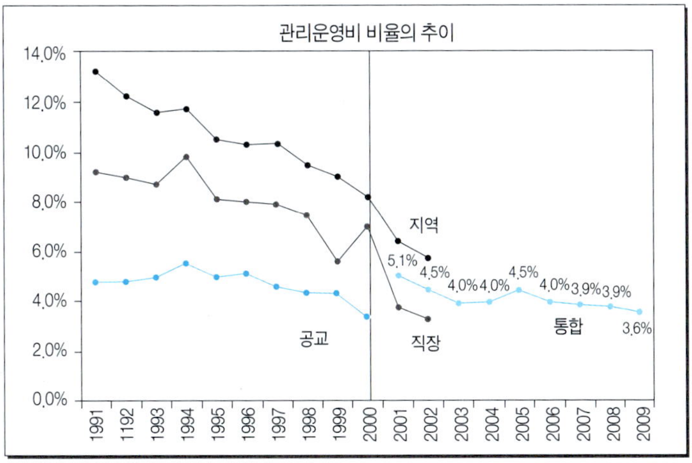

인 일이다. 다보험자로 출발하여 단일보험자로 통합한 사례도 세계적으로 드문 현상이거니와 결과적으로 관리운영비는 통합 이전의 10%대에서 4% 이하로 감소되었다(그림 19-9).

행위별수가제를 보완하기 위해 도입된 포괄수가제와 일당 정액제는 공급자의 참여를 촉진하기 위해 행위별 수가보다 더 높은 가격을 지불하였지만 의료의 질이 저하되는 등 제도운영의 성과는 부정적이라는 것이 대체적인 시각이다.

2) 형평성

건강보험제도에 의해 의료서비스에 대한 본인부담금이 낮아지면서 의료이용도 많이 증가하였는데 건강보험 적용 1인당 연간 수진횟수는 1989년 8회에서 2009년 17회로 2배 이상 증가하였고 1인당 연간 진료일수는 1989년 15일에서 2009년 100일로 8배 가량 증가하였다. 이렇듯 의료이용량은 대폭 늘었으나 과부담 의료비 가구의 비율이 2000년 이후 지속적으로 증가하였고, 중증질환에 대한 보장성은 확대되었으나 초음파, 상급병실료, 선택진료비 등 소비자의 진료비 부담이 높은 일부 항목은 여전히 비급여로 남아있어 의료서비스에 대한 접근성을 제한하고 있다. 이 때문에 건강보험의 보장성은 OECD 국가 중에서 최하위 수준이며 높은 본인부담금으로 인해 건강보험의 보장기능이 취약한 상태에 있다.

건강보험 보험료는 소득 비례적이므로 소득재분배효과를 가지고 있으나 보험료 부담과 급여비 지출을 소득계층별로 동시에 분석해보면 고소득계층의 보험료 부담률이 높으나 의료이용률도 그만큼 높기 때문에 상대적으로 재분배효과가 약화되고 있음을 볼 수 있다. 저소득층은 보험료 부담에 비해 상대적으로 더 많은 급여비 혜택을 받고 있는 것으로 나타나 재분배효과가 긍정적으로 나타나지만 중간 소득계층에서 역진 현상이 관찰되고 있다(그림 19-10).

그림 19-10 건강보험의 소득재분배효과

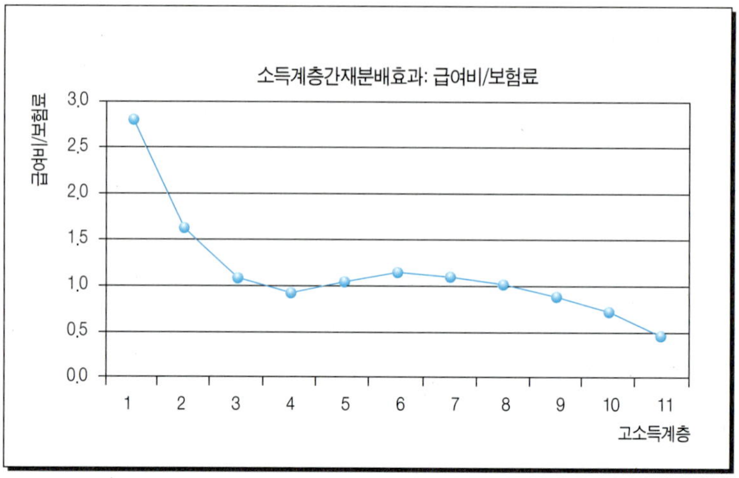

3) 개선 방향

건강보험제도가 가지고 있는 문제점을 해소하기 위해 건강보험의 보장성 확대, 노인의료비의 효과적인 억제대책, 재원조달의 안정화를 위한 국고지원과 재원의 다양화, 약가관리대책을 비롯한 재정지출 관리대책, 총액계약제를 중심으로 하는 지불제도의 개편, 의료공급체계에서 간호인력의 적극적인 활용을 통한 의료비 절감, 동네의원 살리기 등 일차의료의 강화를 통해 비용-효과적인 공급체계를 구축하는 정책이 필요하다.

간호와 정책

20

NURSING AND POLICY

1. 정책의 개념과 유형

1) 정책의 필요성

정책은 바람직한 사회상태를 이룩하려는 정책목표와 이를 달성하기 위하여 필요한 정책수단에 대하여 권위있는 정부기관이 공식적으로 결정한 기본방침을 의미한다. 정책이 중요한 것은 국가 활동에 비추어 볼 때 질적으로 정책의 영향이 막대하고, 양적으로 국민생활의 모든 부문에 침투하여 확대되고 다양화되기 때문이다. 그러나 현실에서의 정책은 우리가 원하는 만큼 바람직스럽지 못하게 수행되기도 하는데, 정책이 잘못 결정되고 집행되었을 때 그 이유를 밝히고 해결방법을 찾는 과정에서 정책학이 등장하였다. 즉, 바람직한 정책의 결정, 집행, 평가를 위한 필요한 지식을 제공하기 위하여 정책학이 연구되기 시작하였다.

시장원리에 의하면 완전경쟁시장 하에서는 소비자가 효용극대화를 추구하고 기업이 이윤극대화를 추구하면, 그 결과 자원배분의 효율성이 자동적으로 달성된다. 즉, 사회후생의 극대화가 이루어진다. 그러나 현실 사회에서는 시장실패가 발생하는데, 그 원인으로서는 공공재(public goods)의 존재, 외부효과(externalities), 자연독점(natural monopoly), 정보의 불완전성 등을 들 수 있다. 이러한 시장실패를 보정하기 위해 정부의 개입이 불가피하고, 이에 정책수단에 대한 연구가 필요하다. 또한 정책에 대한 연구는 정부가 추구하는 사회후생(social welfare), 형평성(equity), 공정성(fairness), 자유(freedom), 안전(safety)과 같은 사회적 가치의 실현을 위해서도 필요하다.

2) 정책과정

정책학은 정책과정상의 여러가지 활동을 연구하는 학문으로서 정책을 그 핵심적 대상으로 하되, 정책과정의 모든 측면이 그 연구대상이 된다. 정책과정은 일반적으로 다음과 같은 절차로 구성된다.

① 사회문제: 우리사회에서 해결해야 할 무수한 문제의 존재

② 정책의제설정: 사회문제 중 일부를 정책문제로 채택하고, 다른 것은 방치하기로 결정하는 활동, 즉 사회문제를 검토하기로 결정하는 행위

③ 정책문제: 정부에서 정책적 해결을 위하여 검토하기로 결정한 사회문제

④ 정책분석: 바람직한 정책결정을 위하여 수행되는 지적 작업, 정책결정에 필요한 지식을 제공

⑤ 정책결정: 어떤 문제가 정책문제로 거론되면, 이를 해결하여 달성할 정책목표를 설정하고 이 목표를 달성할 수 있는 여러가지 대안을 고안·검토하여 하나의 정책대안을 채택하는 일련의 활동과정

⑥ 정책: 정책결정의 결과로서 나오는 산출물

⑦ 정책집행: 결정된 정책의 구체화된 현실적 실현 활동

⑧ 정책결과: 정책효과와 정책비용으로 구분되는데, 정책효과는 정책집행결과 정책목표의 달성여부를 말하며, 정책비용은 정책집행을 위해 사용된 사회적 자원가치를 말함

⑨ 정책평가: 정책집행결과 정책효과의 발생 여부를 검토하는 작업

한편, 정책과정을 크게 4단계로 분류하면 문제형성, 정책형성과 채택, 정책집행, 정책평가의 순서로 구분할 수 있다(표 20-1).

3) 정책의 구성요소

정책의 구성요소는 정책목표, 정책수단, 정책대상자이다. 정책목표는 정책을 통하여 이룩하고자 하는 사회의 바람직한 상태를 의미하는데, 간호정책의 목표는 간호를 통한 국민건강의 향상이 될 것이다. 정책목표 달성의 정도를 정책효과(effectiveness)라고 하며, 정책결과(policy outcome)는 정책집행의 결과로서 나타나는 정책효과뿐만 아니라 부수효과, 부작용, 사회적 희생 등을 모두 포함하는 개념이다. 정책목표의 종류에는 전염병, 교통, 교육문제, 환경오염 등 문제발생 이전에 존재하던 상태를 정책목표로 삼는 소극적 목표(치유적 목표)와 건강도시, 보호자 없는 병원 등 과거에 경험해 보지 않은 새로운 상태를 창조하려는 적극적 목표(창조적 목표)가 있다. 정책목표는 최선의 정책수단 선정 기준(효과성, 효율성 등), 정책집행의 지침, 정책평가의 기준 역할을 한다.

표 20-1 정책과정 단계

단계(stage)	정의(definition)
I. 문제형성(problem formation)	
이슈 인식(issue recognition)	이슈는 행동 가능성 있는 분야로 인식된다
이슈 채택(issue adoption)	이슈는 정책의 아젠다로 위치하게 된다
이슈 우선순위화(issue prioritizing)	현존하는 아젠다는 새로운 이슈를 포함하기 위해 재조정된다
II. 정책 형성과 채택 (policy formation and adoption)	이슈를 다루기 위한 정책의 개발과 법령채택, 정책을 수행하기 위한 규칙이나 순서
III. 정책 집행(policy implementation)	명문화된 정책에 대한 집행
IV. 정책 평가(policy evaluation)	정책이 효과가 있는지 없는지에 관한 결정

정책수단은 정책의 실질적 내용으로서 가장 중요한 정책의 구성요소이다. 정책수단의 선택은 정책결정에서 가장 중요한 측면이며, 따라서 정책수단은 효과성, 효율성, 형평성 등의 평가기준도 만족시켜야 한다. 정책수단의 실현은 누군가 부담해야 하는 사회적 희생을 동반하는데 이를 정책비용이라고 한다. 예컨대, 건강보험의 재정안정(정책목표)을 달성하려면 진료수가(정책수단)를 통제해야 하고, 이는 의료계의 희생을 요구한다. 정책을 실현하기 위한 정책수단으로는 순응확보수단, 집행기구, 요원, 자금, 공권력 등이 있다.

정책대상자는 정책의 적용을 받는 집단으로서 수혜집단도 있고, 정책 때문에 희생을 해야 하는 집단도 있다.

4) 정책의 종류와 유형

정책의 종류에 따라 정책과정이 달라지는데 정책은 여러가지 기준에 따른 다양한 분류가 가능하다. 실질적·기능적 분류는 정부조직이 실제로 담당하는 정책효과 또는 정책목표의 내용에 따라 분류하는 것인데 실질적 정책의 내용을 기준으로 국방정책, 보건정책, 환경정책 등으로 구분될 수 있다. 한편, Lowi는 정책을 분배정책(distributive policy), 규제정책(regulatory policy), 재분배정책(redistributive policy), 구성정책(constituent policy)으로 분류하였다. 분배정책은 국민들에게 권리나 이익 또는 서비스를 제공하는 내용의 정책으로서 공공병원이나 보건소의 설치, 민간병원에 대한 융자 지원, 농어촌의료개선사업 지원, 정부에 의한 의료정보의 제공 등이 여기에 속한다. 규제정책은 개인이나 일부집단에 대해 재산권 행사나 행동의 자유를 구속·억제하여 반사적으로 많은 다른 사람들을 보호하려는 목적을 지닌 정책으로서 과장된 의료광고의 통제를 예로 들 수 있다. 재분배정책 고소득층으로부터 저소득층으로의 소득 이전을 목적으로 하는 정책으로서 건강보험제도나 조세정책이 여기에 속한다. 구성정책은 입헌적 정책으로서 정치체제에서 투입을 조직화하고 체제의 구조와 운영에 대한 방침을 정하는 정책을 말하며, 선거구의 조정, 정부의 새로운 기구나 조직의 설립이 여기에 속한다.

Almond와 Powell은 정책을 추출정책, 규제정책, 분배정책, 상징정책으로 구분하였다. 그 중 추출정책은 정부가 환경으로부터 징병, 조세, 토지강제수용과 같이 정부가 인적 및 물적 자원을 획득하는 정책을 의미하며, 상징정책은 정치지도자들이 역사, 용기, 지혜 등이나 평등, 자유, 민주주의, 민족주의 등의 이념에 대해 호소를 하거나, 미래의 업적 또는 보상을 약속하는 것이다.

Ripley와 Franklin은 Lowi의 정책 분류를 수정하여 분배정책, 경쟁적 규제정책(competitive regulatory policy), 보호적 규제정책(protective regulatory policy), 재분배정책으로 분류하였다. 경쟁적 규제정책은 많은 수의 경쟁자 중에서 몇몇 개인이나 집단에게 일정한 재화나 용역을 공급할 수 있도록 제한하려는 정책이나 사업을 말하는데 TV방송권, 항공노선 취항권, 철도운영권 부여 등이 예이다. 보호적 규제정책은 소비자나 사회적 약자, 일반대중을 보호하기 위하여 개인이나 집단의 권리행사 또는 행동의 자유를 구속·통제하는 정책으로서 공정거래법, 근로기준법, 식품위생법 등이 대표적이다.

2. 정책의제설정

정책의제설정은 정부가 정책적 해결을 위하여 사회문제를 정책문제로 채택하는 과정 또는 행위를 말한다. 여기서 사회문제는 개인적인 문제가 사회적으로 공유된 문제이며, 정책문제(policy problem, policy issue)는 정부가 그 해결을 위하여 심각하게 검토하기로 결정한 문제, 즉 정부에서 사회문제 해결을 위해서 공식적으로 채택한 문제이다. 의제(agenda)는 국회처럼 의사결정을 담당하는 기구에서 토의하게 될 안건을 지칭하며, 정책의제는 정부(입법, 사법, 행정)가 검토하기로 결정한 안건을 뜻한다. 정책의제의 설정과정은 사회문제 → 사회적 이슈 → 공중의제 → 정책의제(정부의제)의 과정을 거친다.

의제설정의 주도집단이 정부 내의 세력인가, 외부세력인가에 따라서 의제설정 과정과 정책과정 전반에 걸쳐 차이가 있게 된다.

1) 외부주도형

외부주도형은 정부바깥에 있는 집단이 자신들에게 피해를 주고 있는 사회문제를 정부가 해결해 줄 것을 요구하여, 이를 사회쟁점화시켜 공중의제로 전환하여 정부의제 즉, 정책의제로 채택하도록 하는 의제설정 과정이다. 이 모형은 정부에 대하여 압력을 가할 수 있는 이익집단이 발달하고 정부가 외부의 요구에 민감하게 반응하는 정치체제 즉, 다원화되고 민주화된 선진국 정치체제에서 많이 나타나는 유형이다

2) 동원형

주로 정치지도자의 지시에 의해 사회문제가 바로 정부의제로 채택되고, 일반대중의 지지를 얻어 정책의 집행을 성공적으로 이끌기 위해서 정부의 홍보활동을 통해 공중의제가 되는 모형이다. 외부주도형과는 반대로 정부 내의 정책결정자에 의하여 주도되는 경우이다. 정책집행의 성공을 위해서는 일반대중의 광범위하고 자발적인 순응(가족계획사업, 새마을운동)이 필요할 뿐만 아니라, 정부기관 구성원의 협조와 노력(공직사회의 부패방지, 사회정화운동)이 필요하다. 이 모형은 정부의 힘이 강하고 민간부문의 이익집단이 취약한 후진국에서 나타나는 모형이다.

3) 내부접근형

정부 내의 관료집단이나 정책결정자에게 쉽게 접근할 수 있는 외부집단에 의하여 주도되어 사회문제가 정부의제화되는 경우이다. 일종의 음모형인데, 주도집단이 정책 내용을 미리 결정하고, 이 결정된 내용을 그대로 또는 최소한의 수정만으로 집행하려고 시도하기 때문에 일반대중에게 알리려 하지 않으며, 부(富)나 권력 등이 집중된 나라에서 흔히 나타나는 유형이다.

3. 정책결정모형

정책문제가 정의되고 정책목표가 설정되면, 적절한 대안을 탐색하고, 각 대안의 결과를 예측하여 이 결과를 비교·평가한 후 최선의 대안을 선택한다. 이렇게 정책을 분석하는 것은 정책의 합리성을 제고시키기 위함인데, 합리성은 무엇을 의미하는가? 합리성에 대한 관점에 따라 정책결정에 관한 여러가지 이론모형이 제시되고 있다.

1) 합리모형

의사결정자가 목표달성의 극대화 또는 문제해결의 최적해를 구하는 것을 전제로 할 때, 따라야 할 과정이나 절차를 의미하는 것으로서 정책결정자의 합리성과 완전한 지식 및 정보의 이용가능성을 전제로 하는 이론이다.

(1) 합리모형에 따른 합리적인 정책결정의 절차

① 해결해야 할 문제의 내용에 대한 완전한 파악과 달성할 목표의 분명한 정의

② 목표를 달성할 수 있는 대안의 광범위한 탐색

③ 대안의 선정 및 실행에 따른 모든 결과의 완전한 예측

④ 대안을 비교·평가하기 위한 대안선택의 명확한 기준의 존재

⑤ 대안선택의 기준을 적용하여 최선의 대안을 선택

(2) 합리모형의 비판 및 평가

① 기술적·실증적 측면에서의 타당성 비판

지나치게 이상적인 것으로 비현실적이다. 현실의 정책결정상황을 적절하게 묘사하지 못하는, 즉 기술적·실증적 이론으로서 타당성이 결여되어 있다.

② 규범적·처방적 측면에서의 타당성 평가

이 모형에서는 바람직한 정책결정이 이루어질 수 있는 절차를 제시하고 있으며, 비록 이러한 절차에 따르는 것이 현재에는 어렵다 하더라도 앞으로는 실현될 가능성이 높아지고 있다고 평가한다(각종 정책분석기법이 개발되고 있는 컴퓨터, 통신기술의 발달).

그러나, Lindblom이나 Braybrooke과 같은 학자들은 합리모형의 전제나 절차가 인간에게는 불가능할 뿐만 아니라, 처방적 측면에서도 바람직하지도 않다고 주장한다. 왜냐하면, 그들은 분석적·절차적 합리성보다는 관련당사자들 간의 합의가 더욱 소중한 가치라고 믿기 때문이다.

2) 만족모형 : 제한된 합리성

실제 정책결정자는 정책결정과정에서 인간의 정보처리능력 내지 인지능력의 한계 때문에 목표달성을 극대화하는 최적 대안을 선택하기보다는 만족할만한 대안을 선택하는데 그친다는 것이다. 정책결정과정에서 정책결정자는 모든 대안을 탐색하는 것이 아니라, 소수의 대안만

을 무작위적이고 순차적으로 탐색한다. 어떤 대안이 탐색된 경우, 대안의 결과를 예측하여 만족의 여부를 따져 또 다른 대안을 탐색한다는 것이다. 그러다가 결정자가 만족하기에 충분한 대안이 떠오르면 그 대안을 선택하여 결정을 끝낸다. 이 때 정책결정의 기준은 결정자의 주관적인 만족이다.

(1) 만족모형의 비판 및 평가

① 기술적 · 실증적 측면에서의 타당성 평가(긍정적)
만족모형은 합리모형에 따른 정책결정이 이루어지기 어렵다는 점을 체계적으로 지적한 최초의 이론으로서, 실제로 의사결정이 일어나는 현상을 비교적 정확하게 기술하고 설명하고 있다는 평가를 받아, 기술적 · 실증적 이론으로서는 타당성을 인정받고 있다.

② 규범적 · 처방적 측면에서의 타당성 평가(부정적)
공무원(책임회피 의식과 보수적 사고방식)에게 만족모형을 권장할 수 없고, 만족 여부는 결정자의 기대수준에 달려있는데, 이러한 기대수준은 의사결정자에 따라 다르고 상황에 따라 유동적이다.

(2) 만족모형의 처방적인 교훈

① 인간의 인지능력의 한계로 인하여, 합리적인 결정이 이루어지기 위해서는 능력의 보완이 필요하다.

② 합리적 의사결정을 위해서 정보수집의 비용과 시간을 중요한 요소로 고려해야 한다.

3) 점증주의: 제한된 합리성

Lindblom이 합리모형의 절차에 따른 정책결정이 적용되기 어렵다는 점을 지적하고, 현실적으로 이루어지는 정책결정 현상을 설명하고 이해하는 이론으로 제시하였다. 실제 정책결정이 점증적인 방식으로 이루어질 뿐 아니라, 점증적으로 결정되는 것이 다원적 정치체제에서 바람직하다는 입장이다. 만족모형에서는 주로 정책결정자의 인지능력의 한계에 초점을 맞추고 있는 반면, 점증주의에서는 다수의 정책결정자로 구성되는 정책결정의 상황적 특성에 초점을 맞추고 있다는 점에서 구분된다. 점증주의는 의사결정에서 선택되는 대안은 기존의 정책이나 결정에서 크게 이탈하지 않고 조금씩 수정해 나가는 대안이며, 의사결정은 부분적 · 순차적으로 이루어진다고 보고 있다.

(1) 합리모형과 대비되는 점증주의적 정책결정론의 특징

① 정책목표와 정책수단 사이의 밀접한 관련성, 즉 정책대안의 선택에 앞서 정책목표나 가치 기준을 설정하는 것이 어렵기 때문에 대부분의 경우, 목표와 수단이 동시에 선택된다. 때로는 수단이 선택되어야 목표가 분명해지는 경우가 있다.

② 정책목표와 수단이 뚜렷이 구분되지 않기 때문에 목표-수단 분석은 부적절하다.

③ 어떤 정책대안이 좋은지의 판단기준은 정책관련자들의 합의사항이다. 따라서 정책대안의 판단기준으로서 분석적 · 기술적 합리성보다는 정책관련자들의 동의가 중요시된

다. 어떤 경우에는 정책목표에 대한 합의가 없이도 정책수단에 대한 합의가 이루어지는 경우도 있다.

④ 정책결정자의 지적능력과 정보의 제한 때문에 대안에 대한 포괄적 분석은 제한된다.

⑤ 정책대안의 비교와 선택은 부분적·선택적으로 이루어지며, 시행착오를 통한 계속적인 수정과 보완이 이루어진다.

(2) 점증모형의 비판 및 평가

① 기술적·실증적 측면에서의 타당성 평가

기술적 모형으로서의 점증주의는 특히 미국과 같은 다원주의 국가에서 정책결정의 실상을 비교적 정확하게 기술하고 있다는 평가를 받고 있다. 그러나, 기술적 모형으로서의 몇 가지 한계점을 가지고 있는데, 점증적인 변화의 기준이 모호하고, 선례가 풍부한 안정적인 국가 현실을 설명하는 이론이므로, 선례가 비교적 적고 정치체제도 불안정한 개도국의 정책결정 현상을 적절하게 설명하기 어렵다는 약점이 있다.

② 규범적·처방적 측면에서의 타당성 평가(부정적)

Lindblom과 Wildavsky 등은 민주주의 사회에서 정책 이해관계자간의 합의가 가장 중요한 기준이라는 점을 지적하고, 점증주의적 정책결정이 처방적으로 바람식한 모형이라고 주장한다. 그러나, 점증주의는 타협과 협상을 통한 주먹구구식 정책결정을 마치 지적이며, 합리적이고, 정치적으로 민주적인 것처럼 미화한 측면이 강하다.

특히, Dror는 점증주의에 대해 강하게 비판하였는데, 타성과 반지성적인 정책결정 행태에 젖어있는 공무원에게 분석적·합리적 결정에 대한 노력을 등한시하게 하는 이론적 무기를 제공하게 되고, 정치적 측면에서도 점증주의는 현상유지를 옹호하는 이론으로 등장하였고, 따라서 점증주의 이론은 현존정책을 옹호하는 경향을 보여주고, 정책결정자의 분석적 노력을 제약한다는 측면에서 바람직스럽지 못하다고 한다.

4) 혼합탐색모형

Etzioni는 완전분석적인 의사결정모형인 합리모형은 지나치게 이상적이며 비현실적이고, 점증모형은 지나치게 근시안적이고 보수적이라고 비판하고, 변증법적으로 통합한 제3의 모형으로서 혼합탐색모형을 제시하고 있다. 이 모형에서는 공공정책의 결정을 ①기본적 결정(fundamental decision) 또는 맥락적 결정(contextual decision), ②세부적 결정(bit decision) 또는 세목적 결정(item decision)으로 구분한다. 기본적 결정은 전반적이고 근본적인 방향을 올바로 설정하려는 목적을 가지고 있고, 세부적 결정은 근본적 결정에서 설정된 맥락 하에서 점증적으로 결정된다.

혼합탐색모형에서의 결정 전략은 근본적 결정(개괄적인 광역탐색)에서는 중요한 대안을 포괄적으로 검토하되, 그 주요 결과만을 개괄적으로 예측하고, 세부적 결정(면밀한 소역탐색)에서는 근본적 결정의 테두리 내에서 소수의 대안만을 검토하되, 그 대안이 초래할 결과를 세밀하게 분석하여 결정하는 것이다. 개괄적인 광역탐색과 면밀한 소탐색은 한 차례에 국한되지 않는다. 즉, 구체적인 정책결정 상황에 따라 여러 차례 탐색을 되풀이 할 수도 있다.

각 단계의 탐색에 어느 정도의 시간과 자원을 투입하여야 할 것인가 하는 문제는 여러가지 요인을 고려하여 융통성 있게 해결하여야 할 전략적인 문제이다. 혼합탐색의 틀 속에서 기본적 결정과 세부적 결정의 결정전략이 구분된다.

혼합탐색모형의 이 2가지 요소(기본적 결정과 세부적 결정)는 상호 보완적이다. 즉 점증적 결정에서 상세한 것을 검토해 줌으로써 기본적 결정에서 상세한 것을 검토하지 않아도 무방하게 해 주는 반면, 기본적 결정에서 장기적인 대안을 고려해 줌으로써 점증적 결정의 보수성을 어느 정도 극복할 수 있게 해준다.

혼합탐색모형에 대한 기술적 · 실증적 측면에서의 타당성 평가는 부정적이다. 즉, 현실의 정책결정이 Etzioni가 설명한대로 이루어지는 것도 아니고, Etzioni도 현실세계의 정책결정이 이루어지는 과정을 설명하려는 것을 목적으로 이론을 전개하지도 않았기 때문이다. 그러나 처방적인 관점에서 Etzioni의 모형은 비현실적인 합리모형의 절차를 좀 더 현실에 가깝게 실현할 수 있는 전략을 제시했다는 점에서 높이 평가된다. 이러한 실현전략은 정책결정의 문제를 근본적인 결정의 문제와 세부적인 결정의 문제로 결정의 수준을 분리시킴으로써 가능하다.

5) 최적모형

Dror는 순수합리모형의 비현실성과 점증주의의 보수성을 비판하고 규범적인 입장에서 처방적인 의사결정이론으로서 최적모형(optimal model)을 제시하였다. 계량적인 측면과 질적인 측면을 결합시키고, 합리적 요인과 더불어 초합리적 요인을 함께 고려하여 결정이 이루어져야 함을 강조하고 있다. 초합리성(extra-rationality)은 정책결정자의 직관(intuition), 통찰력(insight), 판단(judgement)을 의미한다. Dror 모형은 정책결정자 개인차원에 초점을 맞춘 Simon의 모형이나 정책결정체제 내에서 정책결정의 특징을 설명하려는 Lindblom과는 달리 정책결정체제 전반을 자신의 모형 속에서 취급하고 있다. 따라서, Dror는 넓은 의미의 정책결정을 크게 상위정책결정단계(meta-policy making stage), 정책결정단계(policy making stage), 정책결정이후단계(post-policy making stage)의 3단계로 나누고, 이를 다시 세분하여 18개의 국면으로 나누고 있다(합리성 + 초합리성의 기준을 적용).

① 상위정책결정단계: 정책결정체제를 어떻게 설계할 것인가에 관한 결정을 의미한다.
   ⓐ 정책문제와 관련된 가치와 이용가능한 자원을 확인하고 확보에 관한 결정
   ⓑ 정책결정체제를 설계하고, 정책문제와 가치 그리고 자원을 정책결정단위에 배분
   ⓒ 정책결정의 전략을 결정(목표는 바람직한 정책을 결정하기 위한 전략을 결정)

② 정책결정단계

③ 정책결정이후단계

혼합탐색모형은 기술적 모형으로서 부적절하다는 평가를 받고 있으나, 처방적 관점에서는 정책결정이 이루어지는 기본적인 틀인 정책결정체제에 대한 결정의 중요성을 부각시켰고, 초합리적인 요소(영감, 직감, 통찰력)의 중요성 즉, 질적 정책분석기법의 중요성을 부각시켰다는 점은 긍정적 평가를 받고 있다.

6) 다원적 관점의 이론

정책결정에 관한 다원적 관점의 이론은 기술 또는 처방을 위한 유일 최선의 관점은 없다는 전제하에 여러가지 각도에서 정책결정 현상을 분석, 설명, 처방하려는 이론이다. Etzioni의 혼합모형, Dror의 최적모형 등 이중적 접근방법(two-fold approach)은 다원적 관점과 일맥상통한다. 정책결정 현상을 설명하기 위한 다원적 관점은 쿠바미사일 위기에 대한 케네디 행정부의 대응방안 결정을 설명하기 위해서 Allison이 최초로 도입하였다. Allison모형은 합리적 행동가모형(Model I), 조직과정모형(Model II), 관료정치모형(Model III)의 세 가지로 구성된다.

4. 정책의 결정과정과 참여자

1) 정책결정과정의 참여자

현실적으로 정책문제의 해결방안에 따라서 피해집단과 혜택집단이 달라질 수 있고, 행위자간의 관점이 다르기 때문에 정책결정과정은 행위자들의 상이한 관점과 입장이 상호 조정되고 절충되는 과정이며, 상이한 이해관계를 가진 행위자간의 정치적 갈등과 투쟁의 과정이기도 하다. 정책결정에 참여하는 구성원(행위자)은 누구이며, 행위자간 상호관계는 어떠하며, 이들이 전체적으로 정책결정과정에 어떤 방식으로 조화되고 있는가? 정책결정과정의 참여자는 정당, 청와대, 행정관료, 이익단체, 일반국민, 전문가, 학자 등이다.

2) 정책네트워크

정책네트워크와 유사한 개념이 많이 사용되고 있는데, 미국에서 주로 사용하는 다원주의(pluralism), 유럽의 조합주의(corporatism), 영국의 정책공동체, 미국의 철의 삼각(iron triangle) 또는 이슈 네트워크와 같은 개념이 있다. 실제의 정책결정에는 다수의 민간부문 행위자와 공공부문 행위자가 참여하는데 정책네트워크의 행위자는 정책결정에 참여하는 개인 또는 집단, 관료, 국회의원, 이익집단, 전문가, 시민 등이 포함된다. 행위자간 관계는 지식과 정보의 교환을 중심으로 형성되며, 행위자간 의사소통과 전문지식, 신뢰, 여타지원의 교환을 통하여 정책결정에 관한 영향력과 권한이 발생한다.

정책네트워크의 유형은 하위정부모형(sub-government model)과 정책공동체모형(policy community model)으로 구분된다. 하위정부모형의 참여자는 지속적 상호작용을 통하여 정책결정을 좌우하는 이익집단과 대변자, 국회의원과 보좌관, 행정관료 등이며 이들 사이에는 이른 바 철의 삼각, 삼각동맹(triple alliance), 포획이론(capture theory)이 성립한다. 즉, 소수의 엘리트 행위자들이 정책결정을 지배하며 그 과정이 폐쇄적이고, 이들 상호간에는 합의, 의견일치, 협력에 의해 정책결정이 이루어진다. 한편, 정책공동체모형에 의하면 정책결정의 참여자는 관료, 정치인, 이익집단, 전문가(대학, 연구기관) 등이며, 이들 간에 주도연합과 대응연합이 형성되고 이들 연합간의 갈등관계가 발생한다.

대의민주제가 행해지고 있는 사회에서 정치가와 관료에 이어 중요한 역할을 하는 집단이 바로 이익집단(interest group)이다. 민주적인 사회에서는 다양한 생각을 가진 사람과 다양한 이해관계를 가진 사람들이 서로 타협하며 살아갈 수밖에 없으나, 이익집단은 회원의 직접적인 이익을 앞세우고 있어 사회전체의 입장에서 보면 비효율적이거나 불합리한 결과를 유발할 가능성이 있다. 철의 삼각은 정치가, 관료, 이익집단의 삼각연합관계가 매우 강력함을 묘사한 것이다.

3) 이슈 네트워크

이슈 네트워크는 특정 이슈를 중심으로 이해관계자나 전문가로 구성되는 네트워크이다. 이슈 네트워크는 공통의 기술적 전문성을 가진 대규모의 참여자들을 함께 묶는 지식 공유 집단이며, 참여자의 경계가 없고, 규모가 크고, 신규 참여자의 진입이 쉬운 편이다. 따라서 정책결정이 전문화되고, 복잡해지며, 구성원 사이에 경쟁이 치열하기 때문에 모든 참여자의 전문가적 자질이 중요하다. 행정관료를 포함한 구성원들은 현안 쟁점에 관한 전문성 수준에 따라 영향력의 정도가 결정된다.

5. 정책집행

1) 정책집행에 영향을 미치는 요인

정책집행에 영향을 미치는 요인은 정책의 내용, 정책문제의 성격, 정책집행의 환경과 맥락, 집행기관과 과정, 정책대상집단의 성격 등이다. 정책의 내용은 명확성, 용이성, 엄격성이 요구된다. 그렇지 않을 경우 정책집행에 부정적 영향을 미치게 된다. 정책문제의 성격은 정책대상 집단에 요구되는 행태 변화의 크기 등인데 크면 클수록 집행은 어려워진다. 정책집행의 환경과 맥락은 정치행정적 분위기, 사회경제적 조건과 기술적 조건, 언론의 관심과 논조, 대중의 관심과 지지 여부, 상위기관(대통령, 국회)의 관심과 지원 등이 포함된다. 집행기관과 과정은 집행기관 내부구조의 계층적 통합 여부, 집행담당기관의 성격, 집행담당기관 책임자의 관심과 리더십, 중앙-지방간 정책집행기관 간의 협조관계, 정책담당 일선행정요원의 순응 유인 존재여부, 정책집행기관이 정부의 위임을 받은 제3 부문이거나 민간인 경우, 이들의 정책순응 정도를 말한다. 정책대상집단의 성격은 대상집단의 규모, 대상집단의 리더십, 재원, 응집력, 전문성, 대상집단에 대한 사회적 평판과 지위에 의해 결정된다.

2) 정책집행과 순응

정책순응은 정책의도나 정책내용에 포함된 행동규정에 대해 정책집행자나 대상집단이 일치된 행동을 하는 것을 말한다. 정책불순응은 정책의도나 규정과 일치하지 않은 행동을 하는 것인데, 정책불순응의 요인으로는 불분명한 의사 전달, 부족한 자원, 부적절한 정책, 순응에 수반하는 부담, 권위에 대한 불신이 있다.

의약분업 때 의료계가 정부의 의약분업정책에 대해 폐업으로 저항한 것은 의약분업에 따른 의료계의 경제적 부담이 당시로서는 과도했기 때문이다. 연금제도에 대해 국민이 순응하지 않은 것은 정부의 부적절한 정책과 그에 따른 불신이 원인이라고 볼 수 있다.

6. 간호정책의 쟁점과 결정과정

1) 간호정책의 쟁점

최근 간호정책의 쟁점은 간호인력의 수급, 간호수가, 간호인력 등급제, 노인요양보험과 가정간호, 전문간호사제도, 방문간호 등이다. 간호인력의 수급 문제는 간호관리료 등급제 시행 이후, 수도권 대형종합병원 중심으로 간호인력의 채용이 늘어나고, 병상의 신·증설로 간호인력에 대한 신규 수요가 발생하면서 지방 중소병원에서 간호사 확보가 어려워지자 병원협회에서 간호사 공급부족을 제기하면서 등장하였다. 간호사 취업률이 대략 50% 수준인 상황에서 실제 간호인력이 부족한 것인지 아니면 저임금으로 고용할 간호인력이 부족한 것인지는 심층분석이 필요하다. 어쨌든 이 문제와 관련하여 정책적으로는 간호대 입학정원의 동결을 주장하는 간호협회, 간호학과의 신·증설을 요구하는 병원협회와 사립학교 등 정책결정 참여자 간에 이해상충으로 한동안 논의가 진전되지 못하였으나 간호대 입학정원의 증가를 지지하는 여론과 이익단체간 영향력의 차이로 인해 간호협회의 주장은 관철되지 못하였고, 결국 전국의 간호대학 입학정원을 늘리는 쪽으로 정책결정이 이루어지게 되었다.

다음으로 쟁점이 되고 있는 과제는 간호인력 등급제이다. 의료법상 간호인력 기준은 간호사만을 포함하고 있는데, 간호인력 부족을 이유로 병원협회가 간호인력 산정시 간호조무사도 포함시켜 줄 것을 요구하고 있다. 현재 요양병원의 간호인력 산정시에는 간호조무사가 포함되고 있다. 소비자 단체는 의료서비스의 질 저하를 이유로 간호인력등급 산출시 간호조무사를 포함한 기준 적용을 반대하고 있다.

2) 간호인력수급의 정책결정과 참여자

간호인력의 수급을 결정하는 위원회에는 대한간호협회, 병원협회, 대학 관계자, 시민단체, 복지부, 교육부 등이 참여하고 있다. 대한간호협회는 간호인력의 감축을 주장하였으나, 나머지 참여자는 대부분 간호인력의 확대안을 지지하였다. 대한간호협회는 정책결정 참여자간 네트워크 형성에 실패하였고, 여론의 지지도 확보하지 못하여 결국 간호학과 입학정원을 증가시키는 쪽으로 정책이 결정되었다.

표 20-2 분야별 간호정책의 주요 과제

분야	주요 정책과제
대한간호협회	• 간호법 제정 • 간호교육제도의 일원화(3, 4년제)
보건간호사회	• 보건직 5급 이상 전직시 전직시험 면제 • 보건소당 간호직 5급 이상 관리자 1명 배치 • 보건소장 임용자격 개정(보건의무직군을 보건소장으로 임용) • 적정인력의 확보
병원간호사회	• 적정인력의 확보 • 간호업무 규정에 알맞은 수가 책정 • 적정수가에 따른 양질의 서비스 제공 • 전문간호사 확대 및 명칭 혼란 방지 • 고용조건, 근무 환경개선 • 간호업무 수준향상
마취간호사회	• 병원급 이상 마취전문간호사 채용 의무화 법조항 신설 • 마취전문간호사 석사과정 개설 • 교육과정의 표준화와 평준화
보건진료원회	• 보건진료소 개폐 때 주민 의사 수렴 필요 • 농어촌의 노령화에 대비 보건진료원 증대 필요 • 보건진료원의 신규 배출과 직무교육의 실시
보건교사회	• 보건장학사 확대 배치 • 보건교사가 학교 안전담당자로 규정, 학교안전교육에 대비
산업간호사회	• 전문인력에 의한 재해예방 필요 • 전임보건관리자 증대 필요 • 클린 3D 사업의 지속적인 추진
보험심사간호사회	• '보험심사전문간호사' 입법화 필요
가정간호사회	• 민간 가정간호사업소 신설이 절실 • 가정간호사업 법적 근거를 위한 의료법 개정 • 가정간호 전담부서 설치 • 방문보건사업의 확대 • 보건소와 연계된 가정간호사업 활성화

3) 건강보험 정책결정과정과 간호사의 참여

건강보험 관련 정책결정과정은 보통 3단계로 이루어진다. 첫단계는 의료행위전문위원회로서 이 위원회는 건강보험정책심의위원회의 하위 전문위원회이며, 건강보험 급여 행위를 결정한다, 참여자는 의사협회, 한의사협회, 치과의사협회, 약사회, 간호협회, 병원협회, 국민건강보험공단, 건강보험심사평가원, 학계, 복지부 등이다. 예컨대 간호행위를 건강보험에서 인정받으려면 먼저 행위전문위원회에서 독립된 간호 행위로 인정을 받아야 하고, 다음 단계로 간호 행위에 대한 상대가치를 결정하는 상대가치운영기획단을 통과해야 한다. 상대가치운영기획단의 참여자는 의료계, 간호협회, 약사회, 병원협회, 건강보험공단, 건강보험심사평가원, 소비자단체, 전문가, 보건복지부 등이다.

마지막으로 건강보험정책심의위원회는 건강보험에 관련된 모든 안건을 최종적으로 결정한다. 참여자는 각 의약계 단체, 간호협회, 건강보험 가입자단체, 건강보험공단, 건강보험 심사평가원, 전문가, 복지부 등이며 심의 대상은 진료수가, 상대가치, 의약품, 치료재료, 지불제도, 간호등급제 등 건강보험과 관련된 모든 정책이다. 건강보험정책심의위원회에서 간호협회는 의료계와 정책공동체를 형성하여 참여하는 경향이 있다. 특히 간호협회의 대표자 및 실무책임자의 잦은 교체는 전문성을 떨어뜨리고 정책네트워크에 참여하는 행위자간 네트워크 형성을 어렵게 만들고 있다. 2007년 건강보험 수가계약부터 간호협회가 최초로 독립적인 계약주체로 참여하여 조산원의 수가에 대해 계약권을 행사하고 있다.

간호와 경제

NURSING ECONOMICS

21

1. 경제학, 보건경제학, 간호경제학

1) 경제학

경제학이 관심을 가지는 근본적인 문제는 자원의 희소성(scarcity)이다. 물질을 소비하고자 하는 인간의 욕구는 무한한데 비해 그 욕구를 충족시켜줄 수 있는 자원의 양은 한정되어 있기 때문에 우리는 불가피하게 제한된 자원 하에서 무엇을 생산할 것인가, 어떻게 생산할 것인가, 또 어떻게 배분할 것인가를 선택(choice)하지 않으면 안된나. 바로 이 선택의 문제에 직면하여 희소한 자원을 효율적이고 공평하게 배분할 수 있는 방안을 찾기 위해 경제학의 이론과 분석도구를 활용하게 된다. 경제학이 추구하는 자원배분의 세 가지 기준은 효율성(efficiency), 형평성(equity), 기술진보(technical progress)이다(표 21-1). 희소한 의료자원의 배분과 관련하여 지난 수십년간 주요 선진국이 직면해왔던 가장 심각한 정책과제는 국민의 료비의 급증과 과도한 의료비 부담, 건강불평등이며 이를 해결하기 위해 각국은 다양한 정책수단을 개발하고 있는데, 이와 관련하여 경제학적 분석방법의 유용성과 활용도가 상대적으로 높은 것으로 평가되고 있다.

표 21-1 효율성과 형평성의 개념

구분	유형	개념
효율성	교환의 효율성 생산의 효율성 종합적 효율성	소비자간 재화의 교환에 의한 효용극대화 최소의 비용으로 최대의 산출 생산과 교환의 일치
형평성	수평적 형평성	동일한 건강수준 동일한 요구(need)에 대한 동일한 비용지출 동일한 요구에 대한 동일한 의료이용
	수직적 형평성	동일한 요구에 대한 동일한 의료에의 접근성 상이한 요구에 대한 상이한 치료 및 관리 부담능력에 따른 누진적인 재원조달

2) 보건경제학과 간호경제학

우리가 소비하는 재화나 서비스에는 수많은 종류가 있고, 각각에 대해 수요와 공급이 만나는 시장이 형성되어 있다. 이 중에서 보건의료시장은 보건의료서비스, 의약품, 의료기기, 치료재료 등이 공급되고 수요되는 시장을 말하는데, 보건경제학은 보건의료의 생산, 분배, 소비와 관련된 제반문제를 경제학의 분석기법과 모형을 적용해서 연구하는 응용 경제학이다. 보건의료의 독특한 특성으로 인해 전통 경제학의 가정이 보건의료 분야에서 성립하지는 않으나, 전통 경제학 이론을 수정함으로써 적절하게 사용이 가능하다. 보건경제학의 주요 내용은 보건의료체계, 보건의료서비스의 수요와 공급, 의료서비스의 시장구조와 가격결정, 건강보험, 재원조달과 지불제도, 의료기술, 국민의료비, 제약산업, 경제성 평가를 포함하고 있다.

보건의료서비스는 국민의 건강유지에 매우 중요한 역할을 담당하며 보건의료부문이 국가경제에서 차지하는 비중이 점차 증가하는 추세이고, 보건의료서비스 가격이 소비자 물가보다 더 빠른 속도로 상승하고 있으며, 보건의료 부문에 시장실패가 존재하기 때문에 보건정책이 정부의 중요한 공공정책이 되고 있다. 이러한 여건 하에서 보건경제학의 역할과 중요성에 대한 인식이 확산되고 있다.

간호경제학은 보건경제학의 원리와 분석도구를 구체적인 간호서비스 분야에 응용한 것으로서 보건경제 일반에 대한 이해를 포함하여 간호서비스에 대한 수요, 간호서비스의 생산과 공급, 간호서비스의 가격결정과 시장구조, 간호인력의 수급과 간호인력 등급제, 간호서비스에 대한 보험시장과 재원조달, 간호서비스에 대한 보상과 지불제도, 간호서비스의 경제성 평가, 장기요양보험 등 보건의료체계 내에서 간호서비스의 효율성과 형평성을 제고시킬 수 있는 방안을 연구하는 것이 주요 내용이다.

2. 보건의료에 대한 수요

1) 수요모형

경제학에서는 흔히 모형(model)을 사용한다. 모형은 분석의 편의를 위해 현실을 단순화한 것인데 복잡한 현실의 다양한 속성 중에서 가장 핵심적인 요인만을 추출하여 하나의 이론모형으로 간단하게 구성한 다음, 특정 요인이 변할 때 주요 변수의 예상되는 결과를 예측하는데 사용된다. 수요분석에서는 수요모형을 사용하는데, 여기에는 이론모형과 계량모형이 있다. 이론모형은 내적 정합성을 가지고 있어야 하며, 계량모형은 현실의 관측 자료를 이용하여 실증분석을 하기 위한 모형이며 이론모형의 외적 적합성을 검증하는데 사용된다. 경제학에서 이론모형은 일반적으로 수식이나 그래프로 표현되며, 계량모형은 방정식으로 표현되고 통계적으로 추정된다.

예를 들어 간호서비스의 가격(P)이 수요량(Q)에 미치는 영향은 이론모형 Q=D(P)의 형태로 표현이 가능하며 이를 그래프로 표현하면 그림 21-1과 같은 수요곡선으로 나타내어진다. 그림 21-1에서 보는 바와 같이 수요곡선은 다른 조건이 일정할 때(ceteris paribus) 가격과 수요

그림 21-1 수요곡선

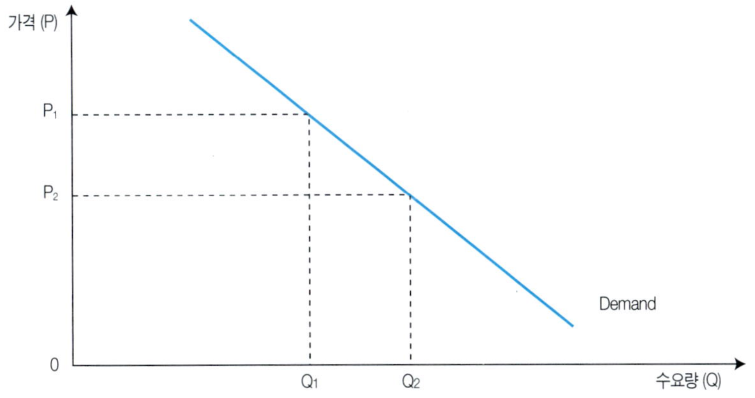

량 사이에 서로 반대의 관계가 있음을 보여주고 있다. 즉, 가격이 올라가면 수요량은 감소하고, 가격이 내려가면 수요량은 증가할 것이라는 예측을 가능하게 해준다. 한편, 이를 계량모형으로 표현하면 관찰된 자료를 바탕으로 통계적 분석을 통하여 $Q=3.5*P^{-0.2}$처럼 나타낼 수 있다. 이는 가격이 1% 증가할 때 수요량은 0.2% 감소한다는 실증분석 결과를 나타내고 있다. 물론 실제 수요분석에서는 이보다 정교한 모형이 사용된다.

2) 수요의 결정요인

가격이 변화하면 보건의료에 대한 수요량이 변한다는 것을 앞에서 살펴보았다. 그런데 가격 이외의 요인이 변화하면 수요에는 어떤 영향을 미칠까? 가격의 변화는 해당 재화에 대한 수요곡선 상에서 수요량의 변화를 가져오지만, 그 외 요인의 변화는 수요곡선 자체를 이동시킨다. 가격과 함께 수요곡선의 이동을 가져오는 요인을 수요의 결정요인 혹은 영향요인이라고 한다.

보건의료에 대한 수요의 결정요인은 크게 인구적 요인, 사회적 요인, 경제적 요인으로 구분이 가능하다. 인구적 요인으로는 성별, 연령, 가족구성원의 수, 인종이 대표적이고 사회적 요인으로는 결혼 여부, 교육수준, 직업을 들 수 있으며 경제적 요인으로는 가격, 소득수준, 시간비용, 대체재의 존재 등을 들 수 있다.

여자는 남자보다 보건의료에 대한 수요가 더 많은 것으로 알려져 있고, 소아와 노인은 젊은 연령층에 비해 상대적으로 보건의료에 대한 수요가 많게 나타난다. 가족구성원이 많을수록 수요가 적게 나타나며, 인종에 따라 특정 질병의 유병률이 차이가 나기도 한다. 미혼자는 기혼자보다 수요가 많은 것으로 알려져 있고, 교육수준이 높을수록 수요가 증가하며, 가격이 낮을수록, 소득이 높을수록, 대체의료가 부족할수록 수요는 증가한다(그림 21-2).

그림 21-2 수요곡선의 이동

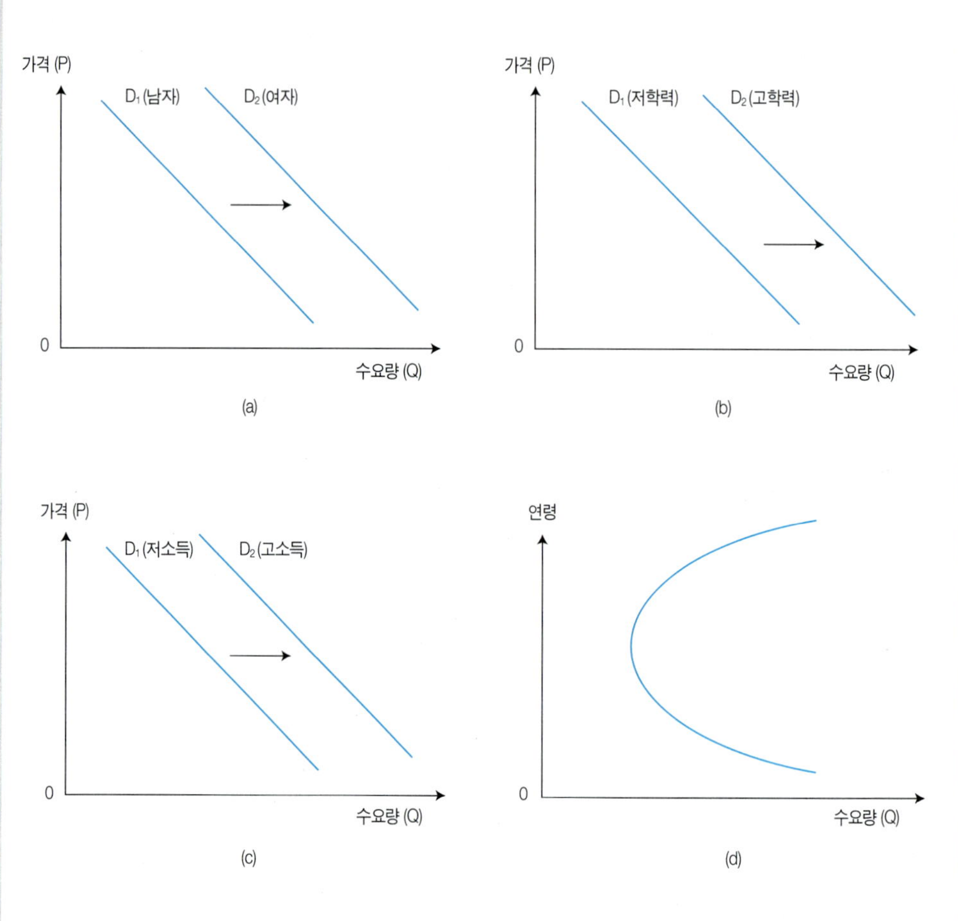

3) 가격탄력성

수요의 가격탄력성(price elasticity)은 가격이 1% 변할 때, 수요량이 몇 % 변하는가를 측정하는 개념이다. 가격탄력성이 1보다 큰 재화를 사치재, 1보다 작은 재화를 필수재라고 하는데 필수적인 의료서비스에 대한 수요의 가격탄력성은 1보다 작고, 미용목적의 성형수술에 대하 수요의 가격탄력성은 1보다 클 것이다. 가격탄력성에는 수요곡선상의 한 점에서 미소한 가격변화에 대한 수요량의 변화를 측정하는 점탄력성(point elasticity)과 두 가격 구간에서의 수요량 변화를 측정하는 호탄력성(arc elasticity)이 있다. 점탄력성은 미분의 기호를 사용하여 표현되고, 호탄력성은 변화량으로 표현된다. 가격탄력성의 정의에서 음수(-) 기호를 붙인 것은 탄력성을 약수로 표현하기 위해서이다.

가격탄력성이 다른 두 개의 수요곡선에서 기울기가 상대적으로 완만한 경우를 탄력적이라고 하고 기울기가 상대적으로 높은 수요곡선의 경우를 비탄력적이라고 한다. 그림 21-3에서 보는 바와 같이 동일한 가격이 인하되었을 때($P_0 \rightarrow P_1$), 탄력적인 수요곡선 D_2의 경우에는 수

그림 21-3 가격탄력성이 다른 수요곡선

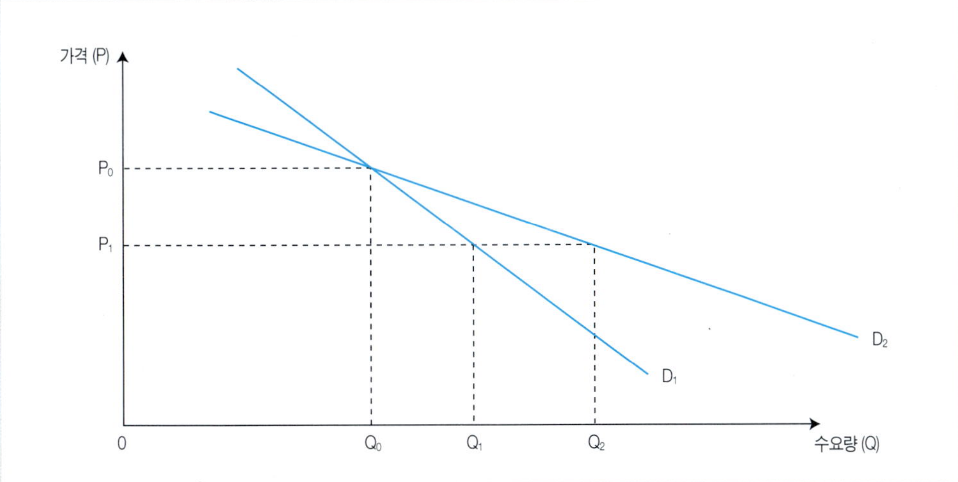

요량이 Q_2로 증가하게 되어 비탄력적인 수요곡선 D_1의 수요량 Q_1에 비해 상대적으로 더 크게 증가한다. 예컨대, 1차의료서비스의 수요곡선은 3차의료서비스의 수요곡선보다 상대적으로 더 탄력적으로 나타날 것이다.

- 가격탄력성: $e = -\dfrac{\text{수요량 변화율(\%)}}{\text{가격 변화율(\%)}} = -\dfrac{\frac{\triangle Q}{Q}}{\frac{\triangle P}{P}} = -\dfrac{\triangle Q}{\triangle P} \cdot \dfrac{P}{Q}$
- 점탄력성(point elasticity): $e = -\dfrac{dQ}{dP} \cdot \dfrac{P}{Q}$
- 호탄력성(arc elasticity): $e = -\dfrac{\frac{\triangle Q}{(Q_1+Q_2)/2}}{\frac{\triangle P}{(P_1+P_2)/2}} = -\dfrac{\triangle Q}{\triangle P} \cdot \dfrac{P_1+P_2}{Q_1+Q_2}$

4) 수요분석의 정책적 의의

수요분석은 소비자의 요구가 무엇이며, 얼마나 요구하고 있으며 향후 어떻게 변화할 것인가를 정확하게 이해하는데 기본이 되며, 의료이용 행태의 변화를 분석하여 관련 정책의 기초자료를 제공한다는 점에서 대단히 중요하다. 수요모형을 설정한 다음 계량분석을 통해 의료서비스에 대한 수요예측을 할 수 있으면 장래의 의료시설투자나 인력공급계획을 적절히 수립할 수 있을 것이다.

3. 의료욕구, 의료요구, 의료수요, 의료이용의 관계

1) 의료 욕구(欲求)

의료서비스에 대한 욕구(want)는 소비자가 주관적으로 희망하는 의료서비스를 말한다. 소비자가 의료서비스를 원하는 것은 질병을 자각한 경우에 나타날 수 있고, 질병이 없어도 질병이 있다고 스스로 느끼는 경우에도 나타날 수 있다. 의료전문가의 판단으로 볼 때 굳이 병원에 갈 필요가 없는 데도 소비자는 아프다고 생각하여 의료서비스를 원할 수 있기 때문이다. 이처럼 의료욕구는 의료서비스에 대한 소비자의 본능적 욕구를 의미한다.

2) 의료 요구(要求)

의료서비스에 대한 요구(need)는 소비자의 주관적 판단과 상관없이 의료전문가가 의료서비스가 필요하다고 판단하는 의료량이다. 예컨대, 소비자는 질병이 없다고 인식하고 병원에 갈 필요성을 느끼지 못하지만, 의료전문가의 판단으로 볼 때는 적절한 치료가 필요하다고 인식될 수도 있다. 의료욕구와 의료요구는 겹치는 부분이 대부분이지만 질병의 종류에 따라서 그렇지 않는 부분도 상당히 존재한다. 의료요구는 가격과 상관없이 일정량으로 나타난다. 의료요구는 의료서비스시장에서 소비자의 구매력으로 실현되는 것이 아니라는 점에서 의료요구에 근거하여 보건의료자원의 공급정책을 수립하게 되면 자원의 낭비를 가져오게 된다.

3) 의료 수요(需要)

의료서비스에 대한 수요(demand)는 소비자의 의료욕구가 시장에서 구체적인 구매 행위로 나타난 것을 말한다. 소비자의 의료욕구는 상황에 따라 수요로 표현될 때도 있고 그렇지 못할 때도 있는데, 그 이유는 현실적으로 여러가지 요인이 수요에 영향을 미치기 때문이다. 예컨대 소비자

그림 21-4 의료욕구, 의료요구, 의료수요, 의료이용의 관계

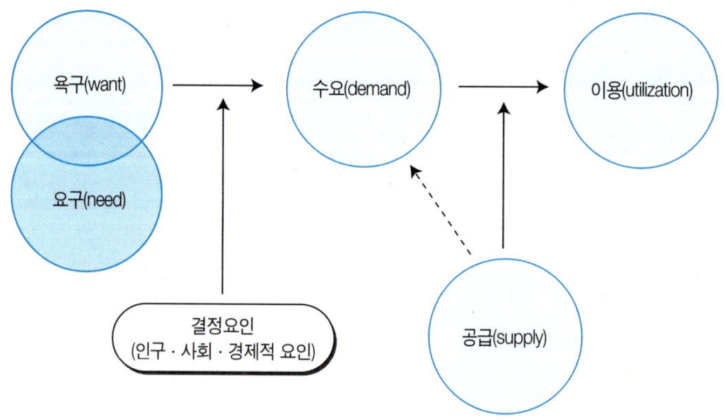

가 질병으로 병원에 가서 적절한 치료를 받아야 되겠다고 느끼는 상황이지만 치료비 부담으로 치료를 포기하거나 시간이 없거나 혹은 다른 요인에 의해 수요로 나타나지 않을 수 있다. 여기서 의료수요에 영향을 미치는 요인은 이미 언급한 인구적 요인, 사회적 요인, 경제적 요인이다.

4) 의료 이용(利用)

의료이용(utilization)은 의료수요와 의료공급이 만나서 실제로 소비자가 의료서비스를 공급자로부터 받는 것을 말한다. 의료수요는 존재하지만 주변에 병원이 없거나 지리적으로 너무 떨어져 있으면 실제 의료이용은 불가능하다. 의료자원의 불균형 분포에 의해 오벽지에 적절한 의료시설과 의료인력이 없다면 의료수요는 있으나 공급이 불가능하여 의료이용은 이루어질 수 없다. 따라서 의료이용은 의료서비스에 대한 수요와 의료서비스의 공급이 동시에 존재할 때 나타나는 것이다.

그리고, 의료이용에 영향을 미치는 공급요인으로 이른바 정보의 비대칭성에 기인한 공급자 유인 수요(supplier induced demand)가 있다. 제왕절개분만을 유도한다든가 불필요한 검사, 중복 검사, 고가약 처방, 외래진료가 가능함에도 불구하고 입원을 권유하는 등 공급자는 전문적 의료지식이 없는 소비자의 무지를 이용하여 수요를 창출해낼 수가 있다.

의료수요와 의료이용을 혼동하는 경우가 많은데, 현실에서 관찰되는 자료는 의료이용에 관한 자료이지 의료수요를 측정한 것이 아니다. 즉, 국민건강영양조사나 건강보험 통계자료에서 나타나는 진료건수는 의료수요와 의료공급이 만나서 이루어지는 의료이용이 관찰된 것인데 이를 의료수요라고 오해하는 경우가 많다. 수요모형에서 사용하는 수요곡선은 이론적으로 훌륭한 모형이지만 현실적으로 수요곡선을 추정한다는 것은 매우 어렵다.

그림 21-5에서 보는 바와 같이 의료요구는 가격과 상관없이 결정되므로 의료수요보다는 크게 나타나고 의료이용은 수요와 공급의 결합에 의해 이루어지므로 의료요구보다는 적게 나타난

그림 21-5 의료요구량, 의료수요량, 의료이용량의 관계

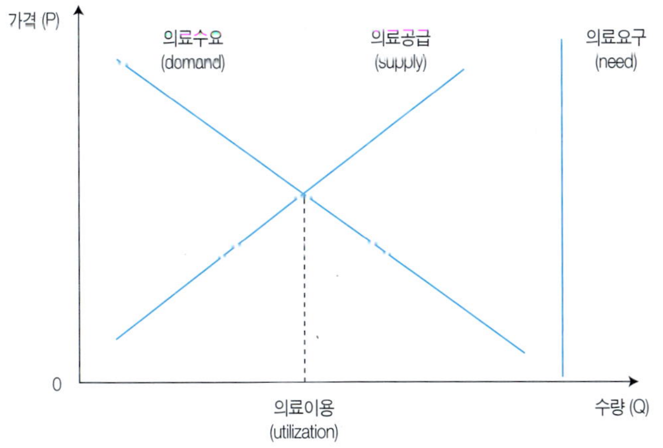

다. 의료자원의 공급계획을 수립할 때는 현재의 의료이용량을 기준으로 설정하기보다는 향후의 의료수요 증가추세를 고려하는 것이 합리적이다. 현재 관찰된 의료이용량 자료가 공급이 적절히 이루어진 상태에서 관찰된 의료이용량을 나타낸다면 문제가 없으나, 공급이 부족한 상태에서 관찰된 자료라면 소비자의 수요를 충족시키지 못한 상황을 나타내므로 관찰된 의료이용량 자료에 근거한 공급계획은 장차 공급의 부족을 발생시키게 된다. 이것이 의료인력의 수급추계에서 흔히 범하는 오류이다.

4. 보건의료의 생산과 비용

생산은 노동, 자본, 원료라는 생산요소를 투입으로 하여 재화나 서비스와 같은 산출물로 전환하는 경제적 행위이다. 보건의료의 생산 주체는 병의원과 제약기업 등 공급자이며 생산의 동기는 자본주의제도 하에서 기본적으로 이윤의 추구이다. 물론 보건소와 같은 공공의료기관이 보건의료를 생산하는 목적은 이윤추구가 아니라 국민의 건강증진과 같은 공익의 실현이다. 보건의료가 가지는 사회경제적 특성으로 인해 보건의료 부문에서는 특히 공공성이 강조되고 있다.

1) 산출의 개념과 측정

보건의료부문의 산출은 우선 보건의료서비스로 정의될 수 있다. 보건의료서비스는 의사와 간호사의 서비스, 의료장비, 의약품 등과 같은 투입요소가 다양하게 결합되는 과정 또는 활동을 통해 환자에게 제공되는 데 진료일수, 입원일수, 진료건수 등으로 측정된다. 이러한 정의의 문제점은 의료의 질을 고려하지 못한다는 것인데, 대안으로 지출의료비가 제시되기도 한다. 보건의료부문의 산출에 대한 두번째 정의는 건강상태이며 유병률이나 사망률, 발생률에 의해 측정된다. 이 정의의 문제점은 건강 상태의 개념에 대한 명확한 정의가 힘들다는 것이다. 셋째, 최근에는 삶의 질을 반영하여 건강수명(QALY: quality-adjusted life year)이 널리 활용되고 있다. 건강수명은 사망률과 유병률이 반영된 건강수준의 척도이다. 건강수명과 반대 개념으로 상실수명(DALY: disability-adjusted life year)이 사용되기도 한다. 간호단위의 산출 역시 진료건수, 재원일수, 사망률, 환자 만족도 등 다양하게 정의되고 있다.

2) 총생산, 평균생산, 한계생산

재화나 서비스의 생산과정에 투입되는 모든 자원을 생산요소라고 하며, 생산요소는 그 특성에 따라 크게 노동과 자본으로 나눌 수 있다. 총생산(total product)은 노동, 자본, 원료 등의 생산요소를 투입하여 산출한 생산물의 총량을 말한다. 평균생산(average product)은 총생산을 생산요소의 투입량으로 나눈 것으로서 생산요소 한 단위당 산출량을 말하는데 일반적으로 생산성(productivity)이라고 한다. 그리고 한계생산(marginal product)은 생산요소의 투입이 한 단위 증가할 때 추가적으로 증가하는 산출량이다. 노동의 한계생산은 다른 생산요소들이 고정되어 있을 때, 노동을 한 단위씩 추가할 때마다 나타나는 생산량의 변화이고, 자본의 한계생산은 다른 생산요소들 고정되어 있을 때 자본을 한 단위씩 추가할 때 나타나는 생산량의 변화이다.

총생산을 Q, 노동의 투입량을 L, 자본의 투입량을 K라고 할 때, 총생산, 평균생산, 한계생산의 관계는 다음과 같다. 생산에는 일반적으로 생산요소의 투입이 증가하여 총생산이 증가할 때, 생산요소의 한계생산이 감소하기 시작하는 현상인 수확체감의 법칙이 적용된다고 본다. 노동과 자본의 투입량과 총생산의 관계를 예시적으로 표현한 것이 그림 21-6이다.

- 노동의 평균생산(노동생산성) = $\frac{Q}{L}$
- 자본의 평균생산(자본생산성) = $\frac{Q}{K}$
- 노동의 한계생산 $MP_L = \frac{\triangle Q}{\triangle L}$
- 자본의 한계생산 $MP_K = \frac{\triangle Q}{\triangle K}$

3) 생산함수

생산과정에서 투입되는 생산요소와 산출량간의 기술적 관계를 함수에 의해 나타낼 수 있는데 이것을 생산함수(production function)라고 한다. 생산함수는 생산에 투입되는 요소의 다양한 결합에 의해 얻어질 수 있는 최대 생산물을 나타낸다. 식(21-1)과 같이 투입요소와 생산물 사이의 관계식에 의해 생산함수를 나타낼 수 있다. 다시 말해서, 그림 21-6에서 나타난 투입과 관계를 산출의 일반적인 함수의 형태로 표현한 것이 생산함수이다.

$$Q = f(X_1, X_2, X_3, \cdots, X_n) \quad \text{------------------------------------ (21-1)}$$

그림 21-6 노동과 자본, 총생산의 관계

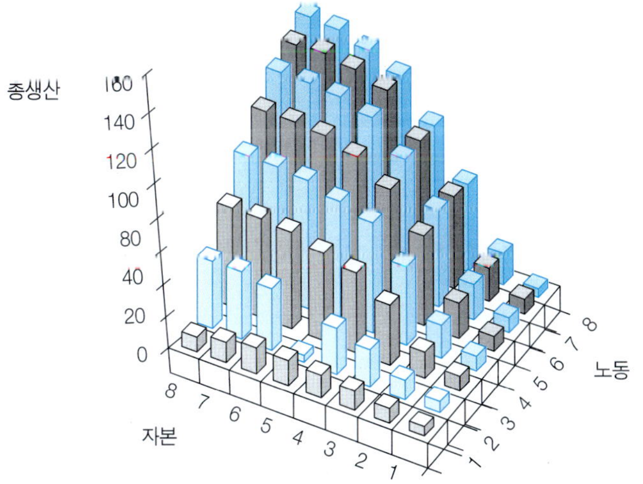

여기서 Q는 생산물을 나타내고, X_i는 생산을 위해 이용되는 다양한 요소의 양을 나타낸다. 따라서 생산함수는 재화나 서비스의 생산을 위해 투입되는 요소와 그 결과인 생산물간의 관계를 나타낸다. 식(21-1)은 생산물 Q는 요소 $X_1, X_2, X_3, \cdots, X_n$의 함수임을 의미한다. 어떤 물건을 생산해야 하는가라는 기본적인 경제문제를 해결하는 것은 재화나 서비스를 생산하는데 이용 가능한 자원과, 그 자원을 얼마나 효율적으로 사용하는가라는 방법에 의해 결정된다고 볼 수 있다.

생산함수의 구체적인 형태에는 여러 가지가 있을 수 있으나 그동안 경제학에서 이론적으로나 실증분석에서 유용한 생산함수로 개발되어 사용되고 있는 유형으로는 콥-더글러스(Cobb-Douglas) 생산함수, 고정대체탄력성(CES) 생산함수, 트랜스로그(trans-log) 생산함수, 투입-산출모형(레온티에프 생산함수) 등이 있다.

의료부문의 생산성 연구에 사용되는 생산함수는 기본적으로 콥-더글러스(Cobb-Douglas) 생산함수의 확장형이거나 변형된 형태가 주류를 이루고 있다. 그리고 의료부문의 특징적인 현상을 반영한 생산함수로서 라인하트(Reinhardt)의 생산함수가 있다. 예시하면 식(21-2) 및 식(21-3)과 같다. 생산함수를 이용하여 의료인력의 투입과 진료량간의 기술적 관계를 분석한 국내의 연구로는 양봉민과 김진현(2001), 김진현(1988; 2007), 이상림(2008)의 연구가 있다. 김진현(2007)과 이상림(2008)의 연구에 의하면 병원간호인력의 생산성을 분석한 결과 입원진료에서는 간호사, 외래진료에서는 간호조무사가 생산성의 결정요인으로서 통계적으로 유의한 변수로 나타났다.

콥-더글러스 생산함수의 확장형

$$Q = a_0 H^{a_1} L^{a_2} K^{a_3} R^{a_4} G^{a_5} X^{a_6} \qquad \text{------------------ (21-2)}$$

Q : 의료서비스 생산량

H : 의사수

L : 간호인력수

K : 병상수

R : 병원의 유형

G : 병원의 소재지

X : 설립주체

라인하트의 생산함수

$$Q = a_0 H^{a_1} e^{-a_2 H} K^{a_3} e^{\sum_{i=1}^{3}(\beta_i L_i) - d(\sum_{i=1}^{3} L_i)^2 + \sum_{i=1}^{n} m_i D_i)} \qquad \text{------------------ (21-3)}$$

Q : 의료서비스 생산량

H : 의사의 진료시간

L : 간호인력수

K : 의료시설 및 기기

D_i: 더미변수

생산함수를 이용하여 간호 생산성을 측정하면 간호인력의 평균생산, 한계생산, 상대적 기여도를 측정할 수 있고 생산요소간의 최적 결합 비율, 최대생산량을 달성할 수 있는 간호인력 수준 등의 추정이 가능하므로 흔히 사용되고 있는 단순지표에 비해 장점이 많다.

4) 총비용, 평균비용, 한계비용

생산함수와 마찬가지로 생산에 소요된 비용과 생산량의 관계는 비용함수(cost function)에 의해 표현될 수 있는데 C=C(Q)와 같이 표현될 수 있다. 그런데 경제학에서의 비용은 기회비용(opportunity cost)의 개념으로 파악되는데 현실에서는 기회비용의 측정이 쉽지 않으므로 측정과 분석의 편의상 회계학적 비용에 의해 측정되는 경우가 대부분이므로 원가분석에 의해 접근하는 것이 일반적이다.

총비용(total cost)은 생산에 소요된 고정비용(fixed cost)와 가변비용(variable cost)의 합계액이며, 평균비용(average cost)은 생산량 한 단위당 비용으로서 총비용을 생산량으로 나눈 것이고, 한계비용(marginal cost)은 생산량을 한 단위 증가시킬 때 발생하는 총비용의 증가분을 말한다. 평균비용곡선의 모양은 흔히 생산량이 증가할수록 처음에 하락하다가 최소점에 다다르고 이후 점차 증가하여 전체적으로 U자형의 모양을 가진다고 가정한다. 그 이유는 생산량이 증가할수록 고정비용이 차지하는 비중이 점차 낮아지고, 평균가변비용과 평균비용은 점점 더 가까워지기 때문이다. 가격이 평균비용보다 높을 때 이윤이 발생한다.

- 총비용(TC) = 고정비용(FC) + 가변비용(VC)
- 평균비용(AC) $= \frac{TC}{Q} = \frac{FC}{Q} + \frac{VC}{Q}$

  = 평균고정비용(AFC) + 평균가변비용(AVC)
- 한계비용(MC) $= \frac{dTC}{dQ} = C'(Q)$

그림 21-7 평균비용과 한계비용

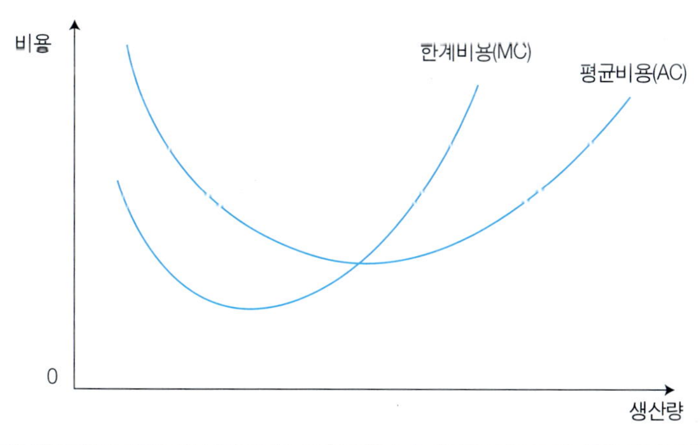

매몰비용(sunk cost)은 한번 투자한 후 회수할 수 없는 비용을 말하는데 고정비용은 매몰비용의 예이다. 만약 현재의 가격 수준이 평균비용보다 낮다면 적자를 볼 수밖에 없지만 가격이 평균가변비용보다 높다면 진료를 중단하는 것보다는 유지하는 것이 유리하다. 그 이유는 가격이 평균가변비용보다 높을 경우, 진료를 중단하면 가변비용은 들어가지 않지만 고정비용은 어차피 매몰된 비용으로서 피할 수 없기 때문에 차라리 진료를 계속하는 편이 고정비용의 일부나마 회수할 수 있으므로 더 유리하다.

5) 생산성의 새로운 측정방법: 자료포락분석(DEA)

생산성은 보통 평균생산성을 의미하며 하나의 투입요소에 대한 생산량으로 정의된다. 그런데 공공병원처럼 조직이 추구하는 목표가 공공성과 효율성 등 여러 가지일 때 생산성을 단일지표로 측정하기가 쉽지 않다. 이 때 조직의 생산성을 하나의 지표로 측정할 수 있다면 조직간 생산성의 비교평가가 가능하므로 매우 유용할 것이다. 예컨대, 병원1과 병원2의 생산성을 비교할 때, 병원1은 병원2에 비해 저소득층환자 비율로 측정한 공공성이 우수한 반면 환자1인당 비용으로 측정한 효율성이 낮다면 병원1과 병원2의 생산성을 어떻게 비교할 수 있을까? 간호단위의 성과목표가 다수이고 투입요소도 다수일 때 간호단위의 생산성을 하나의 지표에 의해 측정할 수 있다면 간호단위간 비교 평가가 용이할 것이다.

이처럼 투입요소가 다수이고, 산출량도 다수일 때 생산성을 하나의 지표로 측정하는 방법으로 자료포락분석(DEA: data envelopment analysis)이 사용된다. DEA는 상대평가방법인데 예를 들어 간호단위의 생산성을 측정할 때 생산성이 가장 높은 간호단위의 상대적 생산성을 1로 상정하고 다른 간호단위의 생산성을 이것과 비교하여 1보다 작은 값으로 표시한다.

DEA에서는 다수투입, 다수산출 하에서의 생산성을 기술적 효율성(technical efficiency)이라고 말하는데 기술적 효율성 즉, 생산성은 그림 21-8과 같이 설명되어질 수 있다. YY는 동일한 산출량을 나타내고, AB는 동일한 비용을, X1과 X2는 투입요소를 나타낸다. 그리고 YY의 오른쪽

그림 21-8 기술적 효율성의 측정

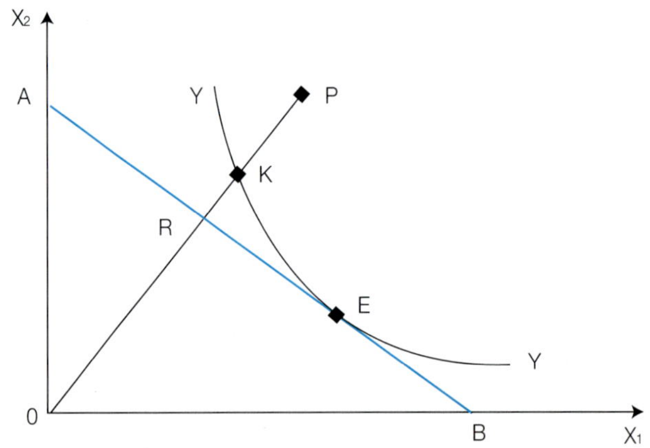

은 YY를 생산할 수 있는 다양한 투입요소의 양을 표시한다. P와 K는 동일한 양의 YY를 생산하지만 서로 다른 투입량을 사용하고 있는 두 병원을 나타낸다. 즉, 병원 P는 YY를 생산하지만 병원K보다 더 적은 양의 투입을 사용하고 있음을 표시한다. 이것은 병원 P가 병원 K에 비해 비효율적으로 생산하고 있음을 의미한다. E는 생산에서의 효율적인 상태를 나타내는 바, YY을 생산하는데 최소 비용이 지출되고 있다.

여기에서 기술적 효율성(E_T)은 비효율적인 투입량 OP에 대한 효율적인 투입량 OK의 비(ratio)로써 측정된다. E_T = OK/OP는 병원 P가 비효율적일 때 1보다 작은 값을 가진다. 왜냐하면 병원 P가 병원 K에 비해 상대적으로 비효율적일 때 병원 P의 투입량 크기가 병원 K의 그것보다 더 크기 때문이다(OP>OK). 만약 병원 P가 기술적으로 효율적이라면 OK=OP이므로 E_T = 1의 값을 가진다. 배분적 효율성(혹은 경제적 효율성)은 OR/OK에 의해 측정된다. 만약 어느 병원이 기술적으로나 배분적으로 효율적이면 OR/OK의 값은 1이 될 것이다. 즉, 산출량 YY와 비용곡선 AB가 접하는 E에서 생산이 이루어지게 된다. 이 때 비용최소화도 달성된다.

DEA에 의한 생산성(기술적 효율성) 측정은 그림 21-8에서 설명한 바와 같이 분수계획법(fractional programing)으로부터 출발한다. 이제 n개의 병원이 m가지의 투입으로 s가지의 산출물을 생산한다고 가정해 보자. 그러면 투입물의 가중 합에 대한 산출물의 가중 합의 비는 식(21-4)와 같은 분수식으로 표현될 수 있고, 이 비가 가장 높은 병원이 H라면 병원H가 효율적으로 평가된다. 이 때 분수계획법의 원리는 모든 병원의 효율치가 1을 넘지 않는다는 제약조건하에서 병원H의 생산성(E_T)을 최대화하는 가중치 *ui, vj*를 구하는 것이다. 이 점이 선형계획법과 다른 점인데, 분수계획법에서는 결정변수가 가중치이다. 일단 가중치가 결정되면 분수로 표현된 상대적 생산성이 하나의 값으로 계산된다. 이렇게 계산되는 상대적 생산성은 정의에 의해서 최대 1, 최소 0의 값을 가진다.

■ 목적함수

$$\text{Max. } E_T = \frac{u_1Y_{1H} + u_2Y_{2H} + \cdots + u_sY_{sH}}{v_1X_{1H} + v_2X_{2H} + \cdots + v_mX_{mH}} \quad \text{--------------------------(21-4)}$$

■ 제약식

$$\frac{u_1Y_{1k} + u_2Y_{2k} + \cdots + u_sY_{sk}}{v_1X_{1k} + v_2X_{2k} + \cdots + v_mX_{mk}} \leq 1$$

$$v_i, u_j \geq 0, \quad i = 1..m, \quad j=1...s, \quad k=1,....n$$

X_i = i번째 투입 i=1, 2.... m

Y_j = j번째 산출 j=i, 2.... s

X_{ik} = 병원k의 i번째 투입 k=1, 2.... n

Y_{jk} = 병원k의 j번째 산출

F_k = 병원k의 상대적 생산성(기술적 효율성)

표 21-2 보건소 A의 효율성 측정 결과(기술적 효율성=0.874)

	보건소 A의 실제치	효율적인 보건소의 실제치	보건소 A가 증감시켜야 할 부분
투입변수(명)			
의사수	10	7.8	-2.2
간호인력수	9	8.0	-1.0
사무인력 및 기타	25	15.4	-9.6
산출변수(건)			
환자진료	78,508	86,820	+8,312
방문보건	6,635	6,635	0
결핵관리	126	141	+15
가족계획	181	181	0
모자보건	1,514	1,940	+426
예방접종	88,870	88,870	0

위의 분수계획법은 비선형이므로 목적함수의 해를 구하기 위해서는 상당히 복잡한 계산을 요한다. 따라서 식(21-4)를 효율적인 병원의 투입물 가중 합이 1이 되게끔 제약한 다음 측정된 산출물의 합이 최대가 되는 가중치를 구하는 선형계획법으로 변환하면 계산이 훨씬 간편해진다. 기술적 효율성을 기술적 순효율성과 규모의 효율성으로 분리하여 측정하기도 한다.

DEA는 상대적 효율성을 하나의 수치로 표시해줄 뿐만 아니라 생산성 증가를 위해 어떤 산출물을 얼마만큼 증가시켜야 하는지, 또 어떤 투입요소를 얼마만큼 감소시켜야 하는 지를 표시해준다. 예를 들어 표 21-2에서 보건소 A의 기술적 효율성은 0.874로 평가되었는데 효율적인 보건소(기술적 효율성=1.00)에 비해서 각 생산요소의 투입량을 감소시키든지 아니면 산출량을 증가시켜야 효율성이 개선된다는 것을 보여주고 있다.

5. 보건의료시장의 구조와 공급자의 행태

1) 보건의료시장 모형

시장구조는 크게 완전경쟁시장, 독점시장, 과점시장으로 구분된다. 보건의료서비스는 정보의 비대칭성에 의한 독점이 전형적으로 나타나지만 공급자가 다수이므로 전형적인 독점시장이라기보다는 이른바 독점적 경쟁시장(monopolistic competition market)에 더 적합한 유형이다. 그러나 독점시장 모형이나 과점시장 모형으로도 현실의 의료시장을 분석하는데 불편함이 없으므로 일반적으로 독점적 경쟁시장 모형을 이용하지 않고 독점시장모형이나 과점시장모형을 이용한다.

질병이나 의료서비스의 범위를 어떻게 정의하느냐에 따라 시장의 구조도 다르게 정의될 수 있다. 백혈병 치료서비스로 시장을 국한하면 해당 치료서비스를 제공하는 병원은 3차의료기관 중에서도 백혈병을 전문적으로 치료하는 대학병원으로 제한되기 때문에 의료시장의 구조는 지역적으로 독점적인 구조를 가지게 된다. 제왕절개수술로 의료서비스의 범위를 제한하면 지역적으로 소수의 병원이 해당 수술을 제공하기 때문에 과점적 시장구조가 된다. 또한 고가의 최신 의료장비를 특정 병원만 보유하고 있다면, 이 병원은 해당 의료장비를 사용해야 치료가 가능한 질병에 대해서는 독점적 위치에 있게 된다. 이에 비해 단순한 감기치료서비스에서는 의원, 중소병원, 대학병원, 약국이 상호 경쟁관계에 있기 때문에 경쟁시장의 구조에 가깝게 된다. 암이나 희귀질환과 같은 중증질환의 치료에 사용되는 특허 의약품은 독점시장의 구조를 가지는 것이 일반적이다.

한편, 전문간호서비스는 전문간호사에 의해서만 제공되는 것이 아니라 경력이 많은 일반간호사도 유사한 기능을 하고 있고, 관련 간호인력의 공급도 수요에 비해 충분하기 때문에 전문간호서비스시장은 경쟁시장의 구조에 가깝다.

2) 독점의 비효율성과 적정 의료수가

독점시장은 경쟁시장에 비해 일반적으로 가격이 더 높고 생산량은 더 적어 사회적 편익이 감소한다. 이 때문에 독점은 경쟁에 비해 비효율적으로 평가된다. 비효율성의 제거를 위해 정부는 의료시장의 가격을 통제하게 되는데 대체로 사회보험(건강보험)을 통해 보험수가를 일정 수준에서 억제하는 정책수단을 취한다. 의료자원 배분의 효율성이 극대화되는 보험수가는 경쟁시장에서 수요와 공급이 일치할 때의 가격수준인 P_0이며, 이 가격을 균형가격이라고 하고 Q_0를 균형생산량이라고 한다.

독점가격은 그림 21-9에서 균형가격인 P_0보다 높은 P_1으로 설정되고, 독점생산량은 균형생산량인 Q_0보다 적은 Q_1으로 되어 그만큼 소비자에게 피해가 돌아간다. 만약 통제수가가 P_0보다 높게 설정되면 공급이 수요보다 많은 초과공급이 발생하고, P_0보다 낮게 설정되면 수요가 공급보다 많은 초과수요가 발생하여 시장은 불균형상태에 있게 되므로 P_0가 균형가격이 되는 것이다.

그림 21-9 의료시장의 독점가격과 균형가격(통제수가)

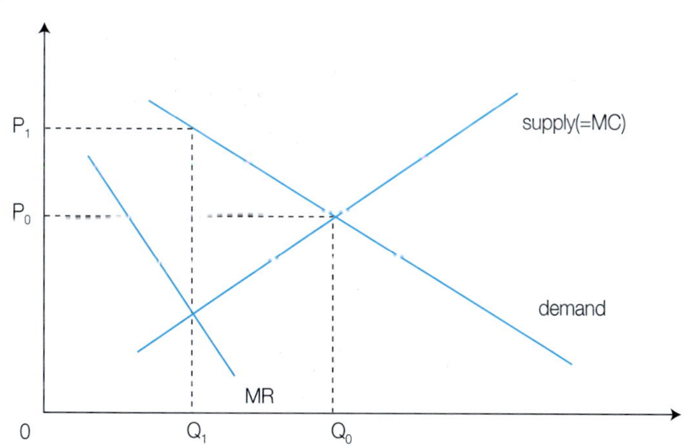

반대로 통제수가가 P_0보다 높게 설정되면 공급이 수요보다 많은 초과공급이 발생하고, P_0보다 낮게 설정되면 수요가 공급보다 많은 초과수요가 발생하여 시장은 불균형상태에 있게 되므로 P_0가 적정 가격이 되는 것이다.

3) 가격차별

독점적 의료시장에서 공급자는 시장지배력을 이용하여 의료소비자를 몇 가지 그룹으로 구분하여 다른 가격을 설정함으로써 이윤극대화를 추구할 수 있는데 이를 가격차별(price discrimination)이라고 한다. 고소득 환자에게는 높은 가격을 설정하고, 저소득 환자에게는 낮은 가격을 설정하는 것이 대표적인 사례이다. 최근에는 인터넷에서 다양한 할인수가를 제시하는 성형수술 광고를 많이 볼 수 있는데 이 역시 가격차별의 일종이다. 종합건강검진에 대한 수요가 계절적으로 편중될 때, 비수기의 검진 수가를 평균가변비용 수준으로 할인함으로써 수요 분산과 검진시설의 가동률 제고를 통해 이윤을 증가시키는 것이 효과적인 가격차별 전략이다.

4) 독점의료시장에서 공급자의 행태

의료시장에서 공급자가 무엇을 추구하는가에 대해서는 여러가지 가설이 제시되고 있으며 각각에 대해 실증분석 결과도 제시되고 있다. 영리병원이든 비영리병원이든 사실상 이윤극대화를 추구한다는 모형에서부터 비영리병원은 의료서비스의 질과 양을 동시에 추구한다는 효용극대화모형, 손실을 보지 않는 범위 내에서 가격을 낮게 설정하여 시장 확대를 추구한다는 수입극대화모형, 최고의 의료시설과 장비를 갖춘 병원과 자기병원과의 시설 격차를 줄이는 것이 병원의 명성을 높이고 근무자의 사회적 지위를 향상시킨다는 격차극소화모형이 있다.

6. 의료수가

1) 건강보험 진료수가의 구성

의료수가는 의료행위에 대한 보상을 말하는데, 우리나라의 건강보험은 상대가치(relative value)에 근거한 행위별 수가제를 근간으로 하고 있다. 상대가치제도 하에서 진료수가는 각 진료행위별 상대가치 점수에 환산지수(단가)를 곱하여 결정된다.

수가 = 상대가치점수 × 환산지수(단가)

2) 상대가치의 산출방법

상대가치는 각 진료행위에 투입된 의료인력의 시간, 난이도, 육체적 및 정신적 노력, 스트레스 등 업무량과 진료비용을 고려하여 추정한 자원 소모량을 점수로 표시한 것이다. 상대가치는 대표적인 의료행위에 투입된 자원소모량을 기준점으로 설정한 다음 나머지 의료행위를 이와 비교하여 투입된 자원소모량에 근거하여 상대적인 가중치로써 측정한 것이다. 예컨대, 외래 초진에

1. 상대가치 산출절차

① 기준 의료행위 선정
② 기준 의료행위에 투입되는 업무량을 100으로 설정
③ 각 진료행위에 투입되는 업무량을 기준행위 업무량과 상대비교
④ 별도 소요되는 재료나 보조인력 인건비를 추가

〈예시〉

외래 초진	100
외래 재진	80
입원환자간호	70
가정간호	110

2. 상대가치 = 업무량 상대가치 + 진료비용 상대가치

① 업무량 상대가치의 측정 요소
- 시간(time)
- 육체적 노력 및 숙련도(physical effort & technical skill)
- 정신적 노력 및 판단력(mental offort & judgment)
- 스트레스(stress)

② 진료비용 상대가치의 측정 요소
- 별도 보상되지 않는 재료비, 의료장비
- 보조인력의 인건비 등

※ 간호행위의 상대가치 측정방법 예시

"아래 간호행위를 직접 수행할 때 소요되는 업무량을 기입해 주십시오. 업무량은 직접 수행하는 모든 부분을 포함하는 것으로 소요시간, 육체적 노력 및 난이도, 정신적 노력과 판단력, 스트레스가 모두 포함된 것입니다. 응답방법은 기준 간호행위의 강도를 100점이라고 가정하고 이와 비교해서 각 항목들의 강도를 점수로 기입해 주십시오."

◆ 기준 간호행위 ◆

일반병실의 입원환자에 대해 통상적인 간호행위를 수행 100 (점)

◆ 비교 간호행위 ◆

가. 환자를 가정으로 방문하여 간호를 수행 ____(점)
나. 피하 또는 근육내 주사를 시행 ____(점)
다. 24시간 점적 주사를 수행 ____(점)
라. 수술 후 통증 간호를 수행 ____(점)
바. 신생아 모유수유 간호를 수행 ____(점)

표 21-3 건강보험 환산지수의 유형과 산출방법

	건강보험 진료비의 범위		건강보험+산재보험 +자동차보험+일반
	급여	급여+비급여	
원가분석법	원가기준	경영수지기준	경영수지기준
SGR모형	원가기준	경영수지기준	경영수지기준
지수모형	원가기준	경영수지기준	경영수지기준

투입된 자원소모량을 100이라고 가정할 때, 외래재진에 투입된 자원소모량은 상대적으로 80이라고 평가하는 방법이다.

3) 환산지수의 종류와 산출방법

건강보험 수가는 산출방법과 자료의 포괄범위에 따라 매우 다양한 유형이 존재할 수 있고, 연구결과 역시 그만큼 다르게 산출된다. 원가분석법은 원가회계에 의해 건강보험 행위료 수익과 그에 상응하는 원가를 비교하여 환산지수 조정률을 산출하는 방식인데, 행위료 수익에서 건강보험 급여수익만 포함하는 경우를 흔히 건강보험 원가기준 환산지수라고 하고, 건강보험 비급여수익을 포함하는 경우를 경영수지기준 환산지수라고 한다(표 21-3).

(1) 원가기준에 의한 환산지수 산출방법

원가기준에 의한 환산지수 산출방법은 건강보험환자의 진료에 소요되는 진료비용과 건강보험환자의 진료로부터 얻게 되는 수익을 일치시켜주는 환산지수를 산출하는 방법이다. 급여행위의 원가는 보통 급여수익과 비급여수익의 비율에 의해 추정한다(그림 21-10).

- 급여원가 = 총원가 * 급여수익/(급여수익+비급여수익)
- 급여수익 = 급여상대가치총점 * 환산지수(단가)
- 급여수익 = 급여원가
- 환산지수(단가) = $\dfrac{\text{급여원가}}{\text{급여상대가치총점}}$

그림 21-10 원가기준에 의한 환산지수 산출방법

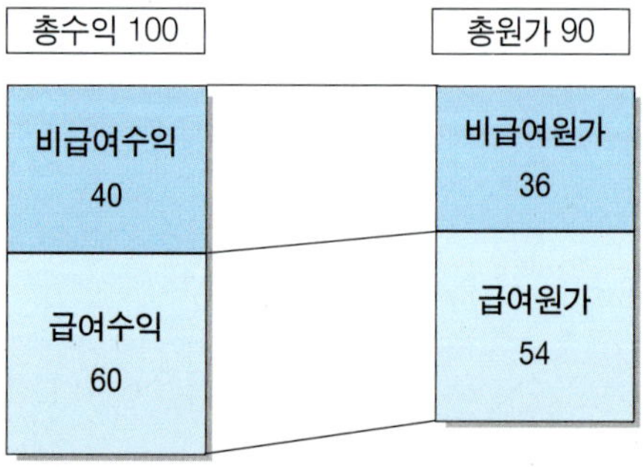

그림 21-11 경영수지기준에 의한 환산지수 산출방법

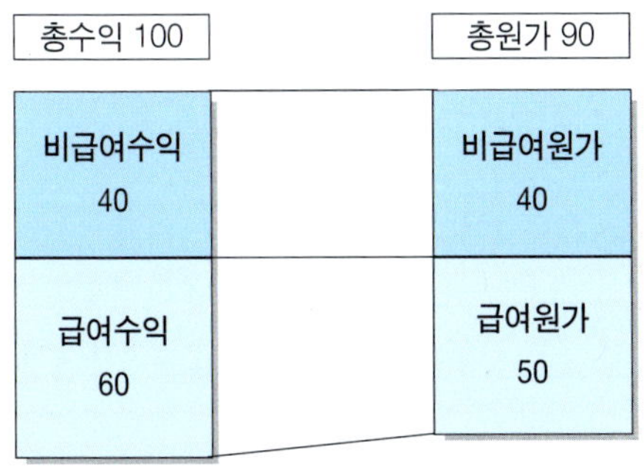

(2) 경영수지기준에 의한 환산지수 산출방법

경영수지기준에 의한 환산지수 산출방법은 건강보험환자 진료에 소요되는 진료비용 중에서 비급여 진료로부터 얻는 수익을 제외한 나머지 비용을 건강보험환자 진료수익에 의해 보상받도록 해주는 방법이다. 수익과 원가의 범위에 건강보험 행위료만 포함할 수도 있고, 건강보험 재료비 및 약제비를 포함하는 경우도 정의할 수 있으며, 자동차보험과 산재보험을 포함하는 경우도 상정할 수 있다(그림 21-11).

- 환산지수 = $\frac{\text{총원가} - \text{비급여수익}}{\text{급여상대가치총점}}$

(3) SGR모형에 의한 수가산출방법

SGR(sustainable growth rate, 지속가능성장률) 모형은 미국의 Medicare에서 개발된 방법인데, 당해년도의 목표진료비와 기준진료비, 그리고 기준년도부터 당해년도까지 누적목표진료비와 누적실제진료비를 각각 비교하여 차기년도 진료비 목표를 수립하고 이에 따라 환산지수를 설정하는 방법이다. 실제진료비가 목표진료비를 초과하면 차기년도의 환산지수를 인하하고, 미달하면 차기년도의 환산지수를 인상하는 방식으로 조정한다(그림 21-12).

(4) 지수모형에 의한 환산지수 산출방법

지수모형의 개념은 의료기관의 경영수지에 대한 의료공급자와 소비자의 논쟁으로부터 출발한다. 공급자는 항상 적자라고 주장하고, 소비자는 적자라는 증거가 없다고 반박하므로 출발선에서는 적자도 흑자도 아닌, 손익이 균형이라고 가정한다. 이 방법은 전년도의 의료기관 경영수지는 전년도 수가에서 균형을 이루었다고 전제하고, 1년간 기관당 수익과 비용의 상대적 증감에 의해 환산지수 조정률을 추정하는 방식이다(그림 21-13). 즉, 기준년도에 대해 비교년도의 기관당 건강보험 수익증가율과 비용상승률을 지수(index)로 추정한 후, 그 차이에 의해 환산지수를 산출한다. 지수모형은 국민건강보험공단의 수가연구에서 처음 개발되었다(김진현, 2005).

그림 21-12 SGR모형에 의한 수가산출방법

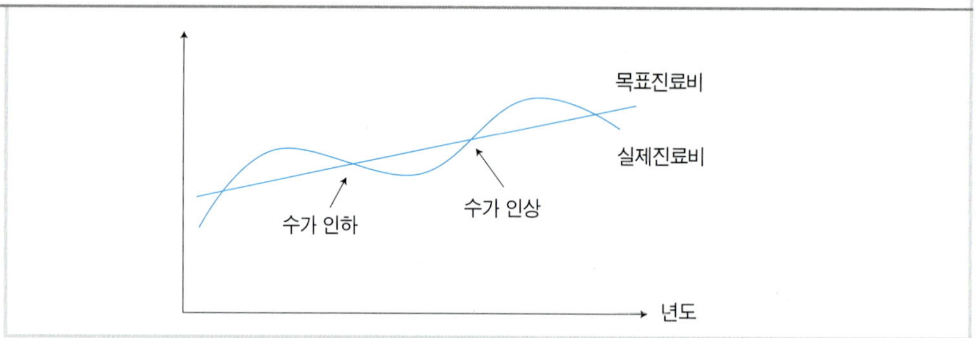

의료공급자 단체와 국민건강보험공단은 매년 수가계약을 앞두고 각자 수가연구를 수행하여 수가협상의 근거자료로 제시한다. 수가연구에서 실제로 산출되는 환산지수의 종류는 요양기관종별, 분석방법별, 진료비의 포괄범위에 따라 여러 가지가 산출되고 있다(표 21-4).

(5) 수가수준의 적정성 평가

수가수준에 대해 의료계와 소비자 단체는 서로 상반된 주장을 하고 있다. 이론상 적정 수가는 완전경쟁시장에서 수요와 공급이 만나는 점에서 형성되는 균형가격이다. 문제는 현실의 세계에서 균형가격을 찾아내기가 매우 어렵다는 점이다. 일반적으로 의료서비스에 대한 수요와 공급을 완전히 파악하는 것은 불가능하고, 특히 병원의 비용 정보는 외부에 공개되는 일이 거의 없기 때문에 병원의 원가를 파악하는 것은 불가능하다고 보아야 한다. 따라서 차선책으로 시장가격이 경쟁가격과 격차가 발생할 때, 시장에서 나타나는 일반적 현상을 관찰하여 수가 수준의 적정 여부를 판단하면 된다.

현재의 수가수준이 완전경쟁가격보다 높으면 의료서비스의 초과공급이 발생하고, 병원은 환자유치 활동을 활발하게 하고, 병원의 신증설이 이루어진다. 반대로 현재의 수가수준이 완

그림 21-13 지수모형에 의한 환산지수 산출방법

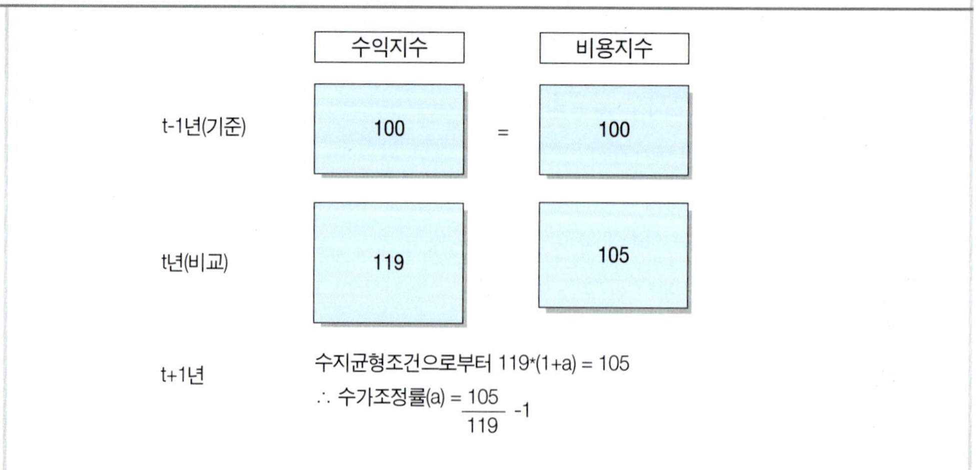

표 21-4 실제 수가연구에서 산출되는 환산지수의 종류

		SGR모형	원가분석법		지수모형	
			총진료비	행위료	총진료비	행위료
병원	종합전문병원	√	√	√	√	√
	종합병원	√	√	√	√	√
	병 원	√	√	√	√	√
의 원	의 원	√	√	√	√	√
치과	치과병원	√	√	√	√	√
	치과의원	√	√	√	√	√
한방	한방병원	√	√	√	√	√
	한의원	√	√	√	√	√
간호	조산원	√	√	√	√	√
약국	약국	√	√	√	√	√

전경쟁가격보다 낮으면 의료서비스의 초과수요가 발생하고, 촌지가 등장하며, 병원은 조기퇴원을 유도하고 과소진료를 하는 경향이 있다. 따라서 통제 수가를 적당히 인상, 인하하면서 시장을 관찰하여 이와 같은 현상이 관찰되는지를 파악하여 판단하면 된다.

(6) 수가계약제

건강보험에서 상대가치에 대한 가격 즉, 환산지수는 국민건강보험공단과 의약단체간 계약에 의해 매년 결정된다. 국민건강보험공단 재정운영위원회에서 수가계약을 앞두고 수가수준을 심의하여 국민건강보험공단에 계약을 위임하면 공단은 각 의약계 단체별로 해당 요양기관의 수가 조정률에 대해 계약을 추진한다. 대한간호협회는 조산원의 환산지수에 대한 계약주체이고, 대한의사협회는 의원급 의료기관의 환산지수에 대한 계약 주체이다. 계약이 결렬된 단체의 환산지수는 보건복지부 산하의 건강보험정책심의위원회에서 결정된다(그림 21-14).

그림 21-14 건강보험 수가결정과정

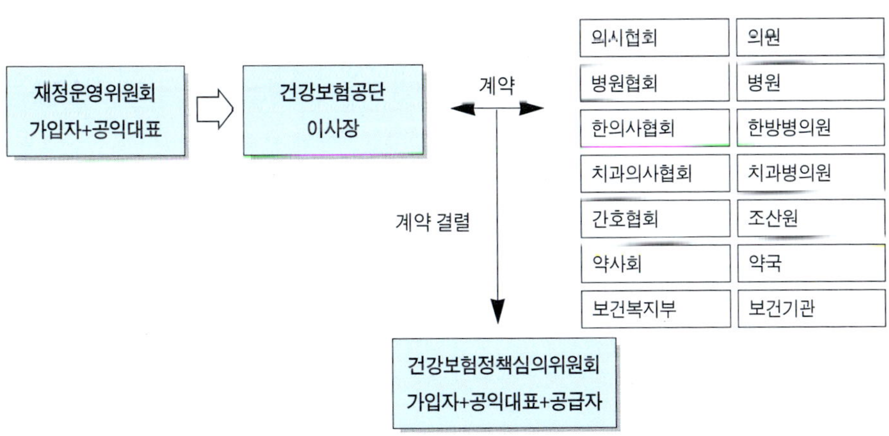

7. 간호인력시장

1) 의료인력

의료인력에는 의사, 치과의사, 한의사, 간호사, 약사, 물리치료사, 방사선사, 작업치료사, 치기공사, 치위생사, 의무기록사, 임상병리사, 영양사, 응급구조사 등 다양한 직종이 있다. 이들 전문직의 특징은 일정한 교육기간이 소요되면서도 전원이 취업하지는 않으므로 보건의료의 공급량 결정에 중요한 요인으로 작용한다. 의사는 일반의와 전문의로 구분되고 전문의도 세분화되어 있으며 지역간 불균형 분포가 문제가 되고 있다. 간호인력은 간호사와 간호조무사, 전문간호사 등으로 세분화되어 있으며 지역별, 병원규모별 불균형 분포가 최근 논쟁의 대상이 되고 있다.

의료인력의 과잉과 부족은 사회적 불편과 불이익을 초래하기 때문에 의료인력 계획이 요구된다. 예를 들어 의료인력이 증가하면 부정적 효과로서 의료서비스의 질 저하, 실업, 공급자 유인 수요, 국민의료비 증가가 나타나지만 반대로 긍정적 효과로서 의료서비스의 질 향상, 정책집행의 용이, 지역간 의사분포의 불균형 해소가 가능하다.

2) 적정 인력공급에 대한 판단기준

의료인력 공급의 적정 수준에 대한 논의는 많이 있으나 적정 수준에 대한 명확한 기준은 없다. 전문가의 판단으로 의료시술횟수, 의사의 시술시간, 의사의 생산성에 근거해서 적정의사 수를 산출하는 방법도 있고, 도시근로자 수입과 비교한 의료인력 수입의 크기, 국가간 의료인력수 비교, 의료시장의 현상 관찰, 건강수준의 평가, 지역주민의 만족도 조사 등의 방법이 있다. 그러나 전문가의 판단은 객관성이 결여되어 있고, 건강산출에 대한 평가를 반영하지 않으며, 의료요구만을 고려하는 단점이 있다. 대안으로 인구당 의료인력수를 국가간에 비교하는 방법이 가장 보편적으로 사용되고 있다.

3) 간호인력시장

(1) 간호인력의 고용자와 공급자

우리나라에서 활동하고 있는 간호사의 80% 이상이 민간의료기관에 소속되어 있다. 간호인력시장에서 두 행위자는 간호인력의 고용자와 간호사이다. 간호인력 고용자는 환자에게 의료서비스를 공급하기 위해 간호인력을 고용하는 병원과 같은 공급자이다. 즉, 의료공급자가 간호인력의 고용자가 된다. 간호인력시장에서 근로자는 간호사 자신이며, 임금을 받고 일한다. 즉, 간호사가 간호인력의 공급자가 된다.

(2) 간호인력의 수요와 공급

간호인력에 대한 수요는 의료공급자가 특정 기간에 고용하려고 하거나 고용할 수 있는 간호사수로 정의된다. 간호인력의 공급은 특정기간에 의료공급자에게 고용되기를 원하는 간호사 수를 말한다. 노동시장이론을 간호인력시장에 그대로 적용하면 의료공급자는 간호사 1명의 추가적인 투입에 의한 한계수입생산이 임금과 같아질 때까지 계속 간호사를 고용하게 될 것이다. 간호사는 다른 노동시장보다 임금이 높거나 충분한 임금을 받는다고 생각한다면 계속 일하려 할 것이다. 그러나 노동시장이론을 간호인력시장에 그대로 적용하기에는 여러가지 한계를 지닌다. 이는 간호인력시장이 가지고 있는 다음의 몇 가지 이유 때문이다. 간호인력 수요와 공급에 있어서의 임금의 중요성, 보건의료 생산에 있어서 간호사의 역할, 간호인력의 양성기간, 간호사의 공급과잉 가능성, 수요독점과 공급독점의 존재가 그 이유이다.

간호인력수요와 간호인력공급의 두 개념이 간호인력시장 형성에 어떻게 상호작용을 하는지 살펴보자. 노동공급과 노동수요 개념을 이용해서 임금이 어떻게 결정되어지는가를 설명힐 수 있다.

① 균형 임금

균형 임금은 병원이가 고용하고자 하는 간호사 수와 일 하고자 하는 간호사 수가 일치하는 점에서의 임금이다. 균형 임금에서 간호인력 수요량과 간호인력 공급량은 일치하며, 이 일치된 노동량을 균형노동량이라 한다. 노동수요량과 노동공급량이 균형을 이룬 점인 균형임금 하에선 병원과 간호사 모두가 만족하게 된다.

그래프로 나타내면 균형 임금과 균형 노동량은 간호인력에 대한 수요곡선과 공급곡선의 교점으로 정의된다. 그림 21-15에서 *W**는 균형 임금을 나타내는데 이 점은 간호인력 수요곡선 D와 공급곡선 S의 교점에서의 임금이다. 또한 균형 임금 *W**에 상응하는 균형 간호사 수는 *N**이다. 따라서 간호인력시장에서 균형점은 *W**, *N**임을 알 수 있다.

그림 21-15 간호인력시장의 균형

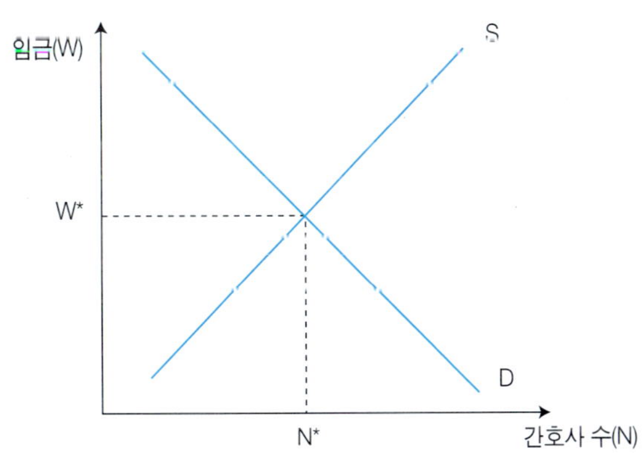

② 불균형 임금

균형 임금은 노동수요량과 노동공급량이 일치하는 임금이다. 균형 임금은 실질 임금과 다를 수도 있다. 실질 임금은 어느 시점에서 노동시장에서 실제로 거래되고 있는 임금이다. 균형 임금과 실질 임금 사이에는 아래와 같은 3가지 관계가 있을 수 있다.

ⓐ 실질임금이 균형임금보다 높은 경우(W > W*)

그림 21-16이 이러한 경우를 나타내고 있다. 실질임금 W_1이 균형임금 W^*보다 더 높다. 실질임금이 W_1일 때 간호인력 수요곡선 D에서 간호사 수요량은 N_1이고 간호인력 공급곡선 S에서 간호사 공급량은 N_2이다. 이 경우 N_1보다 N_2가 더 크므로 간호사의 초과공급 현상이 일어나고 있다. 즉 간호사 공급량이 간호사 수요량보다 더 큰 상태이다. 초과공급 상황에서 간호사들은 일자리를 갖지 못하게 된다. 이 경우 실질임금은 하락하게 되는데 다음의 두 가지 이유 때문이다. 첫째, 간호사는 실직을 원치 않으므로 저임금을 받아들이게 된다. 둘째, 병원은 비고용 간호사가 있으면 저임금으로 간호사를 고용하게 된다.

이러한 양측의 노력으로 실질임금은 내려가게 된다. 간호인력의 초과공급 현상이 발생하는 것은 실질임금이 균형임금보다 더 높기 때문이며, 결과적으로 비고용 간호사가 발생하게 되어 실질임금이 내려가게 된다.

ⓑ 실질임금이 균형임금보다 낮은 경우(W > W*)

그림 21-17은 실질임금 W_3가 균형임금 W^*보다 낮은 경우를 나타내고 있다. 실질임금 W_3에서 간호인력 수요곡선 D에서 수요량은 N_4이고 간호인력의 공급곡선 S에서 공급량은 N_3이다. 간호인력 수요량 N_4가 간호인력 공급량 N_3보다 크므로 초과수요 현상이 일어나게 된다. 초과수요가 생긴 경우에 간호사가 부족하게 되어 간호사는 보다 높은 임금을 요구하게 된다. 따라서 실질임금은 상승하게 되는데 이는 다음의 두 가지 이유 때문이다. 첫째, 병원의 입장에선 필요로 하는 만큼의 충분한 간호사를 고용하기 힘든 상태이므로 더 많은 간호사를 확보하기 위해서 더 높은 임금을 제시하게 된다. 둘째,

그림 21-16 간호인력의 초과공급

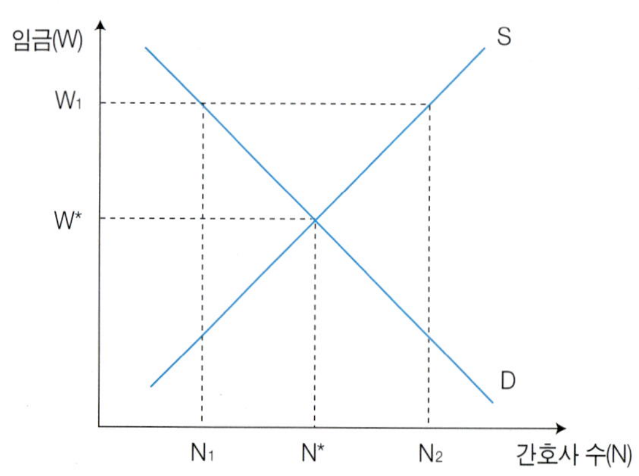

그림 21-17 간호인력의 초과수요

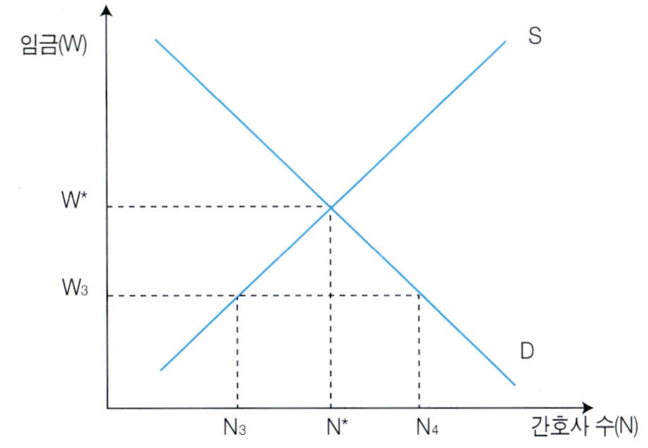

간호사는 병원이 간호인력을 원하므로 보다 높은 임금을 요구하게 된다.

간호인력에 대한 초과수요가 있을 때 병원과 간호사는 위에서 설명한 논리에 따라 행동하므로 실질임금은 상승하게 된다. 즉, 실질임금이 균형임금보다 낮아 초과수요 현상이 발생하며 간호사가 부족하게 되어 실질임금은 상승하게 된다.

이러한 논리를 한국의 상황에 적용해보면, 최근 지방 중소병원의 간호인력 부족 문제는 간호사의 수가 절대적으로 부족해서라기보다는 저임금 수준에서 공급될 간호사 수가 부족하다고 보는 것이 더 정확한 해석일 것이다. 즉, 지방중소병원이 제시하는 임금은 균형임금보다 낮은 W_3수준이고, 이 임금수준에서 간호사의 공급량은 수요량에 못 미치게 되어 간호인력 부족 현상이 나타나는데, 이 문제는 시간이 지남에 따라 실질임금이 상승하면 자동적으로 해결된다.

ⓒ 실질임금과 균형임금이 같은 경우(W = W*)

실질임금과 균형임금이 일치하는 경우에는 초과수요나 초과공급과 같은 상황은 없다. 따라서 간호사 부족이나 비고용 간호사가 생기는 일은 없게 된다.

간호인력시장에서 병원과 간호사는 인력시장의 상황 변화에 따른 신호에 대응하여 간호인력의 수요량과 공급량을 조정해 나간다. 간호인력시장에서 임금은 병원과 간호사 모두에게 간호인력 수요와 간호인력 공급의 신호로 작용한다. 이러한 사실을 통해서 일반적으로 두 가지의 결론을 내릴 수 있다. 첫째, 간호인력시장에서 비고용 간호사가 있을 경우 실질임금은 하락하게 된다. 둘째, 간호인력시장에서 간호사 부족현상이 나타나면 실질임금은 상승하게 된다. 이러한 메카니즘에 의해서 간호인력시장에서 간호사 수요량과 공급량의 균형이 이루어지며 적정 임금이 간호사에게 지급되는 것이다.

③ 의료서비스 생산에서 간호인력의 역할 규명

고용해야 할 간호사 수를 결정할 때 병원이 고려해야 할 요소는 의료서비스 제공에서 간호사의 역할이다. 간호사 수와 임금의 관계는 한계생산성으로 설명할 수 있는데, 간호사 수는 간호사 1명을 추가적으로 생산에 투입할 때 얻어지는 수입에 의해 결정될 것이다.

그러나 의료서비스 공급에서 간호사의 기여도를 정확히 측정하기는 곤란하며, 추가수입의 측정 또한 힘들다. 간호인력의 생산성 측정이 힘든 것은 다음의 두 가지 이유로 설명할 수 있다.

첫째, 간호의 산출물을 측정하기 위한 만족할만한 방법이 부족하다. 예를 들면 치료된 환자수를 산출물로 보아야 하는지, 의사가 진료한 환자수를 산출물로 보아야 하는지, 아니면 또 다른 대안을 측정해야 하는지 즉, 산출물을 정확하게 무엇으로 설정해야 하는가에 대한 명확한 답이 없다.

둘째, 의료서비스의 생산에는 여러 직종의 다양한 인력이 동시에 참여하므로 그 중에서 간호사의 기여도만을 분리해내기가 쉽지 않다. 예를 들면 성공적으로 치료한 환자수를 병원의 산출물로 정의한다고 할 때, 치료과정에 의사, 간호사, 의료기사, 의약품, 의료장비 등 많은 다양한 투입이 이루어지므로 간호사 개인에 대한 효과를 측정하기가 대단히 어렵다.

④ 간호사 양성기간

노동시장에서 인력이 부족할 경우, 더 많은 인력을 확보하기 위해서 임금을 인상하게 된다. 이는 노동시장에 대한 일반적인 결론이며, 노동시장에 최적의 노동자수가 확보되면 적정임금이 지불된다는 것이다. 이러한 결론을 간호인력시장에 적용해 보면 간호사가 부족할 경우, 간호사에 대한 임금을 올리는 것이 하나의 해결 방안이며 이는 간호사 부족에 대한 유연하고 신중한 대처가 된다. 그러나 간호인력시장에서 간호사 부족에 대한 이와 같은 대처는 간호사 양성에 일정시간이 소요됨으로써 복잡한 문제에 봉착하게 된다. 자격을 지닌 간호사 양성에는 3년 내지는 그 이상의 시간이 소요된다. 병원이 간호사의 임금을 인상시키더라도 간호사 부족 문제는 즉시 해결될 수 없는데, 이는 이러한 인력이 면허자격을 얻을 때까지는 최소한 3년이라는 시간이 걸리기 때문이다. 최소한 3년이 지난 후에 간호사 부족 문제는 해결될 것이다.

⑤ 수요독점과 공급독점

노동시장과 관련해서 공급독점과 수요독점 두 가지 개념이 있다. 공급독점이란 노동시장에서 특정 노동력에 대해서 단 하나의 공급자가 존재하는 것을 의미하고, 수요독점이란 노동시장에서 특정 노동력에 대해 단 하나의 수요자가 존재함을 의미한다. 공급독점은 근로자가 서로 연합하거나 노동조합처럼 근로자들이 집단적으로 행동할 때 존재하게 된다. 공급독점이 노동시장에 존재하게 되면 노동력 제공자가 단 하나이므로, 노동력 공급자는 임금에 대해 상당한 힘을 가지게 되고 소득을 올리기 위해 높은 임금을 요구하게 된다. 이러한 상황으로 공급독점자는 확실한 위치를 확보할 수 있게 되고, 그들이 원하는 임금을 지불하지 않는 고용주에 대해 노동 제공을 거절하게 된다. 노동시장에 공급독점이 존재하게 되면 고용주는 임금 상승의 압력을 받게 된다.

반면 노동시장에 단 하나의 고용주가 모든 근로자를 고용하게 될 때 수요독점이 존재하게 된다. 수요독점 고용주는 노동시장에서 임금에 대해 확실한 위치를 가지므로 임금을 하락시키게 된다. 즉, 수요독점 고용주는 확고한 위치에서 저임금에서 일하려 하지 않는 근로자는 고용치 않게 된다. 노동수요독점이 있을 때 근로자들은 보다 낮은 임금에서 일해야 한다. 노동시장에 노동수요독점과 노동공급독점 모두가 있을 때 아래와 같은 결과를 가져오게 된다.

- 노동공급독점이 있을 경우 임금이 상승한다
- 노동수요독점이 있을 경우 임금이 하락한다

간호인력시장에서는 수요독점이 공급독점을 능가한다. 만약 간호사가 효과적으로 결합된 집단이라면 간호사들은 자신의 노동력에 대해 공급독점자가 된다. 함께 행동하는 개인의 다수가 혼자 행동하는 개인보다 큰 힘을 발휘하고, 대규모로 결합된 간호사 집단이 혼자 행동하는 개별적인 간호사보다 큰 영향력을 행사할 수 있다. 이는 간호사의 근무조건 개선과 임금인상을 위해 노력하는 영국의 왕립간호대학과 같은 전문적인 간호집단의 존재를 설명해준다.

간호인력시장에서 수요독점자는 병원이다. 이는 활동 간호사의 대부분이 병원에 취업하기 때문이다. 간호인력의 수요독점자인 병원은 독점력을 이용하여 간호사에 대한 임금을 낮추려고 한다. 노동시장이론으로 간호인력시장을 설명하면, 병원은 간호사 1명을 추가적으로 투입할 때 발생하는 수입이 임금과 같아지는 점까지 간호사를 고용할 것이다. 개별 간호사는 자신의 노동에 대해 충분한 임금이 주어지고 생활을 즐길 수 있을 만큼 시간도 주어진다면 고용에 응하게 된다. 이 때 고용에 응하는 간호사의 수가 공급량으로 결정된다. 이러한 토대 위에서 간호사에 대한 수요와 공급의 상호작용에 의해서 임금이 결정된다.

간호인력의 공급독점과 수요독점 모두가 있는 상황에서 실질임금의 결정은 이론과는 많은 차이가 있게 되어, 임금교섭시 각 당사자의 협상력에 의해 결정된다. 간호인력의 공급독점자(즉, 노동조합)는 간호사의 임금을 인상시키려고 한다. 한편 간호인력의 수요독점자는 간호사에 대한 임금을 낮추려고 한다. 따라서 실질임금은 수요독점자와 공급독점자 양측의 상대적 힘의 세기에 달려 있다. 간호사 집단의 협상력이 병원의 협상력보다 더 크게 되면 간호사의 임금은 상승할 것이고, 그 반대의 경우라면 간호사의 임금은 정체될 것이다. 실제 임금교섭에서는 이외의 여러 요인이 작용하게 되며, 간호사의 협상력은 아래와 같은 조건에서 더 강해질 수 있다.

- 간호사에 대한 대체 생산요소가 거의 없을 경우
- 총비용에서 간호사의 임금이 차지하는 비율이 낮을 경우
- 간호사 집단의 힘이 아주 강할 경우
- 병원이 법률에 의해 간호사를 고용할 수 밖에 없을 경우
- 병원이 간호사의 고용을 위해 임금 인상을 추진할 때
- 간호사에 대한 임금 상승으로 간호사의 근무시간이 연장될 수 있을 때

간호인력시장에서 나타나는 여러가지 특성으로 말미암아 간호인력시장은 전통적인

경제이론이 제대로 적용되지 않고 있다. 그럼에도 불구하고 간호사 수를 결정하는 데 임금은 여전히 중요한 요소이다.

8. 경제성 평가

1) 경제성 평가의 필요성

보건사업이나 보건정책, 공공의사결정에 대한 경제성 평가가 필요한 이유는 국가예산의 효율적 사용에 대한 사회적 요구가 증가하고, 정부정책결정에 주민의 참여를 유도할 필요성이 있으며, 공공사업에 대한 정당성을 확보하기 위한 근거자료를 제시할 수 있기 때문이다. 경제성 평가는 보건사업의 성과 평가, 보건사업의 우선순위 설정, 보건사업의 경제적 타당성 평가, 건강보험 급여 의약품의 비용-효과성 평가, 임상에서 비용-효과적 치료방법의 선택 등에 활용되며, 간호 분야에서는 의사서비스에 대한 간호서비스의 비용-효과성 평가, 각종 간호서비스의 경제적 타당성 평가 등에 적용되고 있다. 경제성 평가는 방법론상의 여러가지 제한점에도 불구하고 현실적 수요에 의해 발전되어 왔기 때문에 향후에도 활용도가 높을 것으로 판단된다.

2) 경제성 평가의 방법론

경제성 평가는 자원의 투입이 산출로 전환되는 단계에 따라 4가지 유형으로 분류된다. 동일한 산출에 대해 비용만을 비교하는 방법을 비용최소화분석(CMA: cost minimization analysis), 효과가 상이한 경우에 비용과 효과를 동시에 비교하는 분석을 비용-효과분석(CEA: cost-effectiveness analysis), 효과를 효용으로 전환하여 비용과 효용을 비교하는 방법을 비용-효용분석(CUA: cost-utility analysis), 화폐적 가치로 측정되는 편익과 비용을 비교하는 방법을 비용-편익분석(CBA: cost-benefit analysis)이라고 한다(표 21-5).

비용은 항상 화폐적 가치로 측정되며, 산출은 특성에 따라 다르게 측정되는데 효과는 실물단위로 측정되고, 효용은 삶의 질을 반영한 효용으로 측정되며, 편익은 화폐적 가치로 측정된다. 경제성 평가는 여러 대안간의 비교 평가에 활용되는 것이 대부분이며 단일 대안의 경제적 타당성 평가에 활용되기도 한다. 경제성 평가에서 가장 많이 활용되는 방법론은 산출을 실물단위 그대로 측정하는 비용-효과분석이다.

그림 21-18 투입과 산출의 흐름도

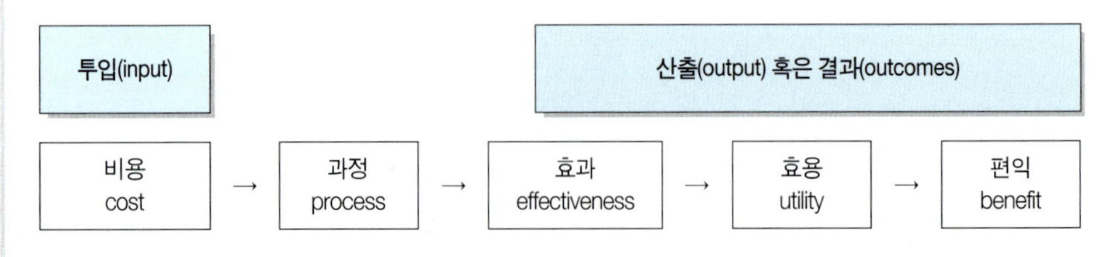

표 21-5 경제성 평가 방법론 비교

유형	비용	결과	표시
비용최소화분석	화폐단위	• 동일한 산출물 및 산출량	• 비용 (C)
비용-효과분석	화폐단위	• 동일 종류의 산출 • 서로 다른 산출수준 • 자연단위(LYG, 혈압조절률 등)	• $\frac{비용\ (C)}{효과\ (E)}$
비용-효용분석	화폐단위	• 단수 혹은 복수의 산출물 • 사업대안 간에 동일할 필요 없음 • 건강수명(QALY)	• $\frac{비용\ (C)}{QALY}$
비용-편익분석	화폐단위	• 단수 혹은 복수의 산출물 • 사업대안 간에 동일할 필요 없음 • 화폐단위 산출	• 순편익(NB) = 편익(B)-비용(C) • $\frac{편익\ (B)}{비용\ (C)}$

* LYG = life-year gained, QALY = quality-adjusted life year

3) 비용최소화분석

(1) 원리

비용최소화분석(CMA)은 여러 사업 대안의 결과가 동일한 경우, 각 대안에 소요된 비용만을 비교하여 최소의 비용을 소요하는 대안을 선택하는 방법이다. CMA는 비교적 단순한 방법인데, 대안별 비용의 추정이 정확하게 이루어져야 한다.

(2) 비용의 개념

경제성 평가에서 비용의 개념은 기회비용(opportunity cost)이다. 기회비용은 기본적으로 생산비용을 의미하는데, 어떤 재화A를 생산하는 기회비용은 A대신 다른 재화를 생산했을 때 얻을 수 있을 것으로 기대되는 최대의 수익으로 정의된다. 예를 들면, 목재로 책상을 만들 때 책상의 기회비용은 목재를 다른 용도로 활용했을 때 얻을 것으로 기대되는 최대수익이며, 보건소에 근무하는 의사의 기회비용은 다른 직장을 통해 얻을 수 있는 최대수익이라고 볼 수 있고, 특정환자의 치료에 투입된 의료자원(의료인력, 약품, 치료재료)의 기회비용은 해당 자원을 다른 곳에 투입했을 때 얻을 것으로 기대되는 최대수익이 될 것이다.

기회비용을 실증분석에서 정확하게 측정하는 것은 쉽지 않다. 따라서 경제성 평가에서는 비용을 일차적으로 회계학적 비용(expense)으로 측정하고, 시간비용이나 생산성 손실비용 등 화폐적 지출을 발생시키지 않는 비용은 기회비용의 개념으로 측정하여 포함시킨다.

(3) 비용의 유형

경제성 평가는 일반적으로 사회적 시각에서 이루어지므로 비용은 사회적 비용으로 파악한다. 사회적 비용은 사적비용과 외부비용을 합한 것을 말하는데 직간접적으로 발생하는 모든 비용을 포함하는 개념이다. 비용은 화폐적 지출을 수반하느냐 여부를 기준으로 직접비용(direct cost)과 간접비용(indirect cost)으로 분류된다. 이 외에도 보건사업과의 직접적 관련

표 21-6 비용의 유형

	사업비용	비사업비용
직접비용(direct cost)	인건비, 재료비, 관리운영비	공통비용(overhead cost)
간접비용(indirect cost)	시간비용	생산성 손실 비용 파생비용

성 여부를 기준으로 직접비용(direct cost)과 간접비용(indirect cost)으로 분류하는 방법, 치료와의 관련성을 기준으로 의료비(medical cost)와 비의료비(non-medical cost)로 분류하는 방법이 있다. 여기서는 화폐적 지출 여부를 기준으로 직접비용과 간접비용으로 분류한다(표 21-6).

① 직접비용: 인건비, 재료비, 관리운영비로 구분되며 각각에 대한 주요 비용 항목은 다음과 같다.

- 인건비: 임금, 상여금, 복리후생비 등
- 재료비: 보건사업에 소요되는 의약품, 치료재료, 소모품 등
- 관리운영비: 교통비(사업인력의 교통비), 사무용품, 비품, 공과금, 보건사업인력의 훈련 및 교육에 사용되는 비용, 자본적 지출(시설, 건물 신증축, 의료장비, 차량)의 감가상각비, 부수적 공통비용(overhead cost)

② 간접비용: 화폐적 지출을 유발하지는 않지만 정상적인 경제활동에 참가하지 못하는데 따른 경제적 손실, 시간의 소요에 따른 기회비용, 사업의 부수적 파급 효과로 발생하는 외부비용이 포함된다. 생산성 손실 비용은 인적자본접근법이나 마찰비용에 의해 측정되고, 시간비용은 인적자본접근법에 의해 측정되며, 외부비용(external cost)은 파생비용으로 측정된다.

(4) 비용의 산출방법

비용의 산출방법에는 미시적 비용산출법(micro-costing)과 총량적 비용산출법(gross-costing)이 있다. 미시적 비용산출법은 보건의료에 소비된 모든 항목의 비용을 직접 계산하여 산출하는 방식인데, 예를 들어 소화불량 환자에게 제공된 외래진료서비스의 비용을 산출하는 경우 진찰료, 검사료, 처방료의 세부 항목에 대해 비용을 구하여 합산한다. 총량적 비용산출법은 거시적 통계자료를 활용하여 산출된 평균값을 적용하는 방식인데, 예를 들어 심근경색환자의 입원비용을 산출하는 경우 입원료, 검사료, 수술비의 세부항목 비용을 각각 구하여 합산하지 않고, 통계자료로부터 심근경색환자의 평균 입원진료비를 바로 사용한다.

일반적으로 공통비용(overhead cost)은 원가분석법에 의해 산정되고, 시간비용은 시간당 근로임금으로 평가된다. 시간비용을 이렇게 평가하면 저소득계층의 시간비용은 고소득층의 시간비용보다 더 낮게 평가되는 문제점이 있다. 그리고 정부회계와 기업회계의 차이로 인해 자본적 지출이 기업회계에서는 감가상각비만큼 비용으로 처리되는데 비해 정부회계에서는

표 21-7 가정간호와 입원치료의 비용 비교

	가정간호	입원
비용 항목	• 외래진찰료 (월1회) • 가정간호비 (월1회) • 산소발생기 임대료	• 진찰료 • 입원료 • 액체산소비 • 간병비
연간 비용	420만원	4,540만원

지출액 전체가 자본적 비용으로 일시에 처리되는 차이점이 있다.

비용 측정에 사용되는 자료는 국민건강보험통계, 국민건강영양조사, 통계청 홈페이지, 병원의 진료비 청구서, 의무기록, 임상시험자료, 환자설문, 전문가 의견 등이 사용된다.

(5) 사례

비용최소화분석의 사례는 맹장염 수술에서 입원치료와 외래수술의 비용 비교, 말기암환자에 대한 중환자실과 호스피스병동의 비용 비교, 만성폐쇄성폐질환(COPD) 치료에서 입원과 가정간호의 비용 비교 등 매우 다양하다. COPD환자에 대한 입원치료와 가정간호의 비용을 비교해보면 가정간호에 의한 산소치료 비용이 입원치료 비용의 10% 수준에 불과하므로 가정간호가 경제적 대안이라고 평가할 수 있다(표 21-7).

4) 비용-효과분석

(1) 원리

비용-효과분석(CEA)은 여러 대안에서 효과(E)의 성격은 동일하지만 성취수준이 다른 경우에 단위 효과당 최소의 비용(C)이 소요되는 대안을 선택하는 방법이다. 즉, C/E의 값이 가장 작은 대안을 선택하면 된다. 비용-효과분석에서 비용은 비용최소화분석에서의 비용과 동일한 개념이고, 효과는 유병률, 사망률, 혈압이 조절되는 환자 비율, 혈압강하치(mmHg), 예방접종건수, 사례관리 대상자수, 무증상일수 등 자연단위의 효과를 그대로 사용하며, 연장된 수명(LYG: life-year gained)이 사용되기도 한다. 효과의 측정단위로 자연단위를 그대로 사용하기 때문에 분석이 용이하고, 이 때문에 경제성 평가 연구에서 비용-효과분석법을 이용한 논문이 가장 많은 비율을 차지하고 있다.

(2) 효과의 추정과 의사결정분석

효과를 체계적으로 추정하기 위해 의사결정분석(decision analysis)을 이용한다. 의사결정분석은 단계별 분석에 의해 효과를 논리적이고 체계적으로 추정하는 방법으로써 확률적 상황하에서 임상적 효과의 추정에 유용하다. 예를 들어 암환자 치료를 위한 의사결정가지(decision tree)를 구성해보면 다음과 같다. 암환자 치료 방법으로 수술과 약물치료의 2가지가 있고, 수술을 할 경우 1%의 사망 가능성이 있으며, 수술 후 생존의 경우에도 무증상으로 7년간 생존하는 경우(확률 80%)와 20%의 확률로 증상을 가지면서 1년간 생존하는 경우가

그림 21-19 암환자 치료를 위한 Decision Tree

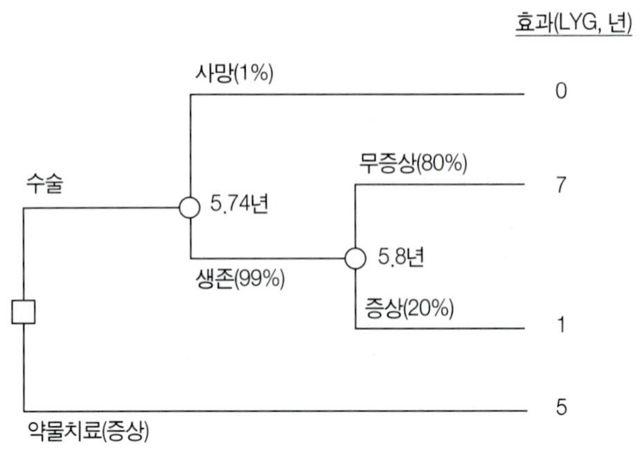

존재한다고 할 때, 수술과 약물치료에 따른 각각의 기대 생존년수를 추정할 수 있다. 수술시의 기대 생존년수는 5.74년이고, 약물치료시의 기대 생존년수는 5년이다(그림 21-19).

(3) C/E의 평가기준

여러 가지 대안을 놓고 비교할 때, 평가의 기준은 각 대안의 C/E 값을 비교하여 그 값이 작은 대안을 우월한 대안으로 평가하는 것이다. 그런데 CEA는 상대적인 비교이므로 여러 가지 대안 중 우월한 대안을 모색하는 데는 유용하지만 C/E 값 자체만으로는 경제적 타당성이 있는 대안인지 아닌지를 판단하기 곤란한 단점이 있다. 예컨대, 사례관리사업에서 연간 2억원의 비용을 지출하여 고혈압 유병률을 10% 감소시켰다고 할 때, C/E=2천만원/1%로 산출되는데 여기서 고혈압 유병률 1% 감소의 사회적 가치가 2천만원보다 크다면 이 사업의 경제적 타당성은 확보되지만 그렇지 않다면 문제가 달라진다. 이러한 문제점을 해소하는 방법으로는 효과 한 단위에 대한 사회적 지불의사금액을 조사하여 이를 기준으로 삼는 방법이 있고, 근본적으로는 비용-편익분석으로 접근하는 방법이 있다.

(4) 사례

새로운 항암제B는 생존기간이 5년이고 기존의 항암제A는 생존기간이 2년이며, 반면 투약기간 동안 비용은 항암제A가 2천만원으로 항암제B의 3천만원보다 더 적게 소요된다고 하자. 두 항암제의 비용/효과 비(ratio)를 산출해보면 항암제A=1,000만원, 항암제B=600만원으로 추정되어 항암제B가 항암제A보다 비용-효과적인 것으로 평가된다. 항암제B는 항암제A보다 비용이 더 많이 소요되지만 효과가 상대적으로 더 크기 때문에 전체적으로 비용-효과성이 더 높은 것으로 나타난다(표 21-8).

표 21-8 두 항암제의 비용-효과분석

	항암제A	항암제B
생존기간(E)	2년	5년
비용(C)	2,000만원	3,000만원
C/E	1,000만원	600만

5) 비용-효용분석

(1) 원리

생존기간이 동일해도 건강하게 사는 것과 질병이 있는 상태로 사는 것은 삶의 질 측면에서 차이가 있다. 비용-효용분석(CUA)은 이처럼 단순한 효과 대신 삶의 질이 반영된 효용을 적용한 것이며, 이환율 감소(질 향상)와 사망률 감소(양적 증가)의 효과를 동시에 포착하는 방법이다. 효과를 연장된 수명(LYG: life-year gained)으로 정의한 경우, LYG에 삶의 질을 반영하여 건강수명(QALY: quality-adjusted life year)으로 측정한다. 그리고 CUA에서 비용은 비용최소화분석에서의 비용과 동일하다. CUA는 단일 혹은 복수의 산출물에 대해 적용이 가능하며, 산출물의 종류 및 양이 사업대안간 달라도 무방하다.

(2) 효용의 측정

효용을 측정하는 방법으로는 표준게임법(standard gamble), 시간상쇄법(time trade-off), 눈금척도법(rating scale)이 있으며 동일한 LYG에 대해 삶의 질을 보정한 경우와 그렇지 않은 경우로 구분하여 측정한다. 그림 21-20에서 고위험 취약계층에 대해 방문간호서비스를 제공한 경우 생존기간이 15년이고 그렇지 않은 경우 10년이라고 할 때 LYG는 5년(그림의 B부분)이지만 삶의 질이 A부분만큼 차이가 나기 때문에 QALY로 측정하면 전체적으로 A+B만큼 차이가 발생한다. 표 21-9는 질병이 없는 건강한 상태의 효용을 1이라고 가정할 때, 질병을 가지고 있을 때의 효용 가중치는 얼마인가를 측정한 것이다(WHO, 1995).

그림 21-20 LYG와 QALY

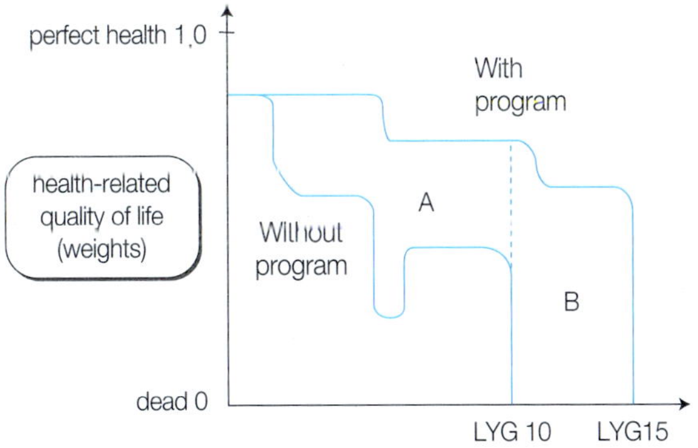

표 21-9 질병의 효용가중치

효용 가중치	건강상태
1.00-0.98	피부백반, 심한 저체중
0.98-0.88	설사, 중증의 인후염, 중증 빈혈
0.88-0.76	요골파열, 불임증, 류마티스, 협심증
0.76-0.64	귀머거리, 무릎하지절단
0.64-0.50	다운증후군, 경증 정신지체, 직장질루
0.50-0.30	우울증, 시각장애(맹인), 편마비
0.30-0.00	정신질환, 치매, 심한 편두통, 사지마비

(3) C/QALY의 평가기준

CUA에서는 건강수명(QALY) 1년에 상응하는 비용을 측정하여, C/QALY의 값이 최소가 되는 대안을 선택한다. 그런데 CEA에서와 마찬가지로 CUA에서는 C/QALY 값 자체만으로는 경제적 타당성이 있는 대안인지 아닌지를 판단하기 곤란하므로 1 QALY에 대한 사회적 지불의 사금액을 조사하여 이를 기준으로 판단하는 방법을 사용한다.

(4) 사례

표 21-10의 사례에서 새로운 항암제B는 부작용을 상당히 개선하여 기존 항암제A에 비해 환자만족도가 높고 복약순응도도 높아 효용을 측정한 결과 항암제B를 투여할 경우 효용가중치가 0.8인 반면 항암제A의 효용가중치는 0.4로 측정되었다고 하자. 이제 항암제A의 C/QALY=2,500만원, 항암제B의 C/QALY=750만원으로 산출되어 항암제B가 우월한 대안으로 평가되는데, 효과를 LYG로 측정한 CEA의 결과와 비교할 때 CUA의 결과는 항암제B의 경제성이 더욱 큰 것임을 보여주고 있다.

6) 비용-편익분석

(1) 원리

비용-편익분석(CBA)은 보건사업으로 얻을 수 있는 편익과 사업에 소요된 비용을 각각 추정한 다음, 편익에서 비용을 뺀 순편익(net benefit)이 0보다 크면 경제성이 있는 것으로 평가한

표 21-10 두 항암제의 비용-효용분석

	항암제A	항암제B
LYG	2년	5년
효용가중치	0.4	0.8
QALY	0.8	4
비용(C)	2,000만원	3,000만원
C/QALY	2,500만원	750만

다. 여러 가지 대안을 비교하는 경우에는 각 대안별 순편익을 산출하여 순편익이 큰 대안부터 자원을 배분한다. CBA에서 보통 편익은 과소평가하고 비용은 과대계상하여 가급적 보수적 입장에서 평가하도록 권장되고 있다. CBA는 단일 혹은 복수의 산출물에 적용 가능하고 산출물의 종류 및 양이 서로 다른 대안이라도 무방하다.

(2) 편익의 측정

편익은 직접편익과 간접편익을 모두 포함하며, 편익의 측정방법에는 인적자본 접근법, 지불의사접근법, 가상가치측정법이 있다. 인적자본접근법(human capital)은 수명연장, 작업시간 상실의 감소, 노동생산성의 감소 방지 등의 편익을 임금으로 측정한다. 이 방법은 자료수집이 용이하고 화폐금액으로 명백히 나타낼 수 있는 장점이 있다.

지불의사접근법(WTP: willingness-to-pay)은 생활만족감, 거동불편의 감소, 심리적 스트레스의 감소 등을 측정하는데 유용하며 보건서비스를 제공받을 경우 얼마만큼 지불할 용의가 있는가를 설문조사를 통해 측정한다. 장점은 어떤 경우이든 모든 편익을 금액으로 나타낼 수 있다는 것이며, 단점으로는 합리적이고 일관성이 있는 응답이 불가능하고 의도적으로 과장된 응답이 있을 수 있으며, 응답자는 보통 비용과 편익의 실제 가치에 무지하고, 개인간 지불능력의 차이를 고려하지 않는다는 점이다.

가상가치접근법(CVM: contingent valuation method)은 건강효과에 대한 maximum WTP의 측정수단으로 최근 급속한 발전을 이루었는데 편익 측정은 응답자에게 가상적인 상황을 제시하고, 면접조사, 우편조사, 전화조사를 통해 응답자에게 이것이 얼마의 가치를 가지는가를 질문하는 방식으로 이루어진다. 이 방법은 사망률이나 유병률 감소에 대한 WTP를 직접 추정할 수 있고 신의료기술, 신약, 방문간호 등에 대하여 WTP를 측정할 수 있다. 이 방법의 단점으로는 실제시장이 아닌, 가상적 시장에 대한 반응에 의존한다는 점, 응답자가 정책에 영향을 미칠 의도로 과장 혹은 축소해서 전략적으로 반응을 보일 수 있고, 가상적 상황에서의 응답과 실제상황에서의 지불액간 차이이 있을 수 있다는 점이다. 질문 모형에는 개방형(open-ended format)과 폐쇄형(closed-ended format)이 있는데, 개방형은 보건사업의 가치를 직접 질문하는데 무응답 비율이 높고 편향이 발생하는 단점이 있다. 대부분의 응답자는 건강 개선에 대한 화폐적 가치를 평가해본 적도 없고, 일상생활에서는 고정가격에서 물건을 사고 팔며, 최대지불액을 생각해보는 것이 아니기 때문이다. 폐쇄형 질문은 응답자에게 특정한 가격을 주고 수용여부를 질문하는 방식인데, 양자택일이 응답자 자신의 선호를 가장 잘 표출하는 장점이 있는 반면 단점으로는 yes로 응답하는 경향에 의한 WTP를 과다추정할 가능성이 있다.

(3) 평가기준: 순편익과 $\frac{편익}{비용}$의 비교

CBA의 평가기준은 순편익의 크기이며, 편익/비용 비(ratio)는 부적합한 기준이다. 편익/비용 비는 분석의 이해를 돕기 위해 제시되는 지표이고 평가기준으로는 적합하지 않다. 표 21-11에서 보는 바와 같이 3가지 보건사업을 비교할 때 순편익을 기준으로 평가하면 사업C가 선택되지만 편익/비용 비를 기준으로 평가하면 사업A가 선택된다. 이처럼 편익/비용 비를 사

표 21-11 순편익과 편익/비용의 비교

보건사업	편익(억원)	비용(억원)	순편익(억원)	편익/비용 (배)
A	120	24	96	5.0
B	188	52	136	3.6
C	232	86	146	2.7

용하면 소규모 사업을 선택하는 경향이 있다.

또한, 보건사업의 결과로서 나타나는 비용 절감을 편익으로 인식할 경우, 순편익 기준에서는 문제가 없으나 편익/비용 비를 사용하는 경우에는 비용절감을 편익증가로 인식하는가 아니면 비용감소로 인식하는가에 따라 결과가 달라지는 모순이 발생한다. 보건사업의 결과 발생하는 비용 절감액을 D라고 하면, 편익/비용 기준에서 다음과 같이 최종결과가 상이한 문제점이 발생한다.

- 순 편 익: B-(C-D) = (B+D)-C
- 편익/비용: B/(C-D) ≠ (B+D)/C

(4) 현재가치

CBA에서 미래에 발생하는 비용과 편익은 평가시점의 현재가치(present value)로 환산해주어야 한다. 현재로부터 n년도에 발생하는 편익을 B_n이라고 할 때 현재가치 PV는 할인율을 적용하여 다음과 같이 산출된다. 할인율은 보통 이자율이나 물가상승률, 노동생산성 등을 고려하여 책정되는데 우리나라의 정부투자 평가에서는 5%를 사용하고 있다.

$$PV = \frac{B_n}{(1+r)^n}$$

단, B_n : 기준년도(i=0)로부터 n년도에 발생한 편익

r : 할인율

- 편익의 현재가치: PV(B)

$$PV(B) = B_0 + \frac{B_1}{(1+r)} + \frac{B_2}{(1+r)^2} + \cdots + \frac{B_n}{(1+r)^n}$$

- 비용의 현재가치 : PV(C)

$$PV(C) = C_0 + \frac{C_1}{(1+r)} + \frac{C_2}{(1+r)^2} + \cdots + \frac{C_n}{(1+r)^n}$$

- 순편익의 현재가치(NPV: net present value)

$$HPV = PV(B) - PV(C)$$

$$= B_0 + \frac{B_1}{(1+r)} + \frac{B_2}{(1+r)^2} + \cdots + \frac{B_n}{(1+r)^n} - \left[C_0 + \frac{C_1}{(1+r)} + \frac{C_2}{(1+r)^2} + \cdots + \frac{C_n}{(1+r)^n}\right]$$

표 21-12 사례관리사업의 비용-편익분석

	편익	비용	순편익	편익/비용 비
항목	진료비 절감 합병증 발생 방지 간병비 절감 시간비용 감소 수명연장	사례관리사업비용 고혈압 치료비 외래방문 교통비	편익-비용	편익÷비용
계(천원)	1,792	557	1,235	3.28(배)

(5) 비용-편익분석의 절차

CBA의 절차는 일반적으로 보건사업의 비용과 편익의 구체적 항목을 세분화하고, 세분화된 비용과 편익의 각 항목을 화폐가치로 환산하며, 비용과 편익의 화폐가치에 할인율을 적용하여 현재가치를 추정한 다음, 순편익의 현재가치를 산출하여 산출 결과를 의사결정기준으로 활용하는 순서로 진행된다.

(6) 한계

CBA의 한계로는 형평성(소득재분배효과)을 고려하지 않으며, 부정확한 통계자료에 의존하는 경우가 많고, 분석자의 주관이 개입하거나 불확실한 상황에 대해 명확한 기준이 없다는 점이 지적되고 있다.

(7) 사례

노인을 대상으로 수행한 고혈압 사례관리사업에 대한 CBA에서 편익으로 진료비 절감, 합병증 발생 방지, 간병비 절감, 시간비용 감소, 수명연장을 측정하였고 비용으로는 사례관리사업비용, 고혈압 치료비, 외래방문 교통비를 측정하였다(임은실, 2009). 분석 결과를 보면 대상자 1인당 순편익을 연간 124만원, 편익/비용 비는 3.28배로 산출되었다(표 21-12).

7) 민감도 분석

민감도 분석(sensitivity analysis)은 불확실한 요소가 존재하는 경우, 해당 요소에 대해 다양한 시나리오를 구성하여 결과 값의 변화를 예측하는 방법이다. 예를 들어 CEA에서는 효과의 다양한 값에 대해, CUA에서는 효용 가중치의 다양한 값에 대해, CBA에서는 할인율이나 편익의 구성 요소를 변화시킬 때 최종 결과가 어떻게 변화하는지를 관찰하여 불확실한 상황에 대해 분석을 할 필요가 있다. 이와 같이 민감도 분석은 다양한 상황에 대한 예측 결과를 제시함으로써 의사결정에 유익한 정보를 제공한다. 하나의 요소에 대한 민감도 분석을 일원 민감도 분석(one-way sensitivity analysis), 두 가지 요소에 대한 민감도 분석을 이원 민감도 분석(two-way sensitivity analysis)이라고 한다.

참고문헌

REFERENCE

- 강윤숙, 서문경애, 권영미, 김동옥, 김은경, 임지영 외(2007). 간호관리와 리더십. 현문사.
- 강익화 외(2005). 간호학개론. 수문사.
- 권경자(2006). 의료기관의 간호인력 산정을 위한 시스템 다이내믹스 모델 개발. 이화여자대학교 대학원 박사학위논문.
- 건강보험심사평가원 홈페이지(http://www.hira.or.kr/intro.jsp)
- 국민건강보험공단(2008). 건강보험통계연보.
- 국민건강보험공단 홈페이지(http://www.nhic.or.kr/portal/site/main)
- 김광용(2007). KS-SQI, NCSI, KCSI 평가모형의 비교연구. 경희대학교 경영대학원 석사학위논문.
- 김광희(2005). 누워서 읽는 경영학 원론. 내하출판사.
- 김문실, 성영희, 권경자, 김도형, 김정아, 신덕신, 유인자, 유재국, 이현숙(2006). 시스템 다이내믹스를 이용한 간호단위별 간호인력 산정에 관한 연구. 임상간호연구 11(2).
- 김민경(2009). 의료서비스의 고객만족도에 관한 연구. 건국대학교 행정대학원 석사학위논문.
- 김신아(2004). 간호법안의 타당성 검토. 연세대학교 대학원 석사학위논문.
- 김영혜, 양영옥, 조규영(2005). 간호사의 탄력적 근무형태 적용에 관한 연구. 간호행정학회지 11(3).
- 김인숙, 이명하, 하나선, 장금성, 홍윤미, 이태화, 강선주(2009). 최신간호관리학. 현문사.
- 김재명(2007). 경영학 원론. 박영사.
- 김진현(1988). 의료인력의 생산성에 관한 연구. 서울대학교 보건대학원 석사학위논문.
- 김진현(2005). 건강보험 진료수가의 변동과 산출방법에 관한 실증분석: 환산지수를 중심으로. 보건경제와 정책연구 11(1)
- 김진현(2005). 한방의료서비스의 건강보험 상대가치체계 개편방안. 대한한의학회지 26(2).
- 김진현(2007). 간호인력의 생산성 결정요인과 정책적 의미. 서울대학교 간호대학.
- 김진현, 유왕근(1999). 보건소 보건사업의 효율성 평가와 정책적 의의: DEA를 이용한 경상남도 사례분석. 보건행정학회지 9(4).
- 김진현(2008). 2009년도 유형별 환산지수 연구. 국민건강보험공단 · 서울대학교.
- 김진현(2009). 전국민 건강보험 20년의 평가와 발전방향. 한국사회복지정책학회 추계학술대회.
- 김종현(1988). 경제사. 경문사.
- 김태성(2007). 사회보장론. 청목출판사.
- 김해동, 정홍익(1988). 사회행정. 한국방송통신대학 출판부.
- 김혜숙(2000). 간호학개론(전문직론). 현문사.
- 남궁근(1998). 비교정책연구. 법문사.
- 남궁근(2008). 정책학: 이론과 경험적 연구. 법문사.
- 노화준(2007). 정책학원론. 박영사

- 남상오(2003). 회계원리. 다산출판사.
- 대한간호협회. http://www.koreanurse.or.kr/
- 대한병원협회(2008). 의료기관의 회계와 세무 연수교육.
- 미국병원협회(1973). 환자의 권리장전(Patient' s Bill of Rights).
- 박성애(2002). 간호관리. 현문사.
- 박성애(2005). 간호관리학. 박문각.
- 박유진(2008). 현대 사회의 조직과 리더십. 양서각.
- 박정식, 신동령(2006). 경영분석. 다산출판사.
- 박정호(1976). 간호업무와 윤리, 전문직과 윤리, 이화창립 90주년 학술심포지엄보고서.
- 박정호, 김매자, 이선옥(1997). 신간호학개론. 서울대학교 출판부.
- 박정호, 김소인, 김문실, 한성숙(1992). 간호행정학. 대한간호협회.
- 박찬숙(2005). 대표발의. 간호법안.
- 변창자 외(2002). 간호관리학 총론. 수문사.
- 병원간호사회(2006). 병원간호표준.
- 병원간호사회(2010). 신규간호사 지침서.
- 병원중환자간호사회(2006). 중환자 간호관리자 세미나.
- 송계충, 정범구 외(2003). 조직행위론. 경문사.
- 서명자(2007). 국내종합병원 물류관리시스템의 실태 및 만족도에 관한 연구. 영남대학교 경영대학원 박사학위논문.
- 서울대학교 간호대학 간호관리학교실(2005). 박정호교수 정년기념논문집.
- 서울대학교병원(2005). 알기쉬운 병원행정 실무편람.
- 서울대학교병원 간호부(2007). 전자간호기록체계를 기반으로 표준간호진술문을 적용한 임상간호과정. 현문사.
- 서울대학교병원 간호부(2008). 간호단위관리지침서.
- 서울특별시 간호사회(2009). 간호관리료 차등제하에서 간호인력등급이 병원경영수지에 미치는 영향.
- 스티븐 로빈슨(2005). 조직행동론. 피어슨에듀케이션코리아.
- 신유근(2006). 조직행위론. 다산출판사.
- 양봉민(2008). 보건경제학. 나남.
- 안영창, 신성목, 김남근(2010). 최신 병원회계학. 서원미디어.
- 양태영(2002). 일 대학병원 내과병동 초번 간호사의 간호업무활동분석. 인제대학교 보건관리학과 석사학위논문.
- 엄영란(1988). 사전동의에 대한 이론적 분석. 서울대학교 대학원석사학위논문.
- 엄태섭(2001). 종합병원 병동부의 최소기준면적 설정을 위한 계획적 사례연구. 연세대학교 대학원 석사학위논문.
- 연합뉴스 보도자료(2006.9.27).
- 염영희, 고명숙, 김기경, 김태숙, 민순, 신미자, 이미애, 정민, 황지인(2009). 간호관리학. 수문사.
- 유기현(1995). 인사관리론. 무역경영사.
- 유미(2006). 인적자원관리상황에 대한 간호관리자의 의사결정에 관한 연구. 서울대학교 대학원 박사학위논문.
- 유영옥(1998). 경영조직론. 학문사.
- 유승흠(2006). 병원경영. 계축문화사.
- 이두호, 차흥봉, 엄영진, 배상수, 오근식(1992). 국민의료보장론. 나남출판사.
- 이병숙, 정면숙, 이은주, 조은정 외(2008). 간호관리학. 정담미디어.
- 이민규(2002). 종합병원 병동부 병실환경 개선에 관한 연구. 경남대학교 대학원 석사학위논문.
- 이상림(2008). 병원간호인력의 생산성과 결정요인에 관한 연구. 서울대학교 대학원 석사학위논문.
- 이상미, 박정호, 고문희, 박광옥(2002). 간호지도자론. 한국방송통신대학교 출판부.

- 이상미, 한성순, 김용순(2009). 간호윤리와 법. 한국방송통신대학교 출판부.
- 이시백 외(1998). 보건학개론. 서울대학교출판부.
- 이준구(2003). 미시경제학. 법문사.
- 이종수, 윤영진 등(2005). 새행정학. 대영문화사.
- 이태수(2005). 의료서비스부문에 대한 경제논리적 접근의 한계와 고려점. 보건의료경영럭姸ㅏ행정학회 학술대회.
- 이학종, 박헌준(2004). 조직행동론. 법문사.
- 임은실(2009). 맞춤형 방문건강관리사업에서 노인을 대상으로 한 고혈압 사례관리 비용-편익분석. 연세대학교 대학원 박사학위논문.
- 중앙일보 보도자료(2006.3.26).
- 정동양(1999). 병원조직인사론. 현문사.
- 정면숙(1995). 병원 간호서비스의 리포지셔닝을 위한 이미지 분석. 서울대학교 대학원 박사학위논문.
- 정순진(2002). 경영학 연습. 도서출판 홍.
- 정정길(2001), 정책학원론. 대명출판사.
- 조우현, 이선희, 이해종, 전기홍(1999). 의료서비스 마케팅. 퇴설당.
- 지성애(1988). 환자의 권리, 생의 윤리와 간호. 간호협회보수교육.
- 지성애, 전춘영, 김혜자(1988). 병원간호관리학. 수문사.
- 지호준(2007). 알기 쉽세 배우는 경영학 원론. 박영사.
- 지호준(2007). 알기 쉽세 배우는 21세기 경영학. 비원사.
- 최성용, 한동여(2007). 경영학 원론. 북코리아.
- 치오 마사루(2004). 창조형 인간. 오늘.
- 한국건강연대. http://www.healthnet.or.kr/
- 한국보건산업진흥원(2005). 의료기관종별 간호인력 활용방안에 관한 연구.
- 한국보건산업진흥원(2008). 병원경영분석.
- 한성숙(1992). 간호사들이 임상에서 경험하는 윤리적 딜레마의 실상과 의사결정에 관한 연구.
- 한성숙(1994). 간호윤리정립의 필요성. 대한간호 33(2).
- 한성숙, 권성복, 김문실, 김용순, 문희자, 안성희, 이선미 외(2006), 간호관리학 II. 수문사.
- 한성숙, 고명숙, 권성복, 김문실, 김용순, 김인숙, 김정아, 염영희, 이명하, 이미애, 이병숙, 장금성, 정명숙(2006). 간호와 경영. 군자출판사.
- 허브코헨(2002). 협상의 법칙. 청년정신.
- 허정(1998). 보건행정학원론. 신광출판사.
- Abbott PA(2002). Introducing nursing informatics. *Nursing* 32(1).
- Abbott PA and Lee SM(2001). Informatics: A new dimension in nursing. *Imprint* 48(3).
- Alward RR and Camunas C(1991). *The Nurse's Guide to Marketing*. Delmar.
- American Nurses Association(2001). *Scope and Standards of Nursing Informatics Practice*. American Nurses Publishing.
- Anderson S(1992). *Computer Literacy for Health Care Professionals*. Delmar.
- Ann Marriner Tomey(2009). *Nursing Management and Leadership*, 8th ed. Mosby.
- Arnold JM(1996). Nursing informatics educational needs. *Computers in Nursing* 14(6).
- Arrow KJ(1963). Uncertainty and the welfare economics of medical care. *American Economic Review* 53.
- Aydelotte MK(1973). Standard staffing for quality care. *Journal of Nursing Administration* 3(2).
- Aydelotte MK(1963). Identifying critical points in the process of care and nursing activities at these points. In quality assurance for nursing care. *Proceeding of Joint Institute*, ANA and AHA, Kansas City.

- Bac C and Peng YU(2002). An international comparison of health care expenditure determinants. *Economic Paper.*
- Bass BM(1985). *Leadership and Performance Beyond Expectations.* Free Press.
- Bass BM(1990). *Handbook of Leadership: Theory, Research, and Managerial Application,* 3rd ed. Free Press.
- Beauchamp TL and Childress JF(1983). *Principles of Biomedical Ethics.* Oxford University Press.
- Bodenheimer TS and Grumbach K(2005). *Understanding Health Policy,* 4th ed. Lange.
- Bookman A and Morgan S(1988). *Women and the Politics of Empowerment.* Temple University Press.
- Brozavich JP and Shortell SM(1984). How to create more humane and productive health care environments. *Health Care Management Review* 9.
- Burns JM(1978). *Leadership.* Harper & Row.
- Calfee BE(1987). Understaffing. *Nursing Life* 7(6).
- Calloway SD and Kota JM(1989). *Legal Issues in Supervising Nurses,* 2nd ed. Eau Clair, WI, Professional Education Systems, Inc.
- Campbell JP(1977). On the nature of organizational effectiveness. In Goodman PS and Dennings JM(eds.). *New Perspectives in Organizational Effectiveness.* Jossey Bass.
- Campbell JP, Dunnette MD, Lawler EE, and Weick KE(1970). *Managerial Behavior, Performance and Effectiveness.* McGraw-Hill.
- Chang CF, Price SA, and Pfoutz SK(2001). *Economics and Nursing: Critical Professional Issues.* F.A. Davis Company.
- Chernichovsky D(1995). Health system reforms in industrialized democracies: An emerging paradigm. *The Milbank Quarterly* 73(3).
- Choi BH(2009). Health care reform under the progressive governments in Korea. presented at 2009 Conference. The Korean Association of Health Economics and Policy.
- Cooper WW, Seiford LM, and Tone K(2007). *Data Envelopment Analysis.* Springer.
- Culyer AJ, Maynard A, and Williams A(1981). Alternative systems of health care provision: An essay on motes and beams. In Olson M(eds.). *A New Approach to the Economics of Health Care.* American Enterprise Institute for Public Policy Research.
- Cummings LL(1977). Emergence of the instrumental organization, in Goodman PS and Pennings JM(ed.) *New Perspectives in Organizational Effectiveness.* Jossey Bass.
- Curtin L and Simpson RL(2001). Standards of practice for nursing informatics. *Health Management Technology* 22(4).
- Cushing M(1988). *Nursing Jurisprudence.* Norwalk, Appleton & Lange.
- Daft RL(1988). Management. Dryden Press.
- Daft RL and Steers RM(1988). Organizations : A micro/macro approach. Glenview, IL, Scott, Foresman & Company.
- Diers D(1985). Policy and politics. In Mason DJ and Talbott SW(eds.). *Political Action Handbook for Nurses: Changing the Workplace, Government, Organizations and Community.* Menlo Park, Addison Wesley.
- Dunham-Taylor J and Pinczuk JZ(2006). *Health Care Financial Management for Nurse Managers.* Jones and Bartlett Publishers, Inc.
- Esping-Andersen G(1990). *The Three Worlds of Welfare Capitalism.* Polity Press.
- Esping-Andersen G(1999). *Social Foundations of Post-industrial Economies.* Oxford University Press.
- Etzioni A(1964). *Modern Organizations.* Englewood Cliffs, Prentice_Hall.
- Fiesta J(2009). The nursing shortage: Whose liability problem? Part Ⅰ & Ⅱ. *Nursing Management* 21.
- Fiesta J(1988). *The Law and Liability: A Guide for Nurses,* 2nd ed. John Wiley & Sons.

- Georgopoulos B and Tannebaum AS(1957). A study of organizational effectiveness. *American Sociological Review* 22.
- Graveley EA, Lust BL, and Fullerton JT(1999). Undergraduate Computer Literacy: Evaluation and Intervention. *Computers in Nursing* 17(4).
- Graves HR and Corcoran S(1989). The study of nursing informatics. *Journal of Nursing Scholarship* 21.
- Hannah K(1985). Current trends in nursing informatics: implications for curriculum planning. In Hannah K, Guillemin E, and Conklin D(eds.). *Nursing Uses of Computer and Information Science.* Proceedings of the IFIP-IMIA International Symposium on Nursing Uses of Computers and Information Science. Elsevier Science.
- Harvey DF and Brown DR(1988). *An Experimental Approach to Organizational Development*, 3rd ed. Prentice_Hall.
- Healthcare Information and Management Systems Society(2002). *Using Innovative Technology to Enhance Patient Care Delivery.* A report delivered by the Improving Operational Efficiency through Elimination of Waste and Redundancy Work group at the American Academy of Nursing Technology and Workforce Conference. (http://www.himss.org/content/files/AANNsgSummitHIMSSFINAL_18770.pdf).
- House RJ(1974). A path-goal theory of leadership effectiveness. *Administrative Science Quarterly* 16.
- Kalisch BJ and Kalisch PA(1982). *Politics of Nursing.* Lippincott company.
- Kotler P(1984). *Marketing Management: Analysis, Planning and Control*, 5th ed. Englewood Cliffs, Prentice_Hall.
- Mac Pherson KI(1987). Health care policy: values and nursing. *Advances in Nursing Science* 9(1).
- Marquis BL, Huston CJ(1994). *Management Decision Making for Nurses: 118 Cases.* Lippincott Company.
- Mason DJ, Leavitt JK, and Chaffee MW(2007). *Policy and Politics in Nursing and Health Care*, 5th ed. Saunders.
- McEachen I and Keogh J(2007). *Nurse Management Demystified.* McGraw-Hill.
- Mintzberg H(1979). *The Structuring of Organizations.* Englewood Cliffs, Prentice Hall.
- Mintzberg H(1980). *The Nature of Management Work.* Englewood Cliffs, Prentice Hall.
- Morris S(1998). *Health Economics for Nurses.* Prentice Hall.
- Neumann BR, Suver JD, and Zelman WN(1993). *Financial Management for Health Care Providers.* Kendall/Hunt Publishing Co.
- OECD(1992). *The Reform of Health Care: A Comparative Analysis of Seven OECD Countries.*
- OECD(1994). *The Reform of Health Care Systems: A Review of 17 OECD Countries.*
- OECD(1995). *New Directions in Health Care Policy,* Health Policy Studies No. 7.
- OECD(1996). *Health Care Reform: The Will to Change*, Health Policy Studies No. 8.
- OECD(2000). *Determinants of Health Outcomes in Industrialized Countries: a Pooled, Cross-country, Time-series Analysis*, OECD Economic Studies No. 30.
- OECD(2002). *Health Care System in Eight Countries: Trends and Challenges.* In Dixon A and Mossialos E(eds.).
- OECD(2007). *Health Data.*
- OECD(2008). *Health data.*
- Payne RL and Pugh DS(1976). Organization structure and climate. In Dunnette MD(ed.), *Handbook of Organizational and Industrial Psychology.* Rand McNally.
- Pittman L(2000). Dealing with the knowledge explosion. *Australian Nursing Journal* 8(5).
- Pfeffe J(1977). Power and resource allocation in organizations. In Staw BM and Salancik GR(eds.). *New Directions in Organizational Behavior.* St. Clair Press.
- Richards JA(2001). Nursing in a digital age. *Dermatology Nursing* 13(5).
- Saba VK(2001). Nursing informatics: yesterday, today and tomorrow. *International Nursing Review* 48(3).
- Saba VK and McCormick K(1996). *Essentials of Computers for Nurses.* McGraw-Hill.

- Shavelson R(1973). *The Basic Teaching Skill: Decision Making.* Stanford Center for Research and Development in Teaching, Stanford University.
- Snyder-Halpern R, Corcoran-Perry S, and Narayan S(2001). Developing clinical practice environments supporting the knowledge work of nurses. *Computers in Nursing* 19(1).
- Stuart GW(1986). An organizational strategy for empowering nursing. *Nursing Economics* 4(2).
- Staggers N, Gassert CA, and Curran C(2001). Informatics competencies for nurses at four levels of practice. *The Journal of Nursing Education* 40(7).
- Staggers N and Thompson CB(2002). The evolution of definitions for nursing informatics: A critical analysis and revised definition. *Journal of the American Medical Informatics Association* 9(3).
- Stammer L(2001). Chart pulling brought to its knees. *Healthcare Informatics* 18(2).
- Sublett P(2002). Technology' s impact on reducing medication errors. *Health Management Technology* 23(11).
- Sullivan EJ and Decker PJ(2009). *Effective Leadership and Management in Nursing*, 7th ed. Pearson Education International.
- Sutcliff J and Whitefield R(1979). Classroom based teaching decision. In Eggleton J(eds.). *Teacher Decision Making in the Class Room: A Collection of Papers.* Routledge & Keegan Paul.
- Turley JP(1996). Toward a model of nursing informatics. *Journal of Nursing Scholarship* 28(1).
- Walker LJ(1980). *Nursing: New Responsibilities, New Liabilities.* Trial.
- Yuchtman E and Seashore SE(1967). A systems resource approach to organizational effectiveness. *American Sociological Review* 32.
- Zimmer MJ(1973). Quality assurance for nursing care, in quality assurance for nursing care. *Proceedings of Joint Institute,* ANA and AHA, Kansas city.

찾아보기

INDEX

ㄱ

ㅅ

ㅇ

A~Z